U0857503

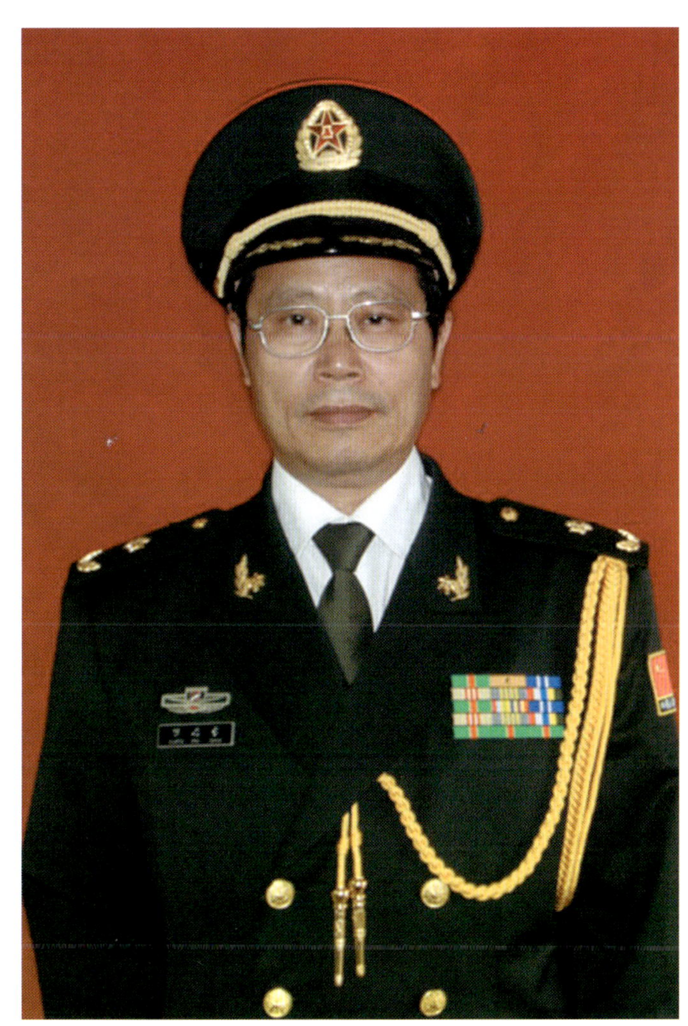

陈治水教授

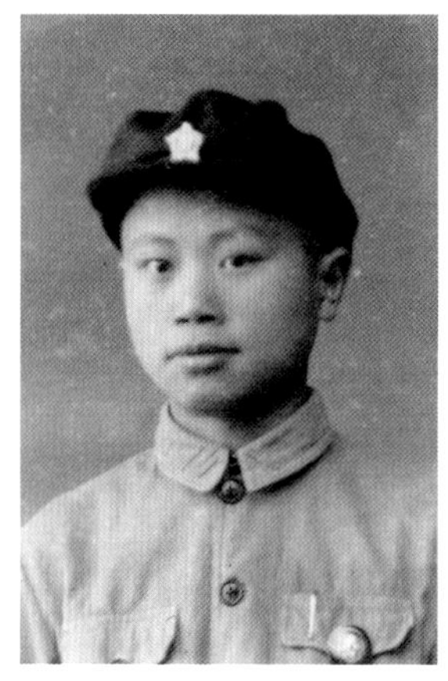

初中时代
（1966 年摄于广汉三水中学）

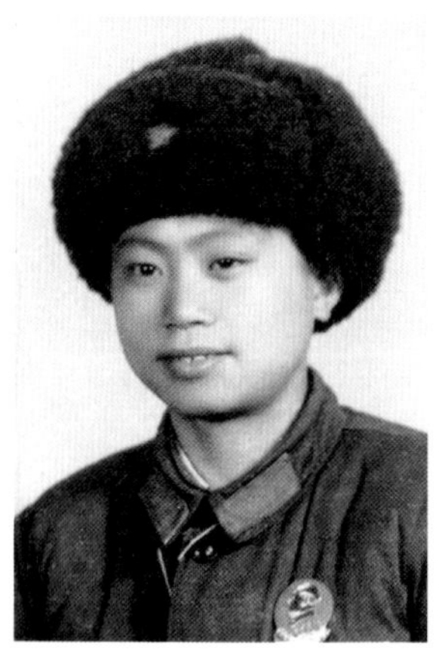

投笔从戎
（1969 年 3 月摄于哈尔滨）

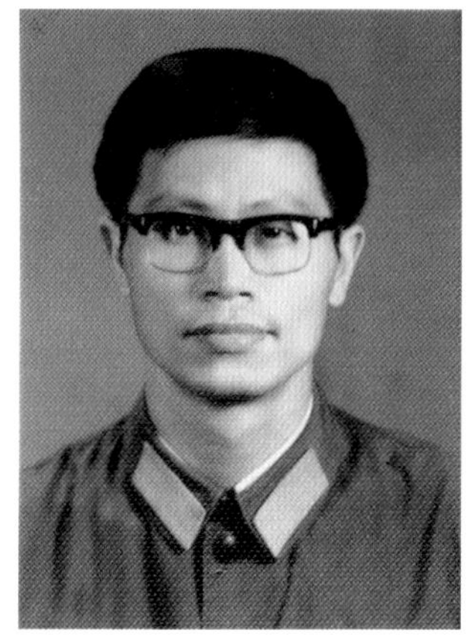

军校毕业
（1984 年 7 月摄于第一军医大学）

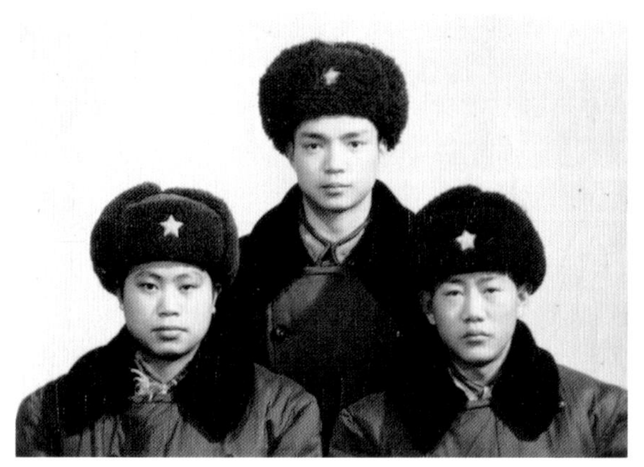

发小从军（1969 年 12 月摄于哈尔滨，
左：陈治水，中：陈崇清，右：江友福）

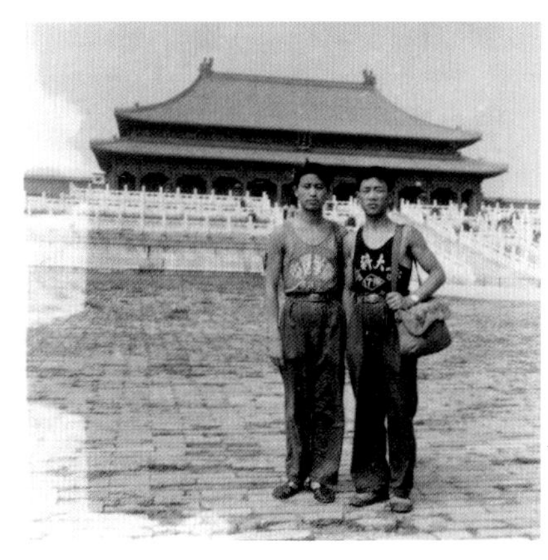

大学时代
（1972 年 8 月摄于北京，左：陈治水）

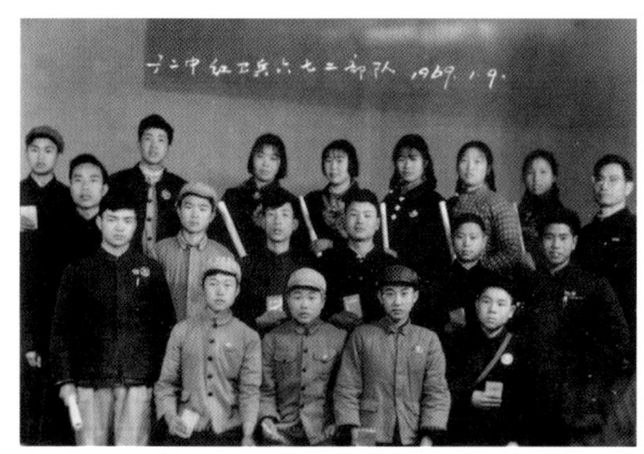

初中毕业师生合影
（摄于 1969 年 1 月，第二排右侧第二名：陈治水）

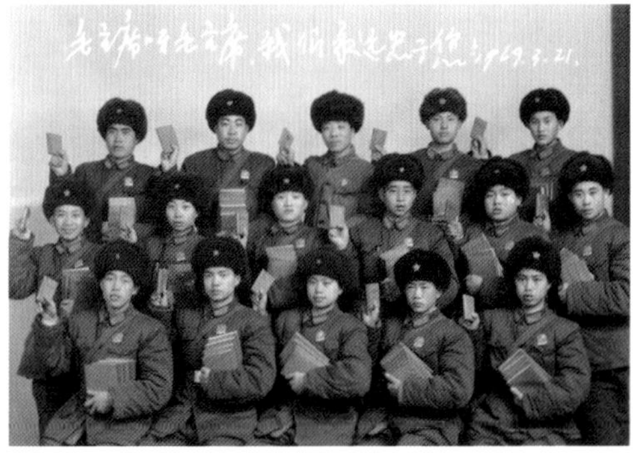

解放军第 211 医院的四川新兵
（摄于 1969 年 3 月，第一排中：陈治水）

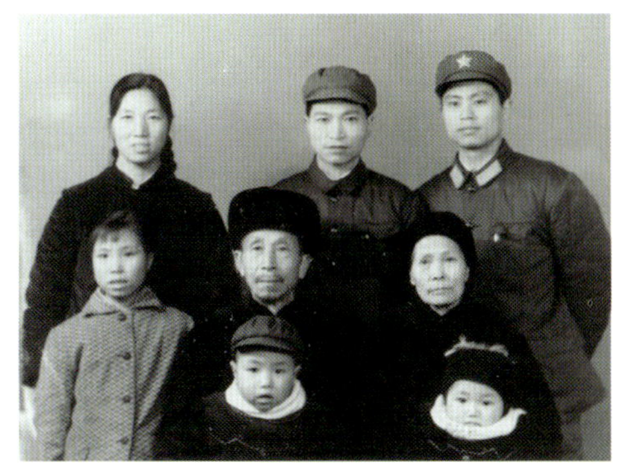

全家福合影（摄于1974年春节，
二排中：父亲陈家培，右：母亲刘世珍，
三排中：兄长陈治山，左：嫂子张前珍）

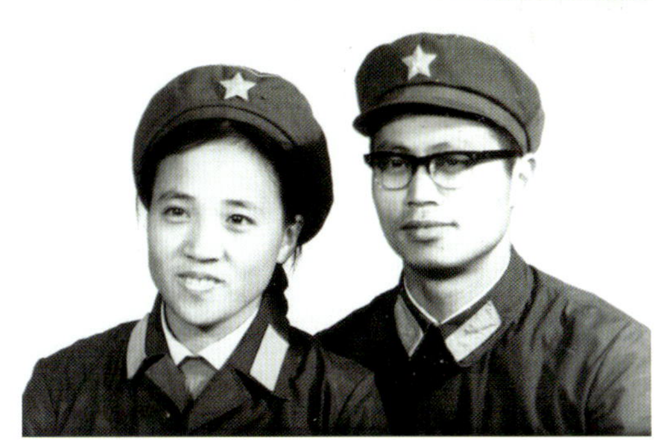

与徐艳平战友订婚纪念
（1977年国庆摄于哈尔滨）

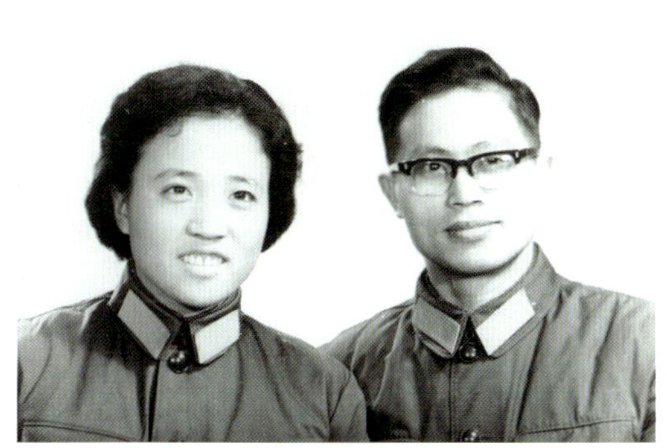

与徐艳平结婚纪念
（1979年元旦摄于北京）

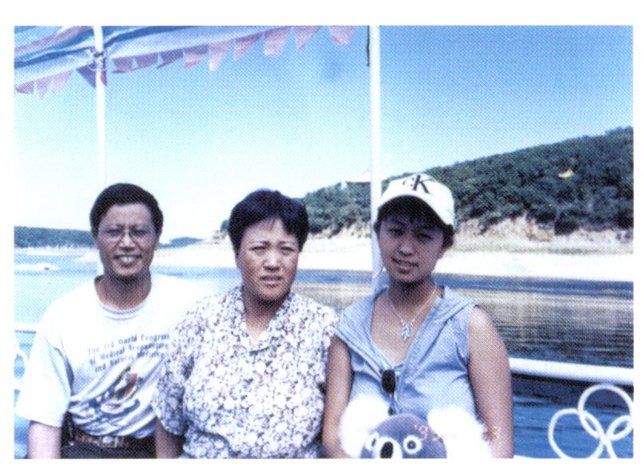

与爱人、女儿游镜泊湖
（摄于1999年7月，中：爱人徐艳萍，
右：女儿陈宁）

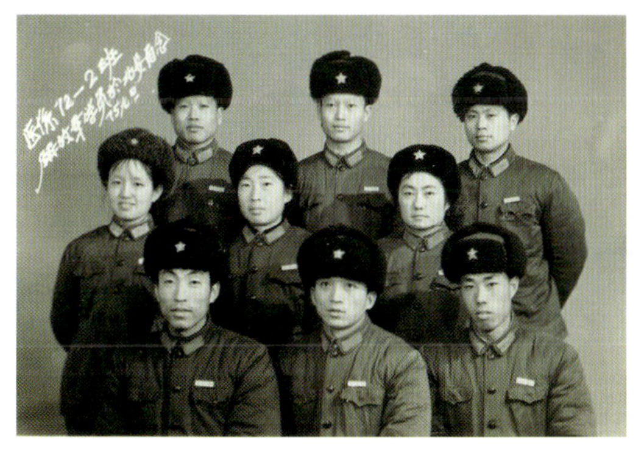

黑龙江中医学院72-2班的部队
学员（摄于1975年元旦，第三排右：
陈治水，中：陈德志，左：王云翔）

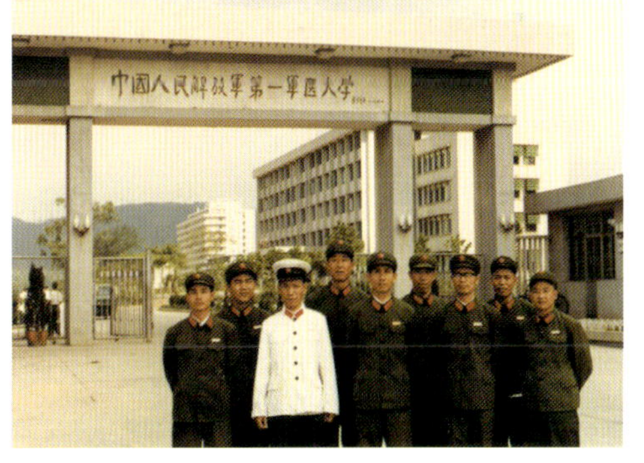

第一军医大学82-4班毕业留念
（摄于1984年7月，前排右二：
陈治水，后排左二：魏品康教授）

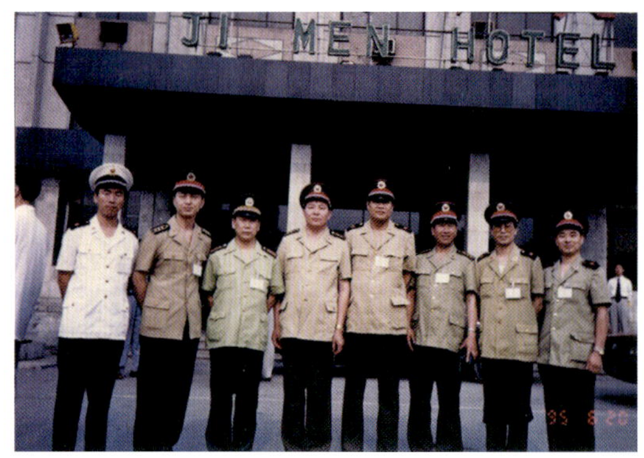

中国百名杰出青年中医部队
获奖人员合影(1995 年 8 月 20 日
摄于北京,右侧第二名:陈治水)

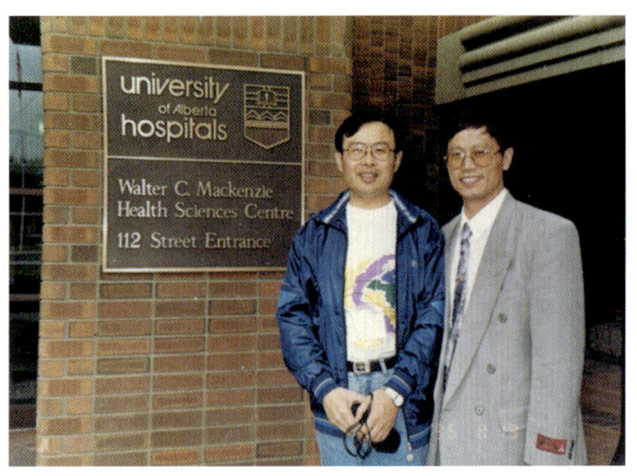

访问加拿大阿尔伯塔大学医学院
(摄于 1995 年 8 月,右:陈治水)

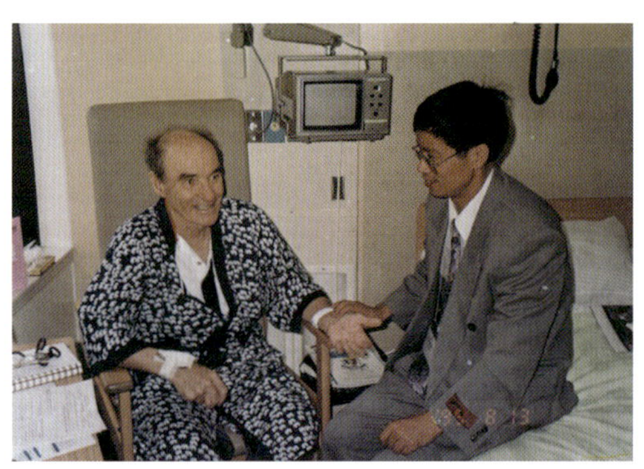

在阿尔伯塔大学医学院
为患者会诊(摄于 1995 年 8 月 13 日)

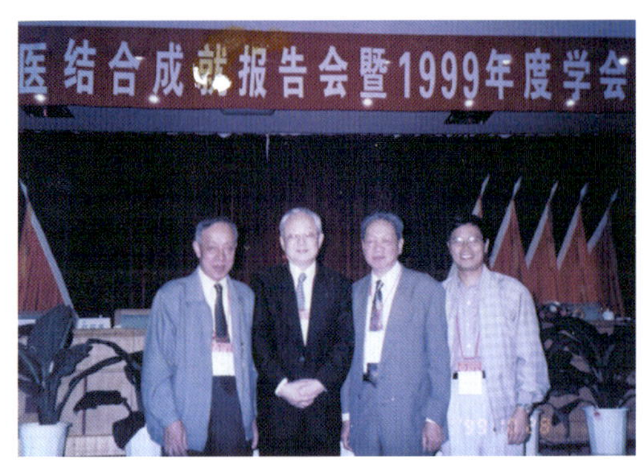

参加 1999 年度学会工作会议
(左一:危北海教授,左二:王宝恩教授,
右二:陈可冀院士,右一:陈治水主任)

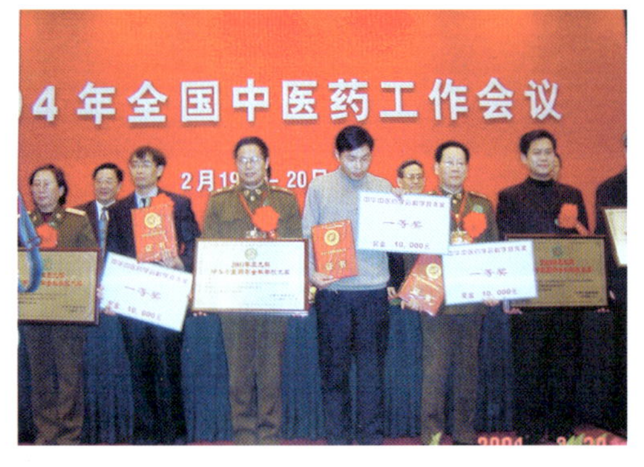

脑囊虫病研究成果 2004 年
获中华中医药学会科学技术一等奖
(左侧第三位:陈治水)

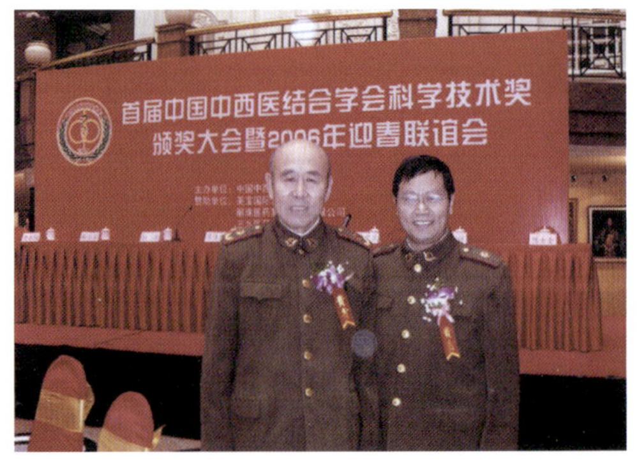

溃疡性结肠炎研究成果 2006 年获
中国中西医结合学会科学技术二等奖
(左:黄世林教授,右:陈治水教授)

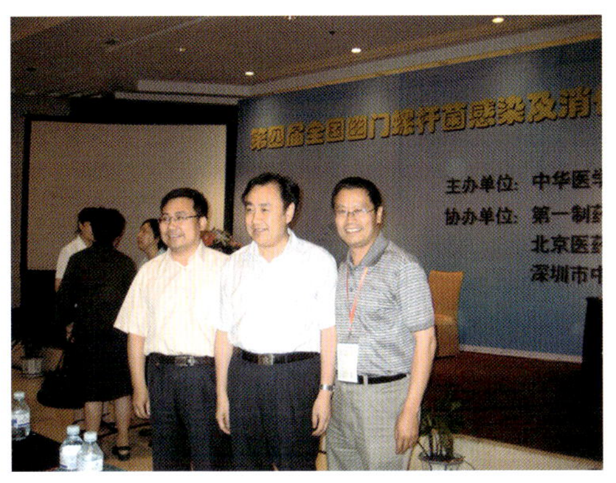

中国消化界三位主委合影
（2009年摄于北京，左：张生声教授，
中：樊代明院士，右：陈治水教授）

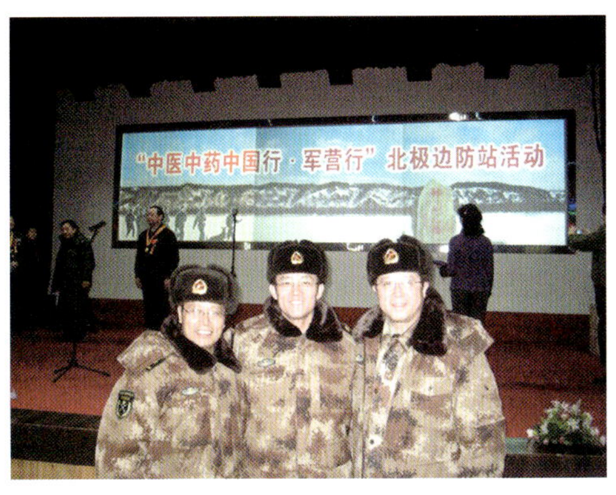

参加中医中药中国行北极站活动
（2009年冬摄于漠河，左：陈治水主任，
中：林一帆主任，右：于清宏主任）

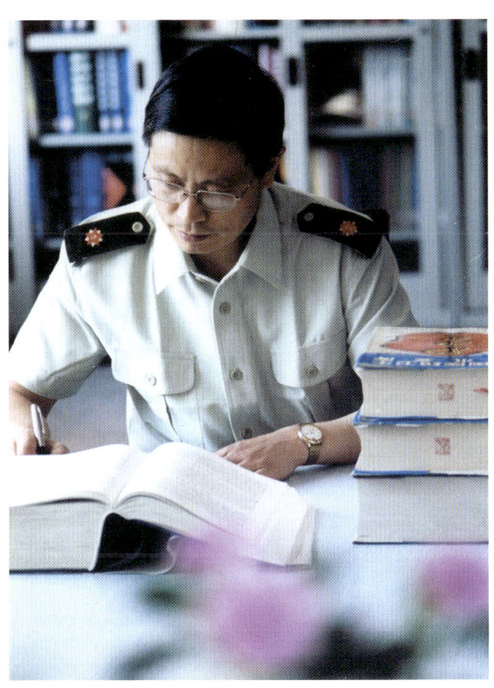

笔下耕耘
（摄于2005年夏）

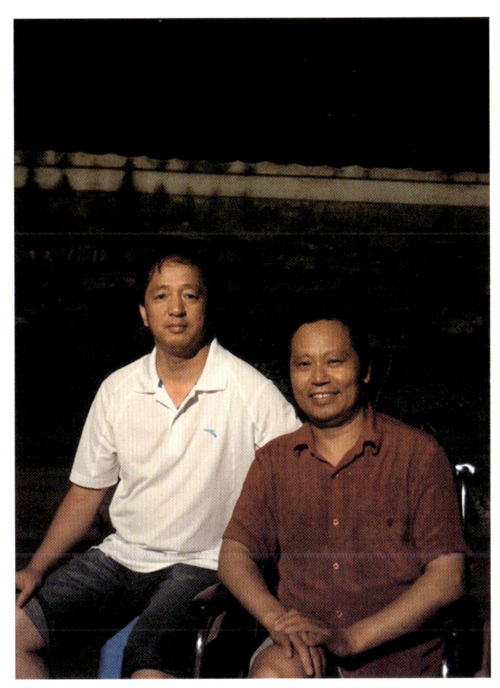

与马鑫教授在涠洲岛商榷本书
出版事宜（摄于2014年8月）

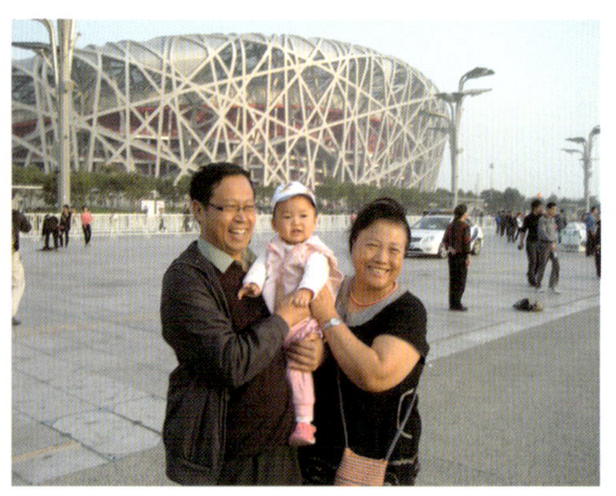

与外孙女合影
（2011 年 10 月摄于北京）

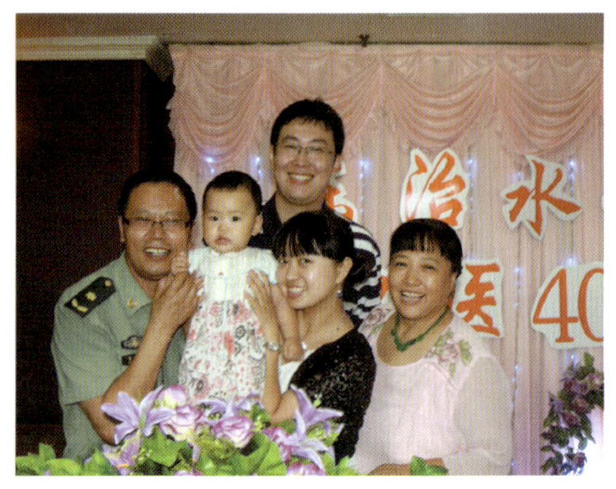

全家福（左二：外孙女陈好涵，
右二：女儿陈宁，后排：女婿陈刚）

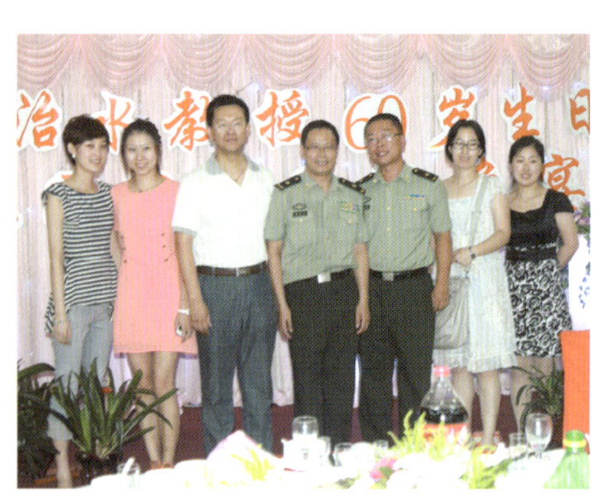

学生为老师庆贺 60 岁生日
（左三：邓伟哲博士，右二：李春杰博士后，
右三：李春雷硕士）

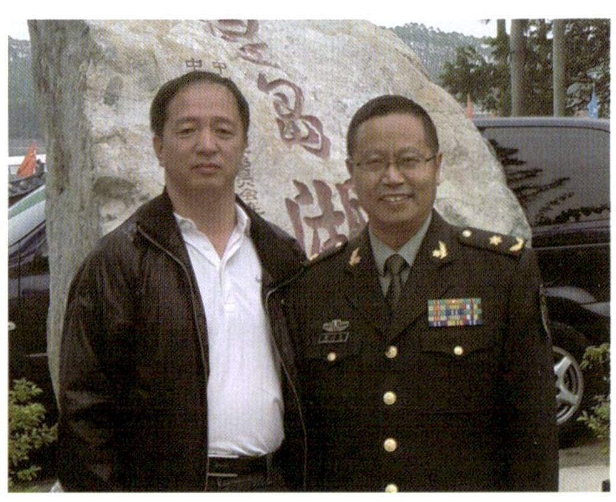

2014 年 11 月与马鑫教授
在星岛湖对本书定稿留念

陈治水医学文选

主编 陈 宁 李春雷 马 鑫

山东大学出版社

图书在版编目(CIP)数据

陈治水医学文选/陈宁,李春雷,马鑫主编. —济南:山东大学出版社,2015.5
ISBN 978-7-5607-5282-2

Ⅰ.①陈… Ⅱ.①陈… ②李… ③马… Ⅲ.①医学—文集 Ⅳ.①R-53

中国版本图书馆 CIP 数据核字(2015)第 116272 号

策划编辑:刘　彤
责任编辑:唐　棣
封面设计:张　荔

出版发行:山东大学出版社
社　址　山东省济南市山大南路 20 号
邮　编　250100
电　话　市场部(0531)88364466
经　　销:山东省新华书店经销
印　　刷:荣成三星印刷有限公司
规　　格:787 毫米×1092 毫米　1/16
27.25 印张　4 插页　632 千字
版　　次:2015 年 5 月第 1 版
印　　次:2015 年 5 月第 1 次印刷
定　　价:120.00 元

《陈治水医学文选》编委会

主　　编　陈　宁　李春雷　马　鑫

副 主 编　邓伟哲　张洁

编　　委　（按姓氏笔画排列）

马　鑫　王宇光　王宇恒　邓伟哲

刘立国　李春杰　李春雷　何俊玮

张　洁　张　筠　陈　宁　姜宜惠

徐艳平　霍洪波

学术秘书　陈　晶

内容提要

陈治水，技术三级，文职二级，曾任中国人民解放军第 211 医院中医科主任，主任医师，第二军医大学和解放军总医院博士研究生导师。

《陈治水医学文选》系全国著名的中西医结合消化病专家、中国中西医结合消化系统疾病专业委员会名誉主任委员陈治水教授学术思想及其临证、科研、杂病论述的经验总结。全书分为“医学论文选”“调理脾胃在临床上的应用”“学会学术研究”等三部分内容。分别介绍了“结肠炎研究”“囊虫病研究”“肝病研究”“杂病及个案”“调理脾胃的 41 种治疗方法的临床应用”以及 24 年来从事学会工作的经验和方法的总结。

本书内容丰富，言简意赅，经验翔实。是陈治水教授学术思想和应用中医理论与实践经验相结合的宝贵财富。较全面地反映了陈治水教授的学术思想与临证经验，有很高的学术价值和实用价值，对丰富中西医结合新理论，传承名医学术思想，提高中西医结合临床疗效等方面均具有良好的推动作用。本书适合中医、中西医结合消化病医师、医学研究工作者和医学爱好者阅读、参考、借鉴。

序　一

夫人之一生，以修身立业为本，以服务人民奉献社会为己任，若有所成，则著书立说，口传于后世，并不为妄图虚名，唯以有益于学术传承而已。医者，仁术也，以济世救民为宗旨。医道者，极其博大精深，其广其巨，实不可深测也。确有赖于历代相传，与时俱进，积滴水以成海，聚片石而成山，若为医者，能将其一生积蓄所得的深入的理论造诣及丰硕的临床经验，书之以传后人，一以告慰其一生辛劳之心，二以酬谢其家人和社会培育之恩，善莫大哉。综观历代之名医先贤者，莫不如此，尤其以被后世公认为医圣之汉代张仲景在其所著的《伤寒杂病论》的序言中谓："余宗族素多，向余二百。……其死亡者，三分有二，伤寒十居其七。感往昔之沦丧，伤横夭之莫救，乃勤求古训，博采众方"，著述《伤寒杂病论》合 16 卷，从而立下了千秋不朽之勋业，成为万世彰显之巨著，开创中医辨证论治之根基，为后世医家树立了永世之典范。

金元时期，李东垣在《内外伤辨惑论》的序言中谓："昆仑范尊师曲相奖借，屡以活人为言，谓此书果行，使天下之人不致夭折，是亦仁人君子济人利物之事，就令著述不已，精力衰耗，书成而死，不愈于无益而生乎！予敬受其言，仅力疾就成之，虽未为完备，聊答尊师慈悯之志。"李东垣之弟子王好古在《脾胃论》的序言中谓："往者，遭壬辰之变，五六十日之间为饮食劳倦所伤而殁者，将百万人，皆谓由伤寒而殁。后见明之'辨内外伤'及'饮食劳倦伤'一论，而后知世医之误。学术不明，误人乃如此，可不大哀耶！明之既著论矣，且惧俗蔽不可以猝悟也，故又著《脾胃论》叮咛之，上发二书之微，下祛千载之惑，此书果行，壬辰药祸当无从而作。仁人之言，其意博哉！"由此可见，李东垣为纠医者之误，在晚年以载病之身，陆续连著二书，以启迪后辈，以济世救民为己任，可谓用心良苦也，亦足以说明诸多前辈先贤大师的著书立说之心。

陈治水教授出生于四川省广汉市的古蜀国都邑之地的一个小乡村，此处本是天府之国的鱼米之乡，然而，新中国成立前由于水利年久失修，经常连年遭受洪涝灾害，人畜疾病流行，故当陈教授出生之时，父母给其取名"治水"，即有寄托服务于民之意，故从小秉承父母之教诲，怀有奋发上进之心。在 20 世纪 60 年代三年自然灾害时期，其两个姐姐因无钱医治而相继病故，使年少的治水从小就立下了长大从事治病救人事业之志向。1969年参军入伍，投身中国人民解放军这个革命的大熔炉，在部队领导的亲切关怀和培养下，从做公务员、卫生员、调剂员到成长为一名事业成就卓著的高级文职干部，可谓是贡献了毕生的精力心血，经历了无数的艰辛奋斗。他勇于探索，勤于实践，坚决圆满地完成上级交给的各项任务，4次荣立军功，获得过国家级、全军级、军区级及省级科技成果奖26项，荣获过首届中国百名杰出青年中医银奖和国务院政府特殊津贴，受聘多家大学的博士生、硕士生导师，2009年晋升为部队的技术三级文职军医。陈治水教授40余年的军旅生涯，从一个战士，成长为一名中国人民解放军的高级专业技术干部和军内外有一定知名度的中西医结合消化病专家，这都是党和部队培养的结果。他终生报效祖国，奉献人民，建功军队是其崇高志向。

陈治水教授在将满花甲之岁，仿效先师古贤们的榜样，不辞辛劳地将其30多年来不断勤奋写作的百万余字的有关中西医的医学著述，择优编辑成《陈治水医学文集》，其内容丰硕多彩，图文并茂，字里行间记载陈教授有关中西医的精辟的科研成果和丰富的临床经验，读后颇有启迪和收获。是书"调理脾胃在临床上的应用"一文，总结了从脾胃本脏论治二十八法、调理脾胃论治他脏六法、从他脏论治脾胃三法以及脾胃与他脏同治四法。有关慢性溃疡性结肠炎的研究，提出了创新性的理论观点，制定了健脾益气调节免疫治本，清肠解毒、涩肠止泻等治标的法则，用自创的"健脾灵片"开展了大样本、多中心、随机双盲法的临床和实验研究，成功复制出该病的动物模型，整个研究结果获全军科技成果二等奖，论文在美国《AMJ》杂志全文发表。有关脑囊虫的研究提出了"虫体入脑，风痰内动"的发病观点，制定了消痰杀虫、熄风止痫的治则，研制出有效的"灭囊灵"方药，既能杀灭猪囊虫的虫体，又有抗癫痫、抗脑水肿和降颅压的作用，临床效果显著，此项研究获中华中医药学会科学技术一等奖。

以上内容均是该书的精辟之作，全书经过精心整理，业已就绪，行将付梓，后学之辈读后定会获益不浅，故作此序以记之。

中国中西医结合学会消化专业委员会名誉主任委员

危北海

2012年元旦于北京

序 二

中医学术源远流长，博大精深，具有独特的优势和特色，被誉为国之瑰宝。自改革开放以来备受国家重视，制定了中西医并重方针，共同承担保卫人民健康的重任。

陈治水教授早年毕业于黑龙江中医学院（现黑龙江中医药大学），后任职于人民解放军211医院。执业40年来，为解除人民疾苦做出了卓越贡献，德医双馨，赢得军民共识，被部队授予技术三级高级文职干部，成为军内一代名医。

陈教授敏悟笃学，博读深思，学植高深，中医功底坚实，又求教于中西医结合权威危北海教授、陈可冀院士，吸取中西医结合之长，匠心独具，曾研制“健脾灵”，“灭囊灵”，活人济世，令人称赞。

陈教授志存高远，年值花甲，愿将平生经验、治学心得公之于世。积40年之经验，汇百家学说之精粹，撰《陈治水医学文选》，全书共三篇90余节60余万字，内涵治学思想临证经验、辨证与辨病结合，尤以针对脾胃病论治具有特识。洋洋大观，堪称当代之佳作，有益于后学，故乐为之序。

黑龙江省中医研究院　国医大师

張琪

壬辰年三月于冰城

序　三

中西医学是两座各有特色的科学秀峰，峡间涌湍着交融之流，在阳光照耀下，泛起艳丽浪花，向各分支滔逝！本书正陈述怎治"消化"这支的水。

他，中西医结合消化病知名专家——陈治水教授：博中融西，致力结合之道；学贯古今，广采诸贤众长；擅于脾胃，重研肠肝等疾；继承创新，喜获丰硕果实；主持学会，领促学术进步；奉献事业，荣得多项奖誉。

这一切，几度春秋，用数十万字，百余篇文，汇成了含脾胃理法之探、肠肝等病研究、杂病个案治验和消化病证规范等学术彩河，充实和丰富了消化病中西医结合鸿海，为发展中西医结合医学做出贡献。我幸得先睹，获益匪浅，乐写本序。

世界中医药学会联合会消化病专业委员会会长

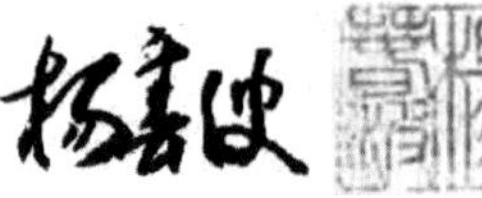

2012年元旦于福州

序　四

中医药学是中华民族优秀传统的文化瑰宝，是我国卫生事业的重要组成部分，我国政府一贯重视发展中医药事业。中医药事业的发展必须在继承的基础上勇于创新，利用现代科学技术，以严谨的科学态度和踏实的工作作风，通过不断的进取和辛勤耕耘，才能取得丰硕的成果，服务于社会，有益于人类。

陈治水教授是我国现代中医的楷模，能以人为本，以中医为本，遵循古训，博采众长，融古贯今，对中医脾胃学说有关理论做了大量的整理和挖掘工作。在脾胃消化系统疾病和某些地方性疾病方面积极开展中西医结合临床研究，取得了很大成绩。多次立功受奖，是我国知名专家。在陈治水教授从医40年之际，编辑出版其学术论文集，达到交流学术经验，以益后学的目的。这是我们中医药事业中的一件有意义的事，也是我们中西医结合消化系统疾病专业内一件重要的学术成果展示。

感谢陈治水教授多年来对中西医结合学会消化系统疾病专业委员会做出的贡献，并衷心祝贺陈治水教授60华诞。

是为序。

广州中医药大学脾胃研究所原所长

2012年元旦于羊城

自　序

在医学科学发展的长河中，中医学有着数千年的悠久历史，西医学传入我国已有100多年的历程，中西医结合医学是近代我国独创的一门新兴学科，正在蓬勃发展。追溯历史，中西医结合的雏形，诞生于清末民初，蜀人唐容川，研究血证，首创“中西汇通”派，著有《中西汇通医书五种》。同时代的岭南名医朱沛文，亦大力倡导“中西汇通”。晚于唐氏和朱氏十载的盐山张锡纯，更是力主“中西汇通”，他倡导“师古而不泥古，参西而不背中”，著有《医学衷中参西录》，书中记载了很多运用中西医两法治疗疑难危重症的病例，对当代众多医家临证也深有启迪。然而，中西医结合医学真正成为自然科学分类中的一门新兴学科，应是新中国成立后在党的一系列中西医结合方针和政策的指导下，才飞速发展壮大而形成的。

我们国家于20世纪50年代中期开始创办西医离职学习中医班，培养了一大批高级西学中人才，开创了国家主导的中西医结合研究。1981年，中国中西医结合研究会成立，经过30年的努力奋斗，中西医结合基础理论和临床研究成果耀眼，中西医结合人才群星璀璨，中国中西医结合学会已发展成为包括40多个专业委员会和学科门类齐全的国家级学术组织，第一代中西医结合的杰出优秀代表陈可冀教授、吴咸中教授、沈自尹教授等近十位医学大家先后当选为中科院或工程院院士，此足以表明近30年是中西医结合事业发展最为辉煌的年代。本人作为一名70年代国家培养的中医医师和中西医结合工作的后来者，应当努力学习和弘扬祖国医学这一国粹，继承前辈创造的中西医结合事业，为创新和发展中西医结合消化学科，团结广大同行，开拓进取，为光大中西医结合这一伟大的事业发一分热增一分光。

1952年农历7月13日，我出生于四川省广汉，古名雒城，闻名于世的三星堆古遗址即发掘于此，据考证此地乃古蜀国的都邑，东汉名医郭玉即出生于此，清末名医唐容川故居彭州离此仅数十华里，灿烂的古文化造就了人杰地灵。岷江支流青白江如玉带一样环绕村前，源出彭州牛心山的马牧河从村北潺潺流过，这里是天府之国的腹地，李冰父子修堰治水使这里成为鱼米之乡。富饶而美丽的家乡在新中国成立前却遭受了无数的灾难，因国民党政府的腐败无能，都江堰灌区长年失修，每逢洪水季节，村子前后两条河流汇聚成汪洋一片，水退之后，人畜疾病流行，故水患乃当地乡民之大敌。吾出生之时，父母给我取名治水，即有寄托服务于民之意。刚上小学之时，适逢国家遭受三年自然灾害，当时的老百姓不仅吃不饱饭，更是缺医少药，我的大姐、三姐相继在两天之中被败血症和大叶性肺炎夺去年轻的生命，遇此人祸，父母悲痛欲绝，吾幼小的心灵也受到了极大的创伤。张仲景因“感往昔之沦丧，伤横夭之莫救，乃勤求古训，博采众方”，终成医家之圣，我何其人也，岂敢与医圣比论！不过缺医少药丧失亲人的悲痛和目睹当时因饥饿、严重营养不良和血吸虫病流行夺去无数劳众生命的贫苦状况，使我从小亦就暗中立下了长大学习医学的志向。父母虽出生劳动人民，但母亲会刮痧，父亲也认识一些草药，小时候头痛发烧或中暑腹泻，刮刮痧或煎服点草药亦多能起立竿见影之效。最小的姐姐于1960年到乡镇卫生院学医，大我10岁的兄长于1963年考入成都中医学院中药系，每逢假日，家中多谈论起医药之事，当时虽然听不懂，但也有耳闻目染之效。中学毕业，1969年2月我参军入伍来到大东北的中国人民解放军第211医院，在部队这所大熔炉里，我做过公务员、炊事员、卫生员、药局调剂员和药厂制药工作者。1972年5月我被医院党组织作为优秀分子选送到黑龙江中医学院学习中医学，终于实现了我从小的梦想，当时是心潮澎湃，数夜难眠。因为“文革”的耽误，入学时文化基础较差，刚一接触中医学这一神秘古老而深奥的理论，深感文学知识之匮乏，不过组织上的重用和培养给了我极大的鞭策，家兄把收藏的唐容川医书影印本和全国中医二版教材全数寄我，亲人的关怀和支持给了我极大的鼓舞！众多先贤医杰勤奋学医，治病救人的事迹为我树立了学习的榜样，皇甫谧中年患疾乃矢志学医，精研针术，著成《针灸甲乙经》名留千古；张仲景“勤求古训，博采众方”成为医中之圣；徐大椿“鸡鸣报晓书还读”，艺精技绝成为一代名医。在三年半的学习中，我效仿先贤，废寝忘食，如饥似渴，勤奋苦读，除学习教材外，还广览古今中医学名著。在学习中我能虚心请教，勤于实践，并经常得到已故著名中医学家毛翼楷教授和著名中医理论家孟庆云教授的悉心指导。我年年被评为三好学生，以全优的成绩毕业，向培养我的母校和部队医院交了一份合格的答卷！

1975年10月，我毕业回到解放军第211医院，在传染科担任军医。20世纪70年代初，麻疹合并肺炎、猩红热、百日咳、中毒性痢疾、暴发型流脑、流行性出血热、病毒性肝炎等季节性急性传染病发病率甚高，我把《温病学》和《伤寒论》知识应用于急性传染病的治疗获得显著效果。当时造成部队非战斗减员的主要疾病是急性细菌性痢疾，有时一天门诊百余，住院达30多人，为了解决快速治疗急性菌痢的这一难题，科主任把此任务交给我，经过查阅大量文献，我们把洋金花叶、丁香叶和黄柏浸膏，与土霉素、磺胺增效剂混合制成快速止痢片，病人入院时先用1∶5000 PP水清洁洗肠，每日口服2～3次快速止痢片，高热者给予适量补液，绝大部分患者1天止泻，2～3天即可痊愈出院。为了减少本病的发病率，我们经常深入部队，指导基层部队改善卫生环境，并用马齿苋煎汤让指战员服药预防，从而使本病的发病率降低了75%以上。病毒性肝炎发病率居第二位，常规保肝治疗患者的消化道症状恢复较慢，而降酶、退黄、促使乙肝表面抗原转阴是肝炎治疗的难点，根据急性肝炎多以湿热损伤肝脾为主，我用茵陈蒿汤与平胃散、五苓散组成“茵陈平胃汤”制成复方汤剂，此方作为医院协定处方应用30余年，对退黄、改善消化道症状和恢复肝功能非常理想。对病毒性肝炎治疗我总结出了“治病必须求本，治肝勿忘实脾，补肝尚须滋肾，活血应佐调气，祛瘀以助退黄”的临床经验。根据“六腑以通为用”的理论，我非常赞赏张子和“以下为补”的学术思想，常用下法治疗内科疑难杂证，总结出24种下法在内科临床上的应用经验，上述经验先后发表于《中医药学报》。由于在中西医结合治疗急性传染病方面成绩突出，我科于1977年全军医学科技大会上获“全军中西医结合治疗传染病先进科室”荣誉。此段时期是我工作最愉快的八年，我不仅掌握了临床工作的基本技能，还深入基层社会增长了许多社会知识。我多次带领科室采药小组下农村或进入深山原始森林采药，向老农、林场工人、老药工、老中医请教识别中草药，学习一些民间医疗方法。我在农村巡回医疗半年，吃百家饭，睡土炕，帮助赤足医生制作常用中草药注射针剂。此间还参加了唐山抗震救灾，并多次参加冬季战备拉练，经过了艰苦环境的磨炼，养成的吃苦耐劳精神使我受益终身！

1982年9月，组织上送我到广州第一军医大学中医系深造学习，此间有幸跟随著名中医脾胃病专家徐复霖教授临证和科研工作，在两年学习中，我是全系唯一以全优成绩毕业的优秀学员。此间，我参与了徐教授主持的胃肠分溶型“补脾益肠丸”的临床、药理和制剂工艺等研究工作。在徐老师指导下我为“全军和全国脾胃研究班”收集和整理教学资料，3个月夜以继日查阅了近50年有关脾胃研究的文献，摘录资料卡片百万余字，完成了15万字《调理脾胃在临床上的应用》教学资料，本资料总结了从脾胃本脏论治28法，调理脾胃论治他脏6法，从他脏论治脾胃3法和脾胃与他脏同治4法，并与同学共同撰写了6万字《脾胃的现代研究及有关指标》，该资料系统介绍了中医脾胃与74种现代医学指标变化的关系，此两本资料被后来诸多学者著书立说广泛引用。在脾胃研究班上，有幸聆听王建华、欧明、侯灿、周殿元、张万岱等著名中西医结合专家和邓铁涛、刘炳凡、梁剑波等中医大家的专题报告，他们的学术思想对我从事中西医结合消化病研究产生了巨大的影响。毕业回院，我很快对消化系统疾病的中西医结合治疗进行了系列性研究，并以慢性溃疡性结肠炎(UC)为攻关的突破口，根据文献资料，汲取老师的学术思想，并结合自己的临床经验，我提出了“脾胃虚弱，免疫功能失调”是UC主要发病机理的观点，制定了健脾益气调节免疫治本，清肠解毒，涩肠止泻，行气活血，养血生肌治标的治则，用自制“健脾灵片”开展了大样本、多中心、随机盲法对照的临床治疗和基础研究，并率先在国内用免疫方法复制成功UC动物实验模型，在当时填补了国内该领域研究的空白；率先用扫描和透射电镜对中医药治疗前后UC患者结肠黏膜超微结构变化进行了研究；并对健脾灵片的免疫调节作用，止痛止泻机理和溃疡修复机理进行了系统研究。本课题用中、英、日、韩文在国内外发表学术论文近50篇，1995年8月我应邀到加拿大第三届世界自然医学与针灸学术大会做《传统中医药治疗难治性UC的临床研究》专题报告，该文6000余字被美国《AMJ》杂志全文刊登，该项研究1990年获全军科技进步二等奖。针对脑囊虫病是东北地区的常见人畜共患性疾病，我提出了“虫体入脑，风痰内动”的发病学说，制定了“消痰杀虫，熄风止痫”的治疗法则，研制成纯中药制剂灭囊灵。实验研究表明，灭囊灵杀灭猪囊虫与直接组织破坏，抑制囊尾蚴葡萄糖、氨基酸代谢和干扰蛋白质组分等作用有关。本方优点是既能杀灭猪囊尾蚴，又有一定抗癫痫、抗脑水肿和降颅压作用，在临床结合小剂量阿苯达唑口服，既提高了临床疗效，又克服了西药诱发高颅压和癫痫大发作的缺点，此项研究2003年获中华中医药学会科学技术一等奖。此外，我们运用内治与外治相结合，以中医辨证治疗为主，加小剂量免疫抑制剂和慢作用药综合治疗方案治疗风湿类疾病，其中“强直性脊柱炎的程序化治疗研究”2004年获全军医疗成果二等奖。20余年来，科室获得军内外科研成果36项，本人牵头26项，科室于1993年成为沈阳军区中医肠胃病重点专科中心，2004年通过国家中医药管理局“中西医结合胃肠病专科中心”评审，该中心现为中国中西医结合学会消化系统疾病专业委员会挂靠单位。由于在医学研究上所取得的成绩，我先后荣立二等功1次，三等功3次，1995年获首届中国百名杰出青年中医银奖，1999年被第二军医大学聘为中西医结合博士生导师，2004年被聘为全军第三批中医师承制硕士生导师，2005年获全军中医药工作先进个人表彰，2007年获国务院政府特殊津贴，同年被聘为全军第三批中医师承制博士生导师，并被聘为河北医科大学客座教授，2009年12月晋升技术三级。40余年的军旅生涯，我从一个战士成长为一名中国人民解放军的高级专业技术干部和军内外有一定知名度的中西医结合消化病专家，这都是党和部队培养的结果，我应该终身报效祖国，奉献人民，建功军队！

回顾40年来我在中医和中西医结合消化病研究方面所取得的成绩，我应感谢多位恩师悉心的指导和帮助，是孟庆云老师指导我撰写科研论文，是徐复霖老师指导我文献收集和医学科研方法，是危北海老师为我搭建了学术交流的平台，带领我从国内学术交流走向国际学术交流，并甘当人梯，培养中西医结合后来之人，使我于2004年担任中国中西医结合学会第三届消化专业委员会主任委员。特别应感谢陈可冀院士教诲我应该怎样做人和实事求是做学问，1998年5月6日，经沈阳军区干部部和卫生部批准，我作为军区重点学科带头人，在大连拜陈可冀院士为师，军区有关部门领导和陈士奎、黄世林、吕维柏、穆大伟、马晓昌等中国中西医结合学会的领导出席了拜师仪式。老师博大精深的学术思想和大医风范使我的医学临床和科研工作终身受益！“路漫漫其修远兮，吾将上下而求索。”许多中西医结合前辈为了中西医结合事业呕心沥血，奋斗一生。当今，党和政府非常关心、支持中医和中西医结合事业，国家已从法律上明确“实行中西医结合并重方针”，温家宝总理于2005年题词“实行中西医结合，发展传统医药学”，一个催人奋进又有着和谐为之相伴的时代为我们从事中医和中西医结合事业的同行们搭建了良好的平台，我们应抓住新时代赋予的机遇，不仅要继承和弘扬传统中医学，还要不断创新和发展中西医结合事业，再塑中西医结合的辉煌。一个人的能力和水平是有限的，在中西医结合前进的道路上还有许许多多的困难，但只要我们广泛团结新老中西医结合工作者，既团结中医，亦团结西医，真正做到三支力量互相支持，共同发展，不久的将来一个崭新的中西医结合医学体系将屹立于东方，为全世界人类的文明和健康做出更大的贡献。

进入壬辰龙年，吾也将满甲子之岁。60岁，对于人的一生意味着步入老年阶段，但对于医学科学的历史发展，60年犹如白驹过隙样的短暂。改用一句老话来勉励自己：老牛自知黄昏晚，不用扬鞭自奋蹄！以科学前辈们为榜样，把自己的一生奉献给国家和人民的医学事业。

著书立说，是中医学传承的一种主要方式。20世纪80年代中期，刚从第一军医大学毕业回院之时，就萌生了想写一本“新编脾胃病学”方面的专著。当时已收集了数十万字素材，构思好全书的提纲，并已书写完总论和完成了临床脾胃疾病的书写体例，后因临床医疗和科研工作十分繁忙而搁下了手中之笔。不足十载，类似的书国内已出版数部，我所收集的素材已时过境迁，不能再用了。1989年底，“溃疡性结肠炎研究”课题获得了全军科技成果二等奖。稍获喘息之机，我以数年来溃疡性结肠炎的科研素材为基础，并在原写完的脾胃病学总论中提取部分内容，于 1991 年由黑龙江科技出版社出版了《结肠炎与大肠癌》的小册子。册子虽出，但未能完成《新编脾胃病学》乃是我的一大遗憾！

21 世纪的到来，科学技术的迅速发展，为中西医结合消化病学的发展带来了良好的机遇。由国家倡导，人民卫生出版社策划出版中西医结合医学系列丛书。我国著名中西医结合消化病学大家危北海教授领衔主编，我和张万岱教授有幸担任共同主编，组织国内百余位中西医结合消化病专家编写《中西医结合消化病学》，我承担了该书的统稿和修改整理工作。我组织全科医师参与，不论寒暑，历时三载，奋切编摩，数易其稿。初稿 260 余万字，但出版社要求压缩至 160 万字之内，工作量之大是可想而知的。该书于 2003 年 5 月付梓，在欣喜之余，也深深体会了著书写作之艰辛。2007 年夏，在执教于北京中医药大学的女儿陈宁、弟子李春雷和马鑫教授的提议和帮助之下，开始着手编写《陈治水医学文选》。工作 40 余年，从事医药 40 个春秋，临证之感悟，医学科学研究之体验，先后公开发表 170 余篇文章。从文章之选择，篇、章、节之分类，计算机文字录入，内容及参考文献之校对等，陈宁、春雷和马鑫教授等不辞劳苦，跟随我编写修改四年有余。我院的李春杰博士及科室的邓伟哲博士、王宇光博士、王宇恒硕士、张筠硕士、姜宜惠硕士、刘立国主治医师，霍洪波护士长、徐艳平主管护师、马鑫教授的徒弟何俊玮医师以及张洁护师和学术秘书陈晶等都参与了文稿整理、计算机录入和文字的校对工作。四个寒暑，四个春秋，数易其稿。在 20 世纪 80 年代初发表的文章，参考文献均不规范，特别是中篇调理脾胃在临床上的应用，初稿是写于 1984 年，收集的素材是从建国之初开始，文献跨度数十年。当初多是笔录文摘，因系编写内部教学资料，所以对杂志的卷、期、页和文章标题，对著作的作者和引用版本均摘录不全。在编著此部分内容时，不仅要给每个治法内容前加简述，后加按语，而且要认真地考证每条文献之取舍和内容替代重写，所以整理起来费时费力，但与先贤著书历岁三旬、心殚厘定之精神是无法比拟的。本书分上、中、下三篇，在整理过程中，对每篇均书写了内容简介。是书完稿之时，适逢我 60 岁生日之时。在庆祝中国中西医结合学会成立 30 周年之际，有幸请中国科学院陈可冀院士为书题写书名。中国中西医结合学会消化系统疾病专业委员会名誉主任委员危北海教授、中医大师张琪教授、世界中医药联合会消化病专业委员会会长杨春波教授和著名消化脾胃病专家劳绍贤教授等欣然为此书作序。诸位医学大家的题字作序，不仅使本书蓬荜生辉，更是对我的巨大鞭策。在此，对诸位老师多年对我的热心帮助和悉心指导表示衷心的感谢和崇高的敬意，对热诚支持帮助和参加本书编写的弟子、朋友和部下们表示诚挚的谢意。就在本书即将付梓之际，不幸本人因长年身体过度透支，于 2012 年 3 月在京时被发现患了恶性肿瘤，2012 年 3 月至 12 月和 2013 年 5 月至 8 月一直在北京 301 医院住院治疗。第一次住院进行了局部大范围切除根治术，手术前后进行了 9 个疗程的大剂量化疗，剧烈的化疗反应和毒副作用曾令我数次濒临死亡！术后 3 个月肿瘤复发，不得已于 2013 年 7 月行高位截肢术，从而成了一位“独脚将军”和“铁拐大夫”。两年来因为重病延误了是书的出版，其间也曾打消了出版此书的想法。我由衷地感谢我的爱人徐艳平两年多对我的精心照料，也十分感谢 301 医院对我的精心治疗，并要感谢我的老师危北海教授和学术界的许多朋友对我的关心和鼓励，从而使我重树了自强不息的生活信心。可喜的是经过两年多的治疗，身体状况基本获得了稳定，今年又在女儿陈宁、弟子李春雷和马鑫教授的催促下，重起了出版此书的想法，因此在2014年8月上旬与齐鲁名医马鑫教授在涠洲岛休养时又对书稿重新进行了修订。学海无涯，技无止境。当今医学科学技术日新月异，文选中有的学术观点可能已经落伍。《类经》有序曰："断流之水，可以鉴形；即壁影萤光，能资志士；竹头木屑，曾利兵家。"倘拙作能对中医学、中西医结合医学有点滴贡献，对从医同道能有微小启发，对勉图蚊负之我，亦属幸哉！

陈治水

2014年8月28日于滨城承舜斋

前言

PREFACE

陈治水教授，男，四川广汉人，1952年7月出生。1975年毕业于黑龙江中医学院中医系。1984年毕业于第一军医大学中医系。主任医师、博士生导师，担任解放军第211医院中医科主任20余年，现任中国人民解放军第211医院医学专家组组长，沈阳军区医学专家组成员，国家中医药管理局中西医结合胃肠病重点专科中心和沈阳军区中医肠胃病专科中心学术带头人，技术三级，文职二级，享受国务院政府特殊津贴，并被聘为中央军委保健委员会第二届会诊专家，全军中医师承制博士生导师，第二军医大学中西医结合临床博士研究生合作导师。曾任中国中西医结合学会第三、四届消化系统疾病专业委员会主任委员，现任中国中西医结合学会第五届消化系统疾病专业委员会名誉主任委员，中华中医药学会第四、五届理事会理事，中国中西医结合学会第六届理事会理事，全军中医药学会第五届理事会常务理事兼内科专业委员会副主任，黑龙江省中西医结合学会副会长。

陈治水教授出生于普通的劳动人民家庭，幼时便有崇高的志向。1972年开始在黑龙江中医学院学习中医学，1982年起先后师从徐复霖教授、危北海教授和陈可冀院士。求学之初，陈治水教授废寝忘食，博览群书，打下了坚实的医学理论基础。师从徐复霖教授后，系统学习了中医临床治疗及科研方法，尽得其真传。回院后，以溃疡性结肠炎为突破口对其中西医结合治疗进行了系列性研究，取得了丰硕的成果。师从危北海教授后，开始在中西医结合消化学会崭露头角，每年都参与组织全国学术会议，策划全国继续教育学习班，起草消化系统疾病诊疗共识，与全国著名中医、中西医结合消化病专家交流学术思想，这使得陈治水教授能够兼百家之长，迅速成长为中西医结合消化领域领军人物之一。师从陈可冀院士是个重大的转折，陈院士的传授方法，不是促膝长谈，而是高屋建瓴，不是耳濡目染，而是醍醐灌顶，不是单纯行医，而是教导怎样治学、如何做人。岐黄之火，代代相传，中医师承就是一条绝佳的途径。陈治水教授从各位老师那里继承的不仅仅是实用的临床知识，还有医学探索的方法和严谨的治学精神。

本文选分为上、中、下三篇。上篇“医学论文选”共有五章，是从陈治水教授公开发表的170多篇论文中选择了90余篇编辑而成。第一章是“脾胃理论与临床研究”。脾胃学说的理论源于《内经》，发展于《伤寒杂病论》，完善于《脾胃论》。我们将有关脾胃学说理论探讨、常见消化病临床治疗及相关指标检测分析的内容剪辑于此，既是当年陈治水教授对脾胃学说理论的探讨和实践，也是简便实用方法的分享。第二章是“结肠炎研究”。结肠炎是陈治水教授的研究重点，基础及临床研究均证实他所创立的“理、法、方、药”科学、有效。本研究先后完成了沈阳军区“七五”“八五”“九五”医学攻关课题和全军中医药“十五”“十一五”科研课题，并获得军队科学技术二等奖、中国中西医结合学会科学技术二等奖、黑龙江省卫生厅科技二等奖各1项。第三章是“囊虫病研究”。陈治水教授在观察总结了硝石矾石散治疗囊虫病经验的基础上，结合本病的现代发病机理提出了“虫体入脑，风痰内动”发病学说。依据“消痰杀虫，熄风活血”治法，设计了治疗脑囊虫病的“灭囊灵”专方中药制剂。本课题研究共获得中华中医药学会科学技术一等奖1项，军队医疗成果二等奖1项，军队科技进步三等奖3项。第四章是“肝病研究”。陈治水教授大学毕业后，从事了八年中西医结合治疗传染病的工作。青涩的八年，快乐的八年，也是创造的八年。茵陈平胃汤、降酶丸、复方水牛角片等自创的经验处方以及治疗肝病的临床经验总结，对后来者必是大有裨益的。第五章是“杂病及个案”。本章内容重点介绍了陈治水教授临床治疗疑难杂症的经验。此章的含义在于，病案是中医学不断发展、薪火相传的一种记载方式。

中篇“调理脾胃在临床上的应用”是在陈治水教授1984年为第一届全军中医脾胃研究班撰写的教学参考资料的基础上重新进行了整理，分四个方面介绍了调理脾胃41种治法在临床上的应用。现代研究证实中医的“脾”与西方医学的多个系统功能有交叉，这使得脾胃学说有了十分广阔的临床应用空间。其中既有调理脾胃各法则的内容简述和临床应用，又有陈治水教授的按语。既有继承前人余绪，又有发明古义，昭示后人；既有别出心裁之理论，又有实践依据之心得。

下篇“学会学术研究”是陈治水教授在中国中西医结合学会消化专业委员会工作的真实写照。24年的学会工作中，陈治水教授坚持不懈，默默耕耘。2004年担任主任委员以来，除了每年的总会任务，学术会议，继续教育学习班及学会日常工作外，几乎所有的精力都用在十五个疾病的诊治方案和诊疗共识的制定上。无论是原有方案的修改还是新共识的起草，都涉及组织、协调、实施、汇总、反馈、整理等环节。这使得每制定一个诊疗方案或诊疗共识就需要大量的时间和精力，而制定十五个诊疗共识的艰辛是可想而知的。

儿时的我并不理解父亲的辛苦，印象中总是聚少离多，对于早出晚归、出差加班一类的事情我都习以为常了。随着年龄的增长，我渐渐理解父亲，渐渐敬佩父亲。2007年的一天，想为父亲做点什么的我，忽然萌发出策划编写《陈治水医学文选》一书的设想，此举与家父的弟子李春雷医师及马鑫教授二人不谋而合。于是，我们便通力合作，付诸实施。将家父的学术思想代表作、医案医话、发表论文、医学笔记及照片等整理汇编，辑为《陈治水医学文选》，作为礼物，奉献给所有读者。

由于我们的水平有限，错漏在所难免，欢迎读者批评指正。在本书付梓之前，特别感谢陈可冀院士为本书亲笔题名，及中医国医大师张琪教授和著名消化脾胃病专家危北海教授、杨春波教授、劳绍贤教授为之作序，这是对后学者的莫大鼓励。在本书的编辑过程中还得到了邓伟哲博士、李春杰博士、王宇光博士、王宇恒硕士、张筠硕士、姜宜惠硕士、刘立国主治医师、何俊玮医师、霍洪波护士长、张洁护师、徐艳平主管护师和学术秘书陈晶的大力支持，特此表示感谢！

陈 宁 李春雷 马 鑫

2014 年 8 月

目　录

CONTENTS

陈治水医学文选

上篇·医学论文选

中篇·调理脾胃在临床上的应用

下篇·学会学术研究

上篇·医学论文选

在从医40余年的经历中，自1983年以来，陈治水教授在国内外以中、英、日、韩文共发表学术论文170余篇，在本篇中，是从170余篇论文中选择了90篇文章，按论述的内容不同编辑成5个章节。第一章由20篇论文组成，主要是对脾胃基础理论中有关调理脾胃治法的初步探讨和常见消化病客观医学检测指标的检测和分析。第二章结肠炎研究，是从已发表的近50篇论文中精选了27篇，包括对慢性结肠炎、溃疡性结肠炎和难治性溃疡性结肠炎的几篇文献综述，健脾灵片治疗溃疡性结肠炎的全国多中心、随机、对照临床观察和药理药效学研究结果，以及溃疡性结肠炎的中医中药、中西医结合临床治疗经验介绍。第三章囊虫病研究，从30多篇文章中选择了15篇，主要介绍了中医中药治疗脑囊虫病的临床和有关实验研究结果。第四章肝病研究有7篇文章，介绍了陈教授用中医药治疗病毒性肝炎的临床经验。第五章为杂病临床治疗经验，包括一些典型临证个案，是陈教授行医数十年的一些临证经验缩影。以上五个章节内容，虽不能全面反映陈教授的学术思想和概括临证施治的所有经验，并且其中肯定还有临证不精，提法不妥，选方不当，甚至错误的地方，但毕竟可以部分反映他的从医经历和临证专长。正确的观点及内容希望能给同行和后来者有所借鉴，错误的地方诚请同道批评斧正。

第一章　脾胃理论与临床研究

脾胃学说的理论源于《内经》，在《伤寒杂病论》中已体现了顾护胃气的治疗内容，金元时期李东垣《脾胃论》的问世，是脾胃学说日趋完善的一个重要标志。每一个临床中医学家，在预防保健、外感热病或内伤杂病的治疗中，都十分重视调理脾胃和顾护胃气的重要性。本部分内容之一是陈治水教授对脾胃基础理论的一些初步探讨，如胃气失和、肝脾失调，脾阴虚的临床分类和常见中医治法，以及下法、补脾益窍法的临床应用。内容之二是他对常见消化病客观医学指标的检测和分析，如脾胃病免疫指标变化，胃电参数测定，大肠息肉的组织学类型与中医辨证分型规律探讨。此外，还对肠易激综合征、胃幽门螺杆菌感染的中西医结合研究进展，慢性胃炎和消化性溃疡的中医药治疗进行了介绍。此部分内容，既有脾胃学说基础理论的研讨，又有常见消化病的临床治疗，虽然比较粗浅，但却简便实用。

第一节　浅谈中医和胃法

和胃法属于和法范畴，是治疗胃气不和之大法。祖国医学认为，“五脏六腑皆禀气于胃”(《灵枢·五味篇》)，“胃不和则精气竭”(《素问·厥论》)。可见调和胃气在临床治疗学上占有相当重要的地位。本文仅就常见的和胃法归纳如下十六种，以供同道临证参考。

一、理气和胃法

用于胃气阻滞证。胃气以通行下降为顺，胃气阻滞，升降失常，则证见胃脘胀痛，痞满不舒，不思饮食，食则胀甚，嗳气、矢气频作，舌质苍老，苔白腻，脉沉有力。代表方为木香顺气丸。常用药物如木香、陈皮、枳壳、砂仁、苏梗、炒莱菔子等。

二、健脾和胃法

用于脾胃不和证。胃主受纳，脾主运化，若脾气虚弱，运化无力，谷入难化，则胃纳受阻,气失和降。证见食少纳呆,食后脘腹胀满,嗳气呃逆,或呕吐酸腐,大便溏薄,少气懒言,消瘦乏力,面色萎黄,舌质淡,苔白,脉缓弱。代表方为六君子汤。脘腹胀痛,呕吐者加木香、砂仁;夹食滞者加炒三仙。

三、养阴和胃法

用于胃阴虚,胃失润降。胃为阳土,喜润恶燥,胃阳戕伤,失于润降,则证见胃脘灼热隐痛,或烦懊嘈杂,干呕、不思饮食,或噫气,口干渴,大便难,舌质嫩红,苔剥脱少津,或光绛无苔,脉细数无力。方用麦门冬汤加减,方中用沙参代人参,与麦冬相伍滋养胃阴,甘草、大枣、粳米益气和胃,半夏降逆止呕。胃阴虚甚加石斛;胃痛明显加生白芍、生甘草;呕吐明显加姜竹茹、枇杷叶。

四、温中和胃法

用于中焦虚寒,胃失和降。中阳虚衰,无力腐熟水谷,饮食停留,阻滞胃气,证见胃脘隐痛,喜温喜按,呕吐清水或不消化食物,肠鸣泄泻神疲乏力,面色少华,舌质淡,苔白滑,脉沉细无力。方用附子粳米汤加干姜。附子、干姜温中散寒;半夏化湿降逆;粳米、甘草、大枣和胃补中。

五、清热和胃法

用于胃有郁热,胃气上逆。证见胃脘灼热疼痛,呕吐酸苦,或有呃逆,食入即吐,吐势急迫,口干尿黄,舌质红,苔黄腻,脉数。方用橘皮竹茹汤去党参,加黄连、枇杷叶;呃逆加代赭石;胃痛明显加白芍、甘草。

六、消食和胃法

用于暴饮暴食,食积停滞,胃失和降。证见胸脘痞满,腹胀时痛,嗳腐吞酸,不思饮食,噫气如败卵臭,大便泄泻,舌苔厚腻,脉滑。方用保和汤加减。肉食之积重用山楂;米面之积重用神曲、麦芽;酒食之积加葛花、枳椇子。

七、涤饮和胃法

用于痰饮停胃证。水饮停积胃脘、胃气逆而不降,证见呕吐痰涎,心下痞满,纳呆便溏,舌苔白滑多津,脉弦滑。宗《金匮要略》“病痰饮者,当以温药和之”之旨,方用苓桂术甘汤合小半夏汤,温阳涤饮,和胃止呕。

八、通下和胃法

用于胃肠积热,腑气不通,胃气上逆。证见食入即吐,脘腹胀满,大便秘结,口渴气粗,舌质红,舌苔黄燥或黄腻,脉滑数。方用调胃承气汤,荡涤肠胃,承降胃气。挟食滞者加枳实、炒神曲。

九、降逆和胃法

用于胃虚气逆,痰浊内阻之证。证见胃脘痞满,噫气或呃逆不止,呕吐痰涎,舌质淡,苔白腻，脉弦滑或沉细而滑。方用旋复代赭石汤。呃逆不止或吐甚者，重用代赭石 1～2 两，打碎先煎；另可冲服代赭石粉，每次5 g，日服三次。

十、疏肝和胃法

用于肝胃不和证。肝郁气滞，横逆犯胃。证见胃脘胀痛，连及两胁，郁怒则疼痛加重，嗳气不爽，反吐酸水。舌苔薄白，脉象弦。方用柴胡疏肝汤疏肝理气，肝气条达，胃不受伤则自安。

十一、泻肝和胃法

用于肝郁化火，横逆犯胃。证见胃脘灼痛，痛势急迫，泛酸嘈杂，心烦易怒，口干口渴，便秘，舌质红，苔黄，脉弦数。方用左金丸合四逆散，方中四逆散疏肝解郁，左金丸泻肝和胃。泛酸明显加煅瓦楞子、煅牡蛎。

十二、温肝和胃法

用于肝寒犯胃，浊阴上逆之证。肝经虚寒，挟浊阴之气横逆犯胃，证见胃脘冷痛，呕吐清水，或干呕吐涎沫，巅顶头痛，手足厥冷，舌质淡，苔白滑，脉弦紧。方用吴茱萸汤，温中暖胃，化饮止呕。

十三、柔肝和胃法

用于肝胃阴虚不和证。证见胸胁满痛或隐痛，胃脘饱胀，噫气，不思饮食，心烦，干呕，失眠多梦，舌红少苔或无苔，脉弦细无力。方用一贯煎柔肝养阴，加佛手、橘叶和胃理气。

十四、清胆和胃法

用于胆热犯胃证。胆经郁热，横犯胃土。证见胸闷脘痛，嘈杂，泛酸、呕吐苦水，虚烦不寐，舌质红，苔黄腻，脉弦滑。方用温胆汤加减。本方名谓温胆，实属清胆，方中竹茹、枳实清降胆火，胆火降则胃气自降。二陈汤和胃化痰，共奏清胆和胃之功。

十五、开痞和胃法

用于寒热互积，痞塞胃气。证见胃脘痞塞不舒，胀满隐痛，纳差干呕或呕吐，肠鸣，舌苔黄腻，脉弦。方用辛温之半夏为君，散结除痞，臣以干姜之辛热以温中散寒，黄芩、黄连之苦寒以泄热开痞。以上四味相伍，具有寒热平调，辛开苦降，开痞除满之效；加参、草、大枣等甘温补脾和中。全方寒热互用以合其阴阳，苦辛并用以调其升降，补泻兼施以顾其虚实，使寒去热清，升降复常，则痞满可除。

十六、解表化湿和胃

用于内有湿浊，外感风寒，脾胃升降失常。证见寒热头痛，胸膈满闷，纳呆不食，恶心呕吐，肠鸣泄泻，口淡不渴，舌苔白腻，脉濡。方用藿香正气散解表化浊，和中止呕。若无外感，仅有湿浊内阻者，可用香砂平胃散芳香化浊，理气和中。

结语：《临证指南医案》曰：“脾宜升则健，胃宜降则和。”和胃主要就是降胃。然胃气不和，可因脏腑虚损，外邪传胃，情志所伤，或痰饮、瘀血、食积阻滞等而致，所以，临证之时，当慎察病因，明辨寒热虚实，将和胃法与他法配合，灵活变通，方为适当。

（原载：《四川中医》，1992，10(3)：10-11）

第二节　谈肝脾失调及其治法

“肝脾失调”是中医脏腑病症中的重要内容。本病症涉及肝、脾二脏的兼变病理，比起一脏一腑的病变，就有其复杂性。故对何为肝脾失调，其内容包括有哪些，常见治法如何，初学者往往难辨主次，罔无定见，影响疗效。据此，笔者对此作一介绍与分析：

一、肝脾失调的概念

肝属甲木之脏，性喜条达舒畅；脾为己土之脏，为万物生化之源。肝脾之间，木能疏土，土能养木；木能克土，土能生金，金能制木，二者互相依存，互相制约。这种生理情况下的生克制化、功能协调，称为“肝脾调和”。若肝脾任何一脏有所偏盛偏衰，都会打破上述生克制化的协调关系，就出现“木乘土”“土侮木”“土败木贼”等病理变化。肝脾之间发生的各种乘侮异常表现，统称谓肝脾失调。

二、肝脾之生理关系

肝为乙木，胆为甲木，脾为己土，胃为戊土，一阴一阳，互为表里。肝藏血而主疏泄；脾主运化，主统血，为气血生化之源；胆贮“精汁”，胃主受纳；肝脾宜升，胆胃宜降。肝（胆）脾（胃）之生理关系，可概括为“木赖土以滋养”“土得木以疏通”。

肝为刚脏，性主疏泄，有赖脾气柔润濡养，方不致刚强过胜。血藏于肝，肝得精血之濡养，始有条达之性，疏泄之权。胆中相火得血以养，升发之气乃成。可见，肝胆只有得到脾胃所生精血的润养，才能行使职能。另一方面，脾胃共司水谷之运化，必得肝木之疏泄，才能纳化升降如常。《素问・宝命全形论》曰：“土得木而达之”，《临证指南医案》曰：“木能疏土而脾滞以行”，二者都是指这个意思。少阳胆腑的生发之气，与脾胃的纳化功能亦密切相关，李东垣云：“胆者少阳春升之气，春气升则万化安。……胆气不升，则飧泻、肠澼不一而起矣。”（《脾胃论》）可见，肝胆能疏泄脾胃，在调畅气机中起主要作用，脾胃能濡养肝胆，在气血生成中占主导地位。二者互相制约，相辅相成。

三、肝脾失调的病机特点

肝为“将军之官”，其性刚直；脾为“湿土之脏”，具冲和之德，其性柔缓。前人有“肝气常有余，脾胃多不足”之说，在病理情况下，木盛易乘土，土虚易招致木乘，故临床表现尤以肝木乘脾土者为多。《难经》《金匮要略》均指出：“见肝之病，当先实脾。”此不单从“治未病”而论，其中亦含有肝病易乘脾土之意，如《临证指南医案》亦曰：“肝病必犯土。”因此，可以说肝气乘脾是肝脾失调的主要病机。其中，肝气太盛，乘克脾土者，多因怒伤情志所致，其病机特点以肝气实为主；因脾土虚弱，招至木胜乘土者，多由饮食劳倦伤脾，其病机特点以脾气虚为主。但无论是肝木之盛衰，或脾土之强（壅滞）弱，只要正常的生克制化失去平衡，均可引起肝脾失调。《素问·五运行大论》曰：“气有余，则制己所胜，而侮所不胜；其不及，则己所不胜，侮而乘之，己所胜，轻而侮之。”此论以脏腑之间的生克制化观点来阐明虚实病传，同样适用于肝脾之间的关系。

四、肝脾失调所致症状

肝脾失调既是一个病机概念，又是肝脾机能紊乱所发生的病症概括。根据历代文献记载，肝脾失调当包括木乘土，土侮木，肝病及脾，脾病及肝，肝脾同病，肝脾不和，肝胃不和，肝火犯胃，肝脾湿热等证型。临床常见的肝脾不和，肝胃不和乃是肝脾失调的两个最基本的证型。二者仅指狭义的一脏一腑的不和；而肝脾失调则指广义的肝、胆、脾、胃之间的功能失调。因此，临床必须加以区别，不可混论。

五、肝脾失调的常见治法

肝脾失调的治疗原则是调和肝脾。调和肝脾的治则《内经》曰：“肝苦急，急食甘以缓之。”《难经》曰：“见肝之病则知肝当传之于脾，故先实其脾气，无令得受肝之邪……”《金匮要略》更具体地概括为：“夫肝之病，补用酸，助用焦苦，益用甘味之药调之。……此治肝补脾之要妙也。”仲景所创之四逆散可谓是调和肝脾之祖方，现将临床调和肝脾的常用治法归纳如下：

1. 疏肝健脾法

本法适于肝郁脾虚证，证见胸胁胀满疼痛，善太息，情志抑郁，纳差食少，腹胀便溏，妇女月经不调，苔薄白，脉弦等。代表方为逍遥汤（柴胡、当归、白芍、白术、茯苓、薄荷、生姜、甘草）。

2. 抑肝扶脾法

本法亦称“抑木扶土”法，适于肝木太旺，横逆脾土的肝旺克脾证。证见腹痛泄泻，泻后痛减，痛泻与情志有关，伴胁痛，胸闷不舒，腹胀，肠鸣矢气，苔薄或微黄，脉弦。代表方为痛泻要方（陈皮、白芍、防风、白术）。

3. 补脾泄肝法

本法亦称“培土泄木”法，适于脾土虚弱，肝气乘脾的脾虚肝旺证（亦称“土虚木贼”）。证见食少纳差，脘腹胀痛，大便不调，倦怠乏力，舌质淡，苔薄白；脉弦缓无力，右关明显。代表方为柴芍六君子汤（柴胡、白芍、党参、白术、茯苓、甘草、半夏、陈皮）。

4. 健脾养肝法

本法适于脾气虚弱，化源不足，肝血亏虚的肝脾两虚证。证见纳少脘胀，神疲乏力，形体消瘦，头昏目眩，视物模糊，眠少梦多，胆怯，爪甲无华，舌淡，脉虚细。代表方为归芍六君子汤（当归、白芍、党参、白术、茯苓、陈皮、半夏、甘草）。

5. 健脾宁风法

本法亦称“培土宁风”，多用于脾气不足，肝胜乘脾的小儿慢脾风证。证见形神疲惫，睡卧露睛，神志模糊，时有手足抽动，面色萎黄，四肢不温，舌淡苔白，脉濡缓。代表方为星附六君子汤（南星、附子、党参、白术、茯苓、半夏、陈皮、甘草）。

6. 疏肝和胃法

本法适于肝气犯胃证，证见胸胁胃脘胀满疼痛，呃逆嗳气，吞酸嘈杂，郁闷或烦躁易怒，苔薄白或薄黄，脉弦。代表方为柴胡疏肝散（柴胡、白芍、枳壳、香附、川芎、陈皮、甘草）。

7. 泻肝和胃法

本法适于肝火犯胃证，证见胃脘疼痛急迫，泛酸嘈杂，急躁，心烦易怒，口干口苦，便秘，舌质红，苔黄，脉弦数。方用左金丸（黄连、吴茱萸）合四逆散（柴胡、白芍、枳实、甘草）。

8. 柔肝益胃法

本法适于阴虚型肝胃不和，证见胁肋及胃脘隐痛，按之痛减，纳食不香，脘痞腹胀，吞酸嘈杂，心烦少寐，舌嫩红少苔，脉细数无力。方用一贯煎（生地、沙参、枸杞、麦冬、当归、川楝子）加减。

9. 暖肝和胃法

本法有温肝散寒，和胃降逆作用，适于脾胃虚弱，肝经寒浊犯胃证。证见胃脘冷痛，食谷欲呕，干呕，吐涎沫，下利，手足厥冷，舌质淡，苔白滑，脉弦紧等。代表方为吴茱萸汤（吴茱萸、党参、大枣、生姜）。

10. 清胆和胃法

本法适于胆热犯胃证，证见胸闷脘痛，嘈杂，泛酸，呕吐酸苦，虚烦不眠，舌红，苔黄腻，脉弦滑。方用温胆汤（半夏、陈皮、茯苓、竹茹、枳实，甘草）加减。

11. 清利湿热法

本法用于肝脾湿热证，证见身目发黄，胁肋疼痛，脘痞胸闷，纳少，泛恶欲吐，大便不爽，舌红，苔黄腻，脉弦滑或濡数。方用茵陈蒿汤（茵陈、栀子、大黄）合四苓散（茯苓、猪苓、泽泻，白术）加减。

（原载：《中医药函授通讯》，1985，3：402-403）

第三节　脾阴虚研究进展

脾胃学说应用于临床中，既往多侧重于脾阳胃阴，而对脾阴虚证论治较少。近十年来，不少学者相继从不同角度对脾阴虚进行了探讨。

一、脾阴的本质

脾和其他脏腑一样，均有阴阳之分[1~7]。关于历代医家对脾阴的认识，田、汤、王氏等已有详论[3,5,6]。近来,许多学者都认识到了脾阴是客观存在的,但对于脾的本质所指,则有所不同。午氏[8]首先强调了脾阴是物质的,但是什么物质有待于探讨。时氏[9]认为:"脾之阴,乃水谷精微所化生,为脾脏营养自身,丰润肌体,维持其功能活动不可缺少的物质。"张氏等[10]指出:"脾阴是参与运化过程的精微物质",午氏[11]认为:"脾阴虚体现在营气不足。"日本的伊藤氏[12]认为:"脾阴虚包括运化的物质方面和营气的濡养作用。"陶氏[13]、汤氏[5]和《中医年鉴》[14]均认为:"脾阴是指脾脏的阴液,为水谷所化生的营血、津液、脂膏之类。"综上各家之说,首先强调了脾阴是客观存在的物质。具体所指:一为脾脏所包含的营血、津液和脂膏;二指脾脏参与水谷运化的功能。但对于脾阴与营是否同属一物,有人提出了质疑。刘氏[15]认为:"脾阴系营化生,二者并非一物,脾阴与营,其功用不同,治则有别。"此说也为中肯。姜氏[16]根据《血证论》"谷粮之化,在于汁液"之说,认为:"甜肉汁(胰液)、苦胆汁(胆液)、胃津(胃液)都是汁液所属,均具有脾阴的含义。"姜氏之说值得进一步加以探讨。近来,张氏[17]发现,脾阴虚患者的17-酮多在正常范围,而17-羟有明显增高,二者与脾阳虚比较,均有很大差异。贝氏[18]报道,脾阴虚患者的颧髎、内劳宫穴皮温显著高于正常组,而脾气虚组则都低于正常值。经养脾阴治疗30天后,13例脾阴虚患者的皮温有明显降低。由此推测,脾阴虚证与自主神经功能亢进有关。张、贝二氏的研究,为探讨脾阴虚的本质提供了一些客观指标,但是否有特异性,尚需进一步加以验证。

二、脾阴与脾阳的关系

对于脾阴与脾阳的关系,不少学者进行了论述[4,5,12,13]。午氏[8]强调了脾阴与脾阳都是物质的。伊藤氏[12]认为:"脾的功能统称为'脾气',可分为功能和物质两个方面。脾阳包括运化的功能方面和卫气的温煦作用;脾阴包括运化的物质方面和营气的濡养作用。脾气是通过脾阳、脾阴两者的平衡、协调,才能完成各种正常的生理功能。"陶氏[13]认为:生理情况下"脾阳宜升发,升发则元气充沛;脾阴宜濡润,濡润则津血充盛""脾阳主温运,脾阴主融化"。病理情况下脾阴虚可以发展为脾阳虚,脾阳虚可以兼见脾阴虚。柯氏[4]认为,脾之阳气要发挥其正常生理作用,必须要依靠脾的阴津作为物质基础,只有两个方面相辅相成,才能成为后天之本。

综上所述,脾阳以主"温运",主"升发"为主;脾阴以主"濡润",主"融化"为主。但二者互相依存,相互为用。脾阴赖脾阳以化,脾阳仗脾阴以生,两者相互协调,方能完成运化水谷,输布精微的重要功能。

三、脾阴与胃阴的区别

对于脾阴与胃阴,各家说法不一,有将脾阴与胃阴分立,亦有主张两者无须分开者。黄氏[25]认为,从理论上讲,每个脏腑本身都应有阴阳气血虚实寒热的区别,但从临床实际看,脾阴虚很少见,从而主张,胃阴统脾阴。陶氏[13]虽然承认脾胃有阴阳之分,但认为:"脾与胃以膜相连,脾阴与胃阴息息相关,互相渗透,其症状常可互见,实有可分不可分者存焉。"因而主张"脾阴统胃阴"。但多数学者[1,9,12,19~21]认为,脾胃虽同属中焦,但毕竟脏腑属性不同,二者各有其特点,细辨之还是有区别的。归纳起来:从属性上看,脾为脏,属阴,藏精气而不泄;胃为腑,属阳,传化物而不藏。从功能上看,脾阴主升,胃阴主降;脾阴主营血，胃阴主津液。从特性上看，脾喜燥而恶湿，胃喜润而恶燥。从病因上看，脾阴虚多为内伤气血诸病，起病较缓，胃阴虚多为阳热诸病，起病较急。从症状上看，脾阴虚多不纳而大便难，胃阴虚则津液受劫而口渴。从治法上看，脾阴虚重在益阴和营，胃阴虚则偏于增液养阴。由此可见，脾阴与胃阴概念有别，表现不同，治法有异，并非一体，故脾阴虚不能统曰胃阴虚，胃阴虚不能等于脾阴虚。

四、脾阴的生理功能

《内经》曰："阳主煦之，阴主濡之。""脾为孤脏，中央土以灌四旁。"脾阴包括营血，津液，脂膏之类，是濡养脏腑四肢百骸的重要物质。故曰"诸经恃此而长养"，如脾阴一亏，五乱互作，诸病生焉。因此，都认为脾阴的主要功能是濡养作用[3,4,12,13]。

另外，脾阴有滋助脾阳，补充胃津，腐熟与运化水谷的作用。唐容川《血证论》曰："脾阳不足，水谷固不化，脾阴不足，水谷仍不化也。譬如釜中煮饭，釜底无火固不熟，釜中无水亦不熟也。"对于脾阴主运化的功能，田氏[3]、胡氏[7]、伊藤氏[12]等论述较详。

五、病因病机与主证

导致脾阴虚的原因颇多，其病机也较为复杂，归纳起来大体有如下几个方面：①饮食失节：五味偏嗜，过食辛辣炙煿，胃火内盛，消灼脾阴；或长期摄入不足，阴液来源较少。②劳倦或忧思伤脾，营阴暗耗。③六淫化火伤津。④阴阳互损，即脾之阳气亏虚，而致阴液气化不足。⑤其他脏腑阴液不足而影响于脾，尤见于胃、肾、肺、心等脏。⑥治法不当，如汗、下、吐、泻、温燥太过，伤及脾阴。以上均可引起脾阴亏乏，脏腑组织失养，或运化功能失常，或虚热内生[3,4,13,20]。

脾阴虚的主要征候，综合诸家描述，归纳如下：纳食不化，皮肤干燥，形体消瘦，倦怠嗜卧，面色无华，涎少口燥，饮量不多，手足烦热，泄泻或便秘，舌红无苔或少苔，脉细微数等[3～5,12,13]。

六、治则与方药

治疗脾阴虚证，目前多宗《素问・五脏生成论》"脾欲甘"的原则选方用药。因甘为补脾之正味，益气滋阴皆然，然而甘有甘寒、甘温、淡平之别，所以在具体运用中，各家认识又不尽相同。如有人主张治疗脾阴虚应以甘、淡、平为主[3,12,22]，采用方剂有参苓白术散，缪中淳的资生丸（参苓白术散加芡实、三仙、黄连、藿香），彭履祥的加减麦门冬汤（沙参、麦冬、半夏、茯苓、芡仁、淮山药、甘草），喻昌辉的益脾汤（太子参、茯苓、白术、淮山药、莲子肉、薏苡仁、扁豆、石斛、桔梗、谷芽、炙甘草）等[3]，还有吴澄的中和理阴汤[21]，汤氏的益脾汤等[5]。有主张宜取甘寒滋阴法，采用方剂如益胃汤、沙参麦门冬汤[13]，以及袁氏[23]的脾阴煎（生地、白芍、火麻仁、女真子、赤小豆、莲子、黄连、淡竹叶、五味子、大枣）。有人认为上述两种观点各有偏执，至于宜寒宜淡，可在不违背甘润养阴的原则下，根据临床辨证，灵活掌握，酌情选用[9]。午氏[11]根据酸甘化阴之说，强调补脾阴应注意甘酸升润，自拟补脾阴经验方（白糖参或太子参、白术、山药、莲子肉、扁豆、葛根、乌梅、麦芽、薏苡仁、白芍、山楂、大枣）。有人[2,12,19,24]提出，滋脾阴当顾及益脾气，以达阳生阴长之目的，主张采用陈无择的六神散(四君子汤加山药、扁豆)或明代胡慎柔的慎柔养真汤(四君子汤加黄芪、山药、麦冬、五味子、白芍、莲子肉)。姜氏[16]则指出,补益脾阴要以存津液为依据,兼理其他脏腑为辅助,以开胃进食为宗旨。另外,还有提出滋脾阴应佐以反佐法和升提法,以及注意饮食调理等等[3,12,24]。综上各家之说,治疗脾阴虚证应以滋阴益脾,养营升津为法,所选方药应是滋而不腻,守中化阴,不碍升运为宜。

七、补益脾阴在临床上的运用

补益脾阴法临床应用范围较广,就目前收集到的资料,可用于如下30余种病症:①婴幼儿迁延性腹泻:黄氏[25]用人参、黄芪、淮山药、乌梅、白芍、石斛、茯苓、石榴皮、葛根、甘草等治疗属脾阴虚者8例,服药5～10天,治愈7例,好转1例。②小儿疳症:汤氏[26]用太子参、茯苓、山药、扁豆、莲肉、粳米、白术、谷芽、白芍、炙甘草等治疗肺疳、肝疳、脾疳等,均获良效。③慢性结肠炎:笔者[27]用淮山药、白扁豆、孩儿参、茯苓、薏苡仁、乌梅肉、生白芍、麦冬、石榴皮、生山楂、陈皮、甘草等治疗本病1例,患者腹泻5年,服药12剂而愈。贝氏[18]、查氏[28]、许氏[29]均有治疗本病的报道。④慢性胃炎:索氏[30]用滋脾饮(沙参、山药、茯苓、石斛、白芍、莲子肉、白扁豆、麦冬、陈皮、炒山楂、炒谷芽、炙甘草)治疗1例,服药15剂而愈。⑤糖尿病:谢氏[3]用补脾阴法治疗糖尿病1例,服药一年而愈。⑥复发性口疮:李氏[32]用甘露饮加减治疗脾阴虚口疮1例,服药30剂获愈。⑦口眼干燥综合征:笔者[33]用补益脾阴,兼泻胃火法治疗本病1例,服药10余剂而愈。⑧其他:功能性低热、慢性肝炎、冠心病、神经官能症、小儿麻痹症[13]、肺痨[34]、外感证[35]、小儿消化不良、阴虚发热、嗜异物症[36]、脏燥、产后腿痛[3]、肺炎后低热、哮喘、坐骨神经痛[12]、脾虚腹胀、便秘、吐血[7]、消化性溃疡、过敏性结肠炎、舌乳头炎、口角干燥症、功能性水肿、夏季热[18]、肝硬化腹水等[37]。

八、结　语

综上所述,脾阴虚确实是客观存在的,补益脾阴在临床治疗中有着非常重要的意义。可以说,脾胃学说从脾胃合治—脾胃分治—胃阴统脾阴到胃阴脾阴分治,是脾胃理论中的一重大进展。特别是近年有人从客观指标方面对脾阴虚进行了探讨,这对研究脾的本质有着重大的意义。但是,目前对脾阴的认识尚不完善,脾阴虚证客观指标方面探讨的广度和深度都不够,在临床治疗方面个案较多,完整系统的观察甚少。对此,都有待于进一步地加以探讨,使脾胃学说的内容更加丰富和完善。

参考文献

[1]中医研究院主编.蒲辅周医疗经验.北京:人民卫生出版社 1976;16.
[2]王琦.谈脾阴虚及调治三法.陕西中医,1983,4(2):23.
[3]田维君.脾阴虚浅论.新中医,1983,7:1.
[4]柯新桥.略论五脏皆分阴阳.山东中医学院学报,1984,3:27.
[5]汤一新.试谈脾阴虚及其临床意义.浙江中医杂志,1982,5:27.
[6]王光辉.脾阴虚探讨概况.山东中医杂志,1985,6:35.

[7]胡发钰．浅谈善调脾胃者必分阴阳．四川中医,1986,4:9.

[8]武长春整理．午雪峤对脾阴虚的辨证论治经验．陕西中医,1983,4(1):17.

[9]时振声．临证探脾阴．陕西中医,1983,4(2):1.

[10]张海峰,徐复霖．脾胃学说临证心得．南昌:江西人民出版社,1979:115.

[11]武长春整理．午雪峤对脾阴虚的辨证论治经验．陕西中医 1983;4(1):18.

[12]伊藤良．脾阴虚幼步认识及临床经验．国外医学(中医中药分册),1986,8(8):8.

[13]陶志达．脾阴虚的初步探讨．新中医,1978,(6):4.

[14]上海中医学院主编．中医年鉴．北京:人民卫生出版社,1984:37.

[15]刘庆有．“脾阴为营”质疑．四川中医,1986,3:35.

[16]姜润林．《血证论》补益脾阴法的二重观．江苏中医杂志,1985,8:10.

[17]张祥德．脾虚证尿 17-酮和 17-羟的初步观察．中医杂志,1986,5:9.

[18]贝叔英．皮温测定对脾阴虚证诊断价值初探．中医杂志,1987,4:54.

[19]楼定惠．浙江中医杂志,1986,4:151.

[20]郝军．脾阴初探．河南中医,1984,2:49.

[21]董胡兴．吴澄理脾阴法初探．安徽中医学院学报,1984,1:36.

[22]花轮寿彦．现代東洋医学,1985,6(1):104.

[23]袁尊山．浙江中医杂志,1981,8:372.

[24]何新慧．脾阴亏损治疗法则的探讨．中医杂志,1983,4:4.

[25]黄梦湘．中西医结合治疗 25 例婴幼儿迁延性腹泻．中西医结合杂志,1981,4(10):629.

[26]汤一新．小儿疳脾阴不足证治心得．陕西中医,1981,5:4.

[27]陈治水．补益脾阴治疗久泻一例．四川中医,1986,2:23.

[28]查守之．慢性泄泻脾阴不足的临床见解．浙江中医杂志,1982,8:384.

[29]许士骠．滋养脾阴法治疗泄泻．上海中医药杂志,1983,8:19.

[30]索延昌．虚证论．银川:宁夏人民出版社,1982:82.

[31]谢海洲．扶正培本五法．辽宁中医杂志,1982,3:1.

[32]李元聪．调理脏腑在口腔常见病中的应用．辽宁中医杂志,1982,6:19.

[33]陈治水．口眼干燥综合征治验．四川中医,1987,4:51.

[34]张振朝．著名老中医费赞臣治痨病经验．上海中医药杂志,1984,3:6.

[35]胡翘武．感证调补举隅．辽宁中医杂志,1985,3:1.

[36]高文远．滋脾饮的临床应用．陕西中医,1981,5:19.

[37]陈继明．漫谈肝硬化腹水证．中医杂志,1982,12:890.

（原载:《中医理论与临床研究进展》. 哈尔滨:黑龙江科学技术出版社,1990:49-55）

第四节 下法的作用及其在内科中的运用

下法即运用泻下通便的方药，以攻除体内病邪为主的一种治法，它属于中医八法之一。下法适于临床各科病症，且疗效非常显著，本人用此法治疗某些病症，亦收效甚好。现结合文献资料，浅述其作用机理及在内科病症中的运用。

一、下法的作用机理

下法的作用是多方面的，但就其主要机理，笔者认为主要有两方面：首先是攻除潴留于体内的病邪。中医认为，疾病的发生主要与正气强弱有关，但也很重视邪气的致病作用，在一定条件下，病邪甚至是发病的主要因素。张子和曰："夫病之一物，非人身素有之也，或自外而入，或由内而生，皆邪气也。"(《儒门事亲》)因此，张氏强调治病以攻邪为主。中医的病邪，包括外感六淫，时疫毒邪，内停的顽痰、食滞、粪块、积水、瘀血、虫积等。众多病邪，侵犯人体，均可攻下祛之，以达邪去则正安之目的。

其二是恢复脏腑之机能，保护人体的正气。攻下之药，多入胃肠二经，胃为"仓廪之官"，大肠为"传导之官"，二腑之气，均以通降为顺。胃与肠相通，脾与胃相表里，脾胃同居中焦，脾升胃降，中焦气机升降正常，出入有序，才能维持"清阳出上窍、浊阴出下窍"之生理功能。若病邪与宿食，积滞互结于阳明，必致腑气不通，不通则邪无出路，势必气机升降废息，而出现众多危重之候。《内经》云："出入废，则神机化灭，升降息，则气立孤危。"通下之药，能通导肠腑，使脏腑气机升降复常，气血调和，正安则邪去。另者，下法还可保护人体的正气，如承气汤之"釜底抽薪"，可达"急下存阴"之用。由于下法有上述作用，故张子和称"下药乃补药也"。

以上两方面作用，是相辅相成，互相为用，不可分割的一个整体。祛邪即可扶正，恢复脏腑之机能，保护人体的正气，又有助于祛邪也。

二、下法在内科病症中的运用

临床使用下法，多灵活变通，与他法相兼为用。其中变化无穷，古人曰："一法之中，八法备焉；八法之中，百法备焉。"(《医学心悟》)下面分五大方面，着重讨论下法在内科病症中的应用。

(一)苦寒攻下法

该法是以大黄、芒硝等苦寒泻下的药物，以攻除肠胃热结，使病邪从便下而解。其代表方为《伤寒论》中大承气汤、小承气汤、调胃承气汤。其运用如下：

1. 发热

不论外感、内伤、感染性、非感染性发热，凡属热结于阳明者，均可用该法放胆攻之。笔者曾治两例高热患者。案一：张××，女，30 岁，红伟林场家属。该患者素有风心病，诊疗前两日曾吃炖猪心两个，食后感胃脘胀满不舒，继而出现高热，体温 39 ℃左右，腹胀，呕吐，粥浆难入，间有谵语，大便秘结，脘腹硬满拒按，形体羸瘦。舌质红绛，苔黄燥，中心灰黑有芒刺。口唇干裂，脉沉细数。诊为食积发热，正虚腑实证，仿吴氏新加黄龙汤，加生山楂 50 g，黄芪 20 g，枳实 6 g，一剂两次分服，药后便通、热退，诸症悉减，继服养阴益气和胃方三剂而愈。案二：颜××，男，24 岁，患急性黄疸型肝炎，稽留高热 1 周，经用激素治疗 3 天不退，辨证为湿热壅盛，热积肠道，经用调胃承气合茵陈蒿汤一剂，体温从 40 ℃降至 38 ℃，继以清热化湿方善后获愈。

2. 热痢

《伤寒论》《金匮要略》中均用承气汤攻下治疗热痢。热痢包括现代医学的急性菌痢，许多作者均认为，急性菌痢的病机多为湿热之毒壅肠，体强脉实者亟宜承气推荡通泻之，此即通因通用之法。

3. 热病痉厥

《金匮要略》中曰："痉为病，胸满口噤，卧不着席，脚挛急，必龂齿，可与大承气汤。"张照堂医师治一温病发痉案，以大承气汤加味，水煎灌肠，两剂后便通，热退，痉止，神志转清[1]。张氏治疗一例急性胆道感染伴休克，诊为热厥邪盛，口服加味大承气汤，并以大承气汤加莱菔子水煎灌肠。一剂即便通神清[2]。

4. 中风阳闭证

中风相当于现代医学的脑血管意外，乃肝阳暴亢，风痰上扰，血随气逆而菀于上。若见便闭不通者，以承气汤通腑泄热。可引血下行，气随血下，使病机逆转。如张氏治疗一例蛛网膜下腔出血患者，获得良效[2]。

5. 癫狂症

该病类似于现代医学精神病。张、徐二氏以大承气汤加郁金、石菖蒲，治疗一例癫狂症，服药十剂而愈，随访半年未复发[3]。王氏以承气汤结合针刺治疗一例精神分裂症，治疗 20 天而愈，随访 7 年未见复发[4]。

6. 肺热喘咳

肺炎、肺部感染表现发热，咳喘，腹胀便秘者，可上病治下，以承气汤通腑泄热，腑气得通，肺气自降，热邪亦随便下而去。蒋氏曾以单味生大黄粉冲服，治疗慢支继发感染，合并肺心脑病，服药二次，患者转危为安[5]。

7. 血热出血

《金匮要略》中曰："心气不足，吐血，衄血，泻心汤主之。"泻心汤乃承气汤的变方，大黄有泻火凉血作用，治疗胃肠血热出血有良效。有报道以单味大黄粉治疗上消化道出血 100 例，有效率达 97%，平均止血时间为 1.5 天[6]。

8. 中消证

胃热则消谷善饥，中消乃胃火亢盛，以多食善饥为特点，可用调胃承气汤清胃泻火治疗。吕氏等以该方合玉女煎，治疗 1 例糖尿病，服药 18 剂而愈[7]。

9. 胃热呕吐

《金匮要略》中以大黄甘草汤治疗"食已即吐"，大黄有通腑和胃之作用。笔者曾治疗一例流脑患儿，邓××，女，9 岁，于流脑恢复期出现低热，不思食，进食则吐，数日未大便，服调胃承气汤一剂，便通热退，呕止。杨氏以大黄甘草汤治疗新生儿先天性巨结肠症鼓胀，呕吐，获得良效[8]。

10. 肥胖症

周氏以三乙承气汤治疗一例多食多便肥胖症，服该方 42 剂，结合健脾扶正方药，患者获得痊愈[9]。薛氏以大承气汤加生首乌、龙胆草、黄精，治疗皮质醇增多症 10 例，6 例获满意疗效，3 例有改善，1 例无效[10]。

11. 关格癃闭证

《景岳全书》曰："小水不通是为癃闭，此最为危急证也。"该病症主由于肾失气化，水毒潴留，因肾司二便，小便不通，宜用承气汤通大便而利小便。有报道以 50%的大黄注射液治疗肾病尿毒症。分注射、口服、灌肠三组治疗，均获较好疗效[11]。黄氏以调胃承气汤加减治疗流行性出血热少尿期患者，对缩短或越过少尿期取得满意疗效[12]。

12. 其他病症

孙氏报道以承气汤治疗热结腹痛[13]；《经方应用》记载，以调胃承气汤加减治疗胃火牙龈肿痛[1]；罗氏《实用中医内科》以调味承气汤加味治疗实热便秘[14]；张、徐二氏以调味承气汤加味治疗胃火上冲，反侮肝木的赤眼病[13]；《中医内科学》以调味承气汤加味治疗火郁胃热型婴气病[15]。还有报道以承气汤加减治疗高血压病、慢性微热、习惯性便秘、慢性复发性口疮、眼底出血等病症。

从以上各家报道看出，苦寒攻下法临床应用最为广泛。使用该法辨证要点有二：①热性病以腹胀满，潮热便秘为辨证要点；②内科杂病以腹满便秘，舌红、苔黄，脉象有力，为辨证要点。

（二）温下寒积法

该法有攻除肠胃寒冷积滞作用，代表方如大黄附子汤、温脾汤、三物白散等。大黄附子汤主治寒实积聚证，张德超医师以该方治疗一例湿滞下痢症，服药五剂便愈[1]。温脾汤既可治冷积便秘，又能治阳虚寒积型慢性菌痢。欧氏认为："菌痢因生冷瓜果所伤，冷食不已，则单用攻下之剂，无法去其冷积，古人谓'坚冰得阳则解'宜以温脾汤下之。[16]"《伤寒论》中用三物白散治疗寒实结胸证，《金匮要略》用之治疗肺痈，王氏以该方治疗一例肺痈，一剂而诸症大减，继以肃肺化痰之剂善后而愈[17]。

（三）润下通便法

该法作用缓和，主适于体虚便秘，代表方为麻子仁丸。王氏等摘《方函口诀》验案一例[1]：曹××，女，70 岁，大便 5～6 日一行，色黑而硬，腹胀甚为所苦，经用麻仁丸加味，三剂而愈。刘氏治产后便秘案，患者产后大便 3～4 天一行，肛门裂伤，疼痛难忍，经内服麻子仁丸，外以水针治疗肛裂，为期 1 周痊愈[18]。

（四）峻下逐水法

该法有攻逐积水，消胀除满又逐饮作用，代表方如十枣汤、控涎丹。十枣汤主治悬饮病，也可用于肾炎水肿、肝硬化腹水。吴氏以之治疗 14 例渗出性胸膜炎，治愈 10 例，减轻 3 例，无效 1 例[19]。尤氏等治疗 5 例肝硬化腹水，均获近期疗效[20]。石氏治疗肾炎水肿，亦获得满意效果[21]。控涎丹药力缓于十枣汤，能祛除留伏于胸膈的痰饮。洪氏以控涎丹加减，治疗痰饮所致胃脘痛、产后肿胀、咳喘、失眠、阳痿、泄泻、瘰疬等病症，均获良效[22]。

峻下逐水法药力峻猛，临床必须小心行事，《内经》曰："大毒治病，十去其六"，切不可妄攻之。

（五）攻下变法

1. 攻下解表法

该法有表里双解作用，适于表里同病之证，代表方如《伤寒论》中桂枝大黄汤，《金匮要略》中厚朴七物汤，《伤寒直格》中防风通圣散。桂枝大黄汤是治疗太阳阳明同病之方，近代用之治疗痢疾腹痛，疹出不顺腹痛和荨麻疹等，均有良效。厚朴七物汤适于腹满痛兼表证发热者。防风通圣散治疗风热壅盛，表里三焦皆实之证，笔者用之治疗急性咽炎、风火牙痛、风热型荨麻疹，每获良效。

2. 攻下和解法

本法适于少阳阳明并病之证，代表方为大柴胡汤。张氏以该方治疗一长期发热案，郑××，女，24 岁，间断高热半年余；在颈部有 3 个肿大淋巴结，用异烟肼、链霉素治疗 2 日，仍间断高热，每天午后高热（39～40 ℃），无汗。先冷后烧，伴有口苦，咽干，腹满便秘，舌红，苔黄燥，脉弦有力。投大柴胡汤两剂，烧退症除，3 个月后随访未复发[23]。还有报道用该方治疗血吸虫病并发传染性肝炎[24]等病症。

3. 攻下化瘀法

该法有泻热通瘀作用，可治疗下焦瘀血、胀痛等症。代表方如桃核承气汤、大黄牡丹皮汤等。笔者以攻下化瘀，兼健脾化湿治疗一例慢性肝炎，黄疸残留半年未退患者，服药 30 余副后，黄疸退尽，肝功复常出院[25]。《经方应用》中收载，桃核承气汤可用于瘀血腰痛、肝性脑病、暴发型菌痢、癫狂、血尿蓄积等病症[1]。高氏收载该方可治疗瘀血如狂、周期性精神病、瘀血所致腹痛、尿血、小便不利、痹证、头痛等证[26]。

4. 攻下涤痰法

该法有涤痰宣肺或攻逐顽痰作用，代表方如《温病条辨》中宣白承气汤、承气陷胸汤、王氏滚痰丸。《温病条辨》中以宣白承气汤治疗痰热壅肺兼大肠热结，该方治疗肺炎喘咳重症有奇效。承气陷胸汤治疗温病、三焦俱急、痰壅盛。滚痰丸主治顽痰怪病，类似于现代医学精神病、癫痫等病。汪氏观察 100 例精神分裂症，属痰火扰心者，以承气汤加涤痰药治疗效果满意[27]。

5. 攻下开窍法

本法适用于热陷心包兼大肠热结证。《温病条辨》中曰："邪闭心包神昏舌短，内窍不通……牛黄承气汤主之。"该法可治疗中枢神经系统感染、中毒性脑病、中风阳闭等所致昏迷。

6. 攻下熄风法

该法有泻热凉肝熄风作用，方由承气汤加羚羊角、钩藤等凉肝熄风药组成。小儿热病惊风、中枢神经系统感染、颅内高压所致抽搐、破伤风，凡证属阳明热盛，引动肝风者，均可用之。

7. 攻下消导法

该法有消食导滞，理气除胀之功，代表方为枳实导滞丸，三黄枳术丸。主用于伤食、胸膈不快、腹胀便秘、积滞泄泻或利下不爽等证。治下利有"通因通用"之功。

8. 攻下化湿法

该法有通导肠腑清化湿热作用，代表方如茵陈蒿汤、大黄硝石汤。茵陈蒿汤为治疗黄疸的祖方，韩氏总结 7184 例急性黄疸型肝炎，用该方治疗，近期治愈率在 95%以上，有效率为 100%[28]。该方治疗肝坏死，胆道感染也有一定疗效。

9. 补益攻下法

该法适用于里实热结，兼气血阴阳不足者。若兼气血虚弱者，用《伤寒六书》中黄龙汤；气阴不足者，用《温病条辨》中新加黄龙汤；阴津不足者，用增液承气汤；血虚瘀阻者，用《医宗金鉴》中玉烛散；阳虚水泛者，可用大黄、黑白丑、附子、干姜等温阳攻下治之，张氏以此法治疗尿毒症、水毒上犯、风心病、阳虚水泛证，均获显效[2]。

三、结 语

本文简要回顾了有关下法的一些重要文献，讨论了下法的作用机理，并主要讨论了下法在内科病症中的运用，综上所述，下法在内科的适应病症非常之广，特别是以下法为主治疗急腹症，显示出了祖国医学的独特疗效。下法的确是祖国医学宝库中一颗光彩夺目的明珠。我们应当努力发掘，使之发出更加灿烂的光辉。

参考文献

[1]王琦等．经方应用．银川：宁夏人民出版社，1982：205-209，258，268，275，280.

[2]张云鹏．攻下法治疗急症介绍．浙江中医杂志，1982，10：443.

[3]张海峰，徐复霖．脾胃学说临证心得．南昌：江西人民出版社，1979：120.

[4]王株桥．以中医为主治疗精神病 117 例临床观察．北京医学，1980，2：87.

[5]蒋一鸣等．通腑法在内科危重病例的应用．上海中医药杂志，1981，7：16.

[6]上海卢湾区中心医院主编．口服单味大黄粉治疗上消化道出血 100 例疗效观察．陕西新医药，1977，6：20.

[7]吕俊烈等．调胃承气汤加味治愈一例中消证．福建中医药，1964，5：44.

[8]杨乘龙．大黄甘草汤加味治疗婴儿臌胀的体会．辽宁中医杂志，1983，7：27.

[9]周凤梧．医案选录．山东中医学院学报，1977，3：49.

[10]薛芳．大承气汤加味治疗皮质醇增多症．新中医，1983，10：21.

[11]哈医大附属一院主编．大黄治疗尿毒症的观察与体会．浙江中医杂志，1982，17(5)：212.

[12]黄孝明．攻下法在流行性出血热少尿期的应用简介．浙江中医杂志，1982，6：268.

[13]孙岳麟．承气汤治疗腹痛的经验．浙江中医杂志，1965，12：17.

[14]罗国钧．实用中医内科学．太原：山西人民出版社，1981：118.

[15]第一军医大学中医系．内科学．内部资料，1983：331.

[16]欧阳琦．中医治疗痢疾的几个原则．中医杂志，1959，5：24.

[17]王焕庭．桔梗白散治愈肺痈的经验．中医杂志，1955，4：25.

[18]刘美华．麻仁丸在痔瘘科的应用．武汉市中医医院院刊,1979,2:67.
[19]吴怀棠等．用十枣汤治疗胸膜积液的初步报道．上海中医药杂志,1956,4:28.
[20]尤学周等．以十枣汤为主治疗5例臌胀的报道．上海中医药杂志,1957,10:24.
[21]石志磐．十枣汤治肾性水肿．浙江中医杂志,1979,5:162.
[22]单书健．洪哲明先生运用控涎丹经验介绍．中医杂志,1983,6:16.
[23]张俊杰．大柴胡汤治疗长期高热两例．天津医药,1983,273.
[24]俞长荣．伤寒论汇要分析．福州:福建人民出版社,1964:95.
[25]陈治水．肝炎治验点滴．中医药学报,1983,5:48.
[26]高德．伤寒论方医案选编．长沙:湖南科技出版社,1981:298-299.
[27]汪斌．中西医结合治疗精神分裂症100例分析．江西中医药,1981,4:19.
[28]韩德伍．国内肝炎药物研究的若干动态．医卫通讯,1977,2:33.

(原载:《中医药学报》,1984,2:59-64)

第五节　脾胃与九窍探析

脾胃与九窍,《内经》《难经》中就有所论述。李东垣在《内经》“脾不及,则令人九窍不通”理论基础上,从脾胃为后天之本的角度出发,创言“脾胃虚则九窍不通”之说,奠定了临床从脾胃论治九窍病症的理论基础。后世医家对东垣之论颇为重视,积累了宝贵的经验。近代用脾胃的理论指导九窍病症的治疗,其临床适应证日益扩大,且多获良效,成为中医整体观和脾胃理论相为交融,富有特色的内容。本文仅就这个问题,结合临床运用作如下探析。

一、九窍的含义

窍者,穴也、空也。九窍,乃人体内脏相通于体表的孔窍。《内经》从天人相应的观点提出:“地有九州,人有九窍”(《灵枢·邪客篇》),然对于九窍的具体所指,历代医家看法不尽一致。多数医家认为,九窍系指眼、耳、口、鼻、前阴、后阴而言。如郑成康云:“九窍者,谓阳窍七,阴窍二也。”喻嘉言曰:“人身有九窍,阳窍七,眼、耳、鼻、口是也;阴窍二,前后二阴是也。”《脾胃论》注释和《中医大辞典》解释亦然。另有认为,九窍系指“鼻、目、口、舌、耳”等头面诸窍,并有把喉归于九窍者,沈仲理则把九窍与今之五官科并论。可见对“舌、喉、前后二阴”等窍,各家看法不一。笔者意为,各家所述皆有归重,然郑、喻之说,更与当今临床实际相符。本文所论九窍亦指前者而言。

二、脾胃与九窍的关系

祖国医学从整体恒动观出发,认为人体外表的九窍与内在脏腑有密切的联系。《难经·三十七难》曰:“五脏者,当上关于九窍也……五脏不和,则九窍不通。”其中,脾胃与九窍有着更紧密的联系。李东垣云:“九窍者,五脏主之,五脏皆得胃气乃能通利。……胃气一虚,耳、目、口、鼻,俱为之病。”(《脾胃论》)可见,脾胃与九窍在生理、病理方面有着紧密的联系,兹分而述之。

(一)脾胃与目窍

1. 经络联系

脾胃与目窍在经络上有着直接和间接的联系,《灵枢·邪气脏腑病形篇》曰:“十二经脉,三百六十五络,其血气上于面而走空窍,其精阳气上走于目而为睛……”《灵枢·经别篇》云:“足阳明之正……属胃,散之脾……还系目系。”

2. 生理病理

目为肝窍,目之能视,有赖肝血之濡养,《难经》曰:“肝气通于目,肝和则目能辨五色矣。”因肝受血而能视,肝气、肝血皆禀受于脾胃,《素问·经脉别论》云:“食气入胃,散精于肝,……浊气归心,淫精于脉。”表明脾胃所化生的气血,散精于肝,通过经脉上荣于目,目得所养则明矣。故李东垣曰:“五脏六腑之精气,皆禀受于脾,上贯于目。脾者,诸阴之首也;目者,血脉之宗也,故脾虚则五脏之精气皆失所司,不能归明于目矣。”(《脾胃论》)近年有人认为视网膜的黄斑区属于脾脏之精华,当黄斑区病变时,必须注意治疗脾经。此看法与前人所述颇有谋合之处。可见,目之能视,不唯在肝,也有赖于脾,此也是目病从脾治疗的道理所在。

又眼胞属肉轮,为脾之所合。《证治准绳·五轮》曰:“肉轮者,目脾是也……土为五行之主;故四轮亦为脾所包涵。”广东中医学院编《中医五官科学》谓:眼睑包括上下皮肤、肌肉、睑板和睑结膜,在脏属脾。故眼睑、眼肌等病变,多与脾胃有关。

脾胃失调可引起青盲、内障、视力模糊,视力疲劳、目赤、目瞑、睑弦赤烂等症,见于现代医学的中心性视网膜脉络膜炎、视神经炎、视神经萎缩、白内障、青光眼、眼肌无力症等疾病。

(二)脾胃与耳窍

1. 经络联系

耳为清阳交会之所,手足三阳经均与耳之经脉相连。《灵枢·经脉篇》曰:“胃足阳明之脉……循颊车,上耳前。”《灵枢·经筋篇》又云:“足阳明之筋……其支者,从颊结于耳前。”二者均指出了阳明胃之经脉与耳窍的联系。

2. 生理病理

耳为肾之窍,司听觉,《难经》曰:“肾气通于耳,肾和则能闻五音矣。”肾藏五脏六腑之精,脾司水谷之运化,脾胃健运正常,气血生化有源,肾精得后天之养则精气充沛,髓海充足,耳窍得养则听觉灵敏。脾胃失调,升降失司,耳窍闭塞,则聋鸣作矣。《灵枢·口问》曰:“耳者,宗脉之所聚也,故胃中空则宗脉虚,虚则下留,脉有竭,故耳鸣。”李东垣进一步指出:“《内经》云耳鸣、耳聋、九窍不利,肠胃之所生也,此胃弱不能滋养手太阳小肠,手阳明大肠,故有此症,然亦止从胃弱而得之。”(《脾胃论》)上述表明,耳鸣、耳聋、皆可因脾胃虚而致。故后世认为,治耳聋、耳鸣有治肝肾、治脾胃之不同,脾胃失调者,当以理脾胃为先。

脾胃失调所致病症,除耳鸣、耳聋外,还可引起耳脓、耳鸣掉眩、耳疮、耳癣等病。现代医学见于神经性耳聋、中毒性耳聋、慢性中耳炎、中耳积液、膜迷路水肿等病。

(三)脾胃与鼻窍

1. 经络联系

肺开窍于鼻,肺之经脉与胃肠之经脉相通,《灵枢·经脉篇》曰:“胃足阳明之脉,起于鼻之交中,下循鼻外。”《外台秘要》云:“脾与胃合,胃足阳明,其脉起于鼻、环于唇,其支脏入络于脾胃。”二者皆言脾胃之经络与鼻窍相连。

2. 生理病理

鼻窍为气体出入之门户,助肺行呼吸,主嗅觉。《难经》曰:“肺气通于鼻,肺和则知香臭矣。”肺气来源于脾胃,脾为湿土,肺为燥金,金生于土。脾胃健运正常,则肺气充沛,鼻窍通利,反之则病矣。李东垣曰:“夫阳气宗气者,皆胃中生发之气也……若因饥饱劳役,损伤脾胃,发生之气既弱,其营运之气不能上升,邪害孔窍,故鼻不利而不闻香臭也。”(《脾胃论》)李东垣在此阐述了脾胃虚与鼻窍不利的病机关系,并指出了治疗:“宜养胃气,使阳气宗气上升鼻管则通矣。”

脾胃失调可引起鼻窒、鼻鼽、鼻衄、鼻渊等病。此外鼻赤、鼻息肉亦与脾胃有关,《素问》有“脾热者,鼻先赤”之记载。《本草纲目》中曰:“鼻窒是阳明湿热生瘜肉。”现代医学中的各种慢性鼻炎、慢性副鼻窦炎,均与脾胃失调有一定关系。

(四)脾胃与口窍

1. 经络联系

脾胃之经脉与口、唇、齿、龈等均有联系,《灵枢·五阅五使》云:“口唇者,脾之官也。”《灵枢·经脉》曰:“胃足阳之脉,入上齿中,还出挟口,环唇,下交承浆。”

2. 生理病理

脾开窍于口,其华在唇,主涎液,司五谷。《难经》曰:“脾气通于口,脾和则能知五谷矣。”五谷入口,藏于脾胃,脾气主升,胃气主降,运化津液,化生气血。津液气血者,口腔得此而润,唇得此而华,五脏得此而养。脾气虚弱则纳谷不香,气血不荣则唇萎色淡,津液不化则涎清稀而自流。如《灵枢·经脉》云:“足太阴气绝者,则脉不荣肌肉,脉不荣肌肉则唇萎色淡也。”若脾胃之邪热上扰,则可见口疮、唇糜、齿痛,龈肿等症。现代医学可见于复发性口疮、口腔溃疡、剥脱性唇炎、干燥综合征、慢性牙周炎等病。

(五)脾胃与前后阴

1. 前阴

前阴包括阴窍与溺窍,主排尿与生殖,与脾肾之功能密切相关。《素问·厥论》曰:“前阴者,宗筋之所聚,太阴阳明之所合也。”脾为中州,主司水湿之运化。脾气健旺,清气得升,浊气得降,尿液得以正常排出。脾虚升降失司,可致小便淋漓不畅,甚或癃闭不出;脾气下陷则尿不能自持而遗尿、甚至失禁。

生殖之精藏于肾,有赖后天之精不断补充,后天之精源于脾胃。脾胃气虚、肾精亏损,则“(男子)有不得隐曲,女子不月”。脾虚气陷,升举无力可见疝气、子宫脱垂;脾经湿热下注,则带下、阴痒作矣。

2. 后阴

后阴即肛门，因上合于肺，故亦称魄门，五脏之浊从此而出。《素问・五脏别论》曰："魄门亦为五脏使，水谷不得久藏。"脾为肺之母，主水谷之运化，升清降浊，故魄门实为脾所主。《灵枢・口问》曰："中气不足，溲便为之变，肠为之苦鸣。"脾虚水谷不得运化，清阳不升则肠鸣、飧泄；清气下陷则久痢、脱肛，痔核出血或脱出不收。脾不能为胃行其津液，或阳虚鼓动无力，则虚秘生矣。

综上，脾胃与九窍是通过直接或间接的经络联系而构成一个有机的整体，九窍通利与否主要与脾的运化和升清降浊功能有关。脾胃健运正常，气血生化有源，清气得升，浊气得降，则九窍通利如常，反之则闭塞不通矣。正如刘河间言："人之眼耳鼻舌身意神识，能为用者，皆由升降出入之通利也，有所闭塞者，不能为用也。若目无所见，耳无所闻，鼻不闻臭，舌不知味，肠不能渗泄者，悉由……不能升降出入故也。"(《河间六书・论目昏赤肿翳膜皆属于热》)

三、调理脾胃在窍病中的运用

脾胃失调是九窍不通的主要病机，调理脾胃为治疗九窍病症的主要手段。据有关报道，调理脾胃可治疗数十种窍病，如健脾养血治疗中心性视网膜炎，健脾化湿治疗中耳炎，温中散寒治疗复发性口疮，益胃养阴治疗萎缩性鼻炎等。下面仅以补中升阳法为例，略述其在九窍病症中的运用：

(一)目疾

补中升阳法常用于治疗青盲、暴盲、视惑、内障等眼病。证见视物不清或目视不明，目生翳障，兼纳差、乏力，舌淡，脉弱等症。方选补中益气汤或东垣圆明内障升麻汤加减，中心视网膜脉络膜炎、视神经乳头炎、视神经萎缩、青光眼、白内障等病属脾胃虚弱、中气不足者，均可用之。

(二)耳鸣、耳聋

耳鸣、耳聋兼见倦怠乏力、纳差乏味、头晕、舌质淡、脉虚弱等症者，为脾胃气虚，清阳不升，浊阴上扰所致。方用东垣益气聪明汤或补中益气汤加石菖蒲、蔓荆子治疗。两方对神经性、药物性耳鸣、耳聋均有良效。

(三)鼻塞、鼻渊

鼻塞多见于慢性鼻炎，属脾肺气虚，清气不升者，常用补中益气汤合苍耳子散加减治之。《医学准绳》中曰："气虚之人，气弱不能上升，则鼻塞滞……多服补中益气汤自通。"

(四)口腔溃疡

本病可因脾虚阴火上冲而致，证见口腔溃疡溃烂色白，周围不红肿，反复发作，久不愈合，伴见其他脾虚症。宜用升阳益胃汤加减，本方可用于复发性口疮、慢性牙周炎等病。

(五)癃闭

气虚癃闭，证见小便欲解不得，小腹重坠，气短懒言，自汗，舌淡脉弱。方用补中益气汤，补中升阳，使清阳上升浊阴下降，以升获降，水液得以下输膀胱则愈。

（六）便秘

气虚便秘，证见努责难下，神疲倦怠、纳差食少、舌淡脉弱。切不可用通下之法，当用补中益气汤补中升阳，酌加润肠之品。使中气得健，推动有力，则便秘自愈。

此外，补中升阳法还适于内耳眩晕症、白塞综合征、脱肛、子宫脱垂等病，限于篇幅，此不赘述。

（原载：《中医药学报》，1985，4：13-16）

第六节　补脾益窍法的近代运用

人体的九窍与五脏六腑有着极为密切的生理联系和病理影响，其作用机理多与某一脏或某一腑之经络循行络属某一苗窍有关。自《内经》首言“脾不及则令人九窍不通”[1]之后，历代医家从脾胃角度对苗窍病症的辨症治疗，多有阐发。李东垣在《脾胃论》“脾胃虚则九窍不通论”[2]中提出“脾胃既为阴火所乘，谷气闭塞而下流，即清气不升”为九窍不利的主要病机，对后世颇有影响。笔者有鉴于此，乃搜集近年有关临床资料，以“补脾益窍”法之名统之，综述如下。

一、眼窍病症

1. 中心性视网膜脉络膜炎

柏氏[3]报道76例属脾虚清阳不升者，用升阳益胃汤加减（焦白术、炒山药、陈皮、姜半夏、焦六曲、炒白芍、炒秫米、粉葛根、熟枣仁等）治疗，临床疗效满意。庞氏等[4]报道204例，属脾胃虚弱者16例，方用健脾燥湿汤（苍术、白术、草蔻、焦曲、橘红、羌活、防风、蝉蜕、木贼）治疗，结果治愈11例，显效2例，无效3例。刘氏等[5]报道84例，其中脾气虚弱型36例，治以健脾利湿法，方用参苓白术散加减，结果治愈18例，有效16例，无效2例。韦氏[6]用补中益气汤治疗1例，患者服药10剂，双眼视力由0.5增至0.9，继以逍遥汤善后获愈。赵氏[7]认为，中心性视网膜炎与祖国医学的“视惑”相似，发病与肝、脾、肾三脏关系密切，属脾胃气虚、气血不足者，证见黄斑部渗出或水肿吸收后，出现色素沉着，或有黄色陈旧性渗出斑点，伴纳差、便溏等，治以益气健脾，养血安神，方选归脾汤加减。

2. 视神经萎缩

马氏[8]认为，视神经萎缩属于中医“青盲”范畴，多由脾气虚弱，水谷精微乏生化之源，使上输于目之精气因之匮乏，致使精失所养，导致目系萎缩，治当健脾益气，方选补中益气汤。文中载验案4例，其中1例用药1月，视力由0.2恢复正常，诸症消失。

3. 视神经炎

韦氏[6]报道，用加味逍遥汤治疗球后视神经炎，患者头痛、视力模糊、雾视，服药半月，症状消失，视力完全恢复。柏氏[9]报道6例球后视神经炎，其中1例因脑炎后出现双目失明，用培土育阴法（白术、山药、炙草、白芍、葛根、枳壳、菊花、钩藤）治疗，服药10剂，视力恢复如常。韦文轩老中医[10]用加味逍遥汤治疗脑炎后球后视神经炎及视神经萎缩,常用药物有柴胡、党参、白术、茯苓、当归、川芎、白芍、熟地、丹皮、生甘草等,载病案 4 例均获治愈。孙氏[11]用补中益气汤治疗视神经盘炎,患者服药 10 剂,视力由 0.3 增至 0.6,继服原方 20 剂,视力基本复常。

4. 白内障

柏氏[12]用补中益气汤加蔓荆子、黄柏等治疗老年性白内障,证见久视易疲、纳食乏味、舌淡脉缓无力、裂隙灯下见双眼晶状体内有羽毛状混浊者,配合“斗障散”(威灵仙液制炉甘石、辰砂、牛黄、麝香、冰片)点眼,对早期白内障疗效较好。衣氏[13]用健脾和胃等法治疗老年性白内障,基本方有党参、云苓、熟地、杞子、沙苑子、菊花、草决明、六曲、陈皮等,共治疗 10 例 16 只眼,治疗前平均视力 0.53,治疗后平均为 1.1,服药最少 15 剂,最多者 130 剂。

5. 青光眼(青光眼睫状体炎)

肖氏[14]在 20 世纪 50 年代初报道,用小建中汤、六君子汤治疗急性青光眼等眼病,常用补脾药有黄芪、党参、白术、黄精、淮山药、甘草等,经单纯中药治疗,对改善症状有较好疗效。柏氏[15]报道 77 例青光眼睫状体炎,治以健脾化痰祛湿浊,药用茯苓、陈皮、姜半夏、川萆薢、酸枣仁、车前子、北五味子、炙草,单用中药治疗,平均用药 4 个月,疗效满意。

6. 视网膜静脉阻塞

刘氏等[16]报道 36 例,中医辨证为气虚不摄血者,用黄芪、党参、当归、炒白芍、女贞子、旱莲草、杞果等,方中采用黄芪健脾,消化不良加焦四仙、枳壳、厚朴,结果治愈率为 36.1%,有效率达 80.4%。

7. 皮质盲

韦氏[17]认为,皮质盲属中医之“暴盲”“青盲”范畴,多为小儿急性热病后遗症,因余热未尽,胃津受损,肝窍郁闭,以致双目失明,用自制加味逍遥散加石斛、麦冬、芦根等养胃阴之品,临床多获良效。

8. 近视眼

近视眼中医谓“能近怯远症”,张氏[18]报道中医六法治疗近视眼,属脾气虚、清阳不升、阴火上乘者,用升阳气泄阴火法,方用益气聪明汤加减(黄芪、党参、蔓荆子、升麻、葛根、黄柏、白芍、菖蒲、柴胡、炙草),对改善视力有一定疗效。

9. 视力疲劳

陈氏[19]认为视疲劳多有心脾两虚症状,方用归脾汤加减,共治疗 39 例,治愈 17 例,显效 10 例,有效 5 例,无效 7 例。

二、耳窍病症

1. 各种耳聋

沈氏[20]报道,因耳中干结引起的耳鸣、耳聋用柴胡聪耳汤(人参、炙草、柴胡、当归、连翘、水蛭、虻虫、麝香)治疗,因药物引起的突发性耳聋用葛根治疗,总有效率为 74%。何氏[21]用益气聪明汤加减治疗中气不足、清阳不升所致耳聋、失明,药用生黄芪、党参、蔓荆子、升麻、葛根、川柏、石菖蒲、炙草等,服药 3 剂获效。严氏[22]用补中益气汤加建菖蒲治 1

例神经性耳聋，服药 15 剂，病获痊愈。刘氏[23]用 100%黄精注射液治疗 100 例中毒性耳聋，总有效率达 34%，与 ATP 加维生素对照组的有效率 2%比较，有显著性差异($P<0.01$)。

2. 耳鸣

林氏[24]治疗气虚耳鸣用补气升阳开窍法，方用补中益气汤加白芍、蔓荆子、煨姜、红枣，疗效良好。沈氏[20]用升阳通阴汤治疗脾胃气虚、耳鸣不已，药用党参、黄芪、白术、茯苓、白芍、当归、柴胡、白芥子、炒荆芥等，疗效满意。

3. 中耳炎

唐氏[25]认为慢性中耳炎多为脾虚、水湿运行输布不利，治以补气健脾、渗湿通窍，用参苓白术散加苍耳草、石菖蒲、泽泻等共治疗 13 例 16 耳，结果 9 耳痊愈，4 耳好转，3 耳无效。李氏[28]报道，中耳炎因脾气虚弱、水液不化、留潴为痰脓者，当以补气健脾为主，方用补中益气汤、益气聪明汤。分泌性中耳炎，由脾失运化、升清无权、湿浊上犯清窍者，以芳香健脾化浊法治疗，方取健脾丸加减；若湿浊内盛者，方宗二陈汤加减。

4. 中耳积液

孙氏等[27]报道，中耳积液系因脾失健运、痰浊内生、耳窍蒙闭所致，治疗用加减泽泻汤(茯苓、泽泻、石菖蒲)，气虚者加党参、炙黄芪，阴虚者加川石斛、麦冬、生地，共治疗 81 只患耳，痊愈 60 只，显效 6 只，有效 7 只，无效 8 只，总有效率达 90.1%。

5. 鼓膜内陷

孙氏[11]报道，用补中益气汤加木香、香附治疗鼓膜内陷 1 例，服药 10 剂后，听力好转，继进 15 剂，听力复常，复查耳鼓膜恢复正常。

6. 耳源性眩晕

齐氏[28]报道，本病属素体虚弱、中气不足者，方选补中益气汤治疗；属年老体衰者用益气聪明汤加减；属上气不足、气血亏虚、清窍失养者，治以补中益气汤加茯神、远志、炒枣仁、首乌、熟地、龙眼肉、大枣等。

三、鼻窍病症

1. 萎缩性鼻炎

本病主要症状为鼻腔干燥萎缩、鼻塞、嗅觉失灵等。蔡氏[29]报道 131 例，共分三型，对脾胃阴虚者，用养阴清热润燥的加味益胃汤治疗，结果痊愈 83 例，好转 29 例，无效 19 例，有效率为 85.6%。何氏[30]报道 65 例，治以养阴润燥、益气健脾，方用增液汤合八珍汤加减，胃阴虚加鲜石斛、玉竹，大便溏者加山药、炒薏仁，衄血加仙鹤草、墨旱莲，结果有效 54 例，无效 11 例。

2. 过敏性鼻炎

潘氏[31]把本病分为脾虚、肾虚、肺虚三型，认为脾虚型以小儿为多，证见经常鼻塞流清涕、反复不愈、面色苍白、纳呆便溏等，治以健脾渗湿法，方用生黄芪、党参、淮山药、茯苓、焦白术、白芍、地龙、辛荑。蔡氏[32]用补益脾肺、益气生津的肺卫双补止鼽汤(方由北芪、白术、红参、麦冬、五味子、玉竹、防风等组成)治疗，临床疗效满意。还有报道用理中汤温运脾阳治疗过敏性鼻炎，以健脾丸健脾化湿治疗慢性鼻炎，以麦门冬汤益胃生津治疗胃阴不足的干燥性鼻炎均获较好疗效[26]。

3. 鼻衄

李氏[33]报道，鼻衄重症属心脾两虚者，用归脾汤加味治疗；气寒血溢者，用炮姜炭、红参、附片、炒艾叶、阿胶等温脾摄血治疗；气虚血脱者，用大剂红参煎服，衄减后用红参、炮姜炭、艾炭、荆芥炭、阿胶、白芍、附子、甘草等调理。载有验案 4 则，均服 1 剂证减，2～3 剂衄止。甘氏[34]用黄土汤治疗脾阳虚摄血失职鼻衄，患者衄血 3 日不止，用中西止血药物无效，服药 2 剂而瘥。沈氏[20]用人参饮子治疗脾虚气弱鼻衄，方中有人参、麦冬、当归、黄芪、白芍、甘草、五味子等品。

4. 倒经

权氏[35]认为，此病多系肺胃有热，上犯肺窍所致，宜用麦门冬汤养肺胃之阴，清热下气治疗。《经方应用》[36]中载倒经验案 1 例，用党参、山药、大枣、麦冬、半夏、白芍、茜草、泽兰、甘草等治疗，10 年痼疾，终获治愈。

四、口窍病症

1. 剥脱性唇炎

本病中医谓之“唇风”“紧唇”。卢氏[37]根据“脾开窍于口，其华在唇”的理论，应用健脾除湿汤加减治疗本病 32 例，总有效率为 84.4%，基本方含白术、茯苓、山药、草蔻、生苡仁、生扁豆、萆薢、枳壳、黄柏、芡实、花粉等，每日 1 剂，见效时间最短 3 天，最长 28 天，显效时间一般为 3 周左右。李氏[38]用参苓白术散加当归、丹皮、防风治疗慢性唇炎 1 例，患者口唇糜烂、疼痛 5 年，服上方 45 剂痊愈。

2. 复发性口疮

蔡氏[39]报道 397 例，其中脾阴虚患者 59 例(占 14.8%)，特点为口腔黏膜溃烂、微红不肿，方用甘露饮滋脾养阴、清热利湿；脾肾阳虚型 50 例(占 9.5%)，特点为口腔溃疡，溃烂色白、周围不红肿，方用附子理中汤加减，溃烂久不愈合者，加苍术、五倍子健脾燥湿收敛，临床观察疗效满意。华氏[40]报道 500 例复发性口疮，属脾虚湿热型 236 例(占 47%)，法以健脾清热利湿，药用茯苓、焦六曲、连翘、陈皮、半夏、焦白术、泽泻、升麻，病情好转后健脾养胃，予补中益气方调治，总有效率达 92%。王氏等[41]报道 35 例，以扶正健脾法为主治疗，药用太子参、黄芪、白术、淮山药、淡竹叶、干芦根、麦冬、淡苁蓉、木通等，结果显效 7 例，有效 18 例，无效 10 例，有效率为 71.4%。

3. 口腔溃疡

朱氏[42]报道，口唇舌溃疡属脾胃湿浊内阻者，予调理脾胃、清利湿浊法，药用党参、白术、山药、茯苓、首乌、谷麦芽、煅牡蛎、泽泻、炒秫米等；心脾不足者，用理中汤或附子理中汤。廖氏[43]用理中汤加怀牛膝、肉桂、陈皮、黄连、马勃等，治疗脾胃虚寒、郁热虚火型口腔溃疡 1 例，服药 2 剂热退，3 剂痊愈。

4. 口腔黏膜扁平癣

李氏[26]用理中汤加山药、山楂、鸡内金、三棱、莪术、滑石、官桂等治疗本病，服药 15 剂症减，病变区缩小，继服椒梅附桂连理汤 20 余剂痊愈。

5. 口眼干燥和关节炎综合征

本病以脾胃阴虚者居多。吴氏[44]用养胃阴、益脾气法治疗本病，方宗石斛清胃汤加减，药用鲜石斛、生谷芽、麦芽、淮小麦、生山药、生白芍、薏仁、通草、生扁豆、南沙参、金橘饼、鲜荷叶，临床获满意疗效。

6. 白塞综合征

本病类似中医之“狐惑病”。刘氏等[45]用健运中焦法治疗本病，药用党参、茯苓、淮山药、薏苡仁、白术、黄芪、法半夏、广皮、炙草、鸡内金，同时用陈艾叶、黄药子、白矾煎水洗外阴，用药25天，症状消失，口腔、阴唇溃疡愈合，随访半年，疗效稳定。肖氏[46]用补中益气汤加减治疗脾虚阴火型白塞病，服1剂痛减，连服20余剂，诸症悉除。

7. 慢性牙周炎

赵氏[47]用升阳益胃汤加减治疗脾虚阴火上冲型慢性牙周炎，服方3剂，痛止肿减，继以原方加减而收全功。

8. 多涎症

涎乃脾之液，脾阳虚弱则不能摄涎而唾涎沫。张氏[48]报道，用附桂理中丸治疗急性胃肠炎后脾胃虚寒，喜吐涎沫，服药次日唾液明显减少，继服数丸，诸症全除。

9. 口甘症

孙氏[49]报道，用香砂六君子汤加减治疗脾失健运、浊邪上犯之口甘症，服药3剂，诸症悉除。

五、前阴病症

1. 尿潴留

本病类似于中医的“癃闭”。刘氏[50]用补中益气汤加减治疗7例损伤性癃闭，均于服药2～4剂后排尿如常。王氏[51]用补中益气汤加减治疗产后气虚癃闭，服1剂即排尿，继进2剂，诸恙若失。郑氏[52]用补中益气、宣通上下法治疗妊娠尿闭，药用黄芪、白术、桑寄生、当归、车前子、苦桔梗、云苓、柴胡、炒炽壳、陈皮等，服药2剂告愈。刘氏[53]以升麻黄芪汤（升麻、柴胡、当归、黄芪等）合五苓散加减治疗3例癃闭，均服2～3剂获愈。

2. 遗尿

闵氏[54]报道34例遗尿，用健脾补肾法治疗，药用炒白术、茯苓、桑葚子、白芍、甘草梢等，结果均获痊愈，其中12例服5剂痊愈，18例服10剂痊愈，4例服20剂痊愈。

3. 慢性前列腺炎

本病多有排尿困难、溺窍不利症状。袁氏[55]报道860例属脾肾虚弱者，用中西医结合方法治疗，用黄芪、党参、仙灵脾、巴戟天、菟丝子、仙茅、女贞子、当归、甘草等补益脾肾，治愈率达75.2%。李氏[56]认为，慢性前列腺炎多为本虚标实，本虚为脾肾两虚，标实为湿浊下注，治疗宜以健脾补肾、助膀胱之气化为主，渗湿化浊、通调水道为辅，文中举验案2则，以补中益气汤加减治愈。

4. 外阴炎、阴道炎

外阴炎和阴道炎包括中医之阴痒和带下病。刘氏[57]报道150例本病，分脾虚、肾阴虚、肝热三型，脾虚型用健脾、清热、渗湿法治疗，药用萆薢渗湿汤加味（萆薢、苡仁、苍术、黄柏、土茯苓、丹皮、泽泻、滑石、木通等），体虚、溃疡久不愈者加黄芪、党参，同时用中药外洗，对真菌性阴道炎治愈率达62%，对外阴溃疡和湿疹治愈率87.5%，总治愈率为67.3%，有效率98%,复发率为8.9%。

5. 阴吹症

阴吹多由脾虚气陷,不能运化浊气,气不后行,逼走前阴而成,为妇女之特有病症。周氏[58]以补中益气汤加减治疗脾虚气陷之阴吹症,载验案2例,均数剂而愈。

6. 子宫脱垂

张氏[59]报道387例用补中益气汤为主治疗,治愈277例,占71.6%,好转91例,占23.5%,总有效率达95.1%。有报道[60]用补中益气汤去陈皮,加枳壳、白芍、茯苓、生姜、大枣等,治疗150例子宫脱垂,其中Ⅲ度脱垂50例、Ⅱ度40例、Ⅰ度60例,均获较好疗效。王氏等[61]用升提固脱煎为主治疗20例,药用党参、炒白术、生黄芪、炙黄精、炙龟板、大枣、枳壳、巴戟天、当归、升麻、益母草,并用益母草、枳壳水煎熏洗,结果痊愈15例,好转4例,无效1例。

六、后阴病症

1. 便秘

范氏等[62]报道50例妇科手术后便秘,用健脾升阳降浊法治疗,药用生白术、生地、升麻,治愈43例,占86%,一般服药1~2剂即排便。刘氏[63]报道,用单味白术60 g,治疗21例便秘,有效16例,无效5例;以白术伍生地、升麻治疗13例,其中11例仅服1剂即通便;以白术配干姜、附子治疗4例,也有通便作用。刘氏认为补脾药白术无论单用或与凉润药、燥热药配伍,均有通便作用。

2. 脱肛

张氏[64]报道21例久泻脱肛患儿,用补中益气汤,加五味子、诃子、石榴皮内服,结合外敷药(制炉甘石、煅石决明、冰片等)和丁字带固定,结果治愈18例,无效3例。甘肃省人民医院痔漏科[65]报道69例脱肛,用补中益气汤加建曲、茯苓治疗,经3年以上随诊,有效率为87.5%。王氏[66]用补中升提固涩法治疗1例气虚脱肛,服药14剂获愈。

3. 痔疮、肛漏

福建省人民医院痔疮科[67]报道158例炎性外痔,共分五型,虚寒型用益胃健脾渗湿法治疗,药用茯苓、苍术、扁豆、薏苡仁、白术、通草、藿香、冬瓜仁、川朴等,治愈率达94.3%,治疗天数最长10天,最短者2天。牟氏[68]以补中益气汤加减治疗脾虚气陷所致痔疮出血、痔核脱出经久不收,药用黄芪、党参、白术、槐花、芡实、升麻、柴胡、木香、黄连、赤芍等,并以苦参、鱼腥草、明矾煎汤熏洗,用药2剂即见效。《中医外科学》[69]认为,肛漏属中气不足,气血两虚者,方选补中益气汤或八珍汤治疗。

本文综述了补脾益窍法在近代临床上的运用,表明李东垣"脾胃虚则九窍不通"的立论在临床确有很重要的指导意义。祖国医学认为,五脏各有其开窍,九窍为五脏所主,但五脏之中,脾与九窍的关系更为密切。"脾为后天之本,气血生化之源","五脏六腑皆禀气于胃",脾胃纳化正常,气血生化有源,五脏之精气才能充盈,上注眼、耳、口、鼻诸窍,下司前后二阴。若脾胃虚弱,则五脏精气亏乏,精气亏乏则九窍失养。此外,脾胃气虚,升降无权,无以维持"清阳出上窍,浊阴出下窍"之生理功能。清阳不升,浊气上犯或阴火上乘,则头面诸窍闭塞不通;清阳下陷,谷气下流,在下之二阴则"固""泄"失常。故李东垣曰:"九窍者，五脏主之，五脏皆得胃气得能通利……胃气一虚，耳、目、口、鼻，俱为之病。”(《脾胃论》)由于脾胃虚弱是九窍不通的病源所在，因此补益脾胃可治疗九窍不利的病症。

参考文献

[1]王冰．黄帝内经·素问．北京:人民卫生出版社,1978:121.

[2]湖南省中医研究所．脾胃论注释．北京:人民卫生出版社,1976;296.

[3]柏仲英．中医药治疗中心性视网膜脉络膜炎76例报道．上海中医药杂志,1965,4:30.

[4]庞赞襄,赵庭富．中医中药治疗中心性视网膜脉络膜炎204例报道．广西中医药,1980,3:8.

[5]刘吉年,薛波,何玉．中药治疗中心性视网膜炎疗效观察．中医药学报,1980,4:23.

[6]韦文贵．中医治疗视网膜脉络膜炎的简要小结．内部资料,1959.

[7]赵波．辨证论治治疗中心性视网膜炎．山东医药,1980,3:13.

[8]马一民．视神经萎缩的中医治疗法则．浙江中医学院学报,1980,1:18.

[9]柏仲英,丁景豫．中医药治疗球后视神经炎6例．上海中医药杂志,1964,9:25.

[10]韦鹤鸣．韦文轩先生治疗脑炎后球后视神经炎及视神经萎缩的经验．辽宁中医杂志,1980,3:13.

[11]孙会文．补中益气汤治验三例．山东医药,1979,12:51.

[12]柏超然．老年性白内障的早期治疗．浙江中医杂志,1980,2:66.

[13]衣元良．中药治疗老年性白内障的疗效观察．山东医药,1980,1:41.

[14]肖熙．中国医学的优越性表现在眼科上的几个突出病例．中医杂志,1955,1:22.

[15]柏超然．青光眼睫状体炎综合征77例的辨证论治．上海中医药,1980,1:76.

[16]刘化周．中西医辨证辨病相结合治疗视网膜静脉阻塞的体会．中华眼科杂志,1980,4:337.

[17]韦文贵．加减逍遥散在眼科临床上运用．浙江中医杂志,1981,12:552.

[18]张怀安．近视眼中医治疗六法．辽宁中医杂志,1982,5:34.

[19]陈龙候．归脾汤加减治疗视疲劳39例初步观察．山东中医杂志,1982,2:86.

[20]沈仲理．试析李东垣的《脾胃虚则九窍不通论》对五官科临床的指导意义．上海中医药,1983,11:7.

[21]何任．脾胃学说述略．浙江中医杂志,1982,5:46.

[22]严肃云．补中益气汤治验四则．广西中医药,1981,2:37.

[23]刘凝．黄精治疗药物中毒性耳聋初步体会．中西医结合杂志,1982,1:19.

[24]林平青．风病与风药．中医杂志,1959,1:14.

[25]唐淑君．利湿开窍法治疗渗出性中耳炎．中医杂志,1980,3:40.

[26]李寿岭．干祖望运用调理脾胃法治疗耳鼻喉疾病的经验．浙江中医杂志,1982,5:208.

[27]孙佛全. 加减泽泻汤治疗中耳积液75例. 上海中医药,1981,1:32.

[28]齐强. 试论耳性眩晕的辨证施治. 辽宁中医杂志,1981,4:15.

[29]蔡福养.131例萎缩性鼻炎的分型治疗. 浙江中医杂志,1980,5:219.

[30]何宗德. 萎缩性鼻炎65例治疗简介. 浙江中医杂志,1980,5:220.

[31]潘维成. 过敏性鼻炎的治疗. 浙江中医学院学报,1980,5:69.

[32]蔡纯臣. 谈谈中医治疗带下及过敏性鼻炎的经验. 新中医,1981,6:12.

[33]李克淦. 鼻衄重症之治疗心得. 湖南医药杂志,1980,2:31.

[34]甘均权. 黄土汤治验二则. 广西中医药,1980,1:31.

[35]权依经. 古方新用. 兰州:甘肃人民出版社,1981;62.

[36]王琦. 经方应用. 银川:宁夏人民出版社,1981.433.

[37]卢勇田. 健脾除湿汤治疗剥脱性唇炎32例报道. 中医杂志,1983,4:39.

[38]李元聪. 调理脏腑在口腔常见病中的应用. 辽宁中医杂志,1982,6:19.

[39]蔡福养,孟庆莲,卫淑华. 中医辨证分型治疗口疮. 辽宁中医杂志,1980,9:32.

[40]华季良. 中医中药治疗复发性口疮500例. 上海中医药1981,9:19.

[41]王元洪,夏涵,徐昌泰. 健脾法治疗复发性口疮35例临床疗效小结. 中医杂志,1981,7:40.

[42]朱宗云. 中医对口腔疾病的治疗. 上海中医药,1981,8:6.

[43]廖家兴. 中医脾胃学说的临床应用. 江西中医药,1980,1:4.

[44]吴伯平. 口-眼干燥和关节炎综合征1例治验. 新医药学杂志,1979,4:39.

[45]刘炳凡. 狐惑病、舌白苔治验. 湖南医药杂志,1980,5:46.

[46]肖振辉. 补中益气汤治疗白塞氏综合征. 浙江中医杂志,1982,5:347.

[47]赵国仁. 慢性牙周炎的辨证施治. 浙江中医杂志,1982,5:367.

[48]张秀霞. 理中汤(丸)新解. 新医学,1976,10:49.

[49]孙汉忠."口甘"证治一得. 湖北中医杂志,1982,6:50.

[50]刘丕祖. 补中益气汤治疗损伤性癃闭. 浙江中医学院学报,1982,5:34.

[51]王少华. 脾胃学说在妇科领域内的应用. 辽宁中医杂志,1982,4:167.

[52]郑长松. 健脾温肾法治月经先期及妊娠尿闭. 中医杂志,1982,1:19.

[53]刘冰清. 谈谈癃闭一证的补脾升提治法. 江西中医药,1980,1:35.

[54]闵捷. 治疗遗尿验方. 新中医,1983,7:43.

[55]袁申. 中西医结合治疗慢性前列腺炎. 中西医结合杂志,1983,1:34.

[56]李有文. 慢性前列腺炎治验2例. 中医杂志,1982,2:43.

[57]刘淑琴. 外阴、阴道炎症的中西医治疗. 山西医药杂志,1980,1:31.

[58]周锡龄. 补中益气法治疗妇人阴吹. 浙江中医杂志,1983,7:323.

[59]张浩良. 补中益气汤的临床应用. 广东中医,1965,6:22.

[60]贵州省中医研究所. 贵州中草药验方选. 贵阳:贵州人民出版社,1974;212.

[61]王琦,夏治平. 升提固脱煎合并外治法治疗子宫脱垂20例. 辽宁中医杂志,1980,6:22.

[62]范华光. 重用白术治疗妇科术后便秘50例疗效观察. 新医药学杂志,1979,6:27.

[63]刘珉．重用白术治疗便秘34例疗效观察．福建中医药,1981,1:36.

[64]张有生．中医治疗小儿脱肛的初步介绍．辽宁中医杂志,1973,1-2期合刊:34-35.

[65]甘肃省人民医院痔漏科．中西医结合治疗小儿直肠脱垂疗效报道．内部资料,1978.

[66]王少华．参苓白术散和枳术丸的临床应用．中医杂志,1959,9:55.

[67]福建省人民医院痔疮科．肛肠杂志,1981,1:9.

[68]牟重临．补中益气汤在外科的作用．浙江中医杂志,1980,3:137.

[69]第一军医大学．中医外科学．内部资料,1980:47-54.

（原载:《中医杂志》,1985,26(3):67-71).

第七节　老年消化系统的特点

消化系统的生理功能和病理表现归属于中医之脾胃学说之中。脾胃为后天之本,“阳明脉衰”为导致人体衰老的主要因素,因此,研究老年消化系统的临床特点,应着重于脾胃的纳化功能、气机升降特点以及和其他脏腑的功能关系失调来讨论。导致人体衰老的主要病理特点有如下几个方面。

一、纳化失常

衰老是人生长发育的自然规律。人之衰老,固然与肾气虚衰密切相关,但脾胃虚衰在其中占有相当重要的位置,如《素问·上古天真论》曰:“五七阳明脉衰,面始焦,发始堕……”说明人体衰老是从“阳明脉衰”开始的。人为什么能长寿?《灵枢·天年篇》曰:“人之寿夭各不同,或夭寿,或卒死,或病久,愿闻其道。岐伯曰:五脏坚固,血脉和调,肌肉解利,皮肤致密,营卫之行,不失其常,呼吸微徐,气以度行,六腑化谷,津液布扬,各如其常,故能长久。”《内经》把“六腑化谷,津液布扬”列为长寿的重要标志。在《素问·示从容论》又指出:“年长则求之于府。”,黄元御释曰:“年老者胃日弱,容纳少而传化迟,府病为多,故求之于府。”(《素问悬解》)《千金要方》更明确指出:“老人肠胃皮薄,多则不消,膨腹短气。”以上表明,肠胃皮薄,纳化失常是人体衰老的重要原因。脾胃的纳化功能的正常与否,不仅是决定人长寿与衰老的重要因素,也是决定患者生死存亡的关键指标,故《素问·平人气象说》曰:“人无胃气曰逆,逆者死。”李东垣上承经旨,提出脾胃病则元气衰,元气衰必折人寿的卓越思想,指出:“元气之充足,皆由脾胃之气无所伤,而后能滋养元气;若胃气之本弱,饮食自倍,则脾胃之气既伤,而元气不能充。”(《脾胃论》)“人寿应百岁……其元气消耗不得终其天年。”(《兰室密藏》)“脾胃既损,是真气元气败坏,促人之寿”,这就揭示了人之寿夭决定于元气的盛衰,元气的盛衰决定于脾胃之强弱,脾胃之强弱又体现在对水谷的纳化功能方面。

消化系统的生理性老化，表现在口腔、食管、胃肠及肝、胆、胰腺均老化。口腔黏膜随增龄而角化增加，唾液腺萎缩、唾液分泌减少；舌和咬肌萎缩，咀嚼无力，舌味蕾减少，味觉减退；牙龈退化萎缩，牙齿脱落；食管老化，蠕动及收缩力减弱。胃黏膜萎缩，胃液分泌减少。40岁起，胃蛋白酶原分泌明显减少，胃的消化作用减弱。60岁以上的老年人约有35%为盐酸偏低或缺乏，对进入胃细菌的杀灭作用减弱或丧失，促胰液素的释放亦降低。胃平滑肌层随增龄而变薄或萎缩，收缩力降低，使胃蠕动减弱，胃排空延迟，故老年人不仅消化不良，而且常伴有便秘。小肠黏膜上皮细胞减少，小肠腺萎缩，小肠液分泌减少，各种消化酶显著下降，消化和吸收功能均大大减退。大肠黏膜萎缩，对水分吸收功能下降，同时黏液分泌减少，平滑肌层萎缩，肠蠕动缓慢，是引起便秘的主要原因。此外，肝、胆、胰腺均老化，功能下降，易患低蛋白血症、肝纤维化、胆囊炎、胆石症以及糖尿病等疾病。可见，前人观察到的老年人脾胃纳化功能失常是与整个消化系统各器官的老化和消化吸收障碍及营养代谢功能下降紧密相连的。

二、升降失调

中医理论认为，脾胃同居中焦，但脾气主升，胃气主降。升者，营养精华之气得以上升，降者，浊阴糟粕与废物得以排泄。李东垣曰："饮食入胃，而精气先输胃归肺，上行春夏之令，而滋养周身，乃清气为天者也；升已而下输膀胱，行秋冬之令，为转化糟粕而出，乃浊阴为地者也。"这种升清降浊的生理过程，是保持人体新陈代谢的重要环节，因此，叶天士强调："脾宜升则健，胃宜降则和。"老年人脏腑功能衰退的重要表现之一即升降功能失常，如《内经》中强调："升降息则神机化灭，出入废则气立孤危。"

黄坤载在《四圣心源》中亦指出："胃主降浊，脾主升清。湿则中气不运，升降反作，清阳下陷，浊阴上逆，人之衰老病死莫不出此。"老年人脏腑功能减退，或脾胃虚弱，中气下陷则下利，脱肛；气虚推动无力，或津血不足，失去濡润，常导致便秘。由于便秘腑气不通，浊气不降，往往有头痛、头晕、腹中胀满，甚则疼痛、脘闷、嗳气、食欲减退、睡眠不安、心烦易怒等症，从而变生他患，促进衰老。可见保持脾升胃降、腑气通畅、大便通调，是防止衰老的关键之一。

三、燥湿不济

脾喜燥恶湿，胃喜润恶燥，此为脾胃之生理特性。脾为太阴湿土之脏而运化水湿，得阳气温煦则运化健旺；胃为阳明燥土之腑而主受纳腐熟，得阴柔滋润则通降正常。故叶天士说："太阴湿土，得阳始运，阳明燥土，得阴自安，以脾喜刚燥，胃喜柔润也。""太阴脾脏之湿，可济阳明胃腑燥土之阳，庶无燥热偏盛之弊；阳明胃腑之阳，能济太阴脾土之湿，斯无寒湿困阳之厄，其成燥湿相济之功。"(《临证指南医案》)故喻昌谓脾胃"相连脏腑，默相渗灌"。黄坤载亦云："脾喜刚燥，胃喜柔润，而燥湿调停，在乎中气，中气旺则阴阳和平，燥润相得。"(《四圣心源》)脾胃在生理情况下的燥湿不济是维持人体健康不衰的重要因素，但是老年人脾胃功能多衰退，易出现燥湿相济或燥与湿偏胜致病的情况。如脾虚不能运化水湿，水湿停滞于肠道，老年人常表现为大便溏泻，或患久泻不愈；若胃阴不足，脾虚血少则燥邪内生，临床多发生大便燥结、噎膈或消渴等病。

四、脏腑失养

脾主中州，胃为五谷之海，五脏六腑之营养均来源于脾，《灵枢》谓："脾合胃，胃为五谷之府"，陈直在《养老奉亲书》中强调："脾胃者，五脏之宗也。四脏之气，皆禀于脾。"《景岳全书》中曰："脾为土脏，灌溉四旁，是以五脏中皆有脾气，而脾胃中亦有五脏之气，此其互为相使，有可分而不可分者在焉。"脾胃在五脏中的这种重要地位，被《内经》强调为"人以水谷为本，故人绝水谷则死，脉无胃气亦死。"《金匮要略》曰："四季脾旺不受邪。"《医学必读》归纳为："有胃气则生，无胃气则死。"《脾胃论》曰："胃虚则五脏六腑、十二经、十五络、四肢皆不得营运之气，而百病生焉。"以上精辟的论述告诉我们，脾胃虚弱导致五脏失养是人体衰老病死的最重要原因。因此，在老年病的治疗方面应尤重治脾。《百病问对辨疑》中曰："疗治老人，先护脾胃。纵有他证，微末治之，即可收功。……五脏皆禀气于中，取之胃气。心中取，无胃气，亡血本。肝中取，无胃气，亡筋本。肾中取，无胃气，亡骨本。肺中取，无胃气，亡气本。脾中取，无胃气，亡肉本。命门无胃气，亡髓本。……今后但逢诸证，必先调养脾胃，是为治病之本欤！"张景岳更明确的强调："故善治脾者，能调五脏，即所以治脾胃也；能治脾胃，而使食进胃强，即所以安五脏也。"(《景岳全书》)可见，脾胃虚弱能导致五脏不足，而调理脾胃也可治疗五脏之损。综上所述，老年消化系统的生理病理特点，主要集中于"后天之本"——脾胃理论的学说之中。治疗老年消化系疾病，重点应把握好纳化配合、升降有序、燥湿相济等环节。

（原载：《实用中医老年病学》，北京：人民军医出版社，2000：189-191）

第八节　健脾为主治疗三种消化道疾病129例临床观察

——附脾虚与胃肠黏膜病变关系的探讨

近两年来，我们在辨证分型的基础上，以健脾为主对消化性溃疡、慢性胃炎、慢性结肠炎等三种消化道疾病进行治疗，临床取得满意疗效。为了探讨中医脾虚与胃肠道黏膜病变的关系，现将资料完整的129例总结分析如下。

一、临床资料

（一）一般情况

129例均系近两年住院患者。①性别：男性102例，女性27例。②年龄：18～67岁，18～25岁者37例，26～35岁者42例，36～45岁者17例，46岁以上者33例。③职业：军人64例，工人32例，地方干部22例，职员11例。④病程：不足1年者21例，1～5年者59例，6～10年者38例，11～15年者4例，16～20年者7例。⑤病种：溃疡病38例，其中十二指肠球部溃疡31例，胃溃疡4例，复合性溃疡3例。慢性胃炎60例，属浅表性胃炎49例，萎缩性胃炎11例。慢性非特异性结肠炎31例。⑥中医辨证分型：脾胃气虚59例，脾胃虚寒37例，肝胃不和14例，肝郁脾虚9例，胃阴虚4例，脾肾阳虚6例。⑦中医证型与胃肠黏膜病变的关系，如表1所示。

表1　证型与胃肠黏膜病变的关系

证型	检查例数	充血	水肿*	糜烂	溃疡**	出血	萎缩性变	胆汁反流
脾胃气虚	48	37(77.1)	48(100)	9(18.8)	9(18.8)	4(8.3)	14(29.2)	
脾胃虚寒	34	26(76.5)	33(97.1)	6(17.6)	18(52.9)	1(2.9)	1(2.9)	
肝胃不和	13	12(92.3)	11(84.6)	5(38.5)	2(15.4)			6(46.2)
肝郁脾虚	9	7(77.8)	7(77.8)		1(11.1)			1(11.1)
胃阴虚	4	3(75.0)	2(50.0)	1(25.0)				
脾胃阳虚	6	5(83.3)	5(83.3)	1(16.7)	3(50.0)		1(25.0)	

*表示型间比较：$\chi^2=21.25$，$P<0.001$；**表示型间比较：$\chi^2=17.42$，$P<0.01$。

（二）诊断依据与疗效判定

1. 诊断依据

全部病例均具有典型临床表现，并经纤维内窥镜（胃镜或结肠镜）检查或X线钡透所证实。中医辨证参照《中医学基础》脏腑辨证内容。

2. 疗效判定

临床治愈：症状、体征消失，内窥镜检查或X线钡透病变征象消失者；显效：症状、体征消失或明显缓解，内窥镜或X线钡透病变征象明显好转者；好转：症状、体征减轻，内窥镜或X线钡透病变征象改善者；无效：症状、体征、内窥镜或X线钡透均无改变者。

二、治疗方法

以六君子汤为基础方，脾胃气虚者用基础方，脾胃虚寒者基础方合小建中汤加减，肝郁脾虚者合四逆散加减，胃阴虚合益胃汤加减，脾肾阳虚合附子理中汤加减，肝胃不和用柴胡疏肝汤合左金丸加减。每日一剂，水煎二次分服，20天为一个疗程，1～3疗程后复查内窥镜或X线钡透。结果如表2和表3所示。

表2　病种间疗效比较

病种	总例数	临床治愈［例(%)］*	显　效［例(%)］	好　转［例(%)］	无　效［例(%)］	总有效［例(%)］**	平均治疗天数
溃疡病	38	20(52.6)	9(23.7)	7(18.4)	2(5.3)	36(94.7)	35.4
慢性胃炎	60	36(60.0)	5(8.3)	18(30.0)	1(1.7)	59(98.3)	36.1
慢性结肠炎	31	16(51.6)	8(25.8)	5(16.1)	2(6.5)	29(93.5)	50.7

*表示病种间治愈率比较：$\chi^2=0.8$，$P>0.05$；**表示病种间总有较率比较：$\chi^2=1.5$，$P>0.05$。

表 3　　证型间疗效比较

证型	总例数	临床治愈	显效	好转	无效	总有效*
脾胃气虚	59	35(59.3)	10(16.9)	13(22.0)	1(1.7)	58(98.3)
脾胃虚寒	37	23(62.2)	7(18.9)	6(16.2)	1(2.7)	36(97.3)
肝胃不和	14	8(57.1)		5(35.7)	1(7.1)	13(92.9)
肝郁脾虚	9	3(33.3)	3(33.3)	3(33.3)		9(100)
胃阴虚	4	2(50.0)	1(25.0)	1(25.0)		4(100)
脾胃阳虚	6	1(16.7)	1(16.7)	2(33.3)	2(33.3)	4(66.7)

* 表示 $\chi^2=15.79, P<0.01$。

三、疗效分析与讨论

（一）疗效分析

从表 2 看出，经以健脾治疗为主，三种疾病的治愈率和总有效率接近，经统计学处理无显著差异（$P>0.05$），说明虽然病变部位不同，因其本质均以脾虚为主，故以健脾为主治疗可获相同疗效。平均治疗天数，溃疡病为 35.4 天，慢性胃炎为 36.1 天，二者接近，但慢性结肠炎为 50.7 天，此可能与口服药物主要作用于胃与小肠，而对结肠黏膜的药效较低有关，提示结肠炎若配合中药保留灌肠，肯定能缩短疗程和提高疗效。

不同证型间疗效结果：在前五型之间总有效率接近，统计学处理无显著差异（$\chi^2=1.77, P>0.05$），但前五型和脾肾阳虚组比较有非常显著差异（$\chi^2=15.79, P<0.01$），说明肾虚重于脾虚，脾虚及肾者较为难治。提示临床当见到脾虚证时，应当早期积极治疗，以截断脾虚向肾虚发展。

（二）脾虚与胃肠黏膜病变的关系

本组 129 例中，有脾胃虚表现者共 115 例，占 89.1%，属实证（指肝胃不和）者仅 14 例，占 10.9%，说明慢性胃肠病的主要病机是脾虚。从表一看出，脾虚与胃肠黏膜的水肿、溃疡、萎缩性变有密切关系，而肝胃不和与胆汁反流有关，下面仅讨论脾虚与胃肠黏膜的关系：

1. 脾虚与胃肠黏膜水肿

经胃镜、肠镜检查，脾虚各型胃肠黏膜有明显水肿，其中脾胃气虚 48 例均有黏膜水肿（占 100%），脾胃虚寒 34 例中 33 例有水肿（占 97.1%），二者均较其他四型为多，经统计学处理，型间水肿出现率比较有显著差异（$\chi^2=21.25, P<0.01$），提示胃肠黏膜水肿与脾虚可能有密切关系。黄氏等观察了 1000 例脾虚患者，发现三分之一有功能性水肿。以上说明，不论是体表显性水肿或胃肠黏膜组织水肿均与脾虚有关。中医认为，脾主运化水湿，“诸湿肿满，皆属于脾”，脾虚不运则水湿不化，湿聚生水，溢于肌肤则水肿，渗于胃肠黏膜则表现为黏膜水肿。胃肠黏膜水肿，引起胃肠吸收和运动功能减弱，则产生纳差、腹胀等症。此即脾虚生湿，而湿盛又困脾，二者互为因果。临床经健脾治疗后，患者不仅脾虚症状消失，胃镜、肠镜检查黏膜水肿亦随之消退，提示脾虚可引起胃肠黏膜水肿，而健脾益气又可治疗或消除由脾虚所致的胃肠道黏膜水肿。

2. 脾阳虚与胃肠黏膜溃疡

在经胃镜或肠镜检查的34例脾胃虚寒型病例中，有18例胃肠黏膜有溃疡，占本型的52.9%；在脾肾阳虚型6例中有3例见到溃疡，占本型的50%，而其他各型则少见，证型间比较有非常显著差异（$\chi^2=17.42$，$P<0.01$），提示脾阳虚与黏膜溃疡发生有着内在的联系。祖国医学认为，“脾为气血生化之源”，“脾主身之肌肉”。脾阳虚弱，虚寒内生，气血生化乏源，胃肠黏膜失去温煦和濡养，病邪乘机入侵，气血阻滞，血肉腐化，溃疡乃成。此与某些学者认为“溃疡病之根本是脾虚”，“脾虚为大多数溃疡的共同表现”的观点是相一致的。慢性结肠炎与消化性溃疡的病变部位虽然不同，但他们形成黏膜溃疡的主要病机均与脾虚有关。经温阳健脾或健脾温肾治疗后，患者脾阳虚证恢复，胃肠道黏膜溃疡亦随之愈合或明显好转，从临床证实了脾阳虚弱是形成胃肠黏膜溃疡的主要病机，而温阳健脾使黏膜溃疡愈合可谓是“脾主肌肉”理论在内脏组织中的具体运用。

3. 脾胃虚与胃肠黏膜萎缩

在48例脾胃气虚型中有14例出现萎缩性变（占29.2%），4例胃阴虚中有1例出现萎缩性变（占25%），二者间经统计学处理无显著差异（$\chi^2=0.03$，$P>0.05$），说明脾气虚、胃阴虚均可见于胃黏膜萎缩。萎缩性变主要表现为黏膜苍白，红白相兼以白为主，血管透见等。黏膜苍白为气血不足之表现，因为脾为气血生化之源，今脾胃虚弱，气血生化乏源，津液匮乏，胃壁黏膜失养则渐变萎缩，而形体失养则表现为消瘦、肌肤甲错。由此我们认为，脾胃虚弱是胃黏膜萎缩的主要病机，黏膜萎缩为脾胃虚弱的后果表现，此与郭氏、张氏的观点相近似。因而，治疗萎缩性胃炎，临床主要应从健脾益胃着眼。

四、小　结

本文报道了以健脾为主治疗三种消化道疾病129例的临床观察。结果证明，疗效与病种差异无关，而与中医证型差别有一定关系。慢性胃肠病的主要病机是脾虚，脾胃虚与胃肠黏膜水肿、溃疡形成、黏膜萎缩性变均有密切关系。健脾益胃不仅能使脾虚症状消失，而且能使胃肠黏膜病变恢复，调补脾胃是治疗慢性胃肠病的主要手段。

（原载：《黑龙江中医药》，1986，2：15-16）

第九节　健脾灵治疗脾虚胃脘痛220例及胃电参数分析

自1984年以来，我们用自行研制的健脾灵片治疗脾虚胃脘痛220例，同期用黄芪建中汤和香砂六君子汤各80例作为对照，并对部分患者治疗前后的胃电参数进行了检查。现将临床观察及胃电图研究结果报道如下。

一、材料和方法

(一)临床资料

本组病例均有胃脘痛典型临床表现,并经纤维胃镜和病理活检确定诊断。诊断标准按全国中医内科学会1984年脾胃病会议制定的“胃脘痛诊断疗效标准”执行。全部观察病例均符合虚寒证辨证标准。

健脾灵组(简称Ⅰ组):220例,其中男性165例,女性55例;年龄16～67岁,平均41.2岁;病程5个月～35年,平均7.5年;胃十二指肠溃疡70例,慢性浅表性胃炎105例,慢性萎缩性胃炎45例。

黄芪建中汤组(Ⅱ组):80例,其中男性56例,女性24例,年龄17～62岁,平均39.5岁;病程6个月～31年,平均7.1年;胃十二指肠溃疡28例,慢性浅表性胃炎31例,慢性萎缩性胃炎21例。

香砂六君子汤组(Ⅲ组):80例,其中男性51例,女性29例;年龄18～60岁。平均39.9岁;病程5个月～30年,平均6.9年。胃十二指肠溃疡26例,慢性浅表性胃炎34例,慢性萎缩性胃炎20例。

正常对照组(Ⅳ组):选正常健康人40名,做进餐前后胃电图检查。其中男性24例,女性16例;年龄18～45岁,平均35岁。

(二)治疗方法

Ⅰ组每次服健脾灵8片(每片含生药0.74 g),日服3次。Ⅱ组、Ⅲ组分别服黄芪建中汤和香砂六君子汤,每日一剂,水煎2次分服,均2周为一疗程,连服3个疗程复查胃镜和胃电图。

(三)胃电图检查方法

测试仪器用合肥科学仪器实验厂EGG-IA型胃电图仪,纸速60 mm/min,误差小于±2%,操作方法按全国胃电图协作组临床胃电图检查操作统一规范执行。受试者禁食12小时,取仰卧位,以0.8 cm直径的银-氯化银圆盘电极固定于胃体,胃窦体表投影位置,安静5～10分钟后,先描记空腹胃电参数,进食面包50 g,5分钟后描记餐后胃电图,每次每导联描记10分钟。

二、结果与分析

(一)治疗结果

1. 疗效标准

疗效标准按全国中医内科学会1984年脾胃病会议拟定的“胃脘痛疗效评定标准”。近期临床治愈:症状全部消失,半年内不复发、纤维胃镜检查基本恢复正常或显著好转;显效:主要症状消除,半年内不复发,纤维胃镜检查好转;好转:主要症状基本消除,半年内虽有发作,但疼痛程度减轻,持续时间缩短,纤维胃镜检查无明显改变;无效:主要症状及纤维胃镜检查均无改变。

2. 疗效分析(见表1)

表1 三组治疗结果比较

组别	病种	例数	治愈[例(%)]	显效[例(%)]	好转[例(%)]	无效[例(%)]
Ⅰ	溃疡病	70	57(81.4)	9(12.9)	4(5.7)	—
	浅表胃炎	105	63(60.0)**△	22(21.0)	16(15.2)	4(3.8)
	萎缩胃炎	45	16(35.6)***	15(33.3)	9(20.0)	5(11.1)
Ⅱ	溃疡病	28	18(64.3)▲	5(17.9)	4(14.3)	1(3.6)
	浅表胃炎	31	15(48.4)	8(25.8)	5(16.1)	3(9.7)
	萎缩胃炎	21	6(28.6)*	5(23.8)	6(28.6)	4(19.0)
Ⅲ	溃疡病	26	14(53.8)▲	5(19.2)	5(19.2)	2(7.7)
	浅表胃炎	34	18(52.9)	7(20.6)	5(14.7)	4(11.8)
	萎缩胃炎	20	5(25.0)*	5(25.0)	4(20.0)	6(30.0)

与溃疡病比较：* 表示 $P<0.05$，** 表示 $P<0.01$，*** 表示 $P<0.001$；与萎缩性胃炎比较：△表示 $P<0.01$。与Ⅰ组比较：▲表示 $P<0.01$。

从表1看出，健脾灵对溃疡病的疗效明显优于浅表性胃炎和萎缩性胃炎。黄芪建中汤和香砂六君子汤对溃疡病的疗效均优于萎缩性胃炎。但和浅表性胃炎的疗效相近。对组间疗效做进一步分析。健脾灵对溃疡疾病的治愈率明显优于黄芪建中汤和香砂六君子汤。对于浅表性胃炎和萎缩性胃炎，三组间治愈率无明显差别。以上说明，健脾灵对溃疡病的疗效最优。

(二)治疗前后胃电参数变化

1. 对胃电频率的影响(见表2)

表2 治疗前后胃电频率(次/分，胃体部)比较

组别	例数	进餐前		进餐后	
		治疗前	治疗后	治疗前	治疗后
Ⅰ	120	2.67±0.31**	2.95±0.90*△△	2.73±0.32**	3.05±0.33△△
Ⅱ	60	2.68±0.35**	2.86±0.34**△	2.76±0.34**	2.95±0.40*△
Ⅲ	60	2.67±0.37**	2.85±0.31**△	2.75±0.35**	2.96±0.34*△
Ⅳ		3.05±0.25		3.10±0.26	

与治疗前比较，△表示 $P<0.01$，△△表示 $P<0.001$；与对照组(Ⅳ)比较，* 表示 $P<0.05$，** 表示 $P<0.001$。

从表2看出，治疗前三组脾虚患者的胃电频率均明显低于正常对照组。治疗后均有显著增加，其中以健脾灵组增加尤为明显。其餐后胃电频率和正常组比较已无明显差别。

2. 对胃电幅值的影响(见表 3)

表 3　　治疗前后胃电波(微伏胃体部)比较

组别	例数	进餐前		进餐后	
		治疗前	治疗后	治疗前	治疗后
Ⅰ	120	99±45**	135±55**	140±59**	195±56△△
Ⅱ	60	105±50**	126±52△*	135±55△△	175±53△△*
Ⅲ	60	101±46**	129±54△△	145±57**	179±60△△
Ⅳ	40	145±51		200±60	

与治疗组比较:△表示 $P<0.05$,△△表示 $P<0.01$;与Ⅳ组比较:*表示 $P<0.05$,*** 表示 $P<0.01$。

从表 3 看出,三组脾虚患者治疗前胃电波幅均低于正常人组,治疗后有显著上升,其中健脾灵组进餐前后幅值均恢复正常。

三、讨　论

胃脘痛是内科临床的常见病和多发病,其人群患病率高达 38.5%。约占内科疾病的 33.63%。本病中医辨证有气滞、虚寒、阴虚、火郁、寒凝、瘀血、食积等。但临床以脾胃虚弱,气机失和者为多,据文献报道,脾胃虚证在胃脘痛病例中占 70%~76%。故我们设计了健脾灵处方治疗本病。

健脾灵片由黄芪、党参、白术、当归、炮姜、儿茶、延胡索、木香、乌梅、白芍、甘草等组成。方中芪参术草等甘温健脾益气,治脾虚之本;炮姜温中散寒;当归、延胡索、木香疏肝活血,调中行气,使补而不滞;芍草缓急止痛,合乌梅酸甘化阴,以防辛温之品耗伤胃津;儿茶苦涩性平,有止血、生肌、定痛、化痰、消食作用,配芪归草等有排脓消肿、养血生肌作用。诸药组合有健脾益气,调上行气,缓急止痛,养血生肌作用。对于促进胃黏膜炎症的消退和溃疡面愈合,均有良好作用。本组溃疡病的治愈达 81.4%,较黄芪健中汤、香砂六君子汤分别高 17.1%和 27.6%,并明显优于浅表性胃炎和萎缩性胃炎的疗效,提示健脾灵对消化性溃疡有较独特的疗效。

为了探讨健脾益气方药治疗脾虚胃脘痛的部分机理,我们对 4 组患者进行了胃电图检查,发现 3 组患者不论在餐前或餐后,其胃频率和幅值均明显低于正常对照组,经健脾益气治疗后,3 组胃电参数均有明显上升,其中以健脾灵组上升的幅度最大。王氏等认为,胃电参数反映机体胃的运动状态,餐后胃电波幅高低反映胃的排空功能。本研究结果提示,脾虚胃脘痛患者的排空功能明显降低,此可能是临床产生食少、纳差、腹胀等症状的病理生理基础之一。健脾灵等药物治疗后胃电波幅明显上升。可能是胃的排空功能增强,使水谷得以正常腐熟和运化。气血生化有源,则有利于消化性溃疡的修复及炎症的消退。鉴于体表胃电图检查无创伤性,因此可以作为胃的功能状态分析和胃脘痛预后转归及治疗效果判定的辅助检查指标。

(原载:《黑龙江中医药》,1991,1:16-18)

第十节 健脾益气方药治疗脾虚腹泻的临床与实验研究

慢性炎症性肠病所致腹泻临床上很常见。我们自 1986 年以来，以健脾益气方药健脾灵片治疗脾虚型慢性炎症性肠病腹泻患者 585 例，经与西药对照组 107 例比较，疗效满意。在此基础上，我们做了该方对人体 D-木糖排泄率的影响和对兔离体肠管抑制试验的影响试验。现将临床与实验结果报道如下。

一、临床观察

1. 资料与方法

(1)临床资料：全部病例均经纤维结肠镜检查，非特异性溃疡性结肠炎(简称“溃结”)按 1978 年杭州全国消化会议所制定的标准进行诊断，慢性结肠炎(简称“慢结”)也参照此标准诊断，纤维结肠镜检查仅有充血、水肿、糜烂、颗粒增生等表现但无黏膜溃疡者。中医脾气(阳)虚诊断标准参照 1986 年郑州会议制定的“脾虚证标准”。

①治疗组：585 例中男 392 例，女 193 例；年龄 16～67 岁，平均 41.5 岁；病程 5 个月～42 年，其中小于 1 年 78 例，1～5 年 306 例，6～10 年 109 例，11～20 年 55 例，大于 20 年 37 例；溃结 182 例，慢结 403 例。②对照组：107 例中男 64 例，女 43 例；年龄 17～65 岁，平均 41.1 岁；病程 5 个月～35 年，其中小于 1 年 17 例，1～5 年 51 例，6～10 年 18 例，11～20 年 9 例，大于 20 年 12 例；溃结 42 例，慢结 65 例。

(2)治疗方法：①治疗组：溃结和慢结均用健脾灵片，每次 8 片，每日 3 次，口服，服药期间禁用其他药物。健脾灵片由黄芪、党参、白术、当归、炮姜、乌梅炭、砂仁、元胡、木香、白芍、甘草等药物组成，每片 0.5 g(含生药 0.75 g)，由本院制药厂生产。②对照组：溃结患者用偶氮磺胺吡啶 1 g，每日 4 次，口服；慢结患者用复方地芬诺酯 2 片，每日 3 次，口服。平均 20 天为一个疗程，2～3 疗程后复查纤维结肠镜。

(3)疗效标准：①临床治愈：临床症状、体征消失，纤维肠镜检查肠黏膜充血、水肿、糜烂、溃疡等病变消失或遗留瘢痕，随访半年以上未复发者。②显效：症状、体征基本消失，肠镜检查肠黏膜仅有轻度炎性改变者。③好转：症状、体征减轻。④肠镜检查病变程度有所减轻；无效：症状、体征、肠镜检查无变化者。

2. 结果

①治疗组：治愈 392 例，显效 146 例，好转 36 例，无效 11 例，治愈率为 67.0%，总有效率 98.1%。②对照组：治愈 42 例，显效 38 例，好转 17 例，无效 10 例，治愈率为 39.3%，总有效率 90.7%。两组治愈率比较差异非常显著($\chi^2=29.8, P<0.001$)。表明健脾灵片的疗效优于西药对照组。

二、实验研究

1. 实验方法

(1)D-木糖排泄试验:用金敬善方法。

(2)离体肠管抑制试验:取体重 1.5～2.5 kg 的健康家兔,雌雄不限,猛击耳后致昏,即刻剖腹取空肠、回肠肠段,置于新配制的 Tyrode 溶液中,轻轻洗去内容物,再放入 37 ℃恒温 Tryode 溶液中,滴入几滴 3%过氧化氢溶液保养备用。实验时分别取肠段 3 cm,置内含 34 mL Tyrode 液的麦氏小水浴中,在恒温 37 ℃充氧的条件下,用南京分析仪器厂产的 DC-001 型离体器官测定仪,记录兔离体肠管的蠕动曲线。观察健脾灵煎液对兔离体空肠、回肠蠕动的影响和对氯乙酰胆碱、氯化钡所致肠管强直性痉挛以及对肾上腺素所致肠管松弛作用的影响。

(3)100%健脾灵煎剂:药物组成及配方比例同片剂。将中药饮片加水适量,浸泡 30 分钟,煮沸 30 分钟后过滤,再加水煮沸 20 分钟,合并 2 次煎液,用纱布过滤,水浴上浓缩为 10%的煎液,置冰箱保存备用。

2. 结果

(1)D-木糖排泄率:治疗组测定 251 例患者,治疗前后分别为(19.17±3.36)%、(23.91±2.23)%($\bar{x}\pm S$,下同),治疗后较治疗前平均提高(4.74±3.31)%。治疗前后比较有非常显著差异($P<0.001$)。对照组测定 53 例,治疗前后分别为(19.24±2.19)%、(20.09±2.19)%,治疗后较治疗前提高(0.85±2.58)%,治疗前后比较无显著差异($P>0.05$)。本实验表明健脾灵有增加小肠吸收功能的作用。

(2)对兔离体空肠、回肠的影响:当空肠中加入 100%的健脾灵煎液 0.15 mL 后,蠕动频率平均减慢 11.5 次/分,蠕动幅度显著降低,再给药 0.15 mL 后,几乎完全松弛。回肠给药 0.7 mL 后,蠕动频率平均减慢 13.2 次/分,蠕动幅度平均降低 0.6 mm,当给药 9 分钟后,回肠几乎完全是松弛状态。经 3 次实验,该方煎液浓度达 1%以上,对空肠、回肠渐成完全松弛状态,表明该方具有较强的缓急、止痛作用。

(3)对乙酰胆碱 M-受体激动作用的影响:取空肠段 3 cm,先加入 0.01%氯乙酰胆碱 0.25 mL,立即引起肠管痉挛收缩;另取同兔空肠段先加入 0.01%氯乙酰胆碱 0.25 mL,再加入健脾灵煎液 2.5 mL,肠管痉挛迅速解除。重复实验 3 次,观察结果一致,表明该方有显著的对抗乙酰胆碱 M-受体激动的作用。

(4)对氯化钡所致肠管痉挛作用的影响:当加入 10%氯化钡 0.5 mL 时,立即引起兔离体回肠痉挛收缩,再加入健脾灵煎液 2.5 mL,肠管痉挛迅速解除,张力下降,肠平滑肌松弛。3 次实验结果一致,表明该方对肠管平滑肌有直接的抑制作用。

三、讨　论

中医对腹泻分为脾胃虚弱、脾肾阳虚、脾虚湿热、脾虚肝郁、湿热壅滞等型,其中以脾虚为主者较多,符合中医学"泄泻之本,无不由于脾胃"的论点。我们在充分吸取古代医家治疗泄泻经验的基础上,结合现代医学对慢性炎症性肠病的认识,将西医辨病与中医辨证相结合,设计了健脾灵片治疗脾虚型慢性炎症性肠病,取得较好疗效。

健脾灵方中黄芪、党参、白术、甘草等甘温健脾益气，治脾虚之本；炮姜温中散寒；砂仁行气化湿，温脾止泻；乌梅酸敛止泻；木香行气调中；元胡活血行气止痛；白芍、防风缓肝、疏肝以达抑木扶土之功。其特点补而不滞，温而不燥，涩中有通，用于以脾虚为主要病机的慢结甚为适宜。

D-木糖排泄试验表明，本方能明显改善小肠的吸收功能，提示本方有增强“脾主运化”的作用，患者脾运有力，气血生化有源，故食欲明显改善。

本方有对抗乙酰胆碱 M-受体激动作用和对兔离体肠管有直接抑制作用，能使肠蠕动减慢，肠平滑肌松弛，故患者服药后腹痛、腹泻迅速改善。本研究结果表明，健脾益气方药的止痛、止泻作用与改善肠道吸收功能，抑制肠管蠕动和缓解肠平滑肌痉挛等作用有关。

（原载：《中国中西医结合脾胃杂志》，1996，4(1)：20-21）

第十一节 健脾灵对脾虚大鼠免疫功能的影响

近年来，我们用健脾灵治疗慢性脾胃病取得满意疗效。为了探讨本方的治疗机理，我们用大黄复制成大鼠脾虚泄泻模型，并以健脾灵进行反证实验，现将结果报道如下。

一、材料与方法

1. 实验动物

Wistar 雄性大白鼠 80 只，体重 90～120 g，实验期间喂以定量配方饮食，自由饮水。

2. 药物制备

(1)100％大黄煎剂：称取生大黄 100 g，加适量开水，沸后小火煎煮 20 分钟，趁热过滤，滤液在恒温水浴箱内 60～70 ℃浓缩至 100 mL，冰箱保存备用。

(2)100％健脾灵煎剂：健脾灵（含黄芪、党参、白术、炮姜、白芍、乌梅、广木香、甘草等）散剂 100 g，纱布包煎，头煎 30 分钟过滤，二煎 20 分钟过滤，两次滤液合并，浓缩至 100 mL，冰箱保存备用。

3. 造型方法

动物随机分为甲、乙、丙、丁四组，每组 20 只。实验 1～8 天，甲、乙、丙三组动物每次每只给 100％大黄煎液 2 mL，每日灌胃 2 次；丁组为正常对照组。第 9 天开始，甲组每次每只给 100％健脾灵液 2 mL，乙组给等量蒸馏水，每日灌胃 2 次；丙组继续灌大黄液，丁组不给任何附加处置。实验第 21 天处死全部动物，处死前心脏穿刺取血做各项免疫指标检查，然后剖取胸腺、脾脏、肠系膜淋巴结，以扭力天平称湿重，并计算其重量与自身体重的比值。

4. 检查指标与方法

免疫球蛋白测定用单向免疫扩散法，总 E-玫瑰花试验(Et-RFC)、活性 E-玫瑰花试验(Ea-RFC)用微量全血法，淋巴细胞转化率(LTR)用形态镜检法。

二、实验结果

1. 免疫球蛋白变化(见表1)

从表1看出,乙组和丙组的IgG、IgA、IgM均明显低于丁组,表明脾虚大鼠的体液免疫功能有明显降低;甲组各项指标均恢复至正常水平,其三项指标均明显高于乙、丙两组($P<0.01$ 或 0.001),提示健脾灵有增强实验大鼠体液免疫功能的作用。

表1　四组大鼠免疫球蛋白含量变化(M±SD)

组别	只数	IgG(mg/L)	IgA(mg/L)	IgM(mg/L)
甲组	20	27.50±6.12	16.60±1.73	61.41±6.50
乙组	20	23.70±2.75**	14.67±2.50*	55.83±9.47*
丙组	20	19.06±1.29**	10.10±1.73*	42.10±7.13**
丁组	20	26.67±2.07	16.50±1.22	64.21±8.75

与丁组比较:* 表示 $P<0.01$,** 表示 $P<0.001$。

2. 细胞免疫指标变化(见表2)

从表2看出,甲组的Et-RFC、Ea-RFC、LTR与丁组比较无显著差异($P>0.05$);而乙、丙两组三项指标均明显低于甲组和丁组,表明健脾灵能明显提高脾虚大鼠的非特异性细胞免疫功能。

表2　四组大鼠细胞免疫指标比较

组别	只数	Et-RFC(%)	Ea-RFC(%)	LTR(%)
甲组	20	43.12±2.84	30.12±3.51	43.71±3.04
乙组	20	35.26±3.26*	25.85±3.61*	35.60±4.57*
丙组	20	28.76±5.42*	19.36±2.78*	23.11±3.52*
丁组	20	42.35±2.57	30.81±2.41	44.10±2.25

与丁组比较:* 表示 $P<0.001$。

3. 免疫器官重量变化(见表3)

从表3看出,乙组和丙组的胸腺、脾脏、肠系膜淋巴结器官的重量明显低于甲组和丁组;甲组与丁组比较无显著差异。以上提示脾虚大鼠的免疫器官有明显萎缩,而健脾灵能使萎缩的免疫器官恢复正常。

表3　四组大鼠免疫器官重量变化比较(克/100克体重)

组别	只数	胸腺	脾脏	肠系膜淋巴结
甲组	20	0.345±0.036	0.431±0.081	0.187±0.033
乙组	20	0.225±0.050*	0.352±0.061*	0.156±0.032*
丙组	20	0.092±0.031*	0.317±0.096*	0.112±0.034*
丁组	20	0.351±0.032	0.465±0.079	0.195±0.036

与丁组比较:* 表示 $P<0.001$。

三、讨　论

祖国医学认为,“四季脾旺不受邪”,“内伤脾胃百病由生”。说明脾胃的功能正常与否与机体的防御抗病能力有密切关系。我们在临床发现,脾胃泄泻患者多有免疫功能低下表现。为了探讨脾虚证的本质,我们利用大黄苦寒攻下伤脾胃的特点,复制成大鼠脾虚泄泻模型。造型动物1～2天出现腹泻,3～4天出现消瘦、纳呆、懒动、毛不光洁、畏寒怕冷等脾阳(气)虚症状。免疫学检查表明,脾虚大鼠的体液免疫功能和非特异性细胞免疫功能均明显降低,肉眼见胸腺、脾脏和肠系膜淋巴结等免疫器官萎缩,其重量比值明显下降,其中尤以胸腺萎缩严重,胸腺失去正常的三角扁状外形,分叶不清,光泽不佳。此可能由于泻下过度,中气不足,脾的运化失职,气血化源不足,营养不良,代谢不足,进而导致胸腺萎缩,免疫功能低下。本实验表明,健脾灵能明显提高脾虚大鼠的体液免疫和细胞免疫功能,其机理可能系健脾益气药能改善脾虚大鼠的消化吸收功能,增加蛋白质的合成,改善营养状态,使萎缩的胸腺、脾脏、肠系膜淋巴结等中央和周围免疫器官恢复正常,从而使脾虚低下的免疫功能得以矫正。

(原载:《四川中医》,1989,7(10):8-9)

第十二节　脾虚泄泻患者血清微量元素变化及意义

微量元素与人体健康以及疾病的关系,受到医学界的广泛重视。本文对150例脾虚泄泻患者和51例湿热泄泻患者的血清锌、铜、铁三种微量元素进行了检测,现将结果报道如下。

一、资料和方法

1. 临床资料

病例选择与疾病诊断标准　腹泻持续3个月以上,经纤维结肠镜和病理组织学检查,诊断为慢性结肠炎和非特异性溃疡性结肠炎者。

2. 脾虚(气虚和阳虚)辨证与脾虚证分级标准

按中华人民共和国卫生部药政局公布的“中药治疗脾虚证的临床研究指导原则”中的标准。

3. 一般资料

脾虚泄泻组150例,包括慢性结肠炎99例,溃疡性结肠炎51例;男97例,女53例;年龄17～55岁,平均35.5岁。湿热泄泻组51例,包括慢性结肠炎37例,溃疡性结肠炎14例;男28例,女23例;年龄16～59岁,平均36.9岁。

4. 检测方法

患者晨起空腹,以一次性专用注射器采血,以日本岛津AA-670型原子吸收/火焰发射分光光度计测血清中锌、铜、铁含量。

二、结　果

1. 脾虚泄泻与湿热泄泻患者血清锌、铜、铁含量(见表 1)

表 1　脾虚与湿热泄泻患者血清锌铜铁含量　单位:μmol/L

组别	性别	例数	Zn ($\bar{x}$ ±SD)	Cu ($\bar{x}$ ±SD)	Fe ($\bar{x}$ ±SD)
脾虚组	男	97	16.2±4.5*	16.1±3.2**	17.5±4.5**
	女	53	13.2±4.7*	17.0±4.1**	15.3±5.1**
湿热组	男	28	18.5±5.8	13.7±3.3	21.5±4.5
	女	23	15.7±4.5	15.1±3.2	19.4±4.7
正常人	男	32	18.2±5.9	13.3±2.3	21.7±3.4
	女	30	16.5±5.5	14.9±2.2	19.7±3.5

与正常值比较:* 表示 $P<0.05$, ** 表示 $P<0.001$。

从表 1 看出,脾虚泄泻组男女患者的血清锌、铁含量明显低于湿热泄泻组和正常人组,血清铜含量明显高于湿热泄泻组和正常人组。湿热泄泻组血清三种微量元素含量与正常人组比较无差异。

2. 脾虚程度不同血清微量元素变化(见表 2)

表 2　脾虚分级与血清锌铜铁含量关系　单位:μmol/L

脾虚级别	例数	Zn ($\bar{x}$ ±SD)	Cu ($\bar{x}$ ±SD)	Fe ($\bar{x}$ ±SD)
Ⅰ级	42	16.0±3.7*	15.7±3.6**	18.1±3.9**
Ⅱ级	68	15.3±3.5	16.9±4.6	17.2±4.5
Ⅲ级	40	14.2±3.8	18.4±4.9	15.8±4.3

Ⅰ与Ⅲ比较:* 表示 $P<0.05$, ** 表示 $P<0.01$。

从表 2 看出,脾虚程度越重,血清锌、铁含量越低,铜含量越高。

三、讨　论

泄泻,是临床常见症状,辨证以脾虚者为最多,湿热者较少。本文研究结果表明,湿热泄泻血清锌、铜、铁三种微量元素含量正常,脾虚泄泻组表现为锌、铁含量降低,铜含量增高,并随着脾虚程度的加重呈现量变关系,提示微量元素锌、铜、铁的代谢与中医脾虚证有密切关系。

祖国医学认为,脾主运化,泄泻属脾。脾胃虚弱,健运失常,水谷精微不得运化,营养物质的消化吸收发生障碍,可能是导致锌、铁等微量元素缺乏的原因,锌在体内参与多种酶的激活,并参与核酸及蛋白质的合成。缺锌,首先可以导致能量代谢障碍,并可影响胃肠黏膜的修复而产生食欲低下,所以,锌的缺乏,不仅是脾虚证的后果,也是脾虚患者产生的纳差乏力和使脾虚证进一步加重的重要因素。铁在人体内参与血红蛋白、肌红蛋白、细胞色素、细胞色素氧化酶等的合成，并与乙酰辅酶 A、琥珀酸脱氢酶、细胞色素还原酶的活性有关。微量元素铁缺乏，肝内合成脱氧核糖核酸受到抑制，肝细胞及其他组织细胞内的线粒体异常，从而使蛋白质的合成和能量的利用减少，可导致蛋白质的合成和能量的利用减少，可导致血浆蛋白的含量降低或贫血。我们在临床观察也发现，部分脾虚泄泻患者有低蛋白血症或贫血倾向，其产生原因与慢性腹泻所致营养不良有关，其中微量元素铁的缺乏也密切有关。所以，微量铁的代谢与中医脾胃为“气血生化之源”学说有着内在联系。铜参与人体造血过程，是微量元素铁的得力“助手”，它能影响铁的吸收、运送和利用。同是脾虚泄泻患者，为什么表现为锌、铁降低，而铜增高？可能脾虚患者锌、铁的降低，影响了铜的运送、利用、排泄等代谢过程，造成了铜在体内潴留而致增高。

锌、铜、铁均是人体内重要的微量元素。本文研究结果表明，脾虚泄泻患者有锌、铜、铁代谢障碍，表现为锌、铁含量降低，铜含量增加。锌、铜、铁代谢紊乱可能是脾虚证发生的重要机理之一，因此可以作为脾虚证辨证的参考指标。

（原载：《辽宁中医杂志》，1993，20(7)：3-5）

第十三节　158 例脾虚型结肠炎患者唾液 pH、淀粉酶及钠钾含量分析

结肠炎，属中医“久泻”“久痢”范畴，75％的患者有脾虚表现。本文对 158 例脾虚型结肠炎患者唾液 pH 值，淀粉酶及钠、钾含量进行了测定，现将结果报道如下。

一、材料和方法

1. 病例选择

本组病例均为脾虚型结肠炎，按 1978 年杭州全国消化会议所制定的诊断标准，1986 年郑州全国虚证与老年病研究专业委员会所制定的脾虚辨证标准执行。158 例中，男 91 例，女 67 例；年龄 17～58 岁，平均 37.5 岁；病程 1～20 年，平均 5.7 年；慢性结肠炎 92 例，溃疡性结肠炎 66 例。

正常人组，经中西医检查症、脉、舌均基本正常者 33 例。

2. 唾液标本的收集

受试者于取唾液的前晚临睡前漱口，此后可饮水，不再进食或吸烟。次晨醒后，不做任何活动，保持安静，低头用离心管接取自然流出的唾液约 2 mL。咽干唾液后将 1 片 1 cm^2 大的柠檬酸试纸置于舌体上面的前半部。立即低头用离心管取自然流出的唾液标本 2 mL。每个受试者均取酸刺激前后唾液标本各 1 份，置冰箱中保存，当天内测定。

3. 唾液 pH 测定方法

用北京化工厂生产的精密 pH 试纸（敏感范围为 pH 6.4～8.0），测试每份样品的 pH。

4. 唾液淀粉酶活性测定方法

将唾液标本离心沉淀(3000 转/分)10 分钟。取上清液,用 0.9% NaCl 作 1∶200 倍稀释。按广州中医学院脾胃研究组所报道的方法测定酶活性。酶活性单位的定义是每 mL 唾液在 37 ℃中保温 15 分钟,在实验条件下水解 1 mg 淀粉至遇碘不呈蓝色为 1 单位。

5. 唾液钠、钾测定方法

将唾液用蒸馏水稀释 50 倍(0.1 mL 唾液加蒸馏水 4.9 mL),用 630-B 型火焰光度计测定样品钠、钾含量。

二、结　果

1. 唾液 pH 测定结果(见表 1)

表 1　健康人与脾虚患者唾液 pH 比较

组别	例数	pH			P
		酸刺激前	酸刺激后	均差	
健康组	33	7.10±0.63	6.95±0.61	−0.15±0.13	<0.001
脾虚组	158	6.13±0.62**	6.09±0.60**	−0.22±0.17*	<0.001

与健康人组比较:* 表示 $P<0.005$,** 表示 $P<0.001$。

从表 1 看出,酸刺激前和酸刺激后脾虚组患者唾液 pH 值均明显低于健康人组($P<0.001$),酸刺激后两组 pH 均有明显下降,但以脾虚组下降更为明显($P<0.05$),说明脾虚患者唾液 pH 较正常人为低。

2. 唾液淀粉酶活性测定结果(见表 2)

表 2　健康人与脾虚患者唾液淀粉酶活性比较

组别	例数	唾液淀粉酶活性			P
		酸刺激前	酸刺激后	均差	
健康人组	33	1958±265	2351±361	393±261	<0.001
脾虚组	158	1471±221*	1523±292*	52±247	<0.01

与健康组比较:* 表示 $P<0.001$。

从表 2 看出,酸刺激前和酸刺激后脾虚组患者唾液淀粉酶活性均明显低于健康组(P<0.001)。酸刺激后两组唾液淀粉酶活性均有所上升,但脾虚组上升的幅度明显小于健康人组($P<0.001$),提示脾虚型结肠炎患者唾液淀粉酶活性低于正常人。

3. 唾液钠、钾测定结果(见表3)。

表3　　健康人与脾虚患者唾液钠、钾比较

组别	例数	钠(mmol/L)		钾(mmol/L)		钠/钾	
		酸刺激前	酸刺激后	酸刺激前	酸刺激后	酸刺激前	酸刺激后
健康人组	33	27.51±11.36	57.84±9.15 *△	23.55±8.17	20.92±5.57	1.17	2.76
脾虚组	158	35.67±11.19△	34.09±7.89	21.57±7.75	20.33±7.23	1.65	1.67

与酸刺激前比较: * 表示 $P<0.001$;与健康组比较:△表示 $P<0.001$。

从表3看出,健康人组酸刺激后唾液钠离子有明显上升($P<0.001$),钾离子有轻度下降;脾虚组酸刺激后唾液钠、钾离子均轻度下降,但统计学处理无显著差异。脾虚组酸刺激前唾液钠离子及钠/钾比值明显高于健康人组,酸刺激后反而低于健康人组($P<0.01$)。

三、讨　论

结肠炎,包括慢性结肠炎和溃疡性结肠炎,均属于非特异性炎症性肠病。本组病例均符合中医脾虚证辨证标准。脾胃健运,机体的消化、吸收功能旺盛;脾失运化,机体的消化、吸收功能衰退。运化失职,清气不升,水谷不化,是发生“久泻”“久痢”的内在因素。

脾胃虚弱和脾胃功能失常,现代医学检查有许多指标表现异常,但比较方便,较为灵敏的指标首推唾液指标,脾开窍于口,涎为脾液。本组158例检查结果表明,脾虚患者唾液pH和淀粉酶活性均明显低于健康人组,在酸刺激后表现更为明显。pH的变化可以影响唾液的杀菌作用,降低唾液的防卫功能,可能是“病从口入”的发病因素之一。此外,pH变化可以影响淀粉酶的活性,淀粉酶活性降低,食物的消化不能正常进行,营养物等“精微”的吸收、转运势必发生障碍,所以,本组患者除腹痛腹泻之外,多有纳差、消瘦、乏力等表现,此乃脾虚不能运化水谷精微所致。

唾液的分泌,主要受自主神经调节,副交感神经兴奋,可以增加唾液分泌量和钠离子含量。酸刺激前,脾虚患者唾液钠离子明显高于健康人组,提示脾虚患者的副交感神经功能偏于亢进,副交感神经亢进,可以引起肠管痉挛或肠运动加速,可能是结肠炎发生腹痛腹泻的原因之一。酸刺激后,健康人组唾液钠离子及钠/钾比值明显上升,脾虚组唾液钠离子反而轻度下降,可能与脾虚患者副交感神经的应激功能低下有关。在安静状态下,脾虚患者唾液钠离子明显高于健康人,而钾离子低于正常人。唾液钠离子增高,提示脾血患者体内存在钠水潴留现象,可能是脾不能运化水湿的结果。钠水潴留于肠内则肠黏膜水肿,影响肠道的吸收功能而发生腹泻。

以上分析表明,脾运化水谷精微功能与唾液淀粉酶的活性有关;运化水湿功能与体内钠钾离子代谢有关。脾的运化功能强弱可以通过唾液成分变化客观反映出来,说明祖国医学“脾主涎”“涎为脾液”是有其理论依据的。

(原载:《辽宁中医杂志》,1992,19(10):4-5)

第十四节　脾虚型溃疡性结肠炎患者健脾灵治疗前后某些检验指标的变化

慢性溃疡性结肠炎是以腹痛、腹泻为主要临床表现的炎症性肠病，属于中医之“久泄”“久痢”范畴，本病临床以脾虚为主要表现者占大多数。根据中医“脾主运化”“泄泻属脾”的理论，我们用“健脾灵”治疗脾虚型溃结 240 例，治愈率为 66.3％，总有效率达97.5％，现将治疗前后血液常规、生化及免疫指标的变化总结报道如下。

一、材料和方法

1. 病例选择与临床标准

病例选择以脾虚为主要表现的非特异性溃疡性结肠炎（简称“溃结”）为观察对象，溃结按 1978 年杭州全国消化会议所制定的标准进行诊断。中医辨证参照 1986 年郑州全国中西医结合虚证研究和老年病研究会议标准执行。

2. 临床资料

本组病例男性 140 例，女性 100 例。年龄 17～65 岁，平均(41.2±12.7)岁，病程 1～15 年。发病诱因：饮食不节 181 例(75.4％)，情志不调 107 例(44.6％)，劳倦内伤 72 例(30.0％)，寒冷 23 例(9.6％)，其他 3 例(1.3％)。中医辨证：脾气虚 109 例(45.4％)，脾阳虚 43 例(17.9％)，脾肾阳虚 30 例(12.5％)，脾虚肝郁 31 例(12.9％)，脾虚湿热 27 例(11.3％)。

3. 观察指标和方法

患者入院后每次服健脾灵 8 片（含生黄芪、党参、白术、炮姜、儿茶、乌梅炭、白芍、广木香、元胡、甘草等），日服 3 次，20 天为一个疗程，连服三个疗程。治疗前后均检查如下指标。

总 E-玫瑰花试验(Et-RFC)，活性 E-玫瑰花试验(Ea-RFC)用微量全血法，淋巴细胞转化率(LTR)用形态镜检法。三者本院正常值为(62.5±5.24)％、(41.0±5.0)％、(54.9±7.2)％(M±SD，下同)。免疫球蛋白测定用单向免疫扩散法，正常参考值：IgG (11.70±2.20) g/L，IgA(2.04±0.70) g/L，IgM(1.19±0.65) g/L，C_3 测定用琼脂单向扩散法，正常值为 125±25 mg/L。CH50 用 50％溶血法，正常值范围 1∶2～1∶28.6。D-木糖排泄率用金敬善方法，苯替酪胺试验用周志超方法。

二、结　果

1. 血常规变化(见表1)

表1　治疗前后血常规变化

	例数	白细胞 (×10⁹/L)	红细胞 (×10¹²/L)	血红蛋白 (g/L)	血小板 (×10⁹/L)
疗前	240	7.39±1.60	4.35±0.72	13.2±1.62	141±36.3
疗后	240	7.98±1.93	4.97±0.41	14.9±1.06	165±29.1
均差		0.589±2.48▲	0.62±0.56▲	1.69±1.42▲	241±33.8▲

自身比较:▲表示 $P<0.001$。

从表1看出,治疗前后四种血液成分均在正常范围,治疗后较治疗前各项指标均有明显提高。治疗前有15%的患者有轻度的贫血,治疗后RBC和Hb均恢复正常,说明健脾灵有健脾生血的作用。

2. 血清蛋白含量变化(见表2)

表2　治疗前后血清蛋白含量

	例数	总蛋白 (×10⁹/L)	白蛋白 (×10¹²/L)	球蛋白 (g/L)
疗前	170	63.6±6.3	38.5±5.8	25.1±5.3
疗后	170	71.2±5.5	45.9±6.3	23.3±5.9
均差		7.6±5.9▲	7.4±7.0▲	0.2±1.6▲

自身比较:▲表示 $P<0.001$。

从表2看出,治疗前血清总蛋白和白蛋白均为正常偏低值,二者治疗后较治疗前均有显著增加,提示健脾灵有改善人体营养状况的作用。

3. 治疗前后D-木糖排泄率和苯替酪胺试验(见表3)

表3　治疗前后D-木糖排泄率和苯替酪胺排出率

	例数	D-木糖 %	例数	苯替酪胺试验 %
疗　前	158	19.51±3.16**	65	59.12±12.51**
疗　后	158	23.00±2.21**	65	69.45±9.6*
均　差		4.75±3.51▲▲		10.33±10.3▲
正常人	45	26.37±3.96	32	74.6±7.9

自身比较:▲表示 $P<0.01$,▲▲表示 $P<0.001$;与正常人比较:*表示 $P<0.05$,**表示 $P<0.001$

从表3看出,治疗前后的D-木糖排泄率和苯替酪胺排出率均明显低于正常人,但二者治疗后较治疗前均有非常显著提高。说明健脾灵有增加患者小肠吸收功能和增强胰腺外分泌功能的作用。

4. 治疗前后体液免疫指标变化(见表 4)

表 4　治疗前后体液免疫指标变化

项目	例数	治疗前	治疗后	均差
IgG(g/L)	170	12.64±2.96*	10.55±2.56	−2.09±3.88▲
IgA(g/L)	170	2.01±0.58	1.98±0.51	−0.04±0.35▲
IgM(g/L)	170	1.65±0.45*	1.11±0.79	−0.53±0.48▲
C_3(mg/dL)	170	167±41.2*	126±43.4	−41.3±48.9▲
CH50(50%溶血单位)#	170	4.65±1.75	6.74±1.64	2.09±1.65

#:CH50 栏内为几何均数±SD;与正常人比较:* 表示 $P<0.001$;自身比较:▲表示 $P<0.001$。

从表 4 看出,治疗前 IgG、IgM 和 C_3 明显高于正常人,IgA 和 CH50 正常;治疗后 IgG、IgM 和 C_3 均降至正常水平,说明健脾灵有抑制体液免疫功能的作用。

5. 治疗前后细胞免疫指标变化(见表 5)

表 5　治疗前后细胞免疫指标变化

项目	例数	治疗前	治疗后	均差
Et-RFC(%)	170	38.6±6.3*	49.6±6.2*	11.0±7.9▲
Ea-RFC(%)	170	30.3±6.1*	41.2±7.5	10.9±7.3▲
LTR(%)	170	44.1±7.0*	54.7±5.0	10.6±6.8▲

与正常值比较:* 表示 $P<0.001$;自身比较:▲表示 $P<0.001$。

治疗前三项细胞免疫指标均低于正常,治疗后均有显著上升,其中 Ea-RFC 和 LTR 已完全恢复正常。说明健脾灵有提高患者细胞免疫功能的作用。

三、讨　论

1. 慢性溃疡性结肠炎属于中医之“久泻”“久痢”范畴

据文献报道,以脾虚为主要表现者占 75.8%,本组病例除腹泻以外,多伴有纳差乏力、体瘦面黄、舌淡脉细,全部符合中医脾虚证标准。中医认为,脾属中土,有运化水谷精微的作用。脾虚失运,水谷不化,精微物质不得吸收,水谷合污而下,则病泄泻。现代医学认为,炎症性肠病腹泻,主要因结肠的非特异性炎症刺激所致,是否与消化吸收功能有关尚尤人探讨。本组病例的苯替酪胺试验和 D-木糖排泄率明显低于正常值,前者反映了胰腺的外分泌功能不足,即分泌淀粉酶和糜蛋白酶的功能低下,引起消化功能障碍;D-木糖排泄率低下反映了小肠吸收功能低下。上述结果提示,脾虚型溃结有消化吸收功能障碍表现,也即脾的运化功能障碍,此是临床产生腹泻、纳差、消瘦的主要原因之一。脾虚气血生化无源,则产生贫血、低蛋白血症等气病及血的表现。本文研究结果提示,脾虚型溃结临床症状的产生与消化吸收功能低下有关。

2. 祖国医学的脾除了指消化系统功能外，还包括了现代医学的免疫功能

祖国医学对脾与免疫的关系，在《内经》中就有“脾主防卫”的论述，《金匮要略》认为“四季脾旺不受邪”，李东垣提出了“内伤脾胃，百病由生”的观点，诸家论述都充分说明了脾胃在防卫免疫、抗御内外病邪功能中的重要性。现代医学认为，免疫异常在慢性炎症肠病的发病机理中占主要因素。本资料所有患者的细胞免疫功能明显低于正常人，而 IgM 和 C_3 明显高于正常，反映了脾虚型炎症性肠病患者有细胞-体液免疫功能紊乱表现。经健脾益气治疗后，患者的各项免疫指标均恢复至正常水平或有明显改善。从而提示“脾主防卫”的论点与现代医学免疫功能低下密切相关，脾虚证主要表现为细胞免疫功能低下。并有细胞-体液免疫功能失调表现，健脾益气方药有增强细胞免疫功能和调节体液-细胞免疫功能的作用。

四、小结

慢性溃疡性结肠炎的发病与脾胃虚弱、免疫功能失调有关。健脾灵具有健脾益气生血，增强消化吸收，提高细胞免疫功能和免疫调节作用。

（原载：《中医药研究》，1990，5：34-37）

第十五节　中医治疗溃疡病 114 例临床观察

我们对 114 例溃疡病进行辨证分型治疗，经与 99 例西药组相比较，其疗效优于西药组。为了探讨纤维胃镜在中医辨证方面的应用价值，我们对在初次胃镜检查前有详细舌诊记录的 132 例，其中中医辨证分型组（简称“辨证组”）97 例，西药对照组（简称“对照组”）35 例，将胃镜象与中医证型及舌象的关系进行分析。

一、一般资料

辨证组 114 例（男 99 例，女 15 例，平均年龄 32.1 岁，平均病程 5.6 年），其中胃溃疡 11 例，球部溃疡 94 例，复合性溃疡 9 例。属脾胃虚寒型 60 例，脾虚胃热型 28 例，肝胃不和型 19 例，胃阴虚型 7 例。对照组 99 例（男 92 例，女 7 例，平均年龄 33.5 岁，平均病程 4.9年），其中胃溃疡 20 例，球部溃疡 70 例，复合性溃疡 9 例，属脾胃虚寒型 54 例，脾虚胃热型 21 例，肝胃不和型 18 例，胃阴虚型 6 例。

胃镜与中医证型及舌象的关系如下。

1．中医证型与胃黏膜病变的关系(见表1)

表1 132例中医分型与胃黏膜病变的关系

证型	例数	充血	水肿	糜烂	出血	上皮新生	疤痕
脾胃虚寒①	71	31(43.7)	31(43.7)	14(19.7)	4(5.6)	37(52.1)	16(22.5)
脾虚胃热②	31	25(80.6)	21(67.7)	19(61.3)	2(6.5)	7(22.6)	9(29.0)
肝胃不和③	18	6(33.3)	6(33.3)	2(11.1)	—	1(5.6)	13(72.2)
胃阴虚④	12	6(50.0)	4(33.3)	3(25.0)	—	2(16.7)	1(8.3)
P值		$\chi^2=14.68$ $P<0.01$	$\chi^2=7.92$ $P<0.05$	$\chi^2=21.65$ $P<0.001$	—	$\chi^2=19.70$ $P<0.001$	$\chi^2=20.02$ $P<0.001$

注：①包括辨证组54例，对照组17例。②包括辨证组24例，对照组7例。③包括辨证组12例，对照组6例。④包括辨证组7例，对照组5例。

从表1看出，脾胃虚寒型镜下所见主要为上皮新生，脾虚胃热型主要为充血、水肿和糜烂，胃阴虚型主要为充血，而肝胃不和型则以疤痕形成为主。除出血性改变因例数少无法比较外，其余各项经统计学处理均有显著或极显著差异。

2．胃镜检查与舌象的关系(见表2)

表2 132例胃镜象与舌象的关系(治疗前所见)

胃镜像	舌质					舌苔					
	淡红 53例(%)	淡白 37例(%)	红 29例(%)	暗红 13例(%)	P值	薄白 58例(%)	薄黄 28例(%)	白腻 30例(%)	黄腻 12例(%)	剥脱 4例(%)	P值
充血	21(39.6)	10(27.0)	27(93.1)	10(76.9)	<0.001	19(32.8)	26(92.9)	13(43.3)	9(75.0)	1(25.0)	<0.001
水肿	21(39.6)	16(43.2)	18(62.1)	7(53.8)	>0.05	21(36.2)	18(64.3)	16(53.3)	6(50.0)	1(25.0)	>0.05
糜烂	14(26.4)	4(10.8)	16(55.2)	4(30.8)	<0.01	12(20.7)	16(57.1)	3(10.0)	6(50.0)	1(25.0)	<0.001
出血	1(1.9)	2(5.4)	2(6.9)	1(7.7)	>0.05	2(3.4)	2(7.7)	1(3.3)	1(8.3)	—	>0.05
上皮新生	23(43.4)	20(54.1)	2(6.9)	2(15.4)	<0.001	26(44.8)	2(7.7)	17(56.7)	1(8.3)	1(25.0)	<0.001
疤痕	22(41.5)	11(29.7)	2(6.9)	4(30.8)	<0.05	27(46.5)	3(10.7)	5(16.7)	3(25.0)	1(25.0)	<0.01

从表2看出，充血、水肿、糜烂性变多见于红舌(包括暗红)和黄苔(薄黄和黄腻)；上皮新生多见于淡白或淡红舌和白腻、薄白苔；疤痕多见于淡红舌和薄白苔。其结果与表1胃镜和证型的关系基本相符。提示舌象变化可作为判断局部胃黏膜病变性质的参考指标。

二、诊断与疗效标准

全部病例均具有典型的临床表现，并经胃镜或钡透检查证实。中医辨证分型参照第一军大溃疡病科研协作组和广州中医学院脾胃研究室制定标准。临床治愈：症状、体征消失，胃镜或钡透病变征象消失。显效：症状、体征消失或明显减轻，胃镜或钡透病变征象显著好转。好转：症状、体征减轻，胃镜或钡透病变征象改善。无效：治后未见改善。

三、治疗方法

全部病例均系住院治疗，三级护理，进普食或软食，辨证组：脾胃虚寒型用黄芪建中汤加减；肝胃不和型用柴胡疏肝汤合左金丸加减；脾虚胃热型用六君子汤加公英、黄连等；胃阴虚型用益胃汤加减。兼湿热加茵陈、佩兰；瘀血加失笑散；食滞加炒三仙；便血加熟三七粉吞服。20天为一疗程，1～3疗程后复查胃镜或钡透。对照组：常规服用硫糖铝、复方氢氧化铝、溴丙胺太林等，疗程同上。

四、治疗结果（见表3）

表3　辨证组与对照组疗效比较

疗效	辨证组(n=114) 例(%)	对照组(n=99) 例(%)
临床治愈*	70(61.4)	45(45.5)
显效	28(24.6)	19(19.2)
好转	11(9.6)	28(28.3)
无效	5(4.4)	7(7.1)
总有效**	109(95.6)	92(92.9)
平均治疗天数	32.4	33.0

*表示 $\chi^2=5.43, P<0.05$；**表示 $\chi^2=0.72, P>0.05$。

从表3看出，两组病例的总有效率和平均治疗天数相接近，总有效率无显著差异($P>0.05$)；但辨证组的治愈率明显高于对照组，有显著差异($P<0.05$)。且辨证组的治愈率加显效率为86%，而对照组则为64.7%，有非常显著差异($\chi^2=13.22, P<0.01$)，说明辨证组的疗效优于对照组。

五、讨　论

我们对132例胃镜检查结果与中医证型和舌象的对比分析，证实了中医证型与局部胃黏膜的病理改变以及舌象与胃镜像都有关系。说明胃镜检查可作为中医辨证的一个客观指标。胃镜下所见充血、水肿、糜烂为溃疡病活动期标志，是溃疡与炎症并存的表现。从胃镜与舌象的关系看，镜下表现为充血、水肿、糜烂者，舌质多呈现红色或暗红色，舌苔多为黄苔或黄腻苔。有人认为，黄苔与胃黏膜充血、水肿、糜烂、出血等炎症改变有关。中医认为，舌质红苔黄为热证的征象，溃疡病见到红舌、黄苔则为胃热的表现，暗红为瘀热，黄腻为湿热。因此，对镜下有充血、水肿、糜烂等炎性改变者，可用清胃泻热或清热化湿法治疗。经临床验证，辨证与辨病相结合者，确实能提高疗效。从证型与胃黏膜病变的关系看，脾胃虚寒型虽然主要表现为上皮新生（属愈合过程期），但也有一些病例（43.7%）局部表现为充血和水肿（属急性活动期），而经温阳健脾法治疗后，患者不仅虚寒症状缓解，而且溃疡局部炎性改变亦随之消退。实践证实镜下炎症并不完全等于中医的热证。虽然胃镜检查可为中医辨证用药提供一定的客观依据，但必须四诊合参，尤应重视舌诊。正确处理局部与整体、形态与机能的关系，才能做到辨证准确，从而不断地提高疗效。

（原载：《辽宁中医杂志》，1986，6：30-31）

第十六节 156例大肠息肉的组织学类型与中医分型初探

一、材料和方法

1. 病例来源、诊断与分型标准

本组病例系1984年以来，本科在诊治慢性炎症性肠病中，经纤维结肠镜和病理组织学检查所检出的病例。标本用4%甲醛液固定，石蜡包埋制片，HE染色，病理组织学诊断与不典型增生分级参照全国大肠癌病理研究统一规范和石氏等制定的标准执行。中医分型参照《实用中医内科学》中有关内容进行辨证。

2. 临床资料

男性111例，女性45例，男女之比为2.47∶1。年龄16～48岁，平均41.8岁。主要临床症状：慢性腹泻148例，黏液便132例，便血47例，腹痛102例。息肉部位分布：直肠102例，乙状结肠24例，降结肠5例，横结肠2例，升结肠7例，2个以上部位11例。

二、结果与分析

1. 息肉的组织学类型与中医分型(见表1)

表1　156例大肠息肉的组织学类型与中医分型情况

组织学类型	中医分型					
	例数	大肠湿热	脾胃虚弱	脾虚湿热	肝郁脾虚	气滞血瘀
炎症性息肉	107	19	48	21	17	2
腺瘤性息肉	35	4	5	23	2	1
增生性息肉	13	1	2	2	8	—
淋巴性息肉	1	—	—	—	1	—

从表1看出，本组病例以炎症性息肉为最多(68.6%)，其次为腺瘤性息肉(22.4%)。炎症性息肉所占比例大，与本科主要诊治炎症性肠道疾病有关。在炎症性息肉中，以脾胃虚弱型为多(44.9%)，有脾虚表现占80.4%，有湿热表现者占37.4%，单纯湿热型仅17.8%。在腺瘤性息肉中，以脾虚湿热型为多(65.7%)，增生性息肉以肝郁脾虚型为主(61.5%)。

2. 息肉不典型增生、癌变与中医分型(见表2)

表2 44例息肉不典型增生、癌变与中医分型

病理变化	中医分型					
	例数	大肠湿热	脾胃虚弱	脾虚湿热	肝郁脾虚	气滞血瘀
增生Ⅰ级	19	4	6	6	3	—
增生Ⅱ级	9	2	2	3	1	1
增生Ⅲ级	11	1	3	6	1	—
癌变	5	1	1	3	—	—

在156例大肠息肉患者中,有44例出现不典型增生和癌变,其中炎症性息肉12例(增生Ⅰ级11例、Ⅱ级1例),腺瘤性息肉31例(增生Ⅰ级7例,Ⅱ级8例,Ⅲ级11例,癌变5例),增生息肉1例(增生Ⅰ级)。它们提示腺瘤性息肉容易发生不典型增生,并易恶变。在各级不典型增生和癌变病例中,以脾虚湿热型和脾胃虚弱型为多,提示脾虚与不典型增生和癌变有密切关系。

三、讨 论

起自大肠黏膜上皮的息肉,有肿瘤性与非肿瘤性。肿瘤性主要指腺瘤性息肉,是恶性潜能较强的癌前病变;非肿瘤性包括炎症性、幼年性、增生性和淋巴性息肉等。对于肠息肉,《内经》中就有此病名。《灵枢·水胀》称之为"肠覃",认为是:"寒气客于肠外,与卫气相搏,气不得乘;因有所系,癖而内著,恶气乃起,息肉乃生。"后人认为"息肉"是一种恶肉,如叶氏指出:"由于肠中有赘生的息肉,加上粪便的刺激,肠胃之络伤,则血溢于肠外,故大便黏液带血,便次增多。"本组患者临床以慢性腹泻,排黏液稀便、黏液血便、鲜血便、腹部隐痛等为主要表现,因此广义的肠息肉可见于中医之泄泻、痢疾、便血、腹痛等疾病。根据脉症分析,本病可分为大肠湿热、脾胃虚弱(包括脾肾阳虚)、脾虚湿热、肝郁脾虚、气滞血瘀等五型。其中,炎症性息肉以脾胃虚弱型为最多,腺瘤性息肉以脾虚湿热型为多,增生性息肉以肝郁脾虚型为多。在不典型增生和癌变病例中,均以脾虚湿热和脾胃虚弱型为多。以上表明,不论何种息肉,其产生多与中医的脾虚、湿浊、热毒和瘀血有关。由于脾胃虚弱,湿浊内生,湿郁化热,热蕴成毒;或饮食不节,恣食肥腻,醇酒厚味,损伤脾胃,运化失司,湿毒内结,壅塞肠络,息肉乃生。肠病日久,正气越虚,脾病及肾,可出现脾肾阳虚;脾土虚弱,肝木克之,可出现脾虚肝郁。因此肠息肉之产生其本质为脾虚,其标有湿浊、热毒、气滞或血瘀等差别。

肠息肉的治疗,根据其部位、形态、大小、病理组织学类型等不同,现代医学有肠镜下套圈电灼切除、电烙去除和开腹手术切除等方法。对于炎症性息肉,主要治疗炎症性肠病。我们在用健脾益气中药为主治疗炎症性肠病中,发现炎症性肠病治愈后,炎性息肉可明显缩小,部分可完全消失。坚持长期服药病例对部分腺瘤性息肉,也可阻止其发展。邱氏等认为,健脾方药可阻止胃癌的发生,它可作用于胃癌形成的起始和启动两个阶段。结合本组病例分析,我们认为:对属于癌前期病变的大肠腺瘤性息肉,宜采用中西医结合的

方法进行治疗。适合电灼切除或手术治疗者,可进行电灼切除或手术。对于切除不净或不适合手术者,可内服健脾益气方药,并配合化湿解毒、活血软坚方药保留灌肠。对于防止息肉复发或阻滞息肉恶变,可以起到积极的作用。

(原载:《新消化病学杂志》,1993,1(1):28-29)

第十七节　体表胃电图应用于中医临床的初步研究

——附 259 例资料分析

自 1987 年以来,我们用合肥科学仪器实验厂生产的 EGG-I_A 型胃电图仪,对 224 例脾胃病患者和 35 例正常人进行了体表胃电图检查,并对部分患者针刺前后和中药治疗前后的胃电图变化进行了研究,现将结果报道如下。

一、对象与方法

观察组 224 例中,计慢性浅表性胃炎 102 例,萎缩性胃炎 36 例,十二指肠球部溃疡 47 例,胃溃疡 28 例,胃癌 11 例,均经胃镜检查和活检病理结果所证实。另选 35 名健康人作为正常对照。两组性别、年龄无明显差别。

中医辨证:脾胃气虚证 105 例,脾虚气滞证 58 例,肝胃不和证 45 例,脾胃阴虚证 16 例。

检查方法:采用 EGG-I_A 型胃电图仪,操作方法按全国胃电图协作组临床胃电图检查操作统一规范执行。受试者禁食 12 小时,取仰卧位,以 0.8 cm 直径的银-氯化银圆盘电极固定于胃体、胃窦体表投影位置,安静 5～10 分钟后,先描记空腹胃电参数,进食面包50 g,5 分钟后描记餐后胃电图,每次每导联描记 10 分钟。有 60 例患者进餐试验完 20 分钟后,用 DBJ-I 型微波针灸仪刺激双侧足三里穴或阳陵泉穴(对照穴),输出电压为 20V,输出功率 2.5 W,工作频率大于等于 400 MHz,持续刺激5 分钟开始描记胃电参数,每导联 5 分钟,停针 20 分钟后,再次描记胃电参数,以观察微波针灸刺激对体表胃电图的影响。另有 95 例住院治疗一个月后复查胃电参数,脾胃气虚服本科研制的健脾灵片(含黄芪、党参、白术、甘草等)8 片,日服 3 次。脾虚气滞型用香砂六君子汤合四逆散加减,肝胃不和型用柴胡疏肝汤加减,脾胃阴虚用资生丸合益胃汤加减,均每日 1 剂水煎服。

二、结　果

不同病种间胃电参数比较:正常人空腹胃电频率在 3 次/分左右,进餐后频率略有下降,但无显著差异($P>0.05$)。不论是餐前或餐后,各疾病组胃电频率与正常组比较均有显著差别(除胃溃疡餐前之外),表现为浅表性胃炎、萎缩性胃炎和胃癌 3 组频率明显低于正常组,而十二指肠球部溃疡和胃溃疡组频率明显高于正常组。经两两分别用 t 检验比较,浅表性胃炎组频率与其他 4 组疾病频率有显著或非常显著差异($P<0.05$、$P<0.01$ 或 $P<0.001$),溃疡病组频率明显高于浅表性胃炎组和胃癌组,但球部溃疡与胃溃疡,萎缩性

胃炎与胃癌组无显著差异(见表1)。

表1　病种间进餐前后胃电频率比较

组别	例数	胃窦(次/分)		胃体(次/分)	
		餐前	餐后	餐前	餐后
正常人组	35	3.06±0.25	3.01±0.27	3.10±0.25	3.05±0.26
浅表胃炎	102	2.69±0.26*	2.68±0.28*	2.69±0.26*	2.73±0.24*
萎缩胃炎	36	2.33±0.26*	2.50±0.31*	2.46±0.28*	2.60±0.23*
球部溃疡	47	3.45±0.65☆	3.50±0.69*	3.50±0.68☆	3.61±0.70*
胃溃疡	28	3.15±0.63	3.30±0.65★	3.30±0.59	3.35±0.66★
胃癌	11	2.40±0.59*	2.41±0.69*	2.45±0.67*	2.50±0.45*

注:①与正常组比较:★表示 $P<0.05$,☆表示 $P<0.01$,*表示 $P<0.001$。

②表内数据为M±SD,以下各表同。

正常人空腹胃电幅值为140μV左右,餐后较餐前有显著上升($P<0.001$),最高可达250 μV以上,但胃窦部与胃体部幅值比较无显著差异($P>0.05$)。不论餐前或餐后,各疾病组胃电幅值与正常组比较均有非常显著差别($P<0.001$),表现为浅表性胃炎、萎缩性胃炎与胃癌等三组幅值明显降低,而溃疡病组则明显增高。各疾病组间两两比较分析,浅表性胃炎组幅值明显高于萎缩性胃炎和胃癌组,而低于溃疡病组;萎缩性胃炎组幅值低于溃疡病组而高于胃癌组;十二指肠球部溃疡与胃溃疡组幅值比较无显著差异。除萎缩性胃炎和胃癌组以外,其他各疾病组餐后幅值均较餐前有显著上升。各疾病组胃窦部与胃体部幅值比较均无显著差异($P<0.05$)。

以上结果提示,胃电参数可以作为常见胃部疾病的诊断指标,进餐负荷试验对鉴别诊断有一定意义,但胃窦与胃体部检查结果差别不大(见表2)。

表2　病种间进餐前后胃电幅值比较

组别	例数	胃窦(μV)		胃体(μV)	
		餐前	餐后	餐前	餐后
正常人组	35	139±55	178±65△	145±50	201±66△
浅表胃炎	102	108±41*	139±43*△	116±40*	158±69*△●
萎缩胃炎	36	84±34*	74±31*	71±33*	73±33*
球部溃疡	47	252±76*	297±85*☆	247±71*	291±89*△
胃溃疡	28	225±73*	271±81*★	251±78*	295±85▲★
胃癌	11	31±11*	39±17*	38±20*	47±22*

注:①与正常组比较:*表示 $P<0.001$,▲表示 $P<0.01$。

②与餐前比较:△表示 $P<0.001$,☆表示 $P<0.01$,★表示 $P<0.05$。

③与胃窦部:●表示 $P<0.05$。

中医不同证型间胃电参数分析：脾胃气虚和脾胃阴虚二组进餐前后的胃电频率和振幅均明显低于正常组，肝胃不和组的频率和振幅均高于正常组，脾虚气滞组的频率低于正常组，但振幅与正常组比较无明显差别。各证型间交叉经 t 检验进一步分析，脾气虚组和脾虚气滞组的频率和振幅低于肝胃不和组而高于脾胃阴虚组（$P<0.01$ 或 0.001）；脾胃气虚组的振幅明显低于脾虚气滞组（$P<0.001$），但两组频率比较无差异（$P>0.05$）。以上结果提示。脾胃虚证的胃电参数要明显低于正常人，脾胃实证（肝胃不和）的胃电参数要明显高于正常人；虚实夹杂（脾虚气滞）的胃电参数介于正常人与脾胃虚证患者之间（见表 3）。

表 3　证型间胃电参数(胃体部)比较

组别	例数	频率（次/分）		幅值（μV）	
		餐前	餐后	餐前	餐后
正常人组	35	3.10±0.25	3.05±0.26	140±50	201±66
脾胃气虚	105	2.67±0.30*	2.72±0.32*	99±45*	139±61*
脾虚气滞	58	2.64±0.30*	2.70±0.35*	135±68	167±70
肝胃不和	45	3.20±0.40	3.30±0.45**	237±81*	290±99△
脾胃阴虚	16	2.43±0.23*	2.60±0.43*	60±16*	63±22*

注：与正常组比较：△表示 $P<0.05$，** 表示 $P<0.01$，* 表示 $P<0.001$。

中药治疗前后胃电参数变化：治疗后各组胃电参数均趋向正常水平变化。表现为脾胃虚证的频率和幅值上升，实证（肝胃不和）的频率和幅值下降，其中尤以胃电幅值变化明显（见表 4）。

表 4　治疗前后胃电参数(餐后胃体部)比较

组别	例数	频率（次/分）		幅值（μV）	
		治疗前	治疗后	治疗前	治疗后
脾胃气虚	60	2.71±0.31	2.96±0.33*	149±59	185±65**
脾虚气滞	15	2.70±0.34	3.00±0.37**	165±61	197±63
肝胃不和	15	3.31±0.45	3.10±0.40	259±97	221±85**
脾胃阴虚	5	2.60±0.40	2.80±0.32	65±21	120±35**

注：治疗前比较：* 表示 $P<0.05$，** 表示 $P<0.001$。

微波针灸足三里前后胃电参数的变化：针灸足三里穴后，胃电频率有明显减慢，幅值有显著增高，最高可增加 200 μV 以上；而针灸阳陵泉穴对胃电频率无明显影响，幅值有较明显上升，但上升的幅度要大大低于足三里穴组（$P<0.001$）（见表 5）。

表 5 微波针灸前后胃电参数(胃体部)比较

组别	例数	频率			幅值		
		增快	减慢	针后－针前	增高	降低	针后－针前
足三里	30	7	23	－0.15±0.25*	24	6	137±99**
阳陵泉	30	13	17	－0.04±0.36	18	12	33±29*

注:①自身比较:* 表示 $P<0.001$;②与阳陵泉比较:** 表示 $P<0.001$。

三、小 结

我们对 224 例慢性胃病患者的胃电图检查结果表明,各病种间胃电频率和幅值有明显或较明显差别,其规律为:十二指肠球部溃疡>胃溃疡>正常人>浅表性胃炎>萎缩性胃炎>胃癌。此结果说明,胃电图在辅助诊断胃部疾病方面是有一定意义的。

体表胃电图用于中医临床研究尚属起步阶段。我们的研究结果表明,胃电频率和波幅变化规律为:肝胃不和组>正常组>脾虚气滞组>脾胃气虚组>脾胃阴虚组。经用中药治疗 1 个月后,脾胃气虚组、脾虚气滞组、脾胃阴虚组的胃电参数有显著增加,肝胃不和组则有显著下降,均趋向正常值变化。以上结果说明,体表胃电图检查不仅有助于胃部疾病的诊断,对脾胃病中医辨证和临床疗效判定均有一定参考价值。我们用微波针灸仪定向定量辐射微波束,刺激脾胃病患者足阳明胃经穴足三里,证实对胃电活动有双相调节作用,但对频率的影响以降低为主,对幅值的影响以增高为主。刺激足少阳胆经的阳陵泉穴对胃电幅值也有一定上升,但上升的幅度仅为刺激足三里穴幅值的 24%,说明足三里穴对胃电参数的影响有其相对特异性。

(原载《四川中医》,1989,7(7):7-9)

第十八节 中药治疗肠易激综合征 87 例

肠易激综合征是一种肠道功能性疾病,是消化系最常见的疾病之一。临床以腹痛腹泻或腹泻与便秘交替出现为特征。笔者近年来以痛泻要方合四君子汤治疗本病 87 例,疗效满意,现简介如下。

87 例中,男 48 例,女 39 例;年龄 17～65 岁,平均 40.1 岁;病程 6 个月～10 年,平均 3.5 年。临床表现:87 例均有不同程度的腹痛,其中兼腹胀 71 例,腹泻 73 例,便秘 3 例,腹泻与便秘交替 11 例,纳差 57 例,乏力 51 例,左下腹压痛 43 例。除上述症状外,本组中患者均伴有失眠、多梦、焦虑、抑郁等精神症状。血、尿、便检查均正常。纤维肠镜检查:肠黏膜正常者 76 例,轻度充血、水肿 11 例;肠腔有黏液者 21 例,肠痉挛 35 例(均未见糜烂、溃疡及息肉);X 线钡透:正常者 56 例,有激惹现象者 31 例。

基本方:党参、白术、茯苓、白芍各 15 g,陈皮、防风、炙甘草各 10 g。水煎服,每日 1

剂,分 2 次服,10 天为 1 疗程。

结果:治愈 62 例;有效 17 例;无效 8 例。治愈 62 例中,1 个疗程者 29 例,2 个疗程者 21 例,3～5 个疗程者 12 例。治愈的 62 例中,经随访半年者 45 例,其中复发 3 例。

(原载:《辽宁中医杂志》,1988,6:42)

第十九节　肠易激综合征的中西医结合研究进展

肠易激综合征(IBS)是消化系最常见的功能紊乱性疾病,为消化道、精神状态及肠腔因素三者相互作用所致的综合征。本病占消化疾病门诊的 1/3～1/2[1],其确切病因尚不明了,笔者对其发病机理和中西医治疗进展作一综述,现介绍如下。

一、发病机理

1. 心理因素

心理因素为 IBS 发病的主要原因,严重焦虑、抑郁、恐惧、激动及妄想狂等心理变异,可导致自主神经功能紊乱,引起结肠分泌及运动功能障碍,有报道 IBS 患者有精神病史者占 54%,在有精神症状的 IBS 患者中,约 65% 患者的精神症状往往比肠道症状出现为早[2]。

2. 胃肠动力学改变

IBS 患者的胃、小肠、回盲部、结肠、直肠、肛门以及胆囊的动力学均有改变。其中对结肠的研究最早最多,包括:①肌电:正常人结肠平滑肌的基础电节律(BER)为 6～9 次/分,而 IBS 患者以 3 次/分为多见,正常人进食后结肠肌的峰电位立即增加,30 分钟达致到高峰,50 分钟后静息下来,IBS 患者在 30 分钟增长缓慢,70～90 分钟才达高峰。②动力学:腹泻型患者乙状结肠腔内压力降低,而便秘患者为增高。腹泻患者结肠的高幅推进性收缩波增加,而便秘型患者减少。③胃结肠反射:进食后结肠运动增强的持续时间延长,出现推迟。④对胆酸、新斯的明、胆囊收缩素(CCK)刺激的动力学反应增强。⑤腹泻型患者的近端结肠通过时间缩短,而便秘型患者延长[3]。

3. 内脏感觉过敏

大量研究发现,IBS 患者对置于其食管和胃肠腔内各处的气囊扩张及随之引起的肠管收缩极为敏感,较易感到腹痛,即痛阈降低,甚至对正常状态下的肠蠕动亦较常人更易感觉到。有人发现 IBS 患者回肠内容物进入盲肠的过程中易感到腹痛或腹胀,这可能与黏膜及黏膜下的传入神经末梢兴奋阈值降低,或中枢对外周传入信息的感知异常有关[3]。

4. 结肠分泌和吸收改变

有人应用口服标志物 X 线造影和乳果糖氨试验测定 IBS 患者的胃肠通过时间,腹泻型患者通过时间缩短,而便秘型延长。说明便秘患者液体吸收过度与粪便在肠道通过时间短有关[4]。此外,IBS 与小肠黏膜乳糖酶的缺乏有关,因为乳糖可以被代谢为短链脂肪酸，导致渗透压增高，引起腹泻；胆酸吸收不良可发生胆源性肠病伴腹泻[5]。

5. 饮食因素

IBS的发病与患者对某些食物不耐受有关，如麦面类、谷类、奶制品、果糖等食物通常为症状的促发或加重因素，可能与患者对其耐受性差或过敏有关。48%的患者经3周严格限食后症状获明显改善[6]。

6. 胃肠道激素的变化

胃肠道激素调节胃肠运动有两种方式，一种是在各种生理刺激下调节，如胃泌素(GAS)、CCK等。另一种作为肠道肽能神经纤维的神经递质，如血管活性肽(VIP)、生长抑素(SS)等，有人研究发现，IBS伴腹泻患者回肠末端，横结肠黏膜中P物质降低，VIP升高[7]；还有人发现，IBS患者血浆中VIP、P物质、SS和神经降压素(NT)的释放与正常人不一样[8]，以上表明胃肠道激素与IBS有密切关系。由于胃肠激素与全胃肠动力都有关系，而且对胃肠道不同部位的作用尚有差异，有关胃肠激素与胃肠运动生理及病理的关系尚待进一步研究。

7. 免疫功能变化

有人研究发现，IBS患者外周血T细胞群体中抑制性和细胞毒性T细胞(CD8)降低，辅助和诱导性T细胞(CD4)比例相对升高，CD4/CD8比值明显增高，提示免疫调节紊乱可能是IBS发生的病理生理基础之一[9]。白介素-2(IL-2)及白介素-2受体(IL-2R)在人类免疫应答中起重要作用，有人对IBS患者外周血T细胞膜表面白介素-2受体(mIL-2R)表达情况和血清可溶性白介素-2受体(SIL-2R)的含量进行了检测，发现其mIL-2R表达阳性率显著低于正常人，而血清SIL-2R含量较正常人明显增高，提示IBS患者有免疫功能低下表现[10]。

8. 祖国医学的认识

IBS属于中医的“泄泻”“下痢”“便秘”范畴[11]，其发病主要与肝、胆、脾、胃、小肠、大肠等脏腑的功能失调有关，如肝胆的疏泄功能，脾胃的纳化和升清降浊功能，小肠的泌别清浊和大肠传导功能失调，均可引起IBS的有关临床症状，而肝脾失调、肝旺乘脾则是IBS的主要发病机理。

二、诊断与鉴别诊断

诊断IBS的关键是有无器质性疾病，IBS的诊断仍然是采用排除法，目前尚无权威性的IBS诊断标准，1986年成都全国慢性腹泻学术讨论会上制定的IBS临床诊断参考标准和科研病例选择标准，是适合我国国情的诊断标准[12]。临床诊断参考标准为：①以腹痛、腹胀、腹泻及便秘等为主体，伴有全身性神经官能症状。②一般情况良好，无消瘦、发热，系统检查仅发现腹部痛。③多次粪常规及培养(至少3次)均阴性，粪潜血试验阴性。④X线钡剂灌肠检查无阳性发现，或结肠有激惹征象。⑤纤维结肠镜示部分患者运动亢进，无明显黏膜异常，组织学检查基本正常。⑥血常规、尿常规正常。⑦无痢疾、血吸虫等寄生虫病史，试验治疗无效。

科研病例选择标准：①病程一般超过2年。②具备1种基本症状及2种以上有关症状，基本症状包括腹痛、腹泻(一般少于5次)、便秘或腹泻交替；有关症状包括经常腹胀，排便或排气后缓解腹痛，晨起或餐后便意窘迫，粪便带有黏液，便后不爽感，体格检查可触及乙状结肠曲并有压痛，结肠区广泛压痛，肛门压痛，肛门指检示括约肌张力增高有痛感。③血常规、尿常规，粪常规及培养（至少3次），潜血试验，甲状腺功能测定，肝、胆、胰腺功能，B超，血沉均正常。④其他检查符合2项以上，X线钡剂灌肠无阳性发现，或示结肠充盈迅速，或袋形增多、加深；纤维结肠镜无明显异常，或示肠腔痉挛，黏液增多，黏膜活检基本正常；结肠动力学检查示结肠压力波形及肠肌电波异常。⑤甲硝唑0.2 g，每天3～4次，共1周，做试验性治疗，无效，停用乳制品、麦胺类食品或食物调味品后，症状仍不消失。

本病应与炎症性肠病、肠道感染、结肠憩室、乳糖不耐受、慢性胰腺炎、消化吸收不良及肠道肿瘤等疾病进行鉴别。

三、治　疗

1. 饮食调节

应详细了解患者的饮食习惯及其与症状的关系，避免敏感食物，减少产气食品，并根据胃肠动力变化特点改变膳食结构。高纤维素食物，如麦麸、魔芋可刺激结肠运转，对改善便秘有明显效果，奶制品、大豆、扁豆、卷心菜、洋葱等属于产气食物。苹果汁、梨汁、葡萄汁等可引起腹泻，高脂肪食物可抑制胃排空，增加胃食管反流，加强餐后结肠运动[4]。

2. 心理治疗

医生对患者应充满同情和耐心，以通俗易懂和幽默的语言消除患者的种种顾虑和紧张情绪是治疗IBS最有效的方法之一[4]。

3. 西药治疗[3]

（1）解痉剂治疗：①抗胆碱能药物：最常用，除解痉外，尚可部分拮抗胃结肠反射和减少肠内产气，对减轻餐后腹痛、肠痉挛、便意窘迫有益；山莨菪碱片剂，5～10 mg，日服3次；双环维林，10～20 mg，餐前半小时服；奥替溴胺，40 mg，日服3次。②钙通道阻滞剂：硝苯地平10 mg，日服3次，可减弱结肠动力和抑制胃结肠反射，对腹痛腹泻有一定效果。

（2）胃肠动力相关性药物治疗：洛哌丁胺（易蒙停），2～4 mg，日服4次，可抑制肠蠕动，止泻效果良好；西沙必利，10 mg，日服2～4次，通过对5-HT_3受体的拮抗和5-HT_4受体的激动能增加肌间神经丛节后纤维的乙酰胆碱释放，对全胃肠动力有刺激作用，对便秘和上腹饱胀有效。

（3）消除胃肠胀气剂治疗：二甲硅油，每次2～3片（25 mg/片），日服3次；薄荷油是一种天然药物，有消除胃肠道胀气作用，并可松弛胃肠平滑肌。

（4）精神药物治疗：对具有明显精神症状的患者，可适当给予镇静剂、抗抑郁药、抗焦虑药物。

4. 中医药治疗

（1）辨证分型治疗：脾胃虚弱型用参苓白术散加减，肝旺乘脾型用痛泻要方加味，脾肾两虚型用附子理中汤合四神丸加减，脾胃阴虚型用益胃汤合五仁汤加减，寒热夹杂型用乌梅丸加减，食滞肠胃型用保和丸加减。

（2）基本方结合辨证或随症加减治疗：有人[13]以四君子汤、理中汤、白头翁等化裁为基本方，常用党参、白术、茯苓、炮姜、秦皮、木香等药。腹痛加白芍、甘草、元胡；腹痛即欲排大便加炒防风、陈皮；腹胀大便不爽加大腹皮、槟榔、枳壳；大便黏液较多加白头翁、红藤；白黏液较多加苍术；兼有五更泄泻加补骨脂、肉豆蔻、炒防风；大便稀薄、次数较多，选加诃子、五倍子、五味子、肉豆蔻、赤石脂、乌梅等；阳虚便秘加肉苁蓉；伤阴者加沙参、石斛。

(3)专方治疗：有报道用抑激止泻汤（党参、白术、茯苓、木香、白芍、陈皮、防风炭、仙茅、补骨脂、炮姜炭）治疗腹泻为主的IBS患者32例，痊愈24例，总有效率93.75%[14]。有用调肝方（柴胡、白芍、枳壳、木香、防风、救必应、白术等）治疗30例，有效率为93.3%，安慰剂组有效率仅30%。

四、问题和展望

近年来，关于IBS的发病机理和治疗方面均取得了较大的进展，但还有许多问题有待于进一步的澄清和研究。①发病本质的争议性：就IBS本质而言，有人认为IBS既非精神性，也非器质性疾病，而是一种多因素决定的综合征，其病因涉及生物学和社会心理学等因素；另有人认为涉及生化、神经、内分泌等因素，一旦脑与脑之间的生化和神经内分泌关系被澄清，今日所谓的功能性IBS或许是一种器质疾病。要阐明这一复杂关系问题，今后还需要做大量的研究工作。②发病机理研究的同步性不够：临床观察和实验研究表明，IBS患者有神经、精神表现异常，肠道动力学改变和胃肠道激素等的变化，但是他们之间的内在联系是什么？有什么因果关系？尚需做大量的同步性研究。③中医辨证的规范化和指标客观化不够：目前用中医药治疗IBS的报道不少，但辨证方法尚不规范，中医证型也缺乏客观化佐证指标，所以有必要制定全国统一的辨证标准和寻找每种证型的客观化诊断参考指标。④对中西医的共同发病机理的探讨不够：近年来，许多学者对脾虚证患者的胃肠动力学改变和胃肠道激素的变化进行了研究，并发现了一些规律性的东西。但对IBS患者，中医辨证有肝郁气滞，脾胃虚弱，肝旺脾虚等证型，不同证型间在胃肠动力学和胃肠道激素变化以及胃肠道神经肌肉组织的形态学改变上的区别，这些有待于我们进行深入的研究。⑤中西医治疗方法的有机结合不够：目前治疗IBS患者西医多采用对症治疗，中医主要是辨证施治；如何将两种方法有机地结合，合理地配合应用，在积极提高临床疗效的基础上，进一步阐明中药的药理治疗机理，开发有效的中药制剂，是我们中西医结合工作者的重要任务。

参考文献

[1]李定国，陆汉明，陈启源，等．肠道易激综合征患者直肠黏膜前列腺素 E_1 的变化．中华消化杂志，1990，10(1)：60.

[2]章正绪，叶子龙．62例肠道易激综合征的临床分析．中华消化杂志，1985，5(3)：198.

[3]桂先勇，柯美云，潘国宗．现代胃肠病学（下册）．北京：科学出版社，1994，1295-1031.

[4]罗金燕，郭俞峰，董雷，等．肠道易激综合征患者的胃肠道通过时间测定．中华消

化杂志,1994,14(增刊):39.

[5]李定国,夏维新.肠易激综合征.新消化病杂志,1994,2(特刊2号):13.

[6]高志星,黄官三.肠易激综合征发病机理研究进展.临床荟萃,1995,10(22):1010.

[7]张忠兵,张学庸,邓敬兰,等.溃疡性结肠炎、肠道易激综合征和慢性结肠炎患者黏膜中SP和VIP含量的初步探讨.中华消化杂志,1993,13(2):73.

[8]桂先勇,柯美云,潘国宗,等.肠道易激综合征的结肠动力与胃肠激素变化.中华消化杂志,1994,14(增刊):50.

[9]王小众,林谷珍,卢贤立,等.肠道易激综合征患者免疫功能检测及意义.中国肛肠杂志,1992,12(3):13.

[10]王小众,林谷珍,卢贤立,等.肠道易激综合征患者外周血NK活性及IL-2R表达的初步研究.临床荟萃,1992,7(7):409.

[11]黄穗平.中医药治疗肠易激综合征的临床近况.中医药信息,1991,2:16.

[12]全国慢性腹泻学术研讨会.肠易激综合征临床诊断参考标准和科研选择标准.中华消化杂志,1987,7(3):封3.

[13]马贵同.以健脾温中法为主治疗肠易激综合征57例.上海中医药杂志,1986,6(1):12.

[14]金仲达.腹泻型肠道易激综合征32例.四川中医,1988,6(1):22.

(原载:《中国中西医结合脾胃杂志》,1998,1:58)

第二十节　中西医结合在幽门螺旋杆菌感染治疗中的地位与作用

幽门螺旋杆菌(HP)是慢性胃炎、消化性溃疡(PU)、胃癌等消化道疾病的重要致病因素。人群对HP的感染率非常高,全世界自然人群的感染率高达50%[1]。我国对19个省、市、自治区26341人HP感染的调查显示:中国自然人群HP的感染率约为54.76%,血清学阳性范围在40%～90%(平均59%),现症感染率为42%～64%(平均55%)[2]。李瑜元等[3]统计国内外资料表明:95%的慢性胃炎和十二指肠溃疡(DU)有HP感染,胃溃疡(GU)的HP感染率60%～100%,功能性消化不良的HP感染率为45%～70%,胃癌的HP感染率为43%～78%,胃黏膜相关性淋巴组织(MALT)淋巴瘤的HP感染率达90%以上。目前的研究表明,通过有效的根除HP,可以促进PU的愈合,明显减少溃疡病的复发率(从以前的60%～80%降至3%左右),并可使慢性胃炎病变停止发展,降低胃癌的发生率,缩小甚至治愈早期低度恶性MALT淋巴瘤[4,5]。近年来,中医药在清除HP感染和治疗HP相关性胃病的研究也十分活跃。因此,对于如何发挥和提高中西医结合在HP感染治疗中的地位和作用,成为一个重要的学术研究领域。笔者就当前HP根除治疗存在的主要问题,中医药治疗HP感染的概况,如何发挥和提高中西医结合在HP治疗中的地位与作用等方面发表点粗浅看法。

一、当前 HP 根除治疗中存在的最主要问题

如前言所述，根除 HP 对于常见上消化道疾病的治疗作用是显而易见的，但是有关 HP 感染治疗所存在的问题并未完全解决。郜恒俊教授[4]将 HP 称之为 27 年来“臭名昭著”且“最著名”的细菌。由于细菌“臭名昭著”，所以带来的有关临床问题也很多和很严重。那么当前 HP 根除治疗中究竟存在哪些重大问题呢？胡伏莲教授[6]的有关论述对此作了很精确的概括。胡教授指出：HP 治疗研究中还存在许多问题，目前要彻底根除 HP 仍然很困难，HP 根除失败的主要原因是 HP 对抗生素产生了耐药性；根除 HP 三联或四联疗法是当前常用的方案，但联合的抗生素越多，副作用发生的频率越高，经费开支也越大。可见，HP 耐药性、抗生素副作用和经费增加是目前 HP 根除治疗中普遍存在的三个重要问题，但最重大的临床问题是 HP 的耐药性增加，从而影响了 HP 相关性胃病的临床疗效。国内外很多学者[7～10]均指出：HP 对常用抗生素的耐药率正逐渐上升，其中对甲硝唑的耐药是导致根除失败的重要原因；HP 对甲硝唑的耐药是全球性的，其耐药率在发展中国家为 50%～80%，明显高于发达国家的 9%～12%，HP 对克拉霉素耐药性也逐渐增加。中华医学会消化病学分会 HP 学组[11]于 2005 年 2 月～2006 年 5 月对全国 16 个省、市，20 多个中心的大规模 HP 耐药的流行病学调查和耐药原因分析，其结果显示：我国 HP 对抗生素的耐药率为：甲硝唑 50%～100%（平均 73.3%），克拉霉素 0～40%（平均 23.9%），阿莫西林 0～2.7%，HP 对抗生素的耐药率存在明显的地区差异，提示 HP 耐药也受地区和环境因素的影响。

针对 HP 根除治疗失败所存在的有关问题（HP 菌株本身因素、宿主因素、环境因素和其他因素），对于如何提高 HP 的根除成功率，胡伏莲教授[6]总结出了一些科学的、行之有效的防治策略和治疗方法：在避免 HP 耐药菌株的产生方面，提出了严格掌握 HP 根除治疗的适应证，治疗规范化，联合用药，治疗前做药敏试验等原则和方法；在寻找根除 HP 的新药和新方法方面，强调了个体化治疗和中医中药在 HP 感染治疗中的作用。可以说，针对 HP 相关性胃病的治疗，中医中药的应用和发挥中西医结合治疗的特色和优势具有良好的研究前景。

二、中医药治疗 HP 感染的概况

中医药治疗 HP 感染的研究主要集中在如下几个方面：病因病机及辨证分型研究，单味中药和中药复方体外抑制 HP 作用研究，借助动物模型观察中药在体内抗 HP 效果的实验研究，中药联合三联疗法、四联疗法提高 HP 根除率及其对 HP 相关性胃病的治疗作用研究等。

在病因病机研究方面，认为 HP 感染与中医的湿热入侵有关。本学会危北海教授和杨春波教授是国内较早提出 HP 感染与中医脾胃湿热相关理论的专家[12～14]。继之张闽光等[15]对 124 例胃镜诊断为糜烂性胃炎患者进行中医辨证分型后观察 HP 感染情况，发现 HP 感染率以脾胃湿热型最高（61.3%），肝胃不和型次之（21%），脾胃气虚型最低（17.7%），故而提出湿热之邪与 HP 感染在病因学上属于同一病原。冯莲君等[16]对 210

例胃脘痛中医分型与 HP 感染的关系进行观察,发现脾胃湿热型的 HP 感染率高达 87.14%。陈朝元等[17]对 118 例慢性萎缩性胃炎进行检查,脾胃湿热型的 HP 感染率也高达 87.5%。以上作者的研究结果均证明,脾胃实证的 HP 感染率明显高于虚证,在实证中以湿热型的感染率为最高,他们从不同的角度证实了 HP 感染与中医湿热相关的发病理论。

中药单方或复方体外抑制 HP 作用的实验研究报道很多,陈芝芸等[18]对临床上治疗脾胃病的 100 味常用中药进行体外抑菌试验,其中黄连、黄芩具有高度抑菌作用,大黄、地榆、马鞭草具有中度抑菌作用。徐艺等[19]对百余种单味中药进行了体外抑制 HP 作用研究获得了类似的结果,高度敏感为黄连,中度敏感为黄芩、大黄、丹参、吴茱萸等。许多作者[20]的研究均证实了,对 HP 有抑制作用的中药以清热解毒类药物最多,其抑制作用亦最强,其他对 HP 有抑制作用的中药多分布于补气、化湿、活血、理气和温阳类。徐氏等[19]对 11 个治疗脾胃病中药复方进行了体外抑制作用研究,显示以左金丸、香连丸的抑菌作用最强。中药复方对人体 HP 的根除率最低为 36.5%,最高达 85%。

三、中西医结合在 HP 治疗中的地位与作用

(一)中西医结合治疗 HP 感染的优势

西医标准三联或四联疗法治疗 HP 感染存在的主要问题是 HP 对抗生素的耐药率逐年上升,或 HP 根除后的复发率越来越高。虽然许多中药单方或复方制剂在体外对 HP 有很好地抑制作用,但在临床对 HP 的根除率并不十分理想。近年来不少学者采用西医标准三联或四联疗法与中药联合应用的中西医结合方法来治疗 HP 相关性胃病,不仅提高了临床疗效,也明显提高了 HP 的根除率。冯丽英等[21]用新三联加中药"灭 HP 胶囊"四联治疗消化性溃疡,其溃疡愈合率和 HP 根除率分别为 100%和 96%,单纯新三联疗法分别为 88%和 92%,但前者的再生黏膜成熟度要明显优于单独新三联组($P<0.05$),提示含中药的四联组有增强胃黏膜屏障,提高溃疡愈合质量的作用。王丙信等[22]将消化性溃疡 HP 阳性患者随机分为中药组、中西医结合组及西药组,随诊三年,结果远期疗效中药组和中西医结合组优于西药组,其 HP 复发率和溃疡复发率均低于西药组。姚希贤等[23]将 87 例 HP 阳性胃炎随机分为 3 组,分别以灭 HP 胶囊、灭 HP 胶囊结合低剂量三联和低剂量三联疗法治疗,结果三组 HP 根除率分别为 80%、97.4%和 83.3%,提示中西医结合组的 HP 的根除率最高,且对胃黏膜活动性炎症和肠上皮化生均有较好治疗作用。胡伏莲教授[24]牵头进行的一项全国多中心临床研究结果表明:温胃舒或养胃舒联合 PPI 标准三联疗法,其 HP 的根除率高于单用标准三联,虽差异无统计学意义,但前者却能明显提高胃溃疡愈合率及症状缓解率。还有的作者[25,26]对荆花胃康联合标准三联治疗 HP 阳性消化性溃疡和慢性胃炎也获得了相似的临床或实验观察结果。

根据上述国内近年来的研究结果表明,中西医结合治疗 HP 感染的优势主要体现在如下几方面:①提高了 HP 感染的根除率,同时也降低了 HP 根除后的复发率,其可能的机理与中药提高人体免疫机能和增强了胃黏膜屏障的保护功能,抑制 HP 尿素酶活性,影响了 HP 对胃黏膜的黏附和定植等有关。②提高抗生素对 HP 的敏感性,降低 HP 对抗生素的耐药率,同时也减少了抗生素所致的恶心、胃部不适、皮疹等不良反应。③明显提高了

HP相关性胃病的症状缓解率。标准三联或四联疗法对HP感染有较好的根除作用,但有的患者虽然HP转阴了,但临床症状却无明显改善,如果加上中药或中医辨证治疗,患者的症状可以明显获得改善。④提高消化性溃疡的愈合质量,明显降低溃疡复发率。⑤可消除慢性胃炎的急性病变、对萎缩性病变,肠上皮化生或异型增生等也有一定治疗作用。

(二)中西医结合治疗HP感染存在的问题

虽然中西医结合治疗HP感染具有多方面的优势,但目前还有很多问题尚未解决,表现为:①中医药治疗HP感染的药理机理仍不十分清楚。研究发现,某些中药在试管内对HP有很好抑杀作用,但对HP相关性胃病患者的HP根除率并不高,中医药对HP的毒力、定植、黏附的影响作用机理不清楚,其对人体胃黏膜的保护作用,神经内分泌的调节,细胞因子与炎性介质的稳定,释放与调节等多层次、多靶点作用机理仍不十分清楚。②中医辨证分型尚不规范。从中西医结合治疗HP相关性胃病的文献分析看,对同一种疾病,有的分为2个型,多者有分为5～6个证型者。由于辨证分型的标准不统一,临床用药的差异性也就很大,所获得的疗效或研究结果往往难以重复。③治疗用药不规范:中西医结合治疗HP感染用药,西医标准三联或四联用药能规范使用,但中药应用都是各自的经验方较多,在中药的应用上还未达到既能突出辨证论治的灵活性,又能做到全国辨证基本统一,各证型基础处方基本一致。④中西医结合治疗HP的方案,符合循证医学要求的全国多中心、大样本、双盲、对照的临床研究还很少。目前报道的许多治疗方案,虽然有随机和对照,但是符合多中心、盲法研究的项目非常少。

(三)如何提高中西医结合在根除HP治疗中的地位与作用

针对目前中西医结合治疗HP感染所存在的主要问题,要加强和提高中西医结合在根除HP治疗中的地位与作用,笔者认为应从如下几方面着手:①进一步加强中医药治疗HP感染的药理学机理研究:以前进行的对HP的体外抑制试验受干扰的因素很多,如果采取血清药理学方法,可能更能准确地解释中药杀灭HP的药理学机理。②从多途径、多层次和多靶点对中西药物结合应用治疗HP相关性胃病的治疗机理进行探讨。中西医结合是治疗患HP感染的患者,对患者的治疗一方面要探讨中药杀灭HP的机理(包括中药如何提高了标准三联或四联用药根除HP的机理),而更重要的是搞清楚中西医结合是如何使患者的慢性胃病获得了缓解或治愈机理。比如中西药物结合对HP生存环境的影响(黏附和定植的条件),对胃酸分泌和胃黏液屏障的影响,对局部和全身免疫功能的影响,对胃黏膜炎症的消除及组织病理的修复机理研究等等。③对HP相关性胃病建立全国统一的、权威的中医辨证分型标准。目前对溃疡病和慢性胃炎,中国中西医结合消化专业委员会和中华中医药脾胃专业委员会均制定有中医辨证分型的标准,这些标准一是未获得广泛的执行;另一方面,这些辨证分型标准的建立,符合循证医学证据的级别还不高(多属于专家共识意见)。在条件成熟时,应按循证医学的要求,开展全国多中心协作,有著名西医、中医、中西医结合消化病专家参加,还应有社会医学、流行病学和统计学专家共同参与制定HP相关性病的中医辨证分型标准。④正确处理好辨病与辨证的关系:中西医结合医学是我国独创的一门新兴医学学科,其基础研究的理念和方法以及临床治疗的思路和模式,既不同于传统的中医学,也有别于现代的西医学。中西医结合的主要切入点是正确处理好西医辨病与中医辨证的关系。西医辨病，强调病变的具体物质结构和功能，它必须有明确的解剖、生理、生化、病理和病原，治疗用药必须有清楚的药理、药化、药效和药动；而中医辨证，不强调具体的解剖和物质基础，它的注重点是阴阳、表里、寒热、虚实属性的变化。所以西医药治疗 HP 相关性疾病，它强调治疗方案必须规范、统一，观察结果注重 HP 的根除和病理组织形态学的恢复；而中医药治疗 HP 相关性疾病，它注重的是疾病症状的消除和脏腑功能的恢复，治疗用药强调因人、因时、因地制宜，辨证和用药更灵活多变和个体化治疗，因此很难在临床治疗做到规范统一。中西医结合的优点就是各取所长，西药治疗必须标准规范，而中医治疗，辨证分型的标准应当规范统一，治疗用药，相同证型的处方选择应该一致，但具体用药，必须遵循因人、因时、因地制宜的理念，适当加减变化方能取得更好的疗效。⑤大力加强全国多中心临床研究，探索中西医结合治疗 HP 感染的优化治疗方案。此方面工作，胡伏莲教授已经给我们带了很好的头，相继开展了温胃舒、养胃舒和荆花胃康治疗 HP 相关性慢性胃炎和消化性溃疡的全国多中心临床研究，研究的结果是鼓舞人心的。

中西会通已有 100 多年的历史，中西医结合医学在近 50 年获得了很大的发展，我相信，经过西医、中医和中西医结合消化专家的共同努力，一定能探索出治疗 HP 相关性胃病更好的治疗方案。目前 HP 感染所存在的许多临床问题或治疗难关，必将会一个一个地获得解决。我们中西医结合消化工作者，应当坚持不懈，努力探索，使中西医结合消化病学科获得更大地发展，为人民群众的健康作出更大的贡献！

参考文献

[1]胡伏莲．幽门螺杆菌基础研究概述．见：胡伏莲，周殿元主编，幽门螺杆菌感染的基础与临床．3 版．北京：中国科技出版社，2009：21.

[2]中国幽门螺杆菌科研协作组．中国自然人群幽门螺杆菌感染的流行病学调查．现代消化及介入诊疗，2010，15：265-270.

[3]李瑜元，胡品津．幽门螺杆菌的流行病学．见：胡伏莲，周殿元主编．幽门螺杆菌感染的基础与临床．3 版．北京：中国科技出版社，2009：55-62.

[4]郜恒骏．幽门螺杆菌感染结束了吗？现代消化及介入诊疗，2010，15(1)：31-33.

[5]姚希贤，姚冬梅．中药联合“三联疗法”治疗幽门螺杆菌感染．现代消化及介入诊疗，2010，15(2)：104-107.

[6]胡伏莲．幽门螺杆菌感染治疗中的问题及处理策略．中国中西医结合杂志，2010，30(3)：229-232.

[7]胡伏莲．幽门螺杆菌根除失败原因分析和处理策略．现代消化及介入诊疗，2010，15(2)：108-112.

[8]张虹雨，周曾芬．幽门螺杆菌耐药的研究进展．现代消化及介入诊疗，2006，15(2)：116-120.

[9]Megraud F. H. pylori antibiotic resistance：prevalence，importance，and advances in testing. Gut，2004，53：1374-1384.

[10]Cameron E A, Powell Ku, Baldwin L, et al. Helicobacter pylori: antbiotic resistance and eradication rates in suffolk,UK,1911-2001. J Med Microbil, 2004,53:535～538.

[11]中华医学会消化病分会幽门螺杆菌学组/全国幽门螺杆菌科研协作组. 中国幽门螺杆菌耐药状况以及对治疗的影响——全国多中心临床研究. 胃肠病学,2007,12(9):525-530.

[12]危北海. 宏观辨证和微观辨证结合的研究. 中国中西医结合杂志,1991,11(5):301-303.

[13]危北海. 中西医结合消化病学的进展和展望. 中国中西医结合消化杂志,2003,11(2):67-69.

[14]杨春波. 脾胃湿热证的临床研究——附400例资料分析. 中医杂志,1994,35(7):425-427.

[15]张闽光,朱国曙. 糜烂性胃炎中医分型与幽门螺杆菌感染的相关研究. 现代中西医结合杂志,2002,11(1):7-8.

[16]冯莲君,延文. 幽门螺杆菌与胃脘痛中医分型的关系. 现代中西医结合杂志,2000,9(2):105-106.

[17]陈朝元,王岩. 幽门螺杆菌与慢性萎缩性胃炎及其证型的关系. 中医药学刊,2002,20(6):828-829.

[18]陈芝芸,向柏康,朱林喜,等.100味中药对幽门螺杆菌抑制作用的实验研究. 时珍国药研究,1966,7(1):25-26.

[19]徐艺,叶柏,单兆伟,等. 中草药单味与复方对幽门螺杆菌抑菌作用的研究. 中国中西医结合脾胃杂志,2000,8(5):292-293.

[20]黄浩然,陈蔚文,徐晖,等. 中药及其有效成分抑制幽门螺杆菌的研究进展. 中药新药与临床药理,2008,19(6):508-511.

[21]冯丽英,宫心鹏,郝书亭,等. 灭HP胶囊四联治疗消化性溃疡疗效及愈合质量的双盲对照组研究. 世界华人消化杂志,2000,8(6):678-680.

[22]王丙信,杨月占,吕玉杰,等. 中西医结合疗法治疗幽门螺杆菌阳性消化性溃疡的远期疗效观察. 中国中西医结合消化杂志,2001,9(1):23-25.

[23]姚希贤,蒋树林. 灭幽门螺杆菌胶囊结合低剂量标准三联法治疗慢性胃炎作用的研究. 中国中西医结合脾胃杂志,1997,5(3):131-133.

[24]温胃舒/养胃舒治疗幽门螺杆菌相关性慢性胃炎和消化性溃疡的全国多中心研究协作组. 温胃舒/养胃舒治疗幽门螺杆菌相关性慢性胃炎和消化性溃疡的全国多中心临床研究. 中华医学杂志,2010,90(2):75-78.

[25]张秀刚,姜红玉,郑国启,等. 荆花胃康胶丸与奥美拉唑三联疗法治疗幽门螺杆菌相关慢性胃炎疗效观案. 中国中医药信息杂志,2005,12(4):67-68.

[26]马桂凤,华建平,李俊美,等. 荆花胃康胶丸治疗十二指肠球溃疡的疗效. 中国新药杂志,2006,15(21):1874-1876.

(原载《中国中西医结合消化杂志》,2011,19(4):273-276)

第二章 结肠炎研究

溃疡性结肠炎是内科难治性疾病之一，随着我国人民群众生活水平的日渐提高，人们的生活习惯和饮食结构发生了很大的变化。在社会的变革进步中，随着生活节奏的不断加快，很多中青年人的社会心理压力日趋增大。既往在我国比较少见的溃疡性结肠炎，近30年的发病率日趋增大。本病系原因不明的大肠黏膜的慢性炎症和溃疡性病变，临床以腹痛、腹泻、黏液脓血便为主要表现。目前的研究成果已表明，本病是遗传因素决定的，肠腔内抗原激发的，肠黏膜天然免疫异常启动的肠道炎症。其发病是由易感基因、环境和免疫系统之间复杂的交互反映，导致非特异性炎症细胞激活，炎性细胞因子与炎性介质产生，黏膜反映的异常使肠道炎症持续、放大和慢性化。所以本病具有反复发作，迁延难愈的特点，并有一定潜在的癌变危险。而慢性结肠炎仅是内窥镜的诊断病名，它是以腹痛腹泻为主要临床表现，而内窥镜下肠黏膜仅有轻度充血、水肿，并无糜烂、溃疡、黏膜脆变、触之渗血等病变。本病有学者认为是一个临床综合征，经系统研究随访，慢性结肠炎包含了10多种慢性肠道疾病，它既可以是溃疡性结肠炎的早期表现，也包括结肠易激征、肠道菌群紊乱、吸收不良综合征、淋巴细胞性结肠炎、嗜酸性细胞结肠炎、胶原性结肠炎，慢性细菌性痢疾以及肠结核等等。慢性结肠炎虽然临床症状不重，预后也良好，但其发病率远远高于溃疡性结肠炎。由于绝大部分患者对本病缺乏正确的认识，心理压力很大，造成患者生活质量下降。也由于不少医生的误诊误治，导致许多医源性疾病和浪费大量的医疗资源。有鉴于此，陈治水教授30年来坚持不懈，对溃疡性结肠炎和慢性结肠炎进行研究。本部分内容是从他已发表的近50篇相关文章中精选了27篇，不仅系统介绍了溃疡性结肠炎的中医及中西医结合治疗方法，对慢性结肠炎、溃疡性结肠炎、难治性溃疡性结肠炎近30年的中医、西医、中西医结合研究进展进行了综述分析，更重要的是对陈教授治疗本病的学术思想、学术观点和临床经验进行了系统总结。陈教授认为溃疡性结肠炎的中医发病机理是脾肾虚弱，纳化腐熟无能，气机升降失调，导致湿、热、瘀、毒壅滞于大肠，大肠传导失职，即出现腹痛、腹泻、黏液脓血便等表现。其病机脾肾虚弱是本，而湿、热、瘀、毒为标。根据此发病机理，我们制定了“健脾益气”治本，“清肠解毒，缓急止痛，涩肠止泻，敛疮生肌”治标的治疗法则。在临床内治与外治相配合，中医与西医治疗相结合。在此理念指导下，设计了内服中药制剂“健脾灵片”，保留灌肠协定处方“苦参槐花汤”。临床开展了大样本、多中心、随机、对照疗效观察。实验研究从溃疡性结肠炎实验动物模型，健脾灵治疗溃疡性结肠炎的分子免疫学、药理药效学、电镜微观组织病理学以及苦参槐花汤体外抑菌试验等进行较深入系统地研究。此方面研究完成了沈阳军区“七五”“八五”“九五”医学攻关课题和全军中医药“十五”“十一五”科研课题，并先后获得军队科学技术二等奖、中国中西医结合学会科学技术二等奖、黑龙江省卫生厅科技二等奖各1项，还获得军队科技成果三等奖多项。此项研究凝聚了陈教授近30年的心血和汗水，为起草制定中国中西医结合消化学会“溃疡性结肠炎中西医结合诊断、辨证和疗效标准”“溃疡性结肠炎中西医结合诊疗方案”“溃疡性结肠炎中西医结合诊疗共识意见”，以及完成国家中医药管理局“溃疡性结肠炎中医诊疗指南”和“溃疡性结肠炎中西医结合诊疗指南”等课题奠定了较坚实的理论和临床实践基础，也对推动国内对溃疡性结肠炎的基础和临床研究起到了一定的引领作用。

第一节　慢性溃疡性结肠炎的中西医结合防治

慢性结肠炎包括非特异性结肠炎和溃疡性结肠炎，二者临床表现基本相似，主要区别是，前者内窥镜下黏膜无明显溃疡，病理组织学显示非特异性炎症改变，而后者可以见到黏膜溃疡，病理组织学检查有杯状细胞减少、陷窝脓肿等特征性改变。本病的治疗可用传统方法辨证施治，亦可辨病施治或中西医结合治疗。辨证目前有6～8型之多。常见者如大肠湿热型可用当归芍药汤或白头翁汤加减；脾胃虚弱者可用参苓白术散加减；若脾肾阳虚者可用理中汤合四神丸加减；脾虚肝郁型用痛泻要方合四逆散加减；脾虚湿热型用连理汤加减……辨病施治多用专方、专药治疗。脾胃虚弱、免疫功能失调是本病的主要发病因素，笔者据此以健脾益气法调整免疫功能治本，缓急止痛、涩肠止泻、生肌敛疮、促进溃疡愈合治标，自拟健脾灵片：黄芪15 g，党参15 g，白术15 g，炮姜5 g，乌梅15 g，当归10 g，元胡15 g，木香10 g，儿茶15 g，白芍15 g，甘草5 g，制成片剂。每次服8片（每片含生药0.74 g），每日服3次，重症者晚睡前加服1次。也可用汤剂治疗，但疗效不如片剂。对直肠、乙状结肠糜烂溃疡较严重者，可配合中药保留灌肠：苦参30 g，槐花30 g，水煎100 mL，内加锡类散2支，1%～2%奴夫卡因10 mL，每晚灌肠1次。我们用上法治疗溃疡性结肠炎300余例，非特异性结肠炎1000余例，治愈率为66.7%，总有效率达99.5%。

慢性结肠炎的防治难点是抗复发问题。我们对596例患者的发病诱因进行了分析，其中因饮食不节（指进食刺激性食物和不洁饮食，造成肠道感染）诱发者占70.1%，因情志因素诱发者占52.2%，劳倦占23.8%，气候因素占18.6%，其他因素占11.4%。311例因情志因素发病者中，属郁怒者占44.7%，属忧思过度者占69.8%，恐惧者（恐癌心理）占40.8%。以上说明，要防止慢性结肠炎的复发，关键应注意饮食有节，忌食辛辣、生冷、肥甘厚味及醇酒之品，并且保持心情舒畅，七情调和，脾胃升降有度、纳化正常则病不复发。此外，对久病体弱，脾胃大虚者，应加强身体锻炼，可练气功或打太极拳，以增强体质。另外，在临床治愈以后，适当延长服药时间，也是防止疾病复发的一个主要手段。

（原载：《中国中西医结合杂志》，1993，13(4)：200-201）

第二节 溃疡性结肠炎的中医与中西医结合治疗

溃疡性结肠炎(UC)是一种非特异性的炎症性肠病，属于中医学之“肠澼”“久泻”“休息痢”范畴。巢元方在《诸病源候论》中指出：“凡痢，口里生疮，则肠间也有疮也。”此乃祖国医学对 UC 口腔并发症的最早描述。现代医学认为本病主要与自身免疫和遗传因素有关，中医学则认为本病乃脾肾虚弱，纳化腐熟无能，气机升降失调和湿、热、瘀、毒壅滞大肠，大肠传导失职所致，前者为本，后者为标。如《景岳全书·痢疾》中曰：“凡里急后重者，病在广肠最下之处，而其病本则不在广肠而在脾肾”，“脾肾虚弱之辈，但犯生冷，极易作痢”，此乃对溃结病因病机之最恰当描述。近年来，中医药治疗本病积累了丰富的临床经验，特别是中西医结合治疗，又进一步提高了疗效，笔者结合本人近 30 年的临床经验，谈点治疗体会。

一、治疗原则与要点

溃疡性结肠炎的治疗目的是缓解症状，消除炎症，愈合溃疡，防止并发症和预防复发，其治疗原则为整体治疗与肠道局部治疗，病因治疗与对症治疗，西医治疗与中医治疗相结合。其治疗要点包括：①轻-中度远段结肠炎患者可采用口服氨基水杨酸类制剂或中医辨证治疗，局部应用 5-氨基水杨酸(5-ASA)制剂或中药保留灌肠治疗，无效时可将中医和西医内科治疗方法联合应用，个别患者可局部用少量类固醇制剂。②轻-中度泛发性结肠炎患者宜口服 SASP 或 5-ASA，同时应用中医辨证或中药专方制剂治疗，亦可结合直肠局部给药治疗，无效时可使用泼尼松口服治疗，仍无效者可选用嘌呤类药物或甲氨蝶呤等免疫抑制剂。③难治性远段结肠炎宜首选中药锡类散配合类固醇制剂保留灌肠，可局部应用 5-ASA 灌肠剂，并延长直肠给药时间。④重症溃疡性结肠炎患者对口服泼尼松、氨基水杨酸类药物或局部治疗无效，或出现中毒症状者，应用皮质激素静脉输注治疗 7～10 天，并配合辨证应用中药，如无效则应考虑进行环孢霉素静脉注射治疗或做结肠切除术。⑤当急性发作得到控制后，SASP 和奥柳氮、马沙拉嗪、艾迪沙等 5-ASA 制剂对减少复发均有效，最好应用中药专方制剂配合 2/3 或 1/2 剂量的水杨酸类制剂以巩固治疗。患者不宜长期使用类固醇，硫唑嘌呤或 6-MP 仅作为类固醇依赖性患者减少类固醇剂量时的配合用药。

二、中医药治疗

1. 辨证分型治疗

中医辨证多达十余个证型，有人[1]总结了 17 篇文献，其证型出现的频率依次为大肠湿热证、脾肾阳虚证、脾胃虚弱证、肝郁脾虚证、阴血亏虚证和瘀血阻络证。中国中西医结合学会消化系统疾病专业委员会制定的“溃疡性结肠炎中西医结合诊断、辨证和疗效标准”中亦包含了六个证型[2]，若将复合证或兼证加上，也可达十个证型，所以中医药辨证治疗的内容是十分丰富的。

大肠湿热证是以腹泻黏液脓血便，里急后重，舌苔黄腻，脉滑数或濡数为主要症状，治疗方法为清热化湿、调气行血，主方用芍药汤加减：芍药 30 g，黄芩 15 g，黄连 10 g，大黄 10 g，槟榔片 10 g，当归 10 g，红藤 15 g，广木香 10 g(后下)。大便脓血较多加紫珠草、地榆、马齿苋凉血解毒；大便白冻黏液较多加苍术、薏苡仁健脾燥湿；腹痛较重加延胡索、乌药行气止痛；发热加葛根、双花解肌退热。

脾胃气虚证是以腹部隐痛、腹泻、黏液稀便或便中少量脓血，纳差腹胀，舌质淡，脉细数为主要症状，治疗方法为健脾益气、升阳除湿，主方用参苓白术散加减：党参 15 g，黄芪 15 g，炒白术15 g，茯苓 15 g，炒扁豆 15 g，莲子肉 10 g，砂仁 5 g(后下)，广木香10 g(后下)，炒薏苡仁 30 g，葛根 15 g，桔梗 10 g，大枣 4 枚，生姜 5 片，甘草 5 g。大便夹有不消化食物者加神曲、枳实消食导滞；腹痛怕凉加炮姜、乌药温中散寒；寒甚加肉桂、伏龙肝、细辛温补脾肾；久泻气陷者加黄芪、柴胡、升麻升阳举陷；久泻不止加赤石脂、石榴皮、乌梅、诃子涩肠止泻。

脾肾阳虚证是以久泻不愈，完谷不化或滑脱不尽，腿酸肢冷，舌胖质淡，尺脉细弱为主要症状，治疗方法为温补脾肾，兼涩肠止泻，主方用真人养脏汤加减：党参 20 g，炒白术 15 g，干姜 10 g，肉桂 10 g，肉豆蔻 10 g，诃子 10 g，白芍 15 g，当归 15 g，罂粟壳 5 g，广木香 10 g(后下)，甘草 5 g。寒甚者加炙附片、细辛温肾祛寒；腹痛甚重用白芍缓急止痛；小腹胀满加乌药、小茴香、枳实理气除满；大便滑脱不禁加赤石脂、乌梅、石榴皮收敛固脱；便紫黑色血加伏龙肝、炮姜炭、三七粉、花蕊石温阳止血；脱肛加升麻、柴胡、枳实升阳举陷。

肝郁脾虚证以腹痛则泻，泻后痛减，矢气频作，情绪紧张或抑郁恼怒加重，脉弦等为主要症状，治疗方法为疏肝理气、健脾和中，主方以痛泻要方合四逆散加减：柴胡 15 g，芍药 15 g，枳实 15 g，陈皮 15 g，白术 15 g，防风 15 g，广木香 10 g(后下)，甘草 10 g。排便不畅，矢气频作加枳实、槟榔片、炒莱菔子理气消食导滞；脾虚明显者加党参、茯苓、山药健脾补中；胁肋胀痛，喜长叹息加香附、郁金疏肝理气；小腹胀甚加乌药、沉香理气除胀；大便有黄白黏冻加黄柏、败酱草清肠解毒。

阴血亏虚证以痢下赤白，脓血黏稠或虚坐努责，排便困难，午后低热，心烦易怒，舌红少苔，脉细数为主要症状，治以滋阴养血、益气健中法，方用驻车丸合四君子汤加减：黄连 10 g，阿胶 15 g(烊化)，当归 15 g，炮姜 15 g，党参 15 g，白术 15 g，茯苓 15 g，白芍 15 g，乌梅 15 g，沙参 15 g，五味子 10 g，淮山药 30 g。虚坐努责加诃子、石榴皮收涩固脱；五心烦热加银柴胡、鳖甲(先煎)清虚热；便下赤白黏冻者加白花蛇舌草、秦皮清化湿热；便血鲜红者加地榆、水牛角粉、仙鹤草等凉血止血。

血瘀肠络证以腹痛拒按，痛有定处，泻下不爽，黑便，舌质紫或瘀斑，脉涩为主要症状，治以活血化瘀、理肠通络法，方用少腹逐瘀汤加减：当归尾 15 g，赤芍 15 g，红花 15 g，生蒲黄 15 g(包煎)，五灵脂 15 g，延胡索 15 g，没药 15 g，小茴香 10 g，乌药 15 g，肉桂 5 g。腹满痞胀者加枳实、厚朴行气宽中；腹有痞块者加穿山甲(先煎)、皂角刺、炒莪术通瘀软坚；腹痛甚者加三七末(冲服)、白芍。

由于中医辨证具有复合证(如脾肾阳虚与血瘀肠络证)，还有兼证型(如脾胃气虚兼湿热证)，所以在临证之时，如属合并证则可两法并用；若遇兼证型则以一法为主，兼施他法佐之应用，才能药证相符，提高临床疗效。

2. 辨病治疗

辨病治疗即专方专药治疗。笔者根据多年临床经验，认为脾胃虚弱，免疫功能失调是本病的主要发病因素，临证当以健脾益气、调节免疫功能治其本，缓急止痛、涩肠止泻、清热化湿、生肌敛疮治其标，自拟健脾灵片：黄芪 15 g，党参 15 g，白术 15 g，炮姜 5 g，乌梅 15 g，当归 10 g，延胡索 15 g，广木香 10 g，儿茶 15 g，白芍 15 g，川黄连 5 g，甘草 5 g，制成片剂。每次服 8 片（每片含生药 0.74 g），每日口服 3 次，重症晚间睡前加服 1 次。对直肠、乙状结肠糜烂、溃疡较严重者，同时配合苦参槐花合剂保留灌肠：苦参 30 g、槐花 30 g，水煎 100 mL，内加锡类散 2 支，1%～2%奴夫卡因 10 mL，每晚保留灌肠 1 次，经 450 例临床观察，治愈率为66.7%，总有效率达 99.5%。罗氏等[3]用肠炎清胶囊（大黄、丹皮、黄连、薏苡仁、白花蛇舌草、木香、乌药、黄芪）治疗 35 例，总有效率 88.6%。葛氏等[4]用固肠胶囊（赤石脂、黄连、厚朴、神曲、川椒、乌梅、川芎、干姜、牡蛎）治疗 50 例，显效 44 例，总有效率 98%。辨病治疗还可以选择一些市售中成药，如补脾益肠丸，6 g，日服 3 次；结肠炎丸，5 g，日服 3 次；谷参肠安 2～4 粒，日服 3 次；固本益肠片，6 片，日服 3 次；肠胃宁片 4～5 片，日服 3 次。

3. 中药灌肠或直肠点滴治疗

中药保留灌肠一般将敛疮生肌、活血化瘀与清热解毒类药物配合应用。敛疮生肌常选用珍珠、牛黄、冰片、枯矾、琥珀、儿茶等；活血化瘀常选用蒲黄、丹参、三七粉等；清热解毒常选用黄连、黄柏、白头翁、败酱草、白花蛇舌草等。临床应用时多取中药 50～100 mL，加入锡类散 2 支，1%～2%奴夫卡因 10～20 mL，每晚灌肠 1 次。王氏等[5]用溃结清（枯矾、赤石脂、炉甘石、青黛等）保留灌肠治疗 95 例，治愈 68 例，总有效率 94.7%。有人[6]根据中医辨证对湿热型者用三黄汤（黄芩、黄连、黄柏、枳实、乌梅、制没药）；对虚寒型用四神丸加味；对便血多者加云南白药，均水煎 150～200 mL，保留灌肠治疗 84 例，治愈 34 例，总有效率 91.7%。许氏等[7]采用清洁洗肠后，再用中药保留灌肠治疗 84 例，近期治愈率 76.3%，总有效率 97.5%。对于年老、肛门括约肌松弛难以保留药液者，可采用中药直肠点滴治疗，如陈氏[8]用中药直肠点滴治疗 65 例 UC，总有效率达 98.5%。欧氏[9]用健脾化浊汤直肠滴注治疗 53 例 UC，总有效率达 96.4%。

三、中西医结合治疗

1. 难治性溃疡性结肠炎

难治性 UC 除了具有溃疡性结肠炎的典型临床表现之外，其肠镜检查可见肠道病变广泛而严重，多伴有与自身免疫有关的肠道外并发症（如关节炎、皮肤黏膜病变、眼部病变或肝、肾损害等），应用常规药物治疗效果不佳，病情常反复发作，迁延难愈。此种 UC 必须采用中西医结合方法治疗，笔者常用具有健脾止泻作用的健脾灵片，8 片，日服 4 次；SASP 1 g，日服 3 次，或艾迪沙 0.5 g，日服 3 次；部分患者加服泼尼松片 10 mg，日服 3 次，症状缓解后逐渐减量，以 5～10 mg 剂量维持 3～6 个月；雷尼替丁 150 mg，日服 2 次；苦参槐花合剂 100 mL，加锡类散 2 支，地塞米松 5 mg，1%～2%奴夫卡因 10～20 mL，保留灌肠，每晚 1 次；普乐拜尔、金双歧、整肠生、丽珠肠乐等，任选一种口服以调节肠道菌群。临床观察治疗 64 例，近期治愈率 53.1%，显效率 73.4%。实验研究表明，健脾灵能提高抑制性 T 细胞的功能，苦参槐花合剂有良好的抑菌抗炎作用[10]，水杨酸制剂有抑制肠道炎性介质作用，皮质激素抑制自身免疫反应，微生态制剂有调节肠道菌群作用，以上作用的组合充分运用了健脾益气，调节免疫治本，缓急止痛、涩肠止泻、敛疮生肌、抑菌消炎治标和内外合治的最佳治疗方案，故临床疗效理想。

2. 重症溃疡性结肠炎

重症 UC 类似于中医之“血痢”“疫毒痢”或“脏毒”，病情多凶险，预后严重，需中西医结合抢救治疗。笔者常采用 SASP 1 g，每 6 小时一次，病情缓解后改为 0.75 g，日服 3 次或艾迪沙 1 g，每 6 小时一次，病情缓解后改为 0.5 g，日服 3 次。地塞米松 10～15 mg/d，静滴，病情缓解后逐渐减量，最后以泼尼松 10～15 mg/d 维持治疗。中医治疗早期以凉血解毒为主，常用白头翁汤合犀角地黄汤加减：白头翁 30 g，黄柏 15 g，黄连 15 g，秦皮 15 g，水牛角粉 50 g，生地 30 g，芍药 30 g，丹皮 15 g，便血多加槐花 30 g，地榆炭 30 g，大黄炭15 g；腹痛甚加延胡索；发热明显者加服安宫牛黄丸或至宝丹。另以中药苦参槐花合剂 75～100 mL，内加锡类散 2 支，地塞米松 5 mg，庆大霉素 16 万 U，1%奴夫卡因 20 mL，保留灌肠，每晚 1 次。同时以静脉高营养，维持水电解质平衡，适当输新鲜血，针对性抗感染，口服微生态制剂。病情稳定后停用中药汤剂，改用中药健脾灵片加 SASP 或艾迪沙维持治疗 1 年以上。经以上内科保守治疗 55 例，完全缓解 35 例(63.6%)，有效 18 例(32.7%)，无效及死亡各 1 例(1.8%)。

四、经验与体会

对溃疡性结肠炎的辨证治疗，笔者认为应处理好以下几个关系：

1. 补脾与祛邪

溃疡性结肠炎疾病活动期以腹痛、腹泻、下利脓血为主要表现，此属于湿热蕴结于大肠，大肠传导失职，肠黏膜血肉腐败所致，此期治疗当以清热化湿解毒祛除病邪为主，常选药物如白头翁、黄柏、秦皮、川连、败酱草、白花蛇舌草等；便血较多选加槐花、地榆、黄芩炭、侧柏炭等；腹痛较甚加白芍、元胡；舌苔厚腻，纳呆湿重者选加藿香、薏苡仁、佩兰、焦三仙。此病常反复发作迁延难愈，在疾病缓解期则以脾气虚弱为主，此期治疗当以补脾益气为主，常选党参、太子参、黄芪、白术、茯苓、山药等；兼湿热残留未尽者可佐少量黄连、白头翁以祛邪使补脾药扶正而不留邪。由于本病病机之根本为脾胃虚弱，免疫功能紊乱，所以在疾病的整个过程中均可使用补脾之品，在急性发作期或疾病活动期，可在祛邪的基础上佐以薏苡仁、茯苓、党参等补脾之品，使苦寒药祛邪而不伤脾。补脾与祛邪应用得当，可起到相得益彰的作用。

2. 调气与行血

本病邪留大肠，气机阻滞，传导失常可表现为腹痛下坠、里急后重、泄下不爽；湿热熏灼，肠络受损，血肉腐败可表现为下利脓血，赤白相兼。治疗若单用清热燥湿解毒之品则难以解除上述症状，在处方中宜加入广木香、槟榔片、延胡索等行气消导、除积化滞；加当归、白芍、炒山楂等活血养血止痛。《保命集》云：“行血则便脓自愈，调气则后重自除。”此可谓是治疗溃疡性结肠炎的经验之谈。

3. 导滞与固涩

溃结初起，湿热食积交阻于肠胃，可遵《内经》“通因通用”之旨，在清化湿热基础上，选加大黄、枳实、木香、槟榔等消积导滞，湿热清、积滞去则下痢后重自除；病情迁延日久，邪去正伤，脾病及肾，脾肾两亏，清阳不升，大肠不固，临床可见五更泄泻，或大便滑脱不禁，此时在健脾补肾的基础上，可选加赤石脂、肉豆蔻、煨诃子、罂粟壳、乌梅、五味子等固涩之品。导滞与固涩是矛盾对立的两种治法，必须辨清病期、病势、病位及症状等而配合主法应用，不得滥用。若病初或疾病活动期，湿热明显者误用固涩之品，可起“闭门留寇”之弊，致使湿热胶结不化，病延不愈；若疾病后期，脾胃虚损误用大黄、槟榔、枳实等导滞之药，可使正气愈伤，清阳下陷，脱肛久泻不愈。

参考文献

[1]王志奎，辛召平，范叔第．溃疡性结肠炎的中医治疗．世界华人消化杂志，2000，8：340-341.

[2]陈治水，危北海，陈泽民．慢性非特异性溃疡性结肠炎中西医结合诊断、辨证疗效标准．中国中西医结合杂志，1994，14(7)：239-240.

[3]罗云坚，刘丰，陈锦铎．肠炎清治疗慢性非特异性溃疡性结肠炎35例临床观察．新中医，1997，29：21-22.

[4]葛文津．固肠胶囊治疗慢性溃疡性结肠炎临床与实验研究．新中医杂志，1994，35：92

[5]王碧辉，任顺平，冯五金，等．溃结清治疗慢性非特异性溃疡性结肠炎．中医杂志，1992，(33)：30-31.

[6]王禄恂．中药灌肠治疗慢性溃疡性结肠炎84例．陕西中医，1996，17：414.

[7]许二凤，武润爱．清洁灌肠后中药保留灌肠治疗溃疡性结肠炎的护理观察．山西中医，2003，14(5)：61-62.

[8]陈霞．中药直肠点滴治疗慢性溃疡性结肠炎65例疗效观察．云南中医中药杂志，2003，24：12-13.

[9]欧琴．中药直肠滴注治疗溃疡性结肠炎临床观察．四川中医，2003，21：45.

[10]陈治水，聂志伟，孙旗立．中医药治疗难治性溃疡性结肠炎的临床研究．中国中西医结合杂志，1994，14(7)：400-402.

（原载：《现代消化及介入诊疗》，2004，9(4)：207-210）

第三节　中医药治疗慢性结肠炎新进展

慢性结肠炎也称慢性非特异性溃疡性结肠炎，在临床较为难治。近两年来，中医药治疗本病取得了较大的进展，治疗方法和药物剂型均有所创新。兹就 1984 年以来国内杂志的有关报道，概述分析如下。

一、中医药疗效情况

据 25 篇资料 1259 例分析，临床治愈 721 例(57.3%)，显效和好转共 482 例(38.3%)，无效 56 例(4.4%)，其疗效远较田氏等所统计的两年前治愈 30.6%、总有效率 89.2%为高。说明中医药对本病的疗效有了较大的突破。

二、中医辨证分型情况

据 5 份共 219 例有明确分型例数的资料分析，脾胃虚弱者 73 例(33.3%)，脾肾阳虚 36 例(16.4%)，脾虚湿热 28 例(13.8%)，肝郁脾虚 27 例(12.3%)，寒热夹杂 25 例(11.4%)，湿热壅滞 23 例(10.5%)，其他 7 例(3.2%)。以上说明，本病以脾虚者为多，纯属湿热者较为少见。

三、临床治疗方法

(一)分型治疗

1. 辨证分型治疗

宋氏报道 120 例，分为脾虚挟湿、脾肾两虚和血瘀肠络三型，分别以中药汤剂(略)并结合中药保留灌肠治疗，总有效率达 97%。程氏报道 50 例，共分 4 型，分别以汤剂(略)治疗，总有效率为 94%。宋桂芹等报道 60 例，分为 3 型，分别用参苓白术散、参苓白术散合四神丸、白头翁汤加减，结合青黛散灌肠，总有效率达 96.7%，对血清抗大肠抗体阴转率为 93.5%。

2. 基本分型加减治疗

姜氏报道 46 例，以刘寄奴、破故纸、女贞子、吴茱萸、车前子、泽泻为基本方，湿热者加诃子、黄连、桔梗，虚寒者加党参、肉豆蔻，治愈率为 85%，总有效率达 100%。张氏以补脾通用方(黄芪、党参、白术、山药、茯苓、白芍、山楂、木香、砂仁、甘草)为主，并随证加减治疗 40 例，近期缓解率为 70%，总有效率达 95%。马氏等以党参、白术、茯苓、炮姜、木香、陈皮、秦皮、生地榆为基本方，随证加减并结合中药灌肠治疗 25 例，总有效率为 96%。还有报道用逍遥汤、半夏泻心汤等加减治疗本病获满意疗效。

(二)中药保留灌肠治疗

王氏等以溃结Ⅰ号(牛黄、冰片、珍珠、青黛、儿茶)为主保留灌肠治疗本病 32 例，有效率达 87.5%。余氏等以中药保留灌肠治疗本病 136 例,脓血便时用Ⅰ号方(朱砂、蜈蚣、索骨丹、铁苑菜),黏液便时用Ⅱ号方(朱砂、蜈蚣、白芨、千里光、虎杖、甘草、黄柏、白花蛇舌草、炒苡仁、败酱草),治愈率达 61%,总有效率为 94.1%。徐氏以青黛散(青黛、黄柏、儿茶、枯矾、珍珠)灌肠为主,配合辨证服中药汤剂治疗 28 例,获满意疗效。

(三)中药肛滴疗法

赵氏用本法治疗 40 例结肠炎,脾虚为主用Ⅰ号方(晚蚕沙、破故纸、野菊花、野牡丹、珍珠层粉),夹湿热或夹肝郁者用Ⅱ号方(大黄、苦参、蛇舌草、野牡丹、败酱草、珍珠层粉),结合中药煎剂治疗,临床获满意疗效。本法对泻痢日久,滑脱不禁,一般灌肠法难以保留药物者甚为相宜。

(四)专方治疗

高氏等以健脾补中方药(黄芪、党参、炒白术、炒白芍、肉桂、炮姜、补骨脂、赤石脂、甘草等)治疗本病 60 例,治愈率为 61.2%,总有效率达 95%。刘氏以祛邪的泻宁Ⅰ号和扶正的泻宁Ⅱ号治疗本病 30 例,全部有效。

(五)单方应用

周氏以单味儿茶口服加保留灌肠治疗本病 93 例,痊愈显效率达 60.2%,总有效率为 95.7%。朱氏等以蒲黄浸膏液口服和灌肠治疗 36 例,治愈率为 47.2%,总有效率达 97.2%。

(六)中药外洗

范氏等以鲜葎草水煎外洗脚治疗本病 50 例,总有效率达 98%。认为本药外洗有通调血脉、疏导肠道、消瘀解毒、化腐生肌作用。

(七)手法治疗

葛氏通过手法整复胸椎关节紊乱治疗慢性结肠炎 157 例,治愈达 85.3%,总有效率为 94.6%。溃疡性结肠炎于症状消失后 2~4 周肠镜检查,溃获愈合。作者认为本法主要是解除了交感神经节前纤维周围的干扰,恢复了内脏自主神经的生理平衡而达治疗目的。

(八)中西医结合治疗

吴氏用色甘酸钠保留灌肠,加服参苓白术散、五苓散、保和散治疗 3 例;傅氏用中药协定处方加服柳氮磺胺吡啶治疗 30 例;亢氏用自拟复溃汤加服呋喃唑酮、锡类散治疗 24 例。均比单纯西药治疗的疗效为高。

四、中药剂型改革

广州陈李济制药厂采用新技术、新工艺研制成功胃肠分溶型中成药补脾益肠丸,治疗本病 122 例,有效率达 97.5%。该药以外层胃溶部分药补中益气、健脾温阳治本。内层肠溶部分涩肠止泻、止血止痛、生肌消肿治标。

五、实验研究

1. 动物造型

马氏等用10%冰醋酸制成豚鼠溃疡性结肠炎模型，治疗组用复方五倍子合剂给动物保留灌肠，对照组不给药，7天后处死动物做疡检，发现灌肠组的溃疡数目明显少于对照组，溃疡面积也明显小于对照组（$P<0.001$），从而证实了中药的有效性和可重复性。

2. 免疫功能探讨

刘氏等用外用血淋巴细胞酯酶染色计数法测定28例溃结患者，22例低于正常范围。杨氏等检查47例患者的淋巴细胞转化率，治疗后较治疗前有明显提高（$P<0.05$）。二者说明慢性溃结患者的细胞免疫功能多较低下，而中药治疗却有明显增强患者免疫功能的作用。

3. 药理实验

高氏、梁氏等均报道了治疗溃结中药的药理实验分析结果，证明健脾温阳中药有明显的强壮作用，并有促进凝血，改善微循环和调节平滑肌张力等作用。从而为筛选治疗溃结更为有效的方药提供了一些客观指标。

参考文献

[1]淡渊饮．慢性结肠炎30例治疗小结．浙江中医杂志，1984，2:60.

[2]王德敏．以自制溃结Ⅰ号为主治疗溃疡性结肠炎32例报道．黑龙江中医药，1984，2:30.

[3]朱孝金．蒲黄水溶部分治疗特发性溃疡性结肠炎．湖南医药杂志，1984，2:29.

[4]余永敏，万素清，郭琪，等．中草药灌肠治疗慢性非特异性溃疡性结肠炎136倒疗效观察．中西医结合杂志，1984，3:160.

[5]周怀鸿．儿茶治疗慢性结肠炎93例疗效观察．广东医学，1984，5:25.

[6]赵誉华．中药肛滴法保留灌肠配合治疗慢性结肠炎、尿毒症的体会．新中医，1984，9:27.

[7]吴文漪．色甘酸钠灌肠合并中药治疗非特异性溃疡性结肠炎．中西医结合杂志，1984，10:624.

[8]姜汉民．刘寄奴煎剂治疗溃疡性结肠炎46例疗效观察．中西医结合杂志，1984，11:671.

[9]张祥德．补脾通用方治疗溃疡性结肠炎40例疗效分析．浙江中医杂志，1984，11:509.

[10]宋光瑞．中西医结合治疗120例非特异性溃疡性结肠炎疗效分析．中西医结合杂志，1984，5:308.

[11]傅启良．中西医结合治疗慢性非特异性溃疡性结肠炎30例临床观察．中西医结合杂志，1985，1;17.

[12]程广里．慢性溃疡性结肠炎的辨证论治——附50例疗效分析．中国肛肠病杂

志,1985,1:9.

[13]张帮福.慢性溃疡性结肠炎之证治——附30例临床观察.湖南中医杂志,1985,2:18.

[14]徐振兴.青黛散灌肠并服煎剂治疗慢性结肠炎——附28例临床分析.中国肛肠病杂志,1985,2:19.

[15]高志良.中医治疗慢性结肠炎60例疗效观察.中国肛肠病杂志,1985,3:10.

[16]葛梦林,赵松龄,梁代英.手法整复胸椎关节紊乱治疗慢性结肠炎157例疗效观察.中西医结合杂志,1985,5:289.

[17]黄炳初.半夏泻心汤加减治疗慢性结肠炎15例.江西中西药,1985,4:23.

[18]何春风.治疗非特异性溃疡性结肠炎14例.四川中医,1985,6:21.

[19]马贵同,詹剑烈.中医中药治疗溃疡性结肠炎临床及实验研究.中医杂志,1985,7:33.

[20]刘国安.祛邪扶正并用治疗溃疡性结肠炎的体会:附30例临床分析.中医杂志,1985,9:29.

[21]粱东康.补脾益肠丸治疗慢性结肠炎和溃疡性结肠炎122例.新中医,1985,10:54

[22]宋桂芹.中医药治疗溃疡性结肠炎60例临床分析.中西医结合杂志,1985,8:474.

[23]亢荣华.自拟复溃汤等治疗慢性非特异性溃疡性结肠炎24例.中西医结合杂志,1985,3:174.

[24]杨承进,陆云芳,黄月华.慢性结肠炎中医辨治及免疫功能测定.中医杂志,1986,1:30.

[25]范长通,湛景山.鲜葎草洗脚治疗慢性结肠炎50例疗效观察.中医杂志,1986,2:29.

(原载:《中医药信息》,1986,5:14-15)

第四节　溃疡性结肠炎中西医结合研究进展

溃疡性结肠炎(UC)、Crohn病等大肠非特异性慢性炎症,统称之炎症性肠病(inflammatory bowel diseases,IBD)。近年来对IBD的研究有了很大进展,特别是在UC的病因、病理及临床治疗等方面取得了很大进展。UC是一种原因未明的非特异性炎症,主要侵犯远端结肠及直肠的黏膜和黏膜下层,好发年龄20～50岁,西方人群发病率6/10万～8/10万人,日本人群发病3/10万人,我国人群发病率尚无精确统计。

一、病因与发病机理

UC的病因迄今未明,目前研究认为,本病的发病与免疫障碍、感染、遗传、过敏、溶菌酶分泌过多、肠道防御机能障碍及精神因素等有关[1]，但近年更多注意UC与免疫机能异常和炎性介质增多有关[2]。

（一）免疫机能异常

1. 自身免疫[3]

①常并发类风湿性关节炎、桥本病、红斑狼疮、溶血性贫血等自身免疫性疾病。②临床可查出异常体液和细胞免疫指标。③用免疫学方法复制成功UC实验模型。④用肾上腺皮质激素或免疫抑制剂治疗有效。

2. 体液免疫[4]

①患者血清中IgM、IgG和C_3增高。②血清中有抗结肠抗体（主要为IgM），组织荧光抗体间接法检出率为20%，近年用荧光活化细胞分类（FACS）法检出率高达78%，既往认为检查抗大肠抗体无意义，但近年研究发现，结肠抗体能介导抗体依赖性细胞毒细胞，Hibi将抗大肠抗体结合在F-受体上，发现K细胞激发的抗体依赖性细胞介导的细胞毒作用（ADCC）对破坏大肠黏膜上皮细胞起慢性化作用。③血清中含有与结肠上皮抗原起交叉反应的抗大肠杆菌014型抗体，Aiso等已证实存在有针对大肠黏膜抗原的致敏淋巴细胞，是通过大肠黏膜抗原和共同抗原性细菌菌体成分所致。④血清中常含一种（或一些）抑制巨噬细胞移行因子。

3. 细胞免疫

①患者淋巴细胞转化率降低，T细胞减少，B细胞增多及其比率改变，白细胞及巨噬细胞游走抑制试验都证明本病有细胞免疫改变。②本病活动期患者外周血T细胞的Leu-2a阳性细胞（抑制性T细胞）减少，以及T细胞活性降低及其数量与机能均降低，IL-2反应性降低，提示T细胞的成熟过程存在障碍。③患者结肠组织中淋巴细胞对胎儿结肠上皮细胞有细胞毒作用；用正常人淋巴细胞加大肠杆菌014、019提出的脂多糖与结肠上皮细胞共同培养，可使结肠上皮受损，此可能是脂多糖刺激淋巴系统，激发K细胞而出现的细胞毒作用。

4. 大肠黏膜免疫[4]

①结肠黏膜用单克隆抗体进行免疫组织化学检查，发现Leu-3a细胞增加及Leu-2a细胞减少，与其同一部位含有IgG增加，提示局部抗体生成亢进，K细胞亦增加。②免疫复合物存在，用荧光法显示，患者结肠固有膜中IgG，补体C_3的F及S表型和纤维蛋白沉积的免疫复合物。

此外，有研究者通过纵隔障充气造影检查，发现UC患者肠腺呈带状增殖。Watanabe发现本病患者存在胸腺增殖因子，现已证实UC为各个水平的免疫异常的综合性机理。

（二）炎性介质学说

近年来的研究发现[5]，前列腺素类、白三烯、血小板激活因子、细胞活化因子、氧衍生自由基都参与溃疡性结肠炎的炎性反应。有人发现[6]，活动性炎症性肠病患者直肠黏膜和直肠透析物中白三烯浓度较高，而白三烯浓度反映了病变的严重程度，临床用5-脂质氧化酶抑制剂和白三烯受体拮抗剂治疗UC有一定效果。同时发现，血小板激活因子与UC和实验性结肠炎的发病机理有关，用特异性拮抗血小板激活因子能使实验性慢性结肠炎炎症显著减轻。

细胞活化因子加 IL-1 和 IL-6 在 IBD 发病机理中也起很重要的作用，有人在动物实验已经证实了 IL-1 受体拮抗剂对免疫性结肠炎有较好的疗效[7]。此外，胃肠神经肽在炎症性肠病的发病机理中也明显有关，其中包括肠神经系统受累，黏膜肾上腺素神经增生，P 物质和血管活性肠肽等[8]。

二、病理与诊断

（一）病理

病变限于黏膜及黏膜下层，除急性暴发型外几乎不侵犯肌层及浆膜层。

1. 活动期

①重度慢性炎症，淋巴细胞、浆细胞增多，中性炎细胞浸润。②腺上皮间中性粒细胞浸润。③杯状细胞减少。④隐窝炎症或脓肿形成。⑤其他：固有膜血管炎等。

2. 静止期

①黏膜细胞排列不规则，隐窝较少，既有瘢痕化又有基底膜增厚。②杯状细胞增多。③黏膜下层纤维化加重，可见淋巴管扩张。④固有膜层圆细胞浸润明显或大淋巴滤泡出现。⑤腺体萎缩或变形。

3. 完全缓解期

此期肉眼观察与正常黏膜无任何区别，但活组织检查仍可见：①杯状细胞大，数量增多。②可见潘氏细胞。③腺管不规则，并有分支。

（二）实验研究

UC 的基础研究主要在免疫发病机理方面进展甚快，已如前述，此处主要介绍实验动物造型方面的进展。

1. 药物学方法动物模型[11]

①醋酸作用：动物可选择 SD 雄性大白鼠或豚鼠，禁食 16～24 小时，实验时以 2%戊巴比妥钠溶液作腹腔麻醉（30 mg/kg）并做腹腔清粪。用导管经肛门插入结肠内 8 mL，注入 6%～10%浓度的乙酸 2 mL，20 秒后立即注入生理盐水冲洗，动物可在第 1、3、5 周处死。本模型病变可持续 8 周。②鹿角菜及非鹿角菜硫酸化产物：鹿角菜对豚鼠、家兔、大鼠、小鼠和灵长类都可引起实验性溃疡性结肠炎（EUC），5%水溶液 3 周内可使豚鼠出现 EUC 表现：木质磺酸钠、硫酸支链淀粉等高分子硫酸化产物可引起豚鼠、兔 EUC。

2. 病变抗原的作用

将 UC 患者结肠黏膜匀浆冷冻 24 小时，融冻后以 30000 转/分速度离心 30 分钟，取上清液提纯，测定蛋白质含量冰箱保存备用，使用前加入完全福氏佐剂，于动物足跖、背部、腹股沟处每次注射抗原 4 mg，一般 5 周左右结肠出现典型溃疡，病程可持续 1 年之久。

3. 免疫学方法[11]

（1）体液免疫：①提供抗原的主动免疫法：将狗结肠黏膜匀浆加 FA 行大鼠足跖注射，10 天后，随着血清抗结肠抗体浓度增高，出现 UC 样表现，30 天后病变减轻，7 个月后仍有溃疡。②提供抗体的被动免疫：将狗结肠黏膜匀浆给家兔腹腔注射，2 周后分离血浆给狗注射,数小时至1天内出现UC表现。③免疫复合物法:2%晶卵蛋白(CEA)加FA作抗原,腹腔静脉多次注射使致敏,再将0.5% CEA 0.2 mL开腹后注射于结肠浆膜,出现Arthus反应引起溃疡。

(2)细胞免疫法:用二硝基氯苯(DNCB)反复刺激豚鼠皮肤,连续15天,动物致敏后再加DNCB灌肠,1天后DNCB接触的结肠黏膜出现以溃疡为主的炎性反应,猪和家兔用DNCB也可引起相似病变,家兔的UC至少延续2周以上。

(3)免疫加局部造型方法:取Wista大鼠的大肠黏膜用生理盐水制成匀浆,与Freund佐剂混合成乳剂,给体重3 kg左右的家兔注射免疫,15天后加强免疫1次,致兔抗大鼠结肠黏膜血清达一定效价,颈动脉取血制成抗血清,然后用兔抗血清加Freund佐剂免疫大鼠2次后,再用30 mmol/L的酸化牛胆酸钠1 mL对左半结肠局部刺激,可造成典型EUC。

(三)诊断及分型

1. 诊断

对本病的诊断应突出中西医结合的特点,除临床表现外,应进行纤维结肠镜、病理活体组织检查、全消化道钡透、大便常规及大便培养检查。1987年杭州全国消化会议首次在国内制定了本病的诊断标准,1993年全国慢性非感染肠道疾病学术研讨会制定了新的UC诊断及疗效标准[9],同年,中国中西医结合学会第四届消化系统疾病学术会议也制定了UC中西医结合诊断、辨证和疗效标准[10],因此,临床诊断此病应按照此两个标准执行。诊断内容包括临床表现、结肠镜所见、黏膜活检和钡剂灌肠所见等。

2. 分型

(1)临床分型:①初发型;②慢性复发型;③慢性持续型;④急性暴发型。

(2)病情程度:①轻度;②中度;③重度。

(3)病变范围:①直肠炎或直肠-乙结肠炎;②左半结肠炎;③右半结肠炎;④区域性结肠炎;⑤全结肠炎。

(4)病变分期:活动期、缓解期。

三、治　疗

(一)西医药治疗

1. 氨基水杨酸

此类药物包括柳氮磺胺吡啶(SASP)和5-氨基水杨酸(5-ASA)。其治疗机理目前认为与抑制自然杀伤细胞活性,抑制抗体、白三烯及前列腺素样物质生成及清除氧自由基等有关。①水杨酸偶氮磺胺吡啶(SASP):本品口服后很少吸收,血中浓度为1～2 mg/L,85%的药物浓度不吸收而达下部肠道,被结肠细菌分解成为SP(磺胺吡啶)和5-SAS,SP与该药副作用有关,5-SAS对结肠壁组织有特殊的结合力起到消炎作用。发作期4～6 g/d,分4次口服,病情缓解后改为每日2 g/d,疗程1～2年,有效率80%以上。②潘他沙(Pentasa):是用乙基纤维半透膜作外衣的5-ASA缓慢释放片剂0.5 g,口服每天3次,6周为1疗程。③亚沙可(Asacoi):是丙烯树脂外衣的5-SAS口服剂,在回肠和盲肠pH大于7时释放出5-ASA,对维持溃结病情缓解有效。④偶氮双水杨酸钠(di-5-ASA):

是2个5-ASA分子由重氮基连接而成，口服后小肠吸收很少，在结肠内分解为两分子的5-ASA。⑤聚氨基水杨酸(Poly-ASA)：是一种口服的5-ASA聚合物，在结肠内细菌作用后释放出5-ASA，可用于对SASP有过敏或不能耐受的轻、中型溃疡。⑥5-ASA灌肠剂：4 g/次，15天为一疗程，有效率93%。⑦4-氨基水杨酸灌肠剂(4-ASA)，本药比5-ASA稳定，用量2 g/d。

2. 抗生素

甲硝唑可抑制肠内厌氧菌，并有免疫抑制、影响白细胞趋化等作用，对UC有治疗效果。1～1.5 g/d，口服，疗程6个月。对确有细菌感染的UC，应选用氨苄西林、先锋霉素、喹诺酮类及抗结核药。

3. 皮质类固醇

可阻止细胞膜磷脂中结合花生四烯酸，使白三烯等炎性介质生成减少，降低CUC的炎症反应。适应证：①急性暴发型并发中毒性巨结肠症者。②慢性型复发期，病情严重者。③并发关节炎、结节性红斑、溶血性贫血及皮肤、眼部合并症者。④慢性期患者经多种治疗无效者。一般可用泼尼松40～60 mg/d，分3～4次口服，病情控制后逐渐减量至10～15 mg，一般维持6个月左右停药，为减少复发，在减量过程中或停药后给予SASP口服。近年新型制剂布地奈德(budesonide)、氟替卡松(fluticasone)、巯氢可的松(tixocortol pivalate)、丙酸倍氯米松(beclomethasone dipropionate)无全身副作用。尚有泡沫剂氢化可的松，5 mL直肠注入与100 mL液体灌肠效果相同，应用方便。暴发型和严重发作期，以ACTH 25～50 U，静滴每天1次，疗程10～14天，于病情控制后代以泼尼松口服。

4. 免疫调节剂

应用皮质类固醇疗效不佳或不能耐受者，可选用此类药物，有时可获一定疗效。但免疫抑制剂副作用较大，应慎用，6-MP 15 mg/(kg·d)，硫唑嘌呤1.5～2.5 mg/(kg·d)，分次口服，疗程约1年。甲氨蝶呤(MTX)肌内注射，疗程12周，比口服此制剂18周的疗效要好。环孢素-A是一种新型的免疫抑制剂，本药起效(平均2周)比6-MP、硫唑嘌呤(平均3个月)迅速，副作用有感觉异常、多毛症和血肌酐增高等。免疫调节剂有左旋咪唑、干扰素、Ts-r球蛋白、青霉胺等，对UC有一定的疗效。

5. 炎性介质抑制剂

近年对于UC一种新的治疗方法是抑制炎性介质释放或使其生成减少，或是通过阻断其特异性受体而达到临床缓解。5-脂质氧化酶抑制剂Zileuton(A-64007)可抑制白三烯生成，使UC好转，但亦有疗效不满意的报道。鱼油：口服可使白三烯降低，可增强皮质类固醇、SASP对UC的疗效。酮替芬(Ketotifen)可减少肥大细胞等释放炎性介质，使UC症状缓解。

6. 其他药物

色甘酸钠(disodium cromoglycate)能阻止肥大细胞、嗜酸细胞脱颗粒，而抑制5-HT、慢反应物质释放，减少抗原-抗体反应。可每日用200 mg保留灌肠。钙通道阻滞剂如维拉帕米、硝苯地平、桂利嗪等能抑制结肠高峰电活动，有减少肠道分泌，止痛止泻作用。20%利多卡因胶剂灌肠，对直肠病变疗效较好，此药可能与作用于胃肠道神经肽和血管活性肠肽等有关。

(二)中医药治疗

1. 辨证分型治疗

①大肠湿热型:白头翁或芍药汤加减。②脾胃虚弱型:参苓白术散加减。③脾肾阳虚型:理中汤合四神丸加减。④脾虚肝郁型:痛泻要方合四逆散加减。⑤脾虚湿热型:连理汤加当归、芍药、地榆、木香。⑥寒热相兼型:乌梅丸加减。⑦血瘀肠络型:少腹逐瘀汤加减。⑧津伤血虚型:驻车丸加减。

2. 专方专药

①补脾益肠丸 6 g,每天服 3 次。②健脾灵片:8 片,每天服 3 次。③儿茶粉 0.6～0.2 g,每天服 3 次。④25%蒲黄浸膏 15 mL,每天服 2 次。

3. 中药保留灌肠

一般将敛疮生肌,活血化瘀与清热解毒类药物配合应用。敛疮生肌类:珍珠、牛黄、冰片、琥珀、儿茶等;活血化瘀类:蒲黄、丹参、三七;清热解毒类:青黛、黄连、黄柏、白头翁、败酱草等,临床应用时多取中药煎剂 50～100 mL 加入锡类散 2 支,1%～2%奴夫卡因 10 mL,每晚灌肠 1 次。

(三)治疗方法的评价

目前对溃疡性结肠炎的治疗方法主要有西医药疗法、中医药疗法和中西医结合治疗三种,给药途径有口服、保留灌肠及口服加保留灌肠。从国内报道的资料来看,西医药的初期疗效尚可,但复发率太高,长期用药有很多副作用,中药具有疗效稳定,无毒副作用的特点,其中尤以中西医结合的疗法最为理想,中医的长处在于重视整体观念,通过平衡阴阳,扶正祛邪而达到治疗目的。西医的长在于对急性重症暴发型的急救和支持疗法较为理想,疗效发挥快,二者有机结合,取长补短,即能发挥最好的疗效。周氏[12]总结的中西医结合用药三原则对临床治疗有一定指导意义,即消补结合:西医使用免疫抑制剂抑制过高的体液免疫反应,使之趋于正常的方法为消;中医根据辨证,应用补气、补血、补阴、补阳类药,以促进低下的细胞免疫反应,增强免疫系统的功能则为补。补脾益胃,活血化瘀与抗生素相结合;健脾益胃能提高低下的免疫功能,活血化瘀能改善肠黏膜血管的微循环,控制黏膜水肿和充血,抗生素可以控制肠道感染。内治外治相结合。另外,对于中药的应用,目前认为健脾益气方药的疗效最为理想。现已证明脾虚患者免疫功能明显低下,溃结患者有抑制性 T 细胞功能低下表现,而健脾益气方药能明显增强患者细胞免疫功能,故治疗 UC 疗效最佳。

参考文献

[1]陈治水,李乃民,聂志伟,等. 结肠炎与大肠癌. 哈尔滨:黑龙江科技出版社,1991:48-51.

[2]徐大毅. 溃疡生结肠炎药物治疗的现状. 中华消化杂志,1991,14(2):65-66.

[3]李定国,刘玉兰,刘海林,等. 全国慢性非感染性肠道疾病学术研讨会纪要. 中华消化杂志,1993,13(6):351-353.

[4]张师艺．溃疡性结肠炎研究进展，广东医学，1990，11(1)：38-39.

[5]韩英，李世荣．炎症性肠病治疗的新进展．新消化病杂志，1994，2(特刊 2)：68-69.

[6]Rechmilewiz D. New forms of treatment for inflammatory bowel disease. Gut，1992，33(12)：1301-1303.

[7]Cominelli F，Liererena R，Nast C C，et al. IL-1 receptor antagonist (IL-1RA) blocks the proinflammatory activity of IL-1 produced in the colon during rabbit immune colitis. Gastroenterol，1991，100(5)：569-571.

[8]Bjorck S，Dahistrom A，Ahilman H. Topical treatment with lidocine in patients with ulcerative colitis. Gastroenterol，1991，100(5)：198-200.

[9]全国慢性非感染肠道疾病学术研讨会．溃疡性结肠炎的诊断及疗效标准．中华消化杂志，1993，13(6)：354-356.

[10]陈治水，危北海，陈泽民．慢性非特异性溃疡性结肠炎中西医结合诊断、辨证和疗效标准．中国中西医结合杂志，1994，14(4)：239-240.

[11]吴丹明．试验性溃疡性结肠炎的研究概况．中国肛肠杂志，1992，12(3)：33-35.

[12]周玫．非特异性溃疡性结肠炎中西医结合诊治研究进展．中西医结合杂志，1988，3(8)：184-186.

（原载：《新消化病学杂志》，1996，4(6)：301-303）

第五节　难治性溃疡性结肠炎研究现状与展望

溃疡性结肠炎(ulcerative colitis，UC)是一种病因未明确的、以侵犯大肠黏膜与黏膜下层为主的炎症性肠病。1859 年，Wilks 首先对本病进行了描述，将其从慢性腹泻疾患中独立出来。1875 年，Wilks 及 Boas 将本病定名为"溃疡性结肠炎"，近百年来沿用此病名。1973 年，世界卫生组织(WHO)所属医学科学国际组织委员会(OIOMS)将本病定名为特发性直肠结肠炎(nonspecific proctocolitis)。目前，临床上习惯将本病称之为慢性溃疡性结肠炎(chronic ulcerative colitis，CUC)。本文将着重对难治性溃疡性结肠炎(intractable ulcerative colitis，IUC)的研究现状加以讨论，以引起同道们对此病的重视。

一、溃疡性结肠炎研究概况

UC 研究已有百年左右的历史，但关于 UC 的病因迄今仍未完全明了，过去比较注意感染、精神、过敏与遗传因素，近年来对免疫异常和炎性介质学说较为重视，特别是近十年的研究成果表明，本病是易感基因、环境和免疫系统之间复杂的交互反应所致，这些交互反应导致非特异性炎症细胞激活，炎性细胞因子及炎性介质产生进而造成肠黏膜的损伤[1~4]。对于 UC 的治疗，目前首选仍是氨基水杨酸类药(包括 SASP 和 5-ASA)，其次是类固醇制剂或免疫抑制剂，部分患者可选择性使用抗生素。近年来临床又开展了一些新型疗法，如免疫调节剂、抗细胞因子疗法、抗自由基疗法、大剂量免疫球蛋白输注、循环血中白细胞去除疗法等等，但这些新型治疗方法尚难以确定其确切的临床疗效[4~6]。不过，对于治疗UC的药物，目前已基本阐明它具有如下某方面或几个方面的作用：①能阻碍或抑制免疫反应和特异性受体的作用，包括抑制淋巴细胞、自然杀伤细胞活性，抑制白细胞趋化、游走脱颗粒、吞噬活动等，有的药物还有调节 Th_1/Th_2 水平的作用；②能抑制细胞因子IL-1、IL-2、IL-6，肿瘤坏死因子（TNF）和血小板激活因子（PAF）；③能抑制肥大细胞所释放的炎症介质；④能减少 γ-干扰素和 TNF-α 联合作用所致的杯状细胞损伤；⑤能抑制结肠黏膜花生四烯酸的合成；⑥能清除氧自由基。

二、IUC研究现状

1. IUC的诊断标准

关于难治性溃疡性结肠炎（IUC）是近十年消化学术界提出的一个新概念，美国学者Levine DS于1992年在Am J Gastroenterology首次报道了静脉滴注免疫球蛋白治疗活动广泛、药物难治的特发性UC或CD[7]。笔者于1995年在加拿大埃德蒙顿市召开的"3rd World Congress of Medical Acupuncture and Natural Medicine"上报道了中医药为主治疗153例IUC的临床疗效[8]。笔者根据多年的临床经验并结合文献，当时拟定了几条诊断标准[9]：①具有UC的一般临床表现特征；②肠镜检查肠道病变广泛而严重；③局部和全身并发症多；④症状反复发作，应用常规药物疗效不佳。1998年，日本厚生省[10]制定IUC诊断标准为"曾经严密内科治疗，仍存在以下情况者：①慢性持续型；②再发后6个月以上活动期；③反复发作的病例。"此外，类固醇治疗有效病例在激素减量过程中反复发作的病例，也成为难治的一个原因。虽然上述标准比较宽泛，但基本的要素包括了经严密内科治疗无效、病情长期未能缓解以及反复持续发作等三方面内容。日本的标准未提到并发症问题，此乃其不足之处。总之，目前对IUC的诊断标准在国内外尚未达成一致的共识意见，有待于从事消化专业的工作者进一步在临床加以研究和探讨。

2. IUC形成的原因

如前所述，参与UC的发病有免疫、遗传、环境等因素，在免疫因素中，自身免疫反应、细胞因子和炎性介质又扮演了重要的角色。长期以来，多数学者都认为自身免疫反应是UC的重要发病原因，其证据为在部分UC患者的血清中可检测出多种抗结肠细胞抗体，例如核旁型抗中性粒细胞胞质抗体（$_p$ANCA）与抗肌球蛋白抗体就是最常见的两种自身抗体。该抗体产生的原因可能系机体对肠内微生物及其产物耐受性丧失，肠内细菌蛋白诱导了自身抗体的产生，针对细菌蛋白抗原产生的免疫反应将导致结肠黏膜的损伤而产生溃疡性结肠炎，因为这些细胞蛋白抗原与人组蛋白 H_1 分子有类似的构象，例如分枝杆菌的热休克蛋白 HSP_{65} 与人的 HSP_{60} 有交叉识别现象[1,2,11]。细胞因子和炎性介质在UC异常免疫反应中发挥了主要的作用，因为在UC患者的结肠黏膜中，可以检测到大量淋巴细胞、浆细胞、巨噬细胞、中性粒细胞，这些免疫细胞致敏后可以产生和释放多种细胞因子和炎性介质，能介导UC发病的重要细胞因子有IL-1、IL-6、IL-8和肿瘤坏死因子等。在UC患者血液或结肠组织中，可以检测出异常表达的前列腺素、白三烯、血小板活化因子等炎性介质。上述促炎细胞因子和炎性介质的上调或下调与UC患者临床疾病表现的活动度明显相关[12,13]。

形成IUC的确切原因目前尚不清楚，一般认为与如下几方面因素有关：其一，与遗传基因有明显的关系，如Orchard TR等认为，某些独立基因可能决定着疾病的严重性、范围、类固醇需要量以及肠道外症状等[14]；其二，可能与对患者的诊断处置、选药方针及其治疗方案不当等有关，例如发病初不恰当的全结肠洗肠后肠镜检查或作钡灌肠等使大肠黏膜进一步损伤，从而导致病情的反复及持续；其三，还可能与发病后未按病情严重度及病变范围有效控制病情，或是过于追求水杨酸制剂及激素的小剂量化，而忽略了病变初期及时有效地充分控制病情进展，在逐步增加用量的过程中产生了药物的抵抗性与依赖性有关[15,16]。笔者认为，形成IUC的原因还与缓解期的维持治疗时间不够以及患者的心理因素不稳定等有关。综上所述，IUC的形成是个体体质因素占主要原因，也有医生处置不当，或患者配合欠佳，种种复杂因素的共同作用导致本病迁延难愈。

3. IUC的治疗

（1）西医药治疗：对IUC的西医药治疗必须强调规范化和系统性，治疗的要点是分期治疗、个性化治疗和早期、足量。在发病初期治疗是防止其病情难治化的关键：首先在初发期应尽量避免钡剂灌肠及肠镜检查的洗肠清洁处置，可在简单处理后立即做肠镜检查，操作时动作必须轻柔，尽量避免加重肠黏膜的损伤，或待病情稳定后做肠镜检查。另外，初发活动期用药强调要首次足量用药及中重度患者激素冲击疗法，可选用水溶性泼尼松40～80 mg（成人1～1.5 mg/kg）静脉给药，也可加用ACTH 40～50 U静滴或肌注（每日2次），持续用药2周左右，直至便中不带脓血为止，治疗过程中应联合应用5-ASA制剂。如2周后病情不改善应改用免疫抑制剂，可选用的制剂有环胞素-A（cyclosporine A，CsA）、tacrolium（FK_{506}）、6-MP及azathioprine（AZP）等，目前多推荐使用CsA，2～4 mg/(kg·d)静脉滴注。黄氏等[17]报道3例重度IUC，该3例患者均经SASP治疗半年至1年以上，近期联合激素治疗2周至3个月，2例加用6-MP治疗无效，然后用小剂量CsA［2 mg/(kg·d)］，静滴数天后改为口服CsA软胶囊，并以荧光偏振免疫分析法监测血药浓度调节剂量。平均治疗1周后临床症状获得改善。对类固醇激素不敏感病例（急性期）亦可采用激素冲击疗法，无效时可改用CsA静滴或选用白细胞去除疗法，每周进行1～2次。对于类固醇减量过程中再复发病例，强调复发早期治疗与足量治疗是防止疾病陷于难治性的关键。应该注意在复发早期及时增加SASP或5-ASA的剂量，如是左侧结肠炎可联合应用SASP或5-ASA栓剂，或采用激素灌肠，尽可能在复发早期控制病情。对于SASP或5-ASA增量用药反应迟钝者，为避免产生激素的抵抗性与依赖性也可直接选用免疫抑制剂[18]。有的学者强调，防止IUC的产生需医患双方共同配合与努力，在考虑按病情、体质等情况分别选用不同的治疗方案的同时，加强其发作期与缓解期的生活管理，指导并及时采取相应对策和措施以避免难治化产生。

（2）中西医结合治疗：IUC的特点是迁延难愈，容易复发，肠道外并发症多，单纯西医药治疗难以克服上述治疗难点。近10年来，国内学者陆续报道了一些中西医结合治疗方法，采用最多的是口服与保留灌肠相结合，中药与西药相结合。笔者[9]1994年报道口服健脾灵结合苦参槐花合剂保留灌肠治疗IUC 64例，治疗3个月，近期治愈率53.1%，总有效率 85.9%,疗效明显优于口服 SASP 加地塞米松保留灌肠组,本法治疗能明显提高患者抑制性 T 细胞的功能,改善 OKT_4/ OKT_8 的比值,并对肠道菌群有一定调节作用。杨氏等[19]报道口服健脾益气中药结合 SASP 栓剂治疗 IUC 66 例,治疗 60 天临床治愈率53%。陈氏等[20]报道口服健脾益气、疏肝化瘀中药,结合山莨菪碱、庆大霉素、地塞米松混悬液保留灌肠治疗 IUC 56 例,治疗组显效率 55.36%,单纯西药组显效率为 33.33%。桑氏[21]用疏肝益气活血汤加减内服,联合小剂量抗抑郁剂(多塞平或氯丙咪嗪)治疗 IUC 24 例,经 3～6 个月治疗,治愈率达 70.8%。苗氏[22]报道口服温肾健脾汤,静滴黄芪注射液,结合自制中药结肠炎散保留灌肠,67 例经 3 个月治疗近期治愈率 70.19%。劳氏等[23]报道口服胃肠分溶型补脾益肠丸,结合锡类散保留灌肠治疗 IUC 120 例,2～3 个月后获近期治愈 67 例(55.8%),疗效明显优于口服 SASP 组。高氏[24]报道口服槐花赤榆散(早期)或参苓白术散(无脓血便后),结合胸腺素肌注治疗 IUC 30 例,治愈率为 86.6%。上述各家报道疗效相差较大,此可能与 IUC 的诊断标准掌握不一致有关。

近年来,许多学者发现 UC 患者血液存在高凝现象,国内外均有采用低分子肝素治疗 IUC 的报道。Gaffney 等[25]认为,肝素在治疗 IUC 中占有重要地位,临床观察 10 例患者,采用肝素静注(30～36000 U)、皮下注射(10000 U,每天 2 次),结合 SASP 或泼尼松龙治疗,平均用药 3 周,有 9 例达到了临床治愈(大便次数正常,无直肠出血)。特别是对 1 例先后合并深静脉血栓形成和肺栓塞病例取得了良好疗效。言氏等[26]报道应用低分子肝素联合黄芪治疗 16 例长期服用 SASP 和泼尼松无效的 IUC 病例,低分子肝素2500 U,皮下注射,每天 1 次,黄芪 20 mL 加入 250 mL 液体中静滴,继续使用 SASP 或激素,治疗 1 个月完全缓解 5 例,有效 9 例,无效 2 例,总有效率 87.5%。江氏等[27]用抗栓灵含片治疗伴有血小板活化的 IUC 18 例,该组病例经常规激素和(或)SASP 治疗 1 个月以上无效或恶化,给予抗栓灵含片 2 片(相当于 2400 U 低分子肝素)含化,每天 3 次,15 天后改为每天 2 次,同时维持 SASP 现用量,并逐渐减少激素用量。结果 16 例获临床缓解,2 例改善,症状显著改善时间平均 3 周,临床缓解时间平均 6 周。作者认为,抗栓灵片可抑制血小板活化和高凝状态,减轻炎症,抑制多耐药基因的表达。贺氏等[28]用低分子肝素对 DSS 诱导的小鼠结肠炎进行观察,证明可预防 DSS 结肠小鼠微血栓形成和抑制结肠炎症,提示低剂量肝素治疗 IUC 有效。

三、IUC 研究的展望

近年来对 UC 的研究已取得了很大的成就及进展,表现在基础实验方面特别是 UC 的免疫发病机理研究上更加深入,在药物剂型上有明显改革,在治疗方法上有所创新,在临床疗效上有了显著提高,在诊断和疗效标准制定上更趋完善,但对于 IUC 的研究尚属初级阶段。目前存在的首要问题是国内外尚无统一的、大家认可的 IUC 诊断标准,由此造成了各家所报道的临床疗效差异甚大;其次是临床双盲法治疗观察开展甚少;另外缺乏理想的抗复发治疗措施。今后值得深入研究的几个问题包括:①尽快制定 IUC 国际或国内统一的诊断和疗效判定标准;②研究治疗 IUC 合理的临床治疗方案;③加强中西医结合抗复发治疗措施研究;④加强中药对肠道局部免疫功能影响的研究;⑤开展中药对 UC 患者细胞因子影响的研究;⑥开展中药对 UC 患者血中和肠黏膜炎性介质影响的研究;⑦开展中西医结合阻断肠道癌前病变作用和机理的研究。通过多学科合作，基础和临床并重，临床实行多中心、大样本和随机双盲观察，必将对IUC的研究取得更大的进展。

参考文献

[1]周婷，林平，潘慧，等．溃疡性结肠炎发病机理及其研究进展．世界华人消化杂志，2003，11(11)：1782-1786.

[2]任宏宇，宋军，易粹琼．IBD的病理生理和病因学进展．世界华人消化杂志，2004，12(1)：177-179.

[3]郑家驹．炎症性肠病基础与临床．北京：科学出版社，2001：240-385.

[4]邓长生，夏冰．炎症性肠病．北京：人民卫生出版社，1998：269-271.

[5]Sands B E. Novel therapies for inflammatory bowel diseas. Gastroenterol Clin N Am，1999，282：334-340.

[6]Hawkey C J，Dube L M，Rountree L V，et al. A trial of zileufon versus mesalaziz or placebo in the maintenance of remisson of ulcerative colitis：the European Zileuton Study Group for Ulcerative Colitis. Gastroenterology，1997，112：718-724.

[7]Levine D S，Fischer S H，et al. In travenous immunogloulin therapy for active，extensive and medically refractory idiopathic ulcerative or crohn's colitis. Am J Gastroenterology，1992，87：91-100.

[8]Chen Zhi-shui，Nie Zhi-wei，Sun Qi-li，et al. A clinical study in trenting intractable ulcerative colitis with TCM. Alternative medicine Journal，1995，2：36-41.

[9]陈治水，聂志伟，孙旗立，等．中医药治疗难治性溃疡性结肠炎的临床研究．中国中西医结合杂志，1994，14(7)：400-402.

[10]北野厚生．溃疡性大肠炎とCrohn病の诊断基准．内科，1998，82(2)：239-246.

[11]Eggena M，Cohavy O，Parseghian M H，et al. Identification of histone Hi as a cognate antigen of the ulcerative colitis-associated marker antibody pANCA. J Autoimmun，2000，14：83-97.

[12]李琪佳，徐敏，宫恩聪．细胞因子与溃疡性结肠炎．中国煤炭工业医学杂志，2001，4：411-413.

[13]Hageman J R，Caplan M S. An introduction to the structure and function of inflammatory mediators for clinicians. Clin Perinatol，1995，22：251-255.

[14]Orchard T R，Thiyagaraja S，Welsh K I，et al. Clinical phenotye is related to HLA genotye in the peripheral arthropathies of inflammatory bowel disease. Gastroenterology，2000，118：274-278.

[15]牧山和也．潰瘍性大肠炎．日本消化器病学会雜誌，2001，99(1)：1-5.

[16]長沼誠．ステロイド抵抗性依存性遠位潰瘍性大腸炎に対するメサラミソ注腸の有用性．日本消化器病学雜誌，2000，98(2)：151-156.

[17]黄雪彪，段丽萍，常虹，等．低剂量环孢素治疗重度难治性溃疡性结肠炎．中国新

药杂志,2004,13(5):445-448.

[18]日比纪文.潰瘍性大肠炎の证機序と治療[小特集炎症性腸疾患(IBD)の病態と治療].日本医師会雜誌,2001,125(2):161-165.

[19]杨达,刘艾.中西医结合治疗难治性溃疡性结肠炎疗效观察.中西医结合实用临床急救,1998,5(7):298-300.

[20]陈守平,周日阶.中西医结合治疗难治性溃疡性结肠炎56例.湖南中医杂志,2000,16(1):26-27.

[21]桑乃俊.中药联合小剂量抗抑郁剂治疗难治性溃疡性结肠炎.中西医结合脾胃杂志,1998,6(1):55-56.

[22]苗青.中医药治疗难治性溃疡性结肠炎临床观察.天津中医,1998,15(1):211-212.

[23]劳建春,李华康,陈志良.补脾益肠丸合锡类散治疗难治性溃疡性结肠炎120例疗效观察.中国中医药科技,2001,8(3):181-182.

[24]高淑华.胸腺肽结合中药治疗难治性溃疡性结肠炎30例.中国肛肠病杂志,1999,19(7):45-45.

[25]Gaffney P R,Doyle C T,Gaffney A,et al. Paradoxical responds to heparin in 10 patients with ulcerative colitis. Am J Gastroenterol,1995,90:220-223.

[26]言红健,田自力,崔克勤,等.低分子肝素联合黄芪治疗难治性溃疡性结肠炎.世界华人消化杂志,2002,10(1):110-111.

[27]江学良,权启镇,孙自勤,等.抗栓灵含片治疗伴有血小板活化的难治性溃疡性结肠炎.世界华人消化杂志,2003,11(8):1214-1218.

[28]贺国斌,欧阳钦.低分子量肝素对DSS诱导小鼠结肠炎的疗效观察.四川大学学报(医学版),2003,34(4):701-703.

(原载:《中国中西医结合消化杂志》,2007,15(3):206-209)

第六节　溃疡性结肠炎的中西医结合研究新进展

溃疡性结肠炎(ulcerative colitis,UC)又称慢性非特异性溃疡性结肠炎,系原因不明的大肠黏膜的慢性炎症和溃疡性病变,临床以腹痛、腹泻、黏膜脓血便为特征。中医学属"泄泻""痢疾""便血"等范畴。近年来对UC的发病机理和治疗有新的进展,现介绍如下。

一、UC国内外发病情况

本病以欧美国家发病率为最高,而亚非国家相对较低。美国本病的发病率为8.3/10万～14.3/10万,患病率为116/10万～229/10万[1]。日本的发病率为1.95/10万,患病率为10.12/10万[2]。我国1978年杭州第一次全国消化系统疾病学术会议报道的病例为337例，1993年太原全国慢性非感染性肠病会议报道了3065例[3,4]。江学良等[5]统计了1981～2000年20年间中国医学文献报道的病例共计10 218例。胡仁伟等[6]统计1989～2003年国内文献，15年共报道炎症性肠病（inflammatory bowel disease，IBD）143 511例，其中UC 140 114例，克罗恩病（Crohn's diseas，CD）3397例，表明UC在我国发病率有明显增高趋势。

二、病因与发病机理进展

UC的病因迄今仍未完全明了，一般认为本病与遗传因素、肠道感染、免疫功能异常、食物过敏、肠道防御功能障碍及环境与精神因素有关。近年的研究认为，本病是易感基因、环境和免疫系统之间的复杂的交互反应所致，这些交互反应导致非特异性炎症细胞激活，炎性细胞因子与介质产生，进而造成肠黏膜的损伤[7,8]。

（一）遗传因素

本病的发病有一定的种族差异性，此反映了本病可能与遗传因素有关。近年国外通过全基因组扫描，精细的基因绘图技术发现UC患者至少有十余个易感区域，9个易感基因与炎症性肠病（IBD）发病有关[7]。有学者研究发现，炎症性肠病患者的组织相溶性复合物-Ⅱ（MHC-Ⅱ）类分子表达明显增加，UC与人类白细胞抗原DR_2（HLA-DR_2）相关联，CD与人类白细胞抗原DQB_1（HLA-DQB_1）相关联。另外发现，日本人群及欧美部分白人的HLA- DRB_1 * 0103和DR_2（HLA * 1502或HLA * 1501）与CD或UC呈正相关[7～9]。新近发现，位于人第6染色体短臂上的HLA-DR_3对于UC是一个保护性基因[10]。近年来在动物中已经用转基因方法成功地制作出类似人类溃疡性结肠炎的模型[7,8]。以上表明，IBD发病与遗传易感性有关。

（二）感染因素

本病病理变化和临床表现与细菌性痢疾非常相似，部分病例应用抗生素治疗有效，有0.5%～8.2%的菌痢患者演变为本病；经粪便分流或旁路手术可改善回、结肠炎的症状或防治其复发[11]。目前，通过肠菌DNA/RNA分析方法的应用可以了解肠菌组成；用指纹图谱技术，还能了解肠菌的基因组。研究表明，肠腔内致病菌增多，常驻菌减少，菌群比例失调与UC发病有密切关系，而调节肠道微菌群是控制肠道炎症的有效方法[7]。

（三）免疫反应异常

目前认为，多种免疫因素参与了UC的发病。在免疫分子方面，有许多细胞黏附分子、免疫球蛋白、各种细胞因子和炎性介质与UC发病相关。在免疫细胞研究方面，T淋巴细胞亚群的变化研究较多。传统的认识认为，CD_4^+ ♂T细胞/CD_8^+ ♂T细胞功能紊乱与UC发病有关[12,13]。CD_4^+ ♂T细胞是辅助细胞诱导亚群，能与组织相容性抗原复合体Ⅱ（MHC Ⅱ或HLA Ⅱ）类分子结合；CD_8^+ ♂T细胞是抑制性T细胞和杀伤性T细胞亚群，能与MHC Ⅰ或HLA Ⅰ类分子结合，二者平衡失调可造成结肠组织免疫损伤。比较新的看法认为Th_1/Th_2平衡紊乱导致了UC发病[13～16]。结肠固有膜中的T细胞主要为CD_4^+ ♂T细胞，根据分泌细胞因子的不同，CD_4^+细胞可以分为Th_1和Th_2两个亚型，Th_1亚型（IL-2、IFN）参与细胞介导的免疫反应；Th_2亚型细胞分泌Th_2因子（IL-4、IL-5、IL-10和

IL-13)产生体液免疫反应。Th_1 和 Th_2 因子之间的平衡决定着促炎细胞因子与抗炎细胞因子之间的平衡。最近发现的 Th_3 亚类 T 细胞,能分泌高水平的 TGF-β,是经口耐受的抑制性细胞因子,有下调 Th_1 细胞的作用,所以 Th_1、Th_2 和 Th_3 亚类细胞表达的不平衡,导致免疫调节功能紊乱,可促使肠道炎症发生[17]。新近的观点认为,调节性 T 细胞/致病性 T 细胞(Tr/Tp)平衡紊乱是 UC 发病的主要原因[13,16,18~20]。传统理论把 CD_4^+ ↑T 细胞分为辅助性 T 细胞(Th 细胞)和抑制性 T 细胞(Ts 细胞),目前认为 Ts 细胞只是一个功能上的概念,而不能代表一个独立的细胞群体,许多学者已倾向于用调节性 T 细胞(Tr 细胞)来替代 Ts 细胞。最新的观点认为,Tr 细胞和 Tp 细胞平衡是机体调节免疫反应的重要机理,二者平衡失调是许多免疫性疾病发病的共同机理。致病性 T 细胞(Tp 细胞)又包括 Th_1/Th_2 细胞和活化的细胞毒性 T 细胞(CTL)[13]。有学者认为,炎症性肠病患者由于某些原因,机体既不能将抗原特异性 T 细胞剔除,又不能产生足够的 Tr 细胞来限制 Tp 细胞,使机体或肠道接触很微量的特异性抗原刺激也能触发强烈的、持续时间较长的免疫反应。近年来又提出了免疫调控网络失衡学说[21~24],研究表明,核因子-κB(NF-κB)是免疫调控网络中一个重要的细胞活化、信号传导和转录激活因子。NF-κB 对细胞因子、黏附分子、免疫性受体、促凋亡蛋白、抑凋亡蛋白等均有调控作用,它能与许多细胞基因的启动子和增强子中的 κB 转录系列特异结合,启动或调节相关免疫反应。在 UC 中,NF-κB 被诱导剂激活,调节炎症递质的产生,进而导致炎症黏膜的损伤,NF-KB 可能在其中发挥着枢纽作用[25~28]。

总之,目前的基础研究成果已提示:UC 是遗传决定的、腔内抗原激发的、肠黏膜天然免疫异常启动的肠道炎症,黏膜反应的异常使炎症持续、放大和慢性化。

三、溃疡性结肠炎的治疗进展

UC 的治疗包括内科治疗和外科治疗。内科治疗应根据临床分型、分度和病理分期的不同采用相应的治疗方案,其治疗方法包括西医药治疗、中医药治疗和中西医结合治疗。外科治疗主要针对有中毒性肠扩张、自发性肠穿孔和大量肠出血者。西方国家 IBD 处理指南每 3~4 年予以修改和补充一次。英国 2004 年处理指南规定:活动性远段 UC(轻度、中度病例)局部应用美沙拉嗪 1 g/d 联合口服美沙拉嗪 2~4 g/d,无改善者应口服泼尼松龙 40 mg/d;重度 UC:①对美沙拉嗪和(或)激素无反应者,给予氢化可的松 400 mg/d 或甲基泼尼松龙60 mg/d,给药时间超过 7~10 天者并无益处(B 级),更大剂量激素不增加疗效(A 级)。②皮下注射肝素,以降低血栓栓塞的危险性(B 级)。③如有中毒性巨结肠证据转外科治疗。④强化治疗 3 天,若粪便每天 8 次以上,C 反应蛋白大于 45 mg/L,85%患者需要手术(B 级)。⑤最初 3 天治疗无改善可考虑结肠切除或静滴环孢素 2 mg/(kg·d)诱导缓解(B 级)[29]。

中华医学会消化分会于 2007 年公布了我国 IBD 治疗规范的共识意见,强调了根据病变范围、活动性、严重度等选择相应的治疗方案[30]。中国中西医结合学会消化专业委员会于 2004 年重庆第 16 届消化学术大会修订了“UC 中西医结合诊治方案”,对治疗原则、治疗要点、西医药治疗和中医药治疗都作了多方面的介绍[31]。我们对上述共识意见和诊治方案都应在临床积极推广应用并进一步加以完善。

(一)西医药治疗

西医药治疗包括氨基水杨酸类药、糖皮质激素、抗生素、免疫抑制剂和一些新型生物治疗药物。

1. 氨基水杨酸类药物

氨基水杨酸类药包括前药和美沙拉嗪制剂两大类。前药包括水杨酸偶氮磺胺吡啶(SASP)和近年来研制的偶氮键前药奥柳氮与巴柳氮;美沙拉嗪制剂根据包膜的不同又分为慢释放剂、延长释放剂和局部制剂[32,33]。

(1)氨基水杨酸前药包括:①SASP 主要作用于末段回肠和结肠,活动期 UC 患者先服 0.25~0.5 g/次,每天 3~4 次,如无不良反应增至 1.0 g/次,每天 3~4 次;病情缓解,可连服 4~8 周,然后渐减为 2.0 g/d,分次服用,疗程 1 年以上。此药有引起末梢血细胞减少的副作用,服药期间可适当补充叶酸制剂。

②奥沙拉嗪(olsalazine,又称奥柳氮,商品名"畅美",0.25 g/粒),为双水杨酸化合物,在结肠经细菌偶氮键还原酶水解,可提供 2 分子 5-ASA,作用于末段回肠、结肠,1.5~3 g/d分服,维持量 1~1.5 g/d,治疗活动性 UC 有效率 86%。

③巴柳氮(balsalazide):本品以氨苯基丙氨酸为载体,作用于结肠、末段回肠,国外商品名 Colazide(0.75 g/片),同类产品有巴柳氮钠(贝乐司,0.5 g/片)或巴柳氮钠颗粒"噻莱得"(0.75 g/袋),2~6 g/d 分服,维持量相同。

(2)美沙拉嗪控释剂包括:①颇得斯安(pentasa):以乙基纤维素微颗粒为包衣,属延长释放剂,作用于空肠、回肠、结肠。片剂(0.5 g/片),颗粒冲剂(1 g/袋),2~4 g/d 分服,维持量 1.5~3 g/d 分服。②亚沙可(asacol),以丙烯脂-S(丙烯脂-s)为包衣(pH 大于 7 时释放),作用于回肠、结肠,2.4~4.8 g/d 分服,维持量 0.8~4.8 g/d 分服。③莎尔福(salofalk):以丙烯脂-L 为包衣,作用部位同亚沙可,1.5~4.5 g/d 分服,维持量 0.75~1.5 g/d 分服。④艾迪莎(etiasa):以丙烯脂-S 与丙烯脂-L 为包衣,1.5~3 g/d 分服。

(3)局部水杨酸制剂包括:①SASP 栓,0.5 g/粒,1~1.5 g/d,分 2~3 次用;维持量,每天或隔日睡时用 0.5g。②美沙拉嗪栓:0.5 g 或 1 g/粒,1~1.5 g/d,分 2~3 次服用,维持量同上。③美沙拉嗪灌肠剂:1~4 g/支,60 mL 或 100 mL/支,睡时 1~4 g/d,维持量每天或隔日睡时用 1 g。

2. 抗生素

甲硝唑可抑制肠内厌氧菌,并有免疫抑制、影响白细胞趋化等作用,对 CUC 有治疗效果。1~1.5 g/d,口服,疗程 6 个月。对确有细菌感染的 CUC,可选用氨苄西林、先锋霉素、喹诺酮类及抗结核药。

3. 皮质醇类固醇

一般可用泼尼松或甲基泼尼松龙,每日 40~60 mg,分 3~4 次口服,病情控制后逐渐减量至 10~15 mg,一般维持半年左右停药,为减少复发,在减量过程中或停药后给予 SASP 口服,近年新型制剂布地奈德(budesonide)、氟替卡松(fluticasone)、巯氢可的松(tixocortolpivalate)、丙酸倍氯米松(beclomthasone dipropionate)等。布地奈德商品名为盐酸丁地松,为灌肠剂,2 g/天灌肠相当于 20~30 mg 泼尼松的作用。尚有泡沫剂(foam)氢化可的松,10%5 mL 直肠注入与 100 mL 液体灌肠效果相同,应用方便。暴发型和严重发作期，以 ACTH 25～50 U，每日静滴 1 次，疗程 10～14 天，于病情控制后代以泼尼松口服。

4. 免疫抑制剂和免疫调节剂在皮质类固醇疗效不佳或不能耐受者，可选此类药物，有时可获一定疗效。但免疫抑制剂不良反应较大，应慎用，每日 6-MP 1.5 mg/kg，硫唑嘌呤每日 1.5～2.5 mg/kg，分次口服，疗程约 1 年。甲氨蝶呤（MTX）15 mg 肌内注射，每周 1 次，疗程 12 周，比口服制剂 18 周的疗效要好。AZP（是 6-MP 的前质），和 6-MP 一样，服后至出现疗效需数月，因此不适合重症及暴发型 UC，对类固醇减量困难的病例有效。环孢霉素-A（Cyclosporine-A）是一种新型的免疫抑制剂，本药起效（平均 2 周）比 6-MP、硫唑嘌呤（平均 3 个月）迅速，2～4 mg/（kg·d）（静脉法）或 8 mg/（kg·d）（口服法），不良反应有感觉异常、多毛症和血肌酐增高等。FK-506 的免疫抑制作用较环孢霉素强 100 倍[33]。

5. 新型疗法

（1）抗黏附分子疗法：白细胞于血管内皮细胞上的 MAdCAM 黏附是炎症的触发点，以阻断该环节为治疗战略的研究已成为热点话题，如抗整合素 α_4 抗体 0.5 mg/kg 静脉注射，60％的患者镜下肠黏膜病变改善；抗整合素 $\alpha_4\beta_7$ 抗体 2 mg/kg，36.9％的病例有效。人工合成的 selection 肽已证实可防止白细胞黏附，对动物结肠炎模型有益。已有报道用 ICAM-1 反义寡核苷酸（ISIS-2302）治疗 UC 取得较好疗效[34]。

（2）抗 TNF-α 抗体药物：杂交型人源抗 TNF-α 单克隆抗体和基因重组法产生的可溶性 TNF-α 受体 Fc 结合蛋白（STNFR-FC），它们治疗 UC 均有较好疗效。重组抗肿瘤坏死因子单克隆抗体（infliximab 或称 remicade），单剂量 5 mg/kg，24 小时静脉输入，第 0、2、6 周各一次，从第 14 周开始，每 8 周一次维持，疗效差者可试用 10 mg/kg，每 8 周一次，用药两次无反应停用，治疗 UC 65％～77％有效。人体化的抗 TNF-α 单克隆抗体 CDP571 治疗活动性 CN 在数年前已有实验报道，阿达姆（adalimumab）是近年研制成功的抗 TNF-α 制剂，皮下注射，第 0 周 160 mg，第 2 周 80 mg，有效者每 2 周 40 mg 维持，4 周无效停用。Cerfolizumab pegol：皮下注射，第 0、2 周各 400 mg；有效者每 4 周 400 mg 维持；6 周无效停用。[7,33]

（3）免疫球蛋白大量静脉注射：免疫球蛋白大量静脉注射可以阻断 Fc 受体，中和自身抗体，抑制淋巴细胞功能，抑制细胞因子生成。但是，该疗法费用昂贵且疗效不持久，加之其为血液制品，故问题较多，所以使用受限。

（4）循环血中白细胞去除疗法和粒细胞单核细胞吸附系统：循环血液中白细胞被认为是“局部浸润细胞的后备军”，因此从理论上讲，将循环血中的大量白细胞去除则可控制局部炎症[33]。目前，国外已开展了粒细胞和单核细胞吸附治疗新方法，每周吸附 1 次，一般吸附 6～10 次，多数 UC 患者吸附后细胞因子明显降低，本法多适用于激素依赖型 UC 患者[35]。

（5）促生疗法：使用微生态制剂以调整肠道菌群，改善肠道屏障功能。目前应用于临床的微生态制剂有两大类，一类由三联活菌制剂和双重促菌成分组成的制剂，代表药有金双歧，口服每次 2 g，每天 2 次；复方乳酸菌胶囊（聚克），口服每次 0.66 g，每天 2 次。其他还有普乐拜尔、贝飞达、双歧三联活菌等。第二类单一活菌制剂包括乳酸菌素片、丽珠肠乐、整肠生等。此外，用前生素（prebiotic）也可以增加肠道双歧杆菌，如乳酸果糖、菊糖均有较好作用[7,33]。

(6)针对肠道微循环疗法:UC时均有原因不明的高凝状态,由于黏膜毛细血管内形成的纤维蛋白栓而导致血流障碍,从而引起肠黏膜损害,常用低剂量肝素有较好效果。国内有报道皮下注射小剂量低分子肝素加黄芪注射液静滴治疗难治性 UC 取得良好疗效[36,37]。

(二)中医药治疗

1. 辨证分型治疗

国内中医分型多达 42 个证型[38],其出现顺序依次为大肠湿热证、脾胃湿热证、脾胃虚弱证、脾肾阳虚证、肝脾不和证、气滞证、血瘀证、脾胃虚寒证、寒热错杂证……陈锦团等[39]统计 4 篇资料 143 例行中医辨分型治疗,治愈 71 例(46.65%),有效 62 例,总有效率 43.01%。用药频率:健脾(益气)药(36.57%)>祛湿药(14.65%)>行气药(13.44%)>理血药(12.29%)>清热药(9.82%)>敛涩药(4.89%)>补肾药(3.67%)。表明辨证分型治疗以健脾益气药使用最多。

2. 辨病专方治疗

依据本病的基本病机,制订一个方案进行治疗。陈锦团等[39]统计了 4 份文献,用固定专方治疗者共计 189 例,治愈 116 例(61.37%),总有效率 96.3%,其用药频率:健脾(益气)药(29.71%)>清热、行气药(各占 18.9%)>理气药(13.5%)>祛湿、化积药(各占 8.1%)>柔肝药(2.7%)。表明固定成方多是以健脾益气药为首。

3. 基本方加减治疗

依据本病的主要病机,选用或自拟一个基本方,再随证加减。陈锦团等[39]统计了 5 份文献用基本方加减治 UC 共计 289 例,治愈 118 例(40.83%),总有效率 94.46%。其用药频率:祛湿药(19.21%)>健脾(益气)药(15.39%)>理气药 11.53%>清热药 9.61%>行气、敛涩药(各占 9.6%)>温寒药(7.68%)>补肾药、柔肝药(各占 5.7%)>化积药(5.76%)。表明祛湿健脾是 UC 的基本治疗大法。

4. 中药灌肠、直肠滴注或栓剂治疗

有人把 UC 认为是“内痈”,提出治疗以“消疡生肌、护膜为要”。而局部灌肠、直肠滴注中药或中药栓剂治疗,不仅能发挥内治的整体治疗作用,而更重要的是,外治疗法可使药物直达病所,具有显著的清肠解毒、活血止血、敛疮生肌作用。陈锦团等[39]统计 9 篇文献,用外治法治疗 404 例,治愈率 44.06%,总有效率 95.54%。其用药频率:清热、敛涩药(各占 28.56%)>活血药(21.42%)>健脾(益气)药(9.52%)>行气药(7.16%)>温寒、柔肝药(各占 2.39%)。可见,口服药以着眼于整体(或结合局部)治疗为主,而灌肠药则着眼于局部治疗为主。

(三)中西医结合治疗

轻-中度远段结肠炎:可采用口服氨基水杨酸类制剂或中医辨证治疗,局部应用 5-ASA 制剂或中药保留灌肠治疗;无效时可将中西医内科治疗方法联合应用,个别患者可局部用少量类固醇制剂。轻-中度泛发性结肠炎:应口服柳氮磺胺吡啶 4～6 g/d,或 5-ASA 4.8 g/d,同时应用中医辨证或中药专方制剂治疗,亦可结合直肠局部给药治疗。无效时可使用泼尼松口服(40～60 mg/d)治疗,仍无效者可选用嘌呤类药物或甲氨蝶呤等免疫抑制剂。难治性远段结肠炎:宜首选中药锡类散配合类固醇制剂保留灌肠,可局部应用5-ASA灌肠剂,并延长直肠给药时间。可口服SASP、奥沙拉嗪、美沙拉嗪或巴柳氮治疗,原则上不口服类固醇激素;6-MP或硫唑嘌呤可用于上述治疗无效的患者。重症溃疡性结肠炎:重度溃疡性结肠炎一般病变范围较广,病情发展变化较快,作出诊断后应及时处理,给药剂量要足。急性发作得到控制后,SASP、奥柳氮、马沙拉嗪、艾迪沙等对减少复发均有效,最好应用中药制剂配合2/3～1/2剂量的水杨酸类制剂以巩固治疗。不宜长期使用皮质类固醇。硫唑嘌呤或6-MP可作为类固醇依赖性患者需减少类固醇剂量时的配合用药[31]。

(四)UC的个体化治疗

在临床上约80%的UC患者呈周期性发作,多数患者病情迁延反复,难以根除。因此,如何提高UC患者的临床缓解率和降低本病的复发率,对于临床医生来说是一个严峻的挑战。目前,国内学者针对诊断标准的不完善和治疗方案的不规范,重点强调的是完善诊断标准和建立规范化治疗方案。江学良等[40]在论及UC个体化治疗方案时,主要强调了分级、分期和分段治疗的原则。笔者认为,UC的个体化治疗,主要包括以下几个方面,一是根据UC的不同发病因素确定“个体化治疗”方案,具体包括:①根据遗传基因不同确定个体化治疗方案;②根据环境因素不同确定个体化治疗方案;③根据肠道菌群紊乱的类型确定个体化治疗方案;④根据心理因素变化确定个体化治疗方案。二是根据免疫紊乱表现的类型确定个体化治疗方案,有学者认为,IBD正在进入生物学免疫调节剂的治疗时代[41]。中医药对UC患者的免疫功能有很好的调节作用,国内已有多篇文章介绍了中医药对UC患者和大鼠实验性UC模型淋巴细胞功能和细胞因子影响的报道,认为筛选中药组方应重点研究其对调节性T细胞分化的影响[42～44]。三是根据药物的敏感性差别确定个体化治疗方案,药物反应的个体化差异非常大,有文献报道个体差异可达5～7倍。有人认为,个体化药物治疗是一种基于个体的药物遗传学和药物基因学信息,根据特定人群甚至特定个体的病情、病因以及遗传基因,提供针对性治疗和最佳处方用药的新型疗法[45]。目前,应用药物基因组学指导UC临床治疗尚未起步,但此乃今后发展的方向。对于中医学来讲,辨证论治仍是体现“个体化治疗”的最为重要的手段。四是根据对治疗方式的依从性确定“个体化治疗”方案。五是根据客观检查指标确定“个体化治疗”方案,肠镜下充血水肿明显,溃疡及脓性分泌物多,病理示大量中性炎细胞浸润、陷窝脓肿者,中药应以清热化湿解毒为主;黏膜脆,易出血者,应选用槐花、仙鹤草、白芨、地榆等凉血止血药;若见黏膜粗糙呈颗粒状,肠狭窄,病理示微血管血栓或黏膜下层明显纤维化,中药应加强理气活血化瘀。免疫功能亢进,促炎因子分泌明显增加可选择免疫抑制剂;免疫功能低下,抑炎因子表达不足可选用免疫调节剂;息肉伴不典型增生者应当选加生薏米、炒莪术、白花蛇舌草、丹参等抗息肉增生药[46]。

四、评价与展望

近年来中西医结合治疗慢性溃疡性结肠炎已取得了很大的进展,在疗效上有了很大的突破,在治疗方法上有所创新,在药物剂型上有所改革,在实验研究方面更加深入,在诊断和疗效标准制定上更加完善，在动物造型上也取得了可喜的进步。现存在的重要问题是各地执行的诊断和疗效标准尚未统一，致使各家报道的疗效差异很大；其次是临床双盲法研究开展较少；另外缺乏理想的抗复发治疗措施。今后值得深入研究的几个问题包括：①中西医结合抗复发方法的研究；②UC个体化治疗方案的循证医学依据；③中药对肠道局部免疫功能影响的研究；④中药对UC患者细胞因子的影响和肠黏膜炎症介质的影响；⑤中医药对免疫网络调控作用靶点的研究；⑥中西医结合阻断肠道癌前期病变的研究。通过多学科合作，基础和临床并重，临床多中心、大样本、随机双盲观察，必将对溃疡性结肠炎的研究取得更大的进展。

参考文献

[1]郑红斌．溃疡性结肠炎全球发病情况分析．中华消化杂志，2001，21(4)：242-243.

[2]栋方照博．炎症性肠疾患の疫学．临床雜誌外科，1997，59：1276-1280.

[3]欧阳钦．我国炎性肠病研究的概况及展望．中华消化杂志，1993，13(67)：313-314.

[4]邓长生，夏冰主编．炎症性肠病．2版，北京：人民卫生出版社，2006：13-19.

[5]江学良，崔慧斐．中国溃疡性结肠炎10218例的特点．世界华人消化杂志，2001，9(8)：869-873.

[6]胡仁伟，欧阳钦，陈日曦，等．近15年我国炎症性肠病文献分析．胃肠病学，2007，12(2)：74-77.

[7]欧阳钦．溃疡性结肠炎的研究进展．现代消化及介入诊疗，2008，13(2)：100-103.

[8]Stokkers P C，Reitsma P H，Tytgat G N，et al. HLA-DR and - DQ phenotypes in inflammatory bowel disease：a meta-analysis. Gut，1999，45：395-401.

[9]郭珍，张培毅，卫喜凯，等．HLA与溃疡性结肠炎的关联研究．遗传与疾病，1988，5(1)：38-39.

[10]Gomez-Garcia M，Oliver J，Marguez A，et al. Strong protective effect of DR3 against ulcerative colitis in the spanish population. Am J Gastroenterol，2007，102(12)：2762-2766.

[11]潘国宗．溃疡性结肠炎的病因和发病机理．现代消化及介入诊疗，2008，13(2)：103-105.

[12]夏冰．炎症性肠病的病因与发病机理．世界华人消化杂志，2001，9(3)：245-250.

[13]郑长青，胡刚正．$CD4^+$ T细胞亚群的新认识及对炎症性肠病研究的指导．世界华人消化杂志，2004，12(3)：505-511.

[14]Neurath M F，Finotto S，Glimclcher L H. The role of Th_1/Th_2 polarization in mucosal immunity. Nat Med，2002，8(6)：567-573.

[15]庞艳华，郑长青．Th1/Th2细胞亚群与炎症性肠病的关系．世界华人消化杂志，2004，12(8)：1922-1924.

[16]桑力轩，刘汉立，姜敏．溃疡性结肠炎发病机理研究进展．世界华人消化杂志，

2007,15(20):2249-2254.

[17]Weiner H L. Induction and mechanism of action of transforming growth factor-beta-secreting Th_3 regulatory cells. Immunol Rev, 2001,182:207-214.

[18]Moloy K J,Powrie F. Regulatory T cell in the control of immune pathology. Nat immunol,2001,2(9):816-822.

[19]Singh B,Read S,Asseman C,et al. Control of intestinal inflammation by regulatory T cells. Immunol Rev,2001,182:190-200.

[20]Groux H,Powrie F. Regulatory T cells and inflammatory bowel diseas. Immunol Today,1999,20(10):442-445.

[21]Bau mgart DC,Carding SR. Inflammatory bowel disease:cause and immunobiology. Lancet,2007,369(9573):1627-1640.

[22]Bamias G,Nyce M R,De La Rue S A,et al. New concepts in the pathophysiology of inflammatory bowel disease. Ann Intern Med,2005,143(12):895-904.

[23]Nosti-Escanilla M P,Pena A S. NF-kappa B and inflammatory intestinal disease. Rev Ecp Enferm Dig,1998,90(2):113-119.

[24]徐宁,欧阳钦,于振海,等. Toll 样受体 4、CD_{14}和核因子 KB 在溃疡性结肠炎中的表达及临床意义. 中华消化杂志,2005,25(7):433-434.

[25]Pahl H L. Activators and target genes of Rel/NF-κB transcription factors. Oncogene, 1999,18: 6853-6866.

[26]甘华田,欧阳钦,陈友琴,等. 溃疡性结肠炎患者肠黏膜κ基因结合核因子的活化及抗炎药物的作用. 中华医学杂志,2002,82(6):348-352.

[27]崔海宏,陈村龙,王继德,等. 溃疡性结肠炎患者肠黏膜中趋化因子和核转录因子的变化第四军医大学学报,2003,24(10): 923-925.

[28]陈友琴,甘华田,欧阳钦,等. 抗炎药物对溃疡性结肠炎患者肠黏膜组织 NF-κB 的活化和细胞黏附分子表达的影响. 生物医学工程学杂志,2004,21(5):732-736.

[29]Carter M J,Lobo A J,Travis S P. Guideline for the management of inflammatory bowel disease in adults. Gut,2004,53(suppl 5):V1-16.

[30]中华医学会消化病学分会炎症性肠病协作组. 对我国炎症性肠病诊治规范的共识意见. 中华消化杂志,2007,27:545-550.

[31]陈治水,危北海,张万岱. 溃疡性结肠炎中西医结合诊治方案(草案). 中国中西医结合杂志,2004,24(11):1052-1055.

[32]郑家驹,庞智. 氨基水杨酸制剂治疗溃疡性结肠炎的临床应用. 现代消化及介入诊疗,2008,13(3):231-234.

[33]李世荣. 溃疡性结肠炎的治疗现状与进展. 现代消化及介入诊疗,2008,13(2):144-119.

[34]邓长生,夏冰主编. 炎症性肠病. 2版. 北京:人民卫生出版社,2006:457-458.

[35]Tanaka T,Okannobu H,Yoshimi S,et al. In patients with ulcerative colitis,adsorptive depletion of granulocytes and monocytes impacts mucosal level of neutrophils

and clinically is most effective in steroid naive patients. Dig Liver Dis, 2008, 40(9): 731-736.

[36]言红健,田自力,崔克勤,等. 低分子肝素联合黄芪治疗难治性溃疡性结肠炎. 世界华人消化杂志,2002,10(1):110-111.

[37]江学良,权启镇,孙自勤,等. 抗栓灵含片治疗伴有血小板活化的难治性溃疡性结肠炎. 世界华人消化杂志,2003,11(8):1214-1218.

[38]李乾构. 中医药治疗溃疡性结肠炎的思路. 北京中医,2004,23(3):149-150.

[39]陈锦团,杨春波,柯晓. 溃疡性结肠炎的中医药治疗研究进展. 中医药信息,2007,24(2):7-10.

[40]江学良. 重症溃疡性结肠炎的诊断和个体化规范化治疗. 世界华人消化杂志,2003,11(8):1081-1082.

[41]郑家驹,王毓明. 炎症性肠病的生物学疗法. 中华消化杂志,2004,24(3):186-187.

[42]董文毅,胡刚正,郑长青. 补脾清肠活血汤对溃疡性结肠炎患者淋巴细胞功能的影响. 世界华人消化杂志,2006,14(11):1124-1127.

[43]周燕红,于皆平,何小飞,等. 达纳康对大鼠溃疡性结肠炎细胞因子的影响. 世界华人消化杂志,2004,12(2):371-375.

[44]邱明义,范小亚,梅家俊,等. 理肠四方对溃疡性结肠炎大鼠结肠组织 TNF-α mRNA 表达的影响. 世界华人消化杂志,2004,12(3):706-710.

[45]陈执中,姜宁. 个体化药物治疗研究的新进展. 中国临床药学杂志,2004,13(5):314-316.

[46]陈治水. 溃疡性结肠炎的“个体化治疗”. 中国中西医结合杂志,2008,28(9):862-864.

(原载:《中国中西医结合杂志》,2010,30(1):104-109)

第七节　596 例慢性结肠炎患者心理人格气质分析

自 1984 年以来,我们共诊治慢性结肠炎患者 596 例,观察中发现,其发病或病情加重与心理因素有很大关系。现将该组患者的心理、人格、气质因素与发病的关系分析如下。

一、材料和方法

材料:596 例均系 1984 年以来本院中医门诊或住院患者,病例选择腹泻 3 个月以上,经纤维肠镜检查确认为慢性结肠炎者。其中男性 359 例,女性 237 例;年龄 17～67 岁。病程 6 个月至 42 年。

方法:运用中医心理学理论,通过四诊(以问诊、望诊为主)了解患者心理因素与发病的关系以及情志变化与人格、气质的关系。发病与情志变化有关者称为情志致病组(简称情志组),发病与情志变化无关者称为非情志组。

二、结果与分析

(一)发病诱因(见表1)

表1　596例结肠炎患者发病诱因分析

	饮食不节	情志不调	劳倦	寒冷	其他
例数	418	311	142	111	68
%	70.1	52.2	23.8	18.6	11.4

从表1看出,饮食不节为结肠炎发病的主要诱因,情志不调在本病发病诱因中占据第二位(52.2%),说明本病半数以上患者发病与心理因素有关。

(二)结肠炎发病与七情变化的关系(见表2)

表2　311例结肠炎患者七情变化分析

	喜	怒	忧	思	悲	恐	惊
例数	0	139	65	217	52	127	72
%	0	44.7	20.9	69.8	16.7	40.8	8.7

从表2看出,喜志与结肠炎发病无关,因为喜则气和志达,荣卫通利、气血调和、阴阳平衡,故不会发病。而思虑、郁怒、恐惧(恐癌心理)等心理因素为结肠炎的主要发病诱因,因为思伤脾,脾虚则清阳不升,水谷不化,故腹痛腹泻,纳差腹胀;郁怒伤肝,肝失条达,横犯脾土,则腹痛则泻,泄泻每因恼怒或情绪紧张时发作或加重;恐惧伤肾,肾主魄门,魄门失其所主则泄下无度。

(三)情志致病与性别、年龄的关系(见表3)

表3　两组患者性别、年龄比较

组别	例数	性别		年龄		
		男	女	<25	26～45	>45
情志组	311	159	152	99	151	61
非情志组	285	200	85	78	157	50

从表3看出,情志致病组女性发病率为48.9%,非情志组女性发病率为29.8%,前者发病率明显高于后者($P<0.001$),此可能与女性感情脆弱、敏感、情绪易波动等因素有关。从年龄看,两组无明显差别。

（四）情志致病与阴阳性格的关系（见表4）

表4 两组患者阴阳性格比较

组别	例数	阴阳性格		
		偏阴型	偏阳型	阴阳和平型
情志组	311	209(67.2%)	78(25.1%)	24(7.7%)
非情志组	285	75(26.3%)	132(46.3%)	78(27.4%)

从表4看出，情志致病组以偏阴型性格为主，非情志致病组以偏阳型性格为主，组间比较有非常显著差异（$P<0.001$），提示阴性性格患者，以情志因素致病者为多（阴阳性格按复苏等制定的标准分类）。

（五）情志致病与血型的关系（见表5）

表5 两组患者血型比较

组别	例数	A型	B型	AB型	O型
情志组	61	11(18.0)	28(45.9)	13(21.3)	9(14.3)
非情志组	55	20(36.3)	9(16.4)	11(20.0)	15(27.3)

从表5看出，情志组患者以B型血为主，非情志组以A型血为主，组间比较有非常显著差异（$P<0.001$），提示B型血患者情绪不稳定，易出现情志失调现象。

三、讨　论

现代医学认为，慢性结肠炎发病与肠道感染、免疫、遗传和精神因素等有关。本文资料说明，饮食不节（包括肠道感染和食物过敏等因素）为本病的主要发病诱因，情志失调在本病发病因素中占居第二位，即50%以上的患者发病或病情加重与精神因素有关。杜氏等认为，精神障碍可引起自主神经功能失调，肠道运动功能亢进、肌痉挛、血管收缩、组织缺血，毛细血管通透性增高等病理改变，最终导致肠壁炎症及溃疡形成；并且把伴有焦虑、紧张、多疑及自主神经功能紊乱表现者称为“溃疡性结肠炎个性”。中医学则认为，情志失调可致气机失调，脏腑功能紊乱，如思虑伤脾，郁怒伤肝，悲忧伤肺，惊恐伤肾，均可直接或间接引起脾失健运，清阳不升，水谷不化，而致腹痛腹泻。可见，情志失调或心理因素在本病占有相当重要的地位。

本文资料表明，情志失调或心理表现与人体的体质因素有很大的关系，如阴型性格和B型血患者容易出现情志失调表现，但由于未能与正常人比较，因此尚不能断定阴型性格或B型血的人容易患慢性结肠炎。此种类型患者容易出现异常心理反应，由于心理异常，情志失调是导致本病迁延难愈的一个重要因素，因此，对于慢性结肠炎患者，特别是阴型性格或B型血患者，在药物治疗的同时，应积极辅以心理疏导治疗，方能进一步提高临床疗效。

（原载：《四川中医》，1990，7：14-15）

第八节 复方健脾片治疗脾虚型慢性溃疡性结肠炎27例疗效分析

近一年余，我们以中药“复方健脾片”治疗脾虚型慢性溃疡性结肠炎 27 例，疗效满意，现报道如下。

一、临床资料

1. 一般资料

本组男 19 例，女 8 例；年龄：18～65 岁，平均 42.4 岁；病程：1～15 年，其中 5 年之内者 12 例，6～10 年 6 例，10 年以上 9 例；临床类型与病情分度（参照江绍基主编《临床胃肠病学》标准）：慢性复发型 7 例，慢性持续型 20 例；属轻度者 6 例，中度 19 例，重度 2 例；中医分型：脾气虚弱 16 例，脾阳虚 1 例，脾肾阳虚 3 例，脾虚肝郁 5 例，脾虚湿热 2 例。

2. 病例选择

27 例均具有慢性溃疡性结肠炎典型临床表现，中医辨证以脾虚为主，纤维结肠镜检查以充血、水肿、糜烂及溃疡为主要表现。

3. 脾虚诊断标准

主症：①纳差、腹胀、神倦乏力。②腹痛、肠鸣、里急后重。③大便失常、便稀溏、黏液便、黏液血便、先硬后溏或腹泻与便秘交替。④舌淡胖嫩有齿印，苔薄白或白腻，脉多沉细缓或弦细无力。次症：面色少华，唇淡，口不渴，乏味，喜热饮，腹痛喜按，肠鸣矢气，消瘦或虚胖，月经不调，白带。

4. 治疗方法

复方健脾片（每片重 0.5 g），每次 8 片，日服 3 次。服药期间禁食生冷、辛辣及油腻食物。20 天为一疗程，2～3 疗程后复查纤维肠镜和其他观察指标。

5. 疗效标准

①临床治愈：临床症状、体征消失，纤维肠镜检查黏膜病变恢复正常，追访半年以上未复发者。②显效：症状、体征基本消失，肠镜检查肠黏膜仅有轻度炎性改变者。③好转：症状、体征减轻、肠镜检查病变程度有所减轻。④无效：症状、体征、肠镜检查均无变化者。

二、治疗结果与分析

1. 疗效评定

本组 27 例中，获近期治愈者 17 例，显效 6 例，好转者 3 例，无效 1 例，总有效率 96.3%，平均治疗天数为（53.7±23.4）天（$\bar{x}\pm SD$）。

2. 纤维肠镜检查

27 例中，治疗后有 19 例充血、水肿、糜烂性改变消失，8 例有不同程度减轻；溃疡面均获愈合。2 例息肉治疗后无变化，经手术钳除。

3. 便常规检查

治疗前黏液便 22 例，经治疗消失 20 例，减轻 2 例。治疗后便红细胞、白细胞、脓细胞及大便潜血阳性均转为阴性。

4. 血常规检查

治疗前后白细胞计数无明显变化。治疗后红细胞计数和血色素含量较治疗前有明显提高，经统计学处理，治疗前后比较有显著或非常显著差异(红细胞及血色素 P 值均小于 0.01)。说明复方健脾片有健脾生血，提高血中红细胞和血色素的作用。

5. 血清蛋白测定

27 例治疗前血清总蛋白为(6.38±0.59)g/L($\overline{x}$±SD)，治疗后为(7.3±0.61)g/L，较治疗前平均增高(0.92±0.72)g/L，治疗前后比较有非常显著差异($P<0.001$)。治疗前人血白蛋白为(4.05±0.56)g/L，治疗后为(4.77±0.69)g/L，较治疗前平均增高(0.71±0.9)g/L，治疗后有非常显著差别($P<0.001$)。治疗前球蛋白为(2.29±0.53)g/L，治疗后为(2.54±0.54)g/L，治疗前后无显著差异($P>0.05$)。说明复方健脾片有提高人血白蛋白和总蛋白含量的作用。

6. 免疫功能检查

治疗前总 E 花环试验、活性 E 花环试验、淋巴细胞转化率三者均明显低于正常值($P<0.001$)，经复方健脾片治疗后，三种免疫指标均恢复到正常水平，治疗前后比较均有非常显著差异($P<0.001$)，说明本药有增强人体细胞免疫功能的作用。治疗前 IgG、IgA 含量均在正常范围，与正常值比较无显著差异($P>0.05$)。治疗前 IgM 和 C_3 水平都明显高于正常值($P<0.001$)，治疗后 IgM 有明显下降，C_3 含量无明显变化，表明本方对 IgM 似有降低作用。

三、讨 论

慢性溃疡性结肠炎，现代医学认为其病因主要与自身免疫和遗传因素有关，多因感染、饮食、精神等因素诱发或加重。近年来国内外不少学者在本病患者的血清中查到了抗结肠抗体，并在结肠黏膜局部发现有免疫复合物和 C_3 沉积，提示自身免疫在本病是一个主要发病因素。本文 27 例患者的细胞免疫功能均明显低于正常人，而 IgM 和 C_3 含量却较正常人明显增高，表明该类患者可能有抑制性 T 细胞功能低下，体液免疫功能偏亢倾向。免疫功能失调是本病的主要发病原因。由于本病以腹泻、腹痛、黏液脓血便为主要临床表现，且均伴有纳差乏力，体瘦面黄，舌淡脉弱等症状，故许多学者都认为本病多属祖国医学脾虚为本，肝郁、湿热潴留为标。脾胃乃后天之本，主水谷之腐熟和运化。脾虚则失运，水反为湿，谷反为滞。合污下注则病泄泻。泻久伤脾，气血化源亏虚，病邪乘虚而入，损伤肠络，血肉腐败，则形成炎性溃疡。因本病以脾虚为主，故用复方健脾片治疗获满意疗效。

复方健脾片方由黄芪、党参、白术、当归、炮姜、乌梅炭、孩儿茶、延胡、木香、白芍、甘草等组成。方中黄芪、党参、白术、甘草甘温健脾益气以治脾虚之本；炮姜温中止血，乌梅酸敛止泻，白芍伍甘草缓肝之急而止痛；当归、延胡、木香辛温活血行气，使补而不滞；孩儿茶一味，苦涩性平，为生肌敛疮之要药，配黄芪、当归、甘草等有托脓排毒，养血生肌之作用。

诸药组合，有益气健脾，涩肠止泻、缓急止痛、养血生肌之功效。其特点补而不滞，温而不燥，涩中有通，故用于脾虚型慢性结肠炎（溃疡性）甚为适宜。据现代药理研究分析，黄芪、白术、党参有增强人体免疫功能的作用，甘草有类皮质激素的作用，两者配合有免疫调节作用。本资料表明，溃结患者多有细胞免疫功能低下表现，经用复方健脾片治疗后，患者的总E花环试验、活性E花环试验、淋巴细胞转化率均较治疗前明显提高，而异常增高的IgM降至正常，从临床证实本方有调节免疫功能的作用。国外学者认为，本病活动期C_3水平明显增高，缓解期降至正常。本组患者治疗前C_3也明显高于正常人，但治疗后无明显下降，因此，对于本病患者C_3变化的临床意义，有待进一步探讨。“脾为气血生化之源”，用本方治疗后，患者脾气健旺，生化有源，故血中红细胞计数、血色素、人血白蛋白含量治疗后均明显增高，说明本方除止泻作用外，并有健脾生血的作用。另外，本方止痛、止血作用也甚为理想，患者多于服药一周即腹痛消失，便中红细胞和便潜血转阴性，此与结肠黏膜的炎症和溃疡迅速得到修复有关。以上表明，复方健脾片是治疗慢性溃疡性结肠炎较为理想的一种药物。

（原载:《新中医》,1986,10:39-40）

第九节　健脾灵片治疗慢性溃疡性结肠炎

——附60例临床观察

慢性溃疡性结肠炎也称慢性非特异性溃疡性结肠炎，临床以腹痛、腹泻和黏液脓血便反复发作，迁延难愈为特点。近年来，我们用自制健脾灵片治疗本病60例，其疗效明显优于西药对照组。兹将临床与实验研究结果报道如下。

一、临床资料

全部病例均符合1978年杭州会议制定的诊断标准，随机分为两组。健脾灵组60例，男性42例，女性18例；年龄在18～65岁之间，平均42.4岁；病程在1～5年26例，6～10年15例，11～15年19例；慢性复发型33例，慢性持续型27例。西药对照组26例，男性18例，女性8例；年龄在19～60岁之间，平均43岁；病程在1～5年18例，6～10年5例，11～15年3例；慢性复发型15例，慢性持续型11例。

二、方法和结果

（一）治疗方法

1. 健脾灵组

健脾灵片由黄芪、党参、白术、当归、炮姜、乌梅炭、儿茶、元胡、木香、白芍、甘草等药物制成，每片含生药0.74 g。每日服3次，每次服8片，服药期间禁用其他药物。20天为一疗程，2～3个疗程后复查纤维肠镜和其他指标。

2. 对照组

每次服柳氮磺胺吡啶片 1 g,日服 4 次,部分患者加服复方地芬诺酯和解痉止痛剂。疗程同上。

(二)观察指标和测定方法

纤维肠镜检查由本院内窥镜室进行。总 E-玫瑰花试验、活性 E-玫瑰花试验、淋巴细胞转化率均用微量全血法,三者本院正常值分别为(62.5±5.4)%、(41.0±5.0)%、(54.9±7.2)%。免疫球蛋白测定用单向免疫扩散法,正常参考值 IgG 为(1170±220)mg/L,IgA 为(204±70)mg/L,IgM 为(119±65)mg/L。C_3 测定用琼脂单向扩散法,正常值为(125±25)mg/L。D-本糖排泄试验用金敬善方法。

(三)治疗结果与分析

1. 疗效标准

疗效判定标准制定如下。近期治愈:临床症状和体征消失,纤维肠镜检查黏膜病变恢复正常,追访半年以上无复发。显效:症状和体征基本消失,肠镜检查肠黏膜仅有轻度炎性改变。好转:症状和体征减轻。肠镜检查病变程度有所减轻;无效:症状、体征、肠镜检查均无变化者。

2. 近期疗效

按以上疗效标准统计,健脾灵组近期治愈 40 例。显效 13 例,好转 6 例,无效 2 例;近期治愈率为 66.7%,总有效率为 96.7%。对照组近期治愈 8 例,显效 8 例,好转 7 例,无效 3 例;近期治愈率为 30.8%,总有效率为 88.5%。两组的近期治愈率相比较有非常显著性差异($P<0.01$)。两组近期治愈病例症状、体征消失和肠镜检查恢复正常所需时间的比较见表 1。

表 1　两组近期治愈病例症状、体征消失和肠镜检查恢复正常所需平均时间(天)的比较

组别	腹痛	腹泻	纳差	腹胀	肠鸣	下坠	乏力	腹部压痛	肠镜检查
健脾灵组	15.2	18.9	33.5	25.1	39.3	20.5	33.2	27.4	50.1
对照组	33.8	31.6	55.2	30.7	40.5	25.5	57.3	44.5	60.5

3. 治疗前后化验指标的变化

(1)血常规变化:健脾灵组治疗前红细胞计数为(469±67.7)万个/mm^3(均值±标准差,下同),治疗后为(522±52.7)万个/mm^3;治疗前血红蛋白为(13.6±1.9)g/L,治疗后为(15.0±1.3)g/L。二者治疗后均较治疗前有明显提高($P<0.001$),而对照组的红细胞计数和血红蛋白含量治疗前后均无明显差异,说明健脾灵组有健脾生血的作用。

(2)血清蛋白含量变化:健脾灵组治疗前白蛋白为(4.06±0.58)g/L,治疗后为(4.75±0.53)g/L,治疗前后比较有非常显著差异($P<0.001$);治疗前后球蛋白含量无明显变化。对照组治疗后对血浆白蛋白和球蛋白含量均无明显影响。以上结果提示健脾灵有改变患者营养状态的作用。

(3)D-木糖排泄率变化,健脾灵组共测定 30 例,治疗前为(19.82±9.53)%,治疗后为

(26.51±10.41%)，治疗前后差值为(6.69±1.62)%(平均差值±标准误)，治疗前后的比较有非常显著差异($P<0.001$)，说明健脾灵有增加小肠吸收功能的作用。对照组共测定19例，治疗前为(20.42±9.78)%，治疗后为(21.34±10.10)%，治疗前后差值为(0.92±0.98)%(平均差值±标准误)，治疗前后的比较无显著差异($P>0.05$)。

(4)免疫指标变化：结果见表2。从表2看出，健脾灵组治疗后总E-玫瑰花试验、活性E-玫瑰花试验和淋巴细胞转化率等三项细胞免疫指标均较治疗前有明显提高($P<0.001$)，对照组治疗前后结果无明显变化($P>0.05$)。健脾灵组治疗后IgM和IgA较治疗前明显降低($P<0.001$)。两组治疗后对IgG、C_3均无明显影响。以上说明，健脾灵片对人体细胞免疫功能有增加作用，对异常增高的IgM有降低作用，提示本品对免疫功能有一定调节作用，但对异常增高的C_3却无明显影响。

表2　两组免疫指标比较

免疫指标	健脾灵组(50例)	对照组(26例)
总E-玫瑰花试验(%)	40.5～52.6 12.1±1.34*	41.7～45.2 3.5±1.92
活性E-玫瑰花试验(%)	24.6～40.5 15.9±1.44*	24.8～27.9 3.1±1.61
淋巴细胞转化率(%)	45.1～55.6 10.5±1.06*	45.4～47.6 2.2±1.14
IgG (mg/L)	1125～1105 −20.0±56.1	1072～1130 58.0±43.9
IgA (mg/L)	210.5～178.3 −32.2±1.57*	194.2～206.4 12.2±6.92
IgM (mg/L)	176.3～126.3 −50.0±6.96*	151.0±160.0 9.0±5.30
C_3 (mg/L)	161.0～143.6 −17.4±16.5	170.2～167.4 −2.8±23.9

注：表中数字上行为治疗前—治疗后均值，下行为治疗前后平均差值±标准误；*表示治疗前后自身比较$P<0.001$。

三、讨　论

慢性溃疡性结肠炎是一种非特异性的炎性肠病，属于祖国医学的“久泻”“休息痢”范畴。现代医学对本病病因尚未完全明了，一般认为主要与自身免疫和遗传因素有关，多因感染、饮食不节、精神刺激等因素所诱发。本病用柳氮磺胺吡啶加激素治疗，虽然可暂时获效，但停药后多有复发。根据临床观察，本病虽然以腹泻、腹痛、黏液脓血便为主要表现，但多伴有纳差、乏力、体瘦面黄、舌淡脉弱等脾虚症状，故多数学者都认为本病以脾虚或脾肾虚为主，而肝郁、湿热、瘀血等多为标证。我们对近两年国内25篇资料1322例作了综述分析，发现以脾虚为主者占本病的75.8%。泄泻之本，无不由于脾胃。脾胃乃后天之本，主水谷之腐熟和运化。若因饮食失节、寒温失调、劳倦过度、情志不畅，均可伤及脾胃，脾胃伤则运化失常，水反为湿，谷反为滞，下注则病泄泻。脾胃气虚，气血化源匮乏，病邪乘虚入侵，损伤脉络，使肠黏膜失养，遂形成黏膜溃疡。因本病病机以脾虚为本，故治疗当以健脾为主。我们自拟的健脾灵片，方中黄芪、党参、白术、甘草甘温健脾益气炮姜温中止血；乌梅酸敛止泻；白芍伍甘草缓肝之急而止痛；当归、元胡、木香辛温活血行气；儿茶一味，苦涩性平，为生肌敛疮之要药，配黄芪、当归、甘草等有托脓排毒、养血生肌之作用。诸药组合，有益气健脾、涩肠止泻、缓急止痛、养血生肌之效。本方特点为补而不滞，温而不燥，涩中有通，用治脾虚为主要病机的慢性结肠炎甚为适宜。

据现代药理研究分析，黄芪、白术、党参有增强人体免疫功能的作用，甘草有类皮质激素的作用，两者配合有免疫调节作用。本资料表明，慢性溃疡性结肠炎患者多有细胞免疫功能低下表现，经用健脾灵片治疗后，患者的总E-玫瑰花试验、活性E-玫瑰花试验、淋巴细胞转化率均较治疗前明显提高，而异常增高的IgM降至正常，从临床证实本方有调节免疫功能的作用。国外学者认为，本病活动期 C_3 水平明显增高，缓解期降至正常。本组患者治疗前 C_3 也明显高于正常人，但治疗后无明显下降。因此，对于本病患者 C_3 变化的临床意义，有待今后进一步加以探讨。

我们所作的小白鼠游泳耐力实验表明，健脾灵组较对照组的游泳耗竭时间明显延长（$P<0.05$），结合临床所见，服用健脾灵后病员消瘦、乏力症状明显改善，可以证明健脾灵有显著的强壮作用。D-木糖试验结果表明，健脾灵能改善小肠吸收功能，表现为病员食欲增加，血红细胞计数、血红蛋白和血浆白蛋白含量明显上升等。此外，我们还就健脾灵对兔离体肠管的影响作了实验观察。发现给药后兔空肠和回肠蠕动立即减慢，幅度减小，当药液浓度达1%以上时，肠管呈完全松弛状态；该药对氯乙酰胆碱和氯化钡所致离体肠管痉挛也有非常显著的抑制作用。说明健脾灵的缓急止痛、涩肠止泻功能是通过对抗乙酰胆碱M-受体激动作用及对肠管平滑肌的直接抑制作用来实现的。

（原载：《中医杂志》，1987，28(10)：28-30）

第十节　健脾灵片治疗脾虚腹泻的临床与实验研究

自1984年以来，笔者以健脾灵片治疗脾虚型慢性炎症性肠病腹泻患者268例，经与西药对照组75例比较，疗效满意。在此基础上，我们做了该方对人体D-木糖排泄率的影响和对兔离体肠管抑制试验的影响实验。现将临床与实验结果报道如下。

一、临床观察

1. 临床资料

全部病例均经纤维结肠镜检查,非特异性溃疡性结肠炎(简称溃结)按1978年杭州全国消化会议所制定的标准进行诊断,慢性结肠炎(简称慢结)也参照此标准诊断,但纤维结肠镜检查仅有充血、水肿、糜烂、颗粒增生等表现,无黏膜溃疡者。中医脾气(阳)虚诊断标准参照1982年全国会议制定的"脾虚证标准"。

治疗组268例中男180例,女88例,年龄17~67岁,平均42.5岁,病程6个月~42年,其中小于1年36例,1~5年140例,6~10年50例,11~20年25例,大于20年17例。溃结92例,慢结176例。对照组75例中男45例子,女30例,年龄18~65岁,平均41岁。病程5个月~35年,其中小于1年12例,1~5年36例,6~10年13例,11~20年6例,大于20年8例。溃结30例,慢结45例。

2. 治疗方法

治疗组溃结和慢结均用健脾灵片,每次8片,每日3次口服,服药期间禁用其他药物。健脾灵由黄芪、党参、白术、当归、炮姜、乌梅炭、儿茶、元胡、木香、白芍、甘草等药物组成,每片0.5 g(含生药0.74 g),由本院药厂生产。对照组:溃结患者用偶氮磺胺吡啶1g,每日4次口服;慢结患者用复方地芬诺酯2片,每日3次口服。均20天为1个疗程,2~3疗程后纤维结肠镜复查。

3. 疗效标准

(1)临床治愈:临床症状、体征消失,纤维肠镜检查肠黏膜充血、水肿、糜烂、溃疡等病变消失或遗留疤痕,追访半年以上未复发者。

(2)显效;症状、体征基本消失,肠镜检查肠黏膜仅有轻度炎性改变者。

(3)好转:症状、体征减轻,肠镜检查病变程度有所减轻。

(4)无效:症状、体征、肠镜检查无变化者。

4. 结果

治疗组治愈170例,显效67例,好转27例,无效4例,治愈率为63.4%,总有效率98.5%。对照组治愈29例,显效28例,好转14例,无效4例,治愈率为38.7%,总有效率94.7%。两组治愈率比较差异非常显著($\chi^2=14.76, P<0.001$),表明健脾灵片的疗效明显优于西药对照组。

二、实验研究

1. 实验方法

(1)D-木糖排泄试验:用金敬善方法。

(2)兔离体肠管抑制试验:取体重1.5~2.5 kg的健康家兔,雌雄不限,猛击耳后致昏,即刻剖腹取空肠段,置于新配制的Tyrode溶液中,滴入几滴3%过氧化氢溶液保养备用。实验时分别取肠段3 cm,置内容34 mL Tyrode液的麦氏小水浴中,在恒温37 ℃充氧的条件下,用南京分析仪器厂产的DC-001型离体器官测定仪,记录兔离体肠管的蠕动曲线。观察健脾灵煎液对兔离体空肠、回肠蠕动的影响和对氯乙酰胆碱、氯化钡所致肠管强直性痉挛以及对肾上腺素所致肠管松弛作用的影响。

(3)100%健脾灵煎剂:药物组成及配方比例同片剂,将中药饮片加水适量,浸泡 30 分钟,煮沸 30 分钟后过滤,再加水煮沸 20 分钟,合并 2 次煎液,用纱布过滤,水浴上浓缩为 100%的煎液,置冰箱保存备用。

2. 结果

(1)D-木糖排泄率:治疗组测定 78 例患者,治疗前后分别为(19.67±3.30%)、(24.85±2.76%)(M±SD,下同),治疗后较治前平均提高 5.28%±2.99%,治疗前后比较有非常显著差异($P<0.001$)。对照组测定 25 例,治疗前后分别为(20.41±3.78)%、(21.35±3.30)%,治疗后较治前提高(0.94±2.51)%,治疗前后比较无显著差异($P>0.05$)。本实验表明健脾灵有增加小肠吸收功能的作用。

(2)对兔离体空肠、回肠的影响:当空肠中加入 100%的健脾灵煎液 0.15 mL 后,蠕动频率平均减慢 11.5 次/分,蠕动幅度显著降低,再给药 0.15 mL 后,几乎完全松弛。回肠给药 0.7 mL 后,蠕动频率平均减慢 13.2 次/分,蠕动幅度平均降低 0.6 mm,当给药 9 分钟后,回肠几乎完全呈松弛状态。经 3 次实验该方煎液浓度达 1%以上,对空回肠渐成完全松弛状态,表明该方具有较强的缓急、止痛作用。

(3)对乙酰胆碱 M-受体激动作用的影响:取空肠段 3 cm,先加入 0.01%氯乙酰胆碱 0.25 mL 立即引起肠管痉挛收缩;另取同兔空肠段先加入 0.01%氯乙酰胆碱 0.25 mL,再加入健脾灵煎液 2.5 mL,肠管痉挛迅速解除。重复实验 3 次,观察结果一致,表明该方有显著的对抗乙酰胆碱 M-受体激动的作用。

(4)对氯化钡所致肠管痉挛作用的影响:当加入 10%氯化钡 0.5 mL 时,立即引起兔离体回肠痉挛收缩,再加入健脾灵煎液 2.5 mL,肠管痉挛迅速解除,张力下降,肠平滑肌松弛。三次实验结果一致,表明该方对肠管平滑肌有直接的抑制作用

(5)对肾上腺素所致的肠管抑制作用的影响:当加入 0.01%肾上腺素液 0.31 mL 引起兔离体空肠、回肠抑制,加入该方煎液 1.8 mL,可使肠管张力提高,肠管立即出现大幅度蠕动,但其作用又很快消失,证明该方有短暂的抗肾上腺素作用。

三、讨　论

中医对腹泻分为脾胃虚弱、脾肾阳虚、脾虚湿热、脾虚肝郁、湿热壅滞等型,其中以脾虚为主者较多,符合中医学“泄泻之本,无不由于脾胃”的论点。我们在充分吸取古代医家治疗泄泻经验的基础上,结合现代医学对慢性炎症性肠病的认识,将西医辨病与中医辨证相结合,设计了健脾灵片治疗脾虚型慢性炎症性肠病,取得较好疗效。

健脾灵方中黄芪、党参、白术、甘草甘温健脾益气,治脾虚之本;炮姜温中散寒,砂仁行气化湿,温脾止泻;乌梅酸敛止泻;木香行气调中;白芍、防风缓肝、疏肝以达抑木扶土之功。其特点补而不滞,温而不燥,涩中有通,用于以脾虚为主要病机的慢性结肠炎甚为适宜。

D-木糖排泄试验表明,本方能明显改善小肠的吸收功能,提示本方有增强“脾主运化”的作用,患者脾运有力,气血生化有源,故食欲明显改善。

本方有对抗乙酰胆碱 M-受体激动作用和对兔离体肠管有直接抑制作用,能使肠蠕动减慢,肠平滑肌松弛,故患者服药后腹痛腹泻迅速改善。本方不仅对慢性持续型和慢性复

发型结肠炎有显著疗效,对急性发作型也有较好效果,患者服药后随着自觉症状改善,便中红白细胞及脓细胞均在较短时间内消失。我们认为本方对结肠炎症的消退并非通过直接消炎作用达到的,而是与调节免疫功能、抑制肠平滑肌痉挛,改善肠管营养等综合因素有关。

(原载:《中西医结合杂志》,1989,6(9):345-347)

第十一节　健脾益气法治疗老年慢性溃疡性结肠炎临床疗效分析

慢性溃疡性结肠炎(CUC)属于内科难治性疾病之一,其有反复发作迁延难愈的特点。老年患者由于脾胃虚弱,免疫功能低下,其治疗更为棘手。自 1988 年以来,我们以内服健脾益气中药为主,配合中药保留灌肠,治疗 CUC 患者 311 例,其中老年患者 65 例,现将治疗结果报道如下。

一、资料与方法

1. 临床资料

本科 1988～1998 年住院 CUC 患者,诊断均符合 1993 年太原全国慢性非感染性肠道疾病学术研讨会制定的 CUC 诊断标准。

老年组 65 例,男 42 例,女 23 例;年龄 50～65 岁,平均(56.3±5.5)岁;病程 3～31 年,平均(6.7±5.1)年;初发型 1 例,慢性持续型 17 例,慢性复发型 47 例;轻度 22 例,中度 41 例,重度 2 例。中青年组 246 例,男 145 例,女 101 例;年龄 17～49 岁,平均(35.1±11.9)岁;病程 6 个月～15 年,平均(4.7±3.9)年;初发型 24 例,慢性持续型 112 例,慢性复发型 110 例;轻度 123 例,中度 115 例,重度 8 例。

2. 治疗方法

两组均口服健脾灵片(含黄芪、党参、白术、炮姜、儿茶、乌梅炭、白芍、广木香、元胡、甘草等),每次 8 片(每片含生药 0.75 g),日服 3 次。20 天为 1 个疗程,连用 3 个疗程。每晚用苦参槐花汤 100 mL(含苦参、槐花等),内加锡类散 2 支、1%奴夫卡因 10 mL 保留灌肠,每晚 1 次。15 天为 1 个疗程,连用 2 个疗程。口服药疗程结束时复查纤维结肠镜。

3. 观察指标与方法

D-木糖排泄率用金敬善方法,苯替酪胺试验用周志超方法,唾液淀粉酶活性测定用广州中医学院脾胃研究组所报道的方法,血清 IgG、IgM、IgA 测定用单向免疫扩散法,C_3 测定用琼脂单向扩散法,Et-RFC、Ea-RFC 用微量全血法,LTR 用形态镜检法,T 细胞亚群用单克隆抗体荧光染色法。

4. 疗效判定标准

按 1993 年太原全国慢性非感染性肠道疾病学术研讨会和 1992 年临汾全国中西医结合消化学术会议制定的标准判定。

5. 统计学处理方法

两组疗效比较用 χ^2 检验，其他用 t 检验。

二、结　果

1. 两组疗效比较(见表 1)

表 1　两组疗效比较例　　单位：%

组　别	例数	治愈	显效	好转	无效
老年组	65	39(60.0)*	15(23.1)	6(9.2)	5(7.7)
中青年组	246	184(74.8)	42(17.1)	16(6.5)	4(1.6)

与中青年组比较：* 表示 $P<0.05$。

2. 治疗前后生化指标变化(见表 2)。

表 2　治疗前后生化指标变化

组别	例数	D-木糖(%)		苯替酪胺(%)		唾液淀粉酶活性	
		治疗前	治疗后	治疗前	治疗后	治疗前	治疗后
老年组	33	18.73±3.11△▲▲	21.09±3.50△▲▲*	57.12±11.51△▲	64.31±9.40△▲*	1451±223△▲▲	1677±231△▲▲*
中青年组	60	21.15±3.15△	24.30±2.21△*	62.35±9.95△	69.41±9.33△*	1672±196△	1815±235△*
正常组	30	26.37±3.96	74.60±7.91	1958±265			

注：与正常组比较：△表示 $P<0.01$；与中青年组比较：▲表示 $P<0.05$，▲▲表示 $P<0.01$；自身比较：* 表示 $P<0.01$。

从表 2 看出，两组患者 D-木糖排泄率、苯替酪胺指标和唾液淀粉酶活性均明显低于正常组水平，但以老年组下降更为明显。经治疗后 3 项指标均有显著增加。

3. 治疗前后非特异性细胞免疫指标变化(见表 3)

表 3　组间非特异性细胞免疫指标比较($\bar{x}\pm S$)　　单位：%

组别	例数	Et-RFC		Ea-RFC		LTR	
		治疗前	治疗后	治疗前	治疗后	治疗前	治疗后
老年组	38	30.1±5.5▲△	45.9±5.8▲*△	20.5±5.7▲△	35.6±5.9▲*△	40.3±7.1▲△	45.8±6.3▲*△
中青年组	76	49.3±6.1△	58.8±5.7△*	33.8±5.5△	41.2±6.7*	46.5±7.6△	54.7±5.7*
正常组	30	62.5±5.2	41.0±5.0	54.9±7.2			

注：与正常组比较：△表示 $P<0.01$；与中青年组比较：▲表示 $P<0.01$；自身比较：* 表示 $P<0.01$。

从表3看出，两组患者3项细胞免疫指标均明显低于正常组，其中老年组指标又明显低于中青年组。经治疗后，中青年组Ea-RFC和LTR已恢复正常，Et-RFC接近正常；老年组虽有显著增高，但较正常组仍有明显差别。

4. 治疗前后T细胞亚群变化(见表4)

表4 **组间T细胞免疫亚群比较**($\bar{x}\pm S$) 单位：%

组别	例数	OKT_3		OKT_4		OKT_8	
		治疗前	治疗后	治疗前	治疗后	治疗前	治疗后
老年组	31	62.7±4.5▲▲△△	66.0±4.8*▲▲△△	46.8±4.1▲△△	47.5±3.3▲▲△	21.3±3.6▲▲△△	24.7±3.5*▲▲△△
中青年组	55	68.3±3.9△△	72.3±5.4*	48.5±3.5	49.3±2.7	24.5±3.9△△	27.0±3.8*
正常组	30	73.8±5.1	49.7±3.2	28.1±3.4			

注：与正常组比较：△表示 $P<0.05$，△△表示 $P<0.01$；与中青年组比较：▲表示 $P<0.05$，▲▲表示 $P<0.01$；自身比较：*表示 $P<0.01$。

从表4看出，老年患者的T细胞亚群明显低于中青年组和正常组，中青年组OKT_3和OKT_8明显低于正常组，但OKT_4在正常值范围。治疗后两组OKT_3和OKT_8均有明显上升。

三、讨　论

CUC的病因尚不十分清楚，目前认为，本病发生与遗传因素、免疫异常、肠道感染、炎性介质作用以及精神紧张等因素有关。根据本病的临床表现，当属中医之“久泻”“久痢”范畴。根据张景岳“泄泻之本，无不由于脾胃”的学说，我们以口服健脾益气方药为主治本，以清热燥湿解毒药物保留灌肠治标，既往的研究证明本法临床疗效理想。本文对65例老年CUC患者进行了系统观察，发现与中青年患者表现有较大差别，其腹泻次数多，纳差、腹胀、神疲乏力等脾虚症状明显。观察资料表明，CUC患者的唾液淀粉酶活性、小肠吸收功能和胰腺的外分泌功能均有所降低，而老年组降低更为明显。免疫功能检查，老年组的非特异性细胞免疫功能明显低于中青年组和正常组；T细胞亚群检测，其末梢血总T细胞、辅助性T细胞和抑制性T细胞均较中青年组低。表明老年CUC患者的消化、吸收功能明显衰退，免疫功能亦明显降低。所以，以健脾益气方药治疗后，虽然各项检测指标有所改善，但改善幅度不大，临床疗效也低于中青年组。本研究提示，对于老年患者，应适当延长治疗时间，才能进一步提高临床疗效。

(原载：《中国中西医结合脾胃杂志》，2000，8(2)：91-93)

第十二节 健脾灵煎剂对兔离体肠管抑制实验研究

慢性非特异性溃疡性结肠炎和慢性结肠炎均以腹痛腹泻为主证，属于中医“久泻”“久痢”范畴。根据脾主运化，泄泻多属脾的理论，我们设计了健脾灵片剂治疗本病的课题，取得了 92 例溃疡性结肠炎治愈率为 66.3%，总有效率为 97.8%；258 例慢性结肠炎治愈率为 65.5%，总有效率为 98.8%的理想效果，为了探讨该方的部分药理机理，我们对本方煎剂进行了兔离体肠管抑制实验，现将研究结果报道如下。

一、材料和方法

1. 实验动物

健康家兔 15 只，体重 1.5～2.5 kg，雌雄不限。

2. 100%健脾灵煎剂

由黄芪、党参、白术、当归、炮姜、乌梅炭、儿茶、延胡索、广木香、白芍、甘草等组成。按片剂比例配方，加水过药，浸泡 30 分钟，煮沸 30 分钟后过滤，再加水煮沸 20 分钟，合并 2 次煎液，用棉花纱布过滤后，水浴上浓缩至 100%的煎液，置冰箱保存备用。

3. 测量仪器

南京分析仪器厂产 DC-001 型离体器官测定仪。

4. 测定方法

将家兔猛击耳后致昏，即刻剖腹取空肠、回肠肠段，置于新配制的 Tyrode 溶液中，轻轻洗除去内容物，再放入 37 ℃恒温 Tyrode 溶液中，滴入几滴 3%过氧化氢溶液保养备用，实验时分别取 3 cm 肠段，置内容 34 mL Tyrode 溶液的麦氏小水浴中，在恒温(39±0.5)℃充氧的条件下，测量记录肠管的蠕动曲线。每项实验用动物 3 只，肠管 15 段，每段肠管只进行 1 次观察。

二、实验结果

1. 对空肠、回肠蠕动的影响

当空肠中加入 100%的健脾灵煎液 0.15 mL 后，蠕动频率显著减慢，蠕动幅度显著降低，再给药 0.15 mL 后，几乎完全松弛。回肠给药 0.7 mL 后，蠕动频率平均减慢 13.2 次/分，蠕动幅度平均降低 0.6mm，当给药 9 分钟后，回肠几乎完全呈松弛状态。经 3 次实验该方煎液浓度达 1%以上，对空肠、回肠渐成完全松弛状态，表明该方对小肠有非常显著的抑制作用，具有较强的缓急、止痛作用。

2. 对乙酰胆碱 M-受体激动作用的影响

当加入 0.01%氯乙酰胆碱 0.25 mL，立即引起空肠痉挛收缩；另取同兔空肠段先加入 0.01%氯乙酰胆碱 0.25 mL，再加入健脾灵煎液2.5 mL，肠管痉挛迅速解除。重复实验 3 次，观察结果一致，表明该方有显著的对抗乙酰胆碱 M-受体激动的作用。

3. 对氯化钡所致肠管痉挛作用的影响

当加入10%氯化钡0.5 mL时，立即引起兔离体回肠痉挛收缩，再加入健脾灵煎液2.5 mL，肠管痉挛迅速解除，张力下降，肠平滑肌松弛。3次实验结果一致，表明该方对肠管平滑肌有直接的抑制作用。

4. 对肾上腺素所致的肠管抑制作用的影响

当加入0.01%肾上腺素液0.31 mL时，空肠、回肠蠕动呈现抑制；加入健脾灵煎液1.8 mL后，可使肠管张力提高，肠管立即出现大幅度蠕动，但其作用又很快消失，证明该方有短暂的抗肾上腺素作用。

本实验表明，健脾灵煎剂对兔离体空肠、回肠蠕动有明显的抑制作用，对氯化乙酰碱和氯化钡所致肠管强直性痉挛有明显的拮抗作用，本方的健脾止泻，缓急止痛作用与此方面药理机理有关。在临床应用本方后，由于肠蠕动减慢、肠平滑肌松弛，故患者腹痛腹泻，肠鸣下坠等症状迅速改善。

（原载：《辽宁中医杂志》，1988，11：36-37）

第十三节 健脾灵片对溃疡性结肠炎免疫功能的影响

——附112例对照观察

慢性溃疡性结肠炎（下简称溃结）的病因，现代医学认为与免疫和遗传等因素有关，祖国医学则认为系脾胃虚弱，湿热入侵。根据“脾主防卫”与机体免疫功能相关的学说，我们对112例慢性溃疡性结肠炎治疗前后的免疫功能进行了观察，现将结果报道如下。

一、临床资料

1. 诊断依据

按照1978年杭州会议制定的诊断标准。

2. 一般资料

本组男75例，女37例；年龄17～67岁，平均41.6岁。病程1～17年，其中1～5年50例，6～10年25例，10年以上37例。主要症状：腹痛105例，腹泻107例（黏液便62例，脓血便38例，稀溏便7例），便秘5例，纳差96例，肠鸣87例，下坠91例，消瘦55例，左下腹压痛75例。

二、观察方法及指标

1. 观察方法

病例随机分为两组。健脾灵组共92例，每次服健脾灵8片，日服3次，20天为一个疗程，连服2～3个疗程；对照组30例，用柳氮磺胺吡啶，每次1 g，日服4次，疗程同上。两组病例治疗前后均查各项观察指标。另外，检查30例正常人免疫指标作为对照。

2. 观察指标

总 E-玫瑰花试验(Et-RFC),活性 E-玫瑰花试验(Ea-RFC),用微量全血法;淋巴细胞转化率(LTR)用形态镜检法;IgG、IgA、IgM、C_3 测定用单项免疫扩散法;CH50 用 50%溶血法,纤维结肠镜检查由本院内窥镜进行。

三、观察结果

1. 溃结患者与正常人免疫指标比较(见表 1)

从表 1 看出,慢性溃疡性结肠炎患者的 Et-RFC、Ea-RFC、LTR 等均明显低于正常人,IgM 和 C_3 明显高于正常人,IgG、IgA 和 CH50 与正常人比较无明显差别,提示溃结患者有细胞免疫功能低下,体液免疫亢进表现。

表 1　112 例"溃结"患者与正常人免疫指标比较($\bar{x}\pm SD$)

检查项目	正常人(n=30)	溃结患者(n=112)	P 值
Et-RFC	62.5±5.4	39.7±8.9	$P<0.001$
Ea-RFC	41.0±5.0	23.2±6.9	$P<0.001$
LTR	54.9±7.2	46.9±8.1	$P<0.001$
IgG(mg/L)	1170±220	1159±374	$P>0.05$
IgA(mg/L)	204±70	196±69.7	$P>0.05$
IgM(mg/L)	119±65	168±71	$P<0.001$
C_3(mg/L)	125±25	164±65	$P<0.001$
CH50*(50%溶血单位)	4.85±0.35	4.92±0.37	$P>0.05$

* 表示 CH50 为几何均数±标准差(同表 2)。

2. 健脾灵片对溃结患者免疫功能的影响(见表 2)

表 2　健脾灵组与对照组免疫指标比较($\bar{x}\pm SD$)

免疫指标	治疗组(n=92)		对照组(n=30)	
	疗前	疗后	疗前	疗后
Et-RFC(%)	39.7±9.70	50.16±6.46***	41.6±7.12	45.1±8.01
Ea-RFC(%)	23.16±6.52	36.17±9.97***	24.9±6.51	28.0±7.34
LTR(%)	46.19±8.13	55.89±7.96***	45.3±6.09	47.7±7.91
IgG(mg/L)	1191±375	990±276***	1071±356	1130±298
IgM(mg/L)	176.3±58.1	138.1±50.9***	151.6±56.7	160.5±51.2
IgA(mg/L)	210.5±70.3	178.1±62.7***	195.3±65.2	206.7±70.1
CH50(50%溶血单位)	4.87±0.36	6.94±0.32**	4.95±0.31	5.01±0.35
C_3(mg/L)	153.6±56.2	128.5±57.3*	170.2±55.2	167.4±58.3

与治疗前比较:* 表示 $P<0.05$,** 表示 $P<0.01$,*** 表示 $P<0.001$。

从表 2 看出，健脾灵组治疗后，三项细胞免疫指标和 CH50 有明显提高，免疫球蛋白和 C_3 较治疗前有明显下降；对照组治疗前后各项指标均无明显变化。提示健脾灵对溃结患者的免疫功能有明显调节作用。

3. 临床疗效

健脾灵组临床治愈 61 例(66.3%)，显效 20 例(21.7%)，有效 9 例(9.8%)，无效 2 例(2.2%)；对照组临床治愈 11 例(36.7%)，显效 10 例(33.3%)，有效 6 例(20.0%)，无效 3 例(10.0%)。健脾灵组的治愈率明显优于对照组($P<0.01$)。

四、讨　论

慢性溃疡性结肠炎的发病与免疫有关已为国内外许多学者所证实，本文 112 例检查结果表明，慢性溃疡性结肠炎患者 Et-RFC、Ea-RFC 和 LTR 均明显低于正常值($P<0.001$)，IgM 较正常人有明显升高($P<0.001$)，提示有免疫功能紊乱表现。近年来，国内外学者均在本病患者的血清中查到了抗结肠抗体，IgM 的增高是否是 IgM 型抗结肠抗体尚待进一步证实。在补体成分检测中，CH50 在正常值范围，而 C_3 比正常人有显著增高($P<0.001$)，此与日本学者的报道相符。由此推论，慢性溃疡性结肠炎患者可能由于抑制性 T 细胞功能不足，失去了对 B 淋巴细胞的抑制，当肠道某些与结肠黏膜细胞有相似抗原结构的肠杆菌，因某种原因侵入肠黏膜下层时，使肠道 B 淋巴细胞致敏，而分泌过多的 IgM 型抗结肠抗体，抗原与抗体反应，使肠黏膜上皮细胞损伤而形成黏膜溃疡。此与中医“邪之所凑，其气必虚”的观点相符合。

根据临床表现特点，慢性溃疡性结肠炎属于中医的“久泻”“久痢”范畴，笔者对国内 1322 例资料进行分析，有脾虚表现的占 75.8%。我们从“脾主运卫”“泄泻属脾”和“脾主防卫”的观点出发，研制了有健脾益气、涩肠止泻、缓急止痛、养血生肌作用的健脾灵片，方由黄芪、党参、白术、乌梅炭、儿茶、甘草等组成。方中黄芪、白术、党参健脾益气，有增强机体免疫功能的作用；甘草有类皮质激素作用，因此，有一定抑制免疫的作用，二者组合能调节患者的免疫机能。经 92 例临床观察，本药不仅疗效明显高于西药对照组，而且对患者的免疫功能有明显调节作用。我们认为，以健脾益气，提高机体免疫功能为主的治疗方法，是治疗慢性溃疡性结肠炎的一个重要途径。

(原载:《中国肛肠病杂志》，1991，11(11)：10-11)

第十四节　健脾灵片治疗溃疡性结肠炎的血液流变学和微循环改变的临床观察

我们自 1987 年以来，采用自制的健脾灵片治疗溃疡性结肠炎 595 例，同时对治疗前后的血液流变学、甲襞微循环做了对比观察。现将观察结果报道如下。

一、资料和方法

1. 临床资料

本组 595 例中,男 383 例,女 212 例;年龄 21～62 岁,平均 41.5 岁;病程 1～13 年,平均 6.1 年。所有病例均符合 2000 年 10 月成都全国炎症性肠病学术会议制定的诊断标准。

2. 观察方法

(1)血液流变学检查:采用重庆大学维多公司生产的 FASCO-3010 型全自动血液流变仪。受检者均空腹采血,治疗前后各测一次。检测指标包括红细胞压积、全血黏度、全血还原黏度、红细胞电泳、纤维蛋白原、血沉和血沉方程 K 值等项目。

(2)甲襞微循环观察:采用徐州医用光学仪器厂生产的 WX-753 型微循环观察仪。观测受试者左手无名指,利用双窗法电视扫描定量测定甲襞微循环血管形态、流态及襻周状态等项指标,并用田氏加权积分法统计积分值。

3. 治疗方法

健脾灵片剂(由党参、白术、当归、白芍、延胡索、乌梅、儿茶、甘草等十余味中药组成,研末过筛,制成 0.5 g 重片剂。每片含生药 0.74 g),由本院制剂室提供。服法:健脾灵片每次 8 片,日服 3 次,30 天为一疗程,连服 3 个疗程。病情重者配合苦参槐花灌肠液直肠保留灌肠,每晚 1 次,15 天为一疗程,间隔 5 天行下一个疗程。在治疗前和疗程结束后均做血液流变学和甲襞微循环检查。

4. 疗效判定标准

近期治愈:临床症状、体征消失、纤维结肠镜检查黏膜病变恢复正常或遗留瘢痕,随访半年未复发者。显效:症状、体征基本消失,结肠镜检查肠黏膜仅有轻度炎性改变者。好转:症状、体征减轻,结肠镜检查黏膜病变程度有所减轻。无效:症状、体征结肠镜检查均无变化者。

二、结　果

1. 临床治疗结果

595 例中,近期治愈 392 例,占 66%;显效 111 例,占 18.7%;有效 43 例,占 7.2%;无效 49 例,占 8.2%。

2. 治疗前后血液流变学检查比较(见表 1)

表 1　治疗前后血液流变学检查结果比较($\bar{x}\pm S$)

	红细胞压积(%)	全血黏度	全血还原黏度	血浆黏度	红细胞电泳(s)	纤维蛋白原(mg/dL)	血沉(mm/h)	血沉方程 K 值
治疗前	46.21±3.07	5.71±0.45	10.11±1.20	1.89±0.11	16.49±1.26	375.50±45.21	31.92±9.25	122.53±29.64
治疗后	49.23±3.14	5.40±0.39△	8.51±1.34△	1.70±0.12△	17.24±1.38	314.20±42.35△	21.94±8.46△	90.10±30.49△

注:组间对比:△表示 $P<0.01$。

表1表明：治疗前本病组血液流变学检查，除红细胞压积和红细胞电泳在正常值范围内，其他各项指标均高于正常值，提示溃疡性结肠炎存在着较明显的高凝血状态，血液黏稠度增高。治疗后上述各项指标均有较明显的下降，血液黏稠度明显下降提示益气活血方剂健脾灵片对本病组的血液流变性有较显著的改善作用。

3. 治疗前后甲襞微循环加权积分值比较（见表2）

表2　　治疗前后甲襞微循环加权积分值（$\bar{x}\pm S$）

	管襻形态	血液流态	襻周形态	总积分值
治疗前	1.54±0.61	1.17±0.86	1.80±0.82	4.44±0.87
治疗后	1.02±0.40△	0.89±0.31△	1.03±0.45△	2.93±0.52△

注：组间对比：△表示 $P<0.01$。

表2所示，治疗前本病组甲襞微循环检查示各项指标加权积分值均明显高于正常，提示本病存在着较明显的微循环障碍。主要表现为管襻数目稀少、排列不整、管襻大部痉挛纤细或粗细不等，异常管襻明显增多；襻周轮廓模糊、长度缩短，严重者仅有襻顶隐现，提示襻周渗出、水肿现象较为严重。微循环血流速均明显减慢、流态异常、红细胞聚集明显。治疗后各项检查指标加权积分值均有明显下降，相比有显著差异（$P<0.01$），提示该药对微循环有较明显的改善作用。镜下观察主要表现为管襻清晰数目明显增多，襻周渗出、水肿明显减轻，微循环血流速明显增快，细胞聚集程度明显减轻等，说明健脾灵片确有明显改善微循环的作用。

三、讨　论

慢性溃疡性结肠炎（UC）的发病原因尚不十分清楚，目前大都认为本病的发病与自身免疫功能紊乱密切相关。但对于本病血液流变学及微血循环改变方面的研究，目前尚无报道。本病治疗前血液流变学检查结果表明，UC患者除红细胞压积和红细胞电泳外，其他各项指标均有明显增高，提示本病的血液黏稠度增高，血液流变性异常，机体相对处于高凝状态。甲襞微循环检查显示本病的微血管襻数目稀少，排列不整，管襻轮廓模糊不清，襻周渗出、水肿明显，血液流速明显减慢、流态异常，血细胞聚集现象明显，亦说明本病存在着明显的微循环障碍。因此，我们认为慢性溃疡性结肠炎是以脾虚或脾肾气虚为主，同时伴有瘀血停滞的病症。根据祖国医学中“脾主运化”“泄泻属脾”“久病多瘀”的理论，我们研制成具有健脾益气，活血生肌，促进溃疡愈合的健脾灵片治疗本病。方中党参、白术健脾益气，治脾虚之本。现代医学研究证实上述药物均有较明显的增强细胞免疫及免疫调节作用；当归、延胡索活血行气止痛，据药理研究证实有较为明显的改善微循环，降低血液黏稠度的作用；儿茶、乌梅等既酸敛收涩止泻、又生肌敛疮，促进溃疡愈合；白芍、甘草等养血和血，缓急止痛：诸药合用，用于治疗脾虚兼血瘀为主的慢性溃疡性结肠炎甚为相宜，其近期治愈率为66.1%，总有效率达91.8%。治疗后血液流变学检查对比结果表明，服用健脾灵片后血液流变异常的指标均有显著下降，提示治疗后血液流变性和血液黏稠度趋于正常。甲襞微循环检查亦表明用健脾灵治疗后，微血管襻数目明显增多，管襻周围渗出、水肿现象明显减轻，血液流速增快、血液流态及红细胞聚集现象明显改善。以上均说明健脾灵片不仅能补益强壮、增强机体细胞免疫功能和免疫调节作用，同时还能明显降低血液黏稠度，改变血液流变性和明显改善微循环，促进结肠溃疡修复，因而健脾灵是治疗慢性溃疡性结肠炎较为理想的中药专方制剂，值得临床推广应用。

（原载：《中国血液流变学杂志》，2004，4(3)：348-349）

第十五节　健脾灵片治疗慢性溃疡性结肠炎的电镜观察

自 1984 年以来，我们根据祖国医学“脾主运化”“泄泻属脾”的理论，结合溃疡性结肠炎的现代免疫发病机理，研制成纯中药制剂健脾灵片，经临床观察，疗效明显优于偶氮磺胺吡啶(SASP)和补脾益肠丸。现将治疗前后电子显微镜对比观察结果报道如下。

一、材料与方法

30 例患者均符合 1978 年杭州会议制定的诊断标准，治疗方法同前文报道。治疗前和 3 个疗程结束后作纤维结肠镜检查。将肠镜下活检标本先用透明质酸和 α-糜蛋白酶配成的清洗液冲洗，然后用生理盐水轻轻冲洗，除去黏膜表面的黏液及附着物。再放入 2.5% 戊二醛固定液中固定。用于扫描电镜观察的样品再用 2% 单宁酸导电染色，1% 锇酸固定，乙醇脱水后浸入醋酸异戊酯置换，临界点干燥处理，离子溅射喷金镀膜，于日产 S-520 扫描电子显微镜下观察。用于透射电镜观察的样品用 1% 锇酸后固定、逐级丙酮脱水、环氧树脂 812 包埋，半薄定位，LKB-V 超薄切片机超切，醋酸铀及枸橼酸铅染色，于日产 H-600 型透射电镜下观察。

二、观察结果

(一)扫描电镜观察

共 26 例。治疗前在低倍下观察见全部病例表面正常结构消失、溃疡形成、病灶区充满大量破碎不整物质(见图 1)。高倍观察病变深浅不一，轻者仅黏膜上皮破坏，重看病变累及黏膜深层，变性坏死的黏膜上皮黏附成团或与炎细胞、红细胞及纤维素相混杂。部分坏死物质脱落，形成了深浅不一，不规整缺损区(见图 2)。病灶边缘黏膜上皮破坏轻，但结构较紊乱，细胞界线欠清，表面微绒毛粘连，松散或脱落。治疗后有 19 例病灶已修复，低倍观察病灶完全由新生柱状上皮覆盖，增生上皮排列较密集，尚规整，上皮间夹有一定数量杯状细胞，腺管开口较大，但不很规整，隐窝欠清晰(见图 3)。高倍观察柱状上皮有核部位较突出，上皮表面微绒毛清晰密集，且较整齐(见图 4)。7 例病灶表面尚有一层片状无结构附着物，附着物脱落处可见新生上皮细胞较密集，腺管开口及隐窝边缘不甚清晰，高倍放大上皮表面微绒毛稀疏，排列不整，并有较多细小裂隙。

(二)透射电镜观察

共 4 例。治疗前黏膜表面均局部缺损，间质裸露，残存腺体间大量淋巴细胞浸润，亦见中性粒细胞、浆细胞、腺上皮体积肿大、排列不整、核大、淡染或呈溶解状态(见图 5)。胞质内线粒体肿胀，嵴断裂，基质颗粒消失，甚至空化，粗面内质网扩张，脱颗粒，溶酶体增多。上皮游离端微绒毛松散，不整或消失。腺体间结缔组织明显疏松，淡染炎细胞量多，主要为淋巴细胞，中性粒细胞、浆细胞和嗜酸性粒细胞。间质毛细血管扩张、渗血，内皮细胞肿胀，内皮间连接松散，内皮细胞核增大、淡染，胞质内线粒体明显肿胀、空化。治疗后4例黏膜均无明显缺损，表面由增生上皮覆盖，腺体完整，柱状上皮呈高柱状，胞质内细胞器丰富。上皮间夹有杯状细胞，其顶部可见丰富黏液颗粒。上皮游离端微绒毛密集、整齐、腺上皮可见淋巴细胞浸润(见图6)。间质结缔组织内尚有炎细胞浸润，主要为淋巴细胞、浆细胞。

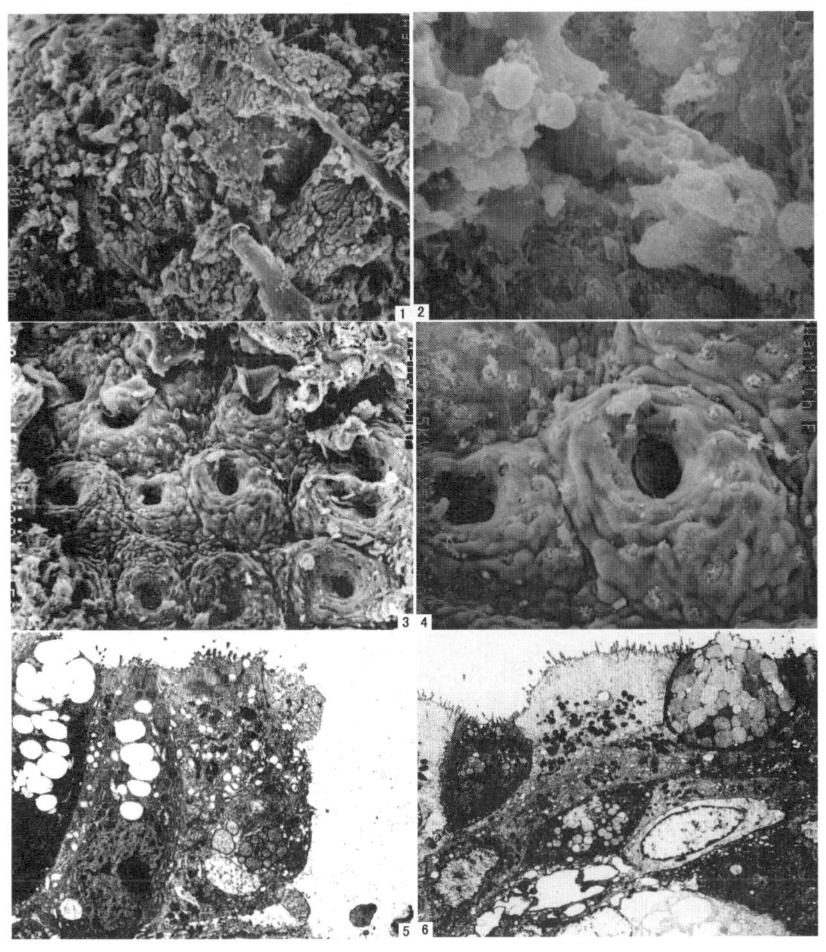

健脾灵片治疗慢性溃疡性结肠炎的电镜观察

图1 结肠黏膜表面正常结构消失，变性坏死物质与炎细胞、红细胞混杂在一起 (SEM 200×)

图2 变性坏死物质脱落，形成深浅不一，不规则的凹陷，基部炎细胞浸润 (SEM 1300×)

图3 溃疡病灶愈合，柱状上皮增生，新生上皮排列规整 (SEM 200×)

图4 肠腺开口及界缘清晰，上皮表面可见微绒毛 (SEM 500×)

图5 黏膜上皮缺损，间质裸露，腺体间炎细胞浸润，间质出血水肿 (TEM 4000×)

图6 黏膜上皮呈连续排列，微绒毛发育良好，杯状细胞增多，腺上皮细胞呈柱状，胞质内细胞器丰富 (TEM 3000×)

三、讨 论

慢性溃疡性结肠炎是一种非特异性炎性肠病，本病主要与自身免疫和遗传等因素有关，多因感染、饮食、精神等因素诱发或加重。近年来，国内外不少学者在本病患者的血清中查到了抗大肠抗体。我们用免疫法成功地复制成大白鼠溃疡性结肠炎实验模型。以上均支持本病的自身免疫发病学说。祖国医学认为："脾胃为后天之本""四季脾旺不受邪"，脾胃的防卫功能与现代医学的免疫功能有着内在的联系。脾胃虚弱，机体的防卫免疫功能减弱，是"百病由生"的内在因素。因此我们设计了健脾灵片治疗本病，处方由黄芪、党参、白术、当归、白芍、广木香，乌梅、儿茶、甘草等组成。临床和实验观察证实，本方有明显的补益强壮、免疫调节，增强肠道吸收功能。抑制肠管蠕动，缓解肠平滑肌痉挛等作用。

为了观察健脾灵对结肠黏膜病变的修复情况，我们在治疗前后分别进行了 26 例扫描电镜和 4 例透射电镜观察。结果表明，应用健脾灵片治疗后的结肠黏膜，73％的病灶已消失，并由新生上皮覆盖，接近正常状态，个别病例已呈正常状态。27％的病例病灶基本修复，大量新生上皮已充满病灶区，但仍有部分病变残留。根据上述观察，我们认为健脾灵片对患者结肠黏膜的病变有限制、清除和修复作用。本实验为健脾灵对慢性溃疡性结肠炎的疗效提供了可靠的形态学依据。由于修复黏膜仍遗留有淋巴细胞、浆细胞等浸润，因此，疗程结束后，适当延长服药时间，有利于炎症彻底消退，对防止复发有重要意义。

（原载：《沈阳部队医药》，1991，4(4)：331-332）

第十六节 健脾益气方健脾灵治疗慢性溃疡性结肠炎的疗效药理

近 10 年来，我们根据祖国医学"脾主运化""泄泻属脾"的理论，结合溃疡性结肠炎的现代免疫发病学说，以具有健脾益气作用的健脾灵片治疗本病 300 例，并同时进行了有关药理实验研究，现将临床及药理实验研究结果报道如下。

一、临床研究

全部病例均符合 1993 年太原全国慢性非感染性肠道疾病学术研讨会所制定的诊断标准。病例按入院次序随机分为 3 组，组间性别、年龄、病程、临床类型及病情分度均无明显差别。健脾灵组：每次服健脾灵 8 片(含黄芪、党参、白芍、乌梅、儿茶、当归、白术、甘草等，每片含生药量 0.74 g)；偶氮磺胺吡啶(SASP)组：每次服 SASP 1 g；益肠组：每次服补脾益肠丸(广州陈李济制药厂生产：)6 g。均每天 3 次，20 天为一疗程，连服 3 个疗程后复查纤维结肠镜和其他指标。观察指标和方法：血清抗大肠抗体用酶标对流电泳法。疗效标准参照 1992 年临汾全国中西医结合消化会议制定的标准执行。

临床疗效比较如表 1 所示。血清抗大肠抗体检查：健脾组治疗前检查 83 例，阳性 41 例(49.4％)，治疗后转阴 35 例(85.4％)。SASP 组治疗前检查 39 例，阳性 20 例

(51.3%),治疗后转阴5例(25.0%)。益肠组治疗前检查30例,阳性14例(46.7%),治疗后转阴9例(64.4%)。三组治疗前检查阳性率比较接近,治疗后转阴率比较有显著差异($P<0.01$)。表明抗体转阴率以健脾组为最优。

表1　　CUC三组间疗效比较　　例数(%)

组别	n	治愈	显效	好转	无效
健脾组	300	203(67.6)*	64(21.3)	26(8.7)	7(2.3)
SASP	60	18(30.0)	17(28.3)	16(26.7)	9(15.0)
益肠组	60	29(48.3)	18(30.0)	9(15.0)	4(6.7)

注:△表示 $P<0.01$,组间治愈率比较。

二、药理研究

全部动物均由哈尔滨医科大学实验动物学部提供。大耳白家兔,体质量为2～2.5 kg,雌雄不限。昆明种小鼠,体质量为(22±2)g,雌雄不限。Wistar大白鼠,体质量120 g左右,全部为雄性。1 kg/L健脾灵煎液:健脾灵粉剂由本院中药制剂室提供,加水过药面,浸泡30分钟,小火煮沸30分钟,共煮2次,煎液以棉花纱布过滤,水浴上浓缩至1 kg/L的煎液,置冰箱中保存备用。1 kg/L补脾益肠丸煎液:补脾益肠丸为广州陈李济制药厂生产(批号91040),碾成细粉。按上法制成1 kg/L的煎液。150 g/L健脾灵混悬液:健脾灵粉剂过120目筛,取30 g加蒸馏水至200 mL,振荡后冰箱保存备用,使用时充分摇匀。150 g/L补脾益肠丸混悬液:补脾益肠丸研细粉,过120目筛,用蒸馏水配制成150 g/L的混悬液。45 g/L SASP混悬液:SASP片剂研细粉,过120目筛,用蒸馏水配制成45 g/L的混悬液。单抗鼠抗血清,上海生物化学制品研究所提供,批号:198704。

1. 健脾灵煎剂对兔离体肠管运动功能的影响

方法参照广州中医学院脾胃研究室介绍的方法。取健康大耳白家兔空肠、回肠肠段,置于新配制的Tyrode溶液中,在恒温(39±0.5)℃充氧的条件下,用DC-001型离体器官测定仪,分别记录兔空肠、回肠的蠕动曲线。计算给药前后的抑制和拮抗率。①健脾灵煎剂对兔离体小肠自发活动的影响如表2所示。健脾灵煎剂对家兔空肠、回肠蠕动频率和幅度呈明显抑制作用,随剂量的增大,抑制作用增强。当给予高浓度时肠管几乎呈完全抑制状态,其抑制作用明显优于补脾益肠丸。②健脾灵煎剂对乙酰胆碱、氯化钡引起离体肠管强直性收缩拮抗作用的影响如表3所示。健脾灵煎剂高、中、低3个剂量组对乙酰胆碱和氯化钡引起的离体小肠强直性收缩,均有拮抗作用。随剂量加大,拮抗作用加强,主要表现为肠管紧张性下降时,收缩频率逐渐恢复,说明健脾灵不仅对乙酰胆碱M-受体激动作用有显著的拮抗作用,对肠管平滑肌还有显著的直接抑制作用,两方面作用明显优于补脾益肠丸。③健脾灵对肾上腺素所致的肠管抑制作用的影响如表3所示。健脾灵和补脾益肠丸对肾上腺素引起肠管抑制均有明显的拮抗作用。两组作用无明显差异,表现肠管蠕动幅度加大,甚至恢复正常。

表 2 健脾灵煎剂对小肠蠕动频率幅度的影响 %($\bar{x}$±SD)

组别	剂量	频率抑制率		幅度抑制率	
		空肠	回肠	空肠	回肠
健脾灵	250 g/L(1.0 mL)	14.7±5.0 (n=10)	17.4±4.9 (n=8)	33.0±4.2 (n=10)	30.5±4.5 (n=8)
	500 g/L(1.0 mL)	34.7±6.3△ (n=9)	42.1±6.5△ (n=10)	60.9±8.2△ (n=9)	62.1±7.5△ (n=10)
	1 kg/L(1.0 mL)	74.6±7.6△ (n=10)	74.9±8.0△ (n=9)	94.2±12.1△ (n=10)	95.5±12.6△ (n=9)
补脾益肠丸	500 g/L(1.0 mL)	28.5±5.1 (n=9)	35.7±5.4 (n=10)	52.4±7.3 (n=9)	53.7±7.1 (n=10)
	1 kg/L(1.0 mL)	67.2±5.7 (n=10)	66.3±6.8 (n=9)	80.5±10.6 (n=10)	83.9±11.4 (n=9)

注:与补脾益肠丸组比较,△表示 $P<0.05$。

表 3 健脾灵煎剂拮抗乙酰胆碱氯化钡肾上腺素的作用 %($\bar{x}$±SD)

组别	剂量	乙酰胆碱	氯化钡	肾上腺素
健脾灵	250 g/L(1.0 mL)	27.6±4.5(n=9)	25.7±4.8(n=9)	21.7±7.4(n=9)
	500 g/L(1.0 mL)	61.8±11.3△(n=10)	34.7±5.4△(n=10)	36.7±9.5(n=9)
	1 kg/L(1.0 mL)	95.2±6.9△(n=9)	62.5±7.9△(n=11)	67.6±9.1(n=11)
补脾益肠丸	500 g/L(1.0 mL)	50.7±9.5(n=10)	28.7±5.6(n=10)	29.5±9.3
	1 kg/L(1.0 mL)	87.3±7.1(n=9)	55.3±7.4(n=10)	60.1±8.7(n=10)

注:与补脾益肠丸组比较,△表示 $P<0.05$。

2. 健脾灵煎剂对小鼠在体小肠推进功能的影响

实验用昆明种小白鼠 50 只,体质量(22±2)g,随机分成 5 组,实验前禁食 24 小时。5 g炭末、10 g 阿拉伯胶,分别以 1 kg/L 健脾灵煎剂和 1 kg/L 的补脾益肠丸煎剂配成混悬液,具体方法参照《药理实验方法学》进行。①健脾灵煎剂对小鼠小肠推进运动的影响如表 4 所示。健脾灵高、低二种剂量对小肠运动均有明显影响($P<0.01$)。其作用优于补脾益肠丸($P<0.05$)。②健脾灵对新斯的明负荷小鼠小肠推进运动的影响如表 5 所示。健脾灵能明显抑制新斯的明引起的小肠推进功能亢进,其作用明显大于补脾益肠丸($P<0.05$)。

表 4　　健脾灵煎剂灌胃对小鼠小肠推进运动的影响　　($n=10$, $\bar{x}\pm SD$)

组　别	剂量(g/kg)	推进百分率(%)
对照组	蒸馏水	62.4±5.5
健脾灵组	15	45.4±4.4△#
	30	33.5±3.7△*#
补脾益肠丸组	15	50.2±4.1△
	30	38.7±4.5△#

注:与对照组比较,△表示 $P<0.01$;与低剂量组比较,*表示 $P<0.01$;与补脾益肠丸组比较,#表示 $P<0.01$。

表 5　　健脾灵煎剂灌胃对新斯的明负荷小鼠小肠推进运动的影响　　($n=10$, $\bar{x}\pm SD$)

组别	新斯的明(mg/kg)	剂量(g/kg)	推进百分率(%)
对　照　组	0.12	蒸馏水	75.8±8.6
健脾灵组	0.12	15	51.2±11.3△
	0.12	30	39.7±8.2△*#
补脾益肠丸组	0.12	15	60.7±8.5△
	0.12	30	47.6±7.3△

注:与对照组比较,△表示 $P<0.01$;与低剂量组比较,*表示 $P<0.05$;与补脾益肠丸组比较,#表示 $P<0.05$。

3. 健脾灵混悬剂对大鼠溃疡性结肠炎实验模型免疫功能的影响

将 100 只大鼠随机分为造型组(70 只)和对照组(30 只),造型组动物首次每只足跖内注射异种结肠黏膜抗原 2 mg,于第 10、17、24、31 天分别于足跖、背部、腹股沟、腹腔内注射抗原 4 mg(末次注射不加佐剂),造型时间为 40 天。造型结束时,造型组和对照组各随机取 10 只大鼠,取血做免疫指标检查,总 E-玫瑰花试验(Et-RFc)、活性 E-玫瑰花试验(Ea-RFc)用微量全血法,淋巴细胞转化率(LCT)用形态镜检法,免疫球蛋白测定用单向免疫扩散法,并取胸腺和脾脏称湿重。从第 41 天开始,将造型组随机分为甲、乙、丙 3 组,对照组为丁组;每组 20 只。甲、乙、丙、丁各组每只每次分别用 150 g/L 的健脾灵混悬液 1.5 mL,150 g/L 补脾益肠丸混悬液1.5 mL,45 g/L SASP 混悬液 1.5 mL,蒸馏水 1.5 mL 灌胃,每天 2 次。至 4 周末复查前述之指标。

结果:体液免疫指标:治疗前造型组血清抗大肠抗体阳性(表 6),IgG 较对照组明显增高,IgA 无明显变化。治疗后甲、乙两组血清抗大肠抗体滴度明显下降,但以甲组下降更显著;治疗后甲组 IgG 恢复至正常水平,乙组和丙组无明显变化。提示健脾灵能明显降低实验大鼠血清抗大肠抗体和 IgG 的滴度,其作用要优于补脾益肠丸。治疗前造型组动物胸腺和脾脏的重量明显低于对照组,说明溃疡性结肠炎大鼠的免疫器官有明显的萎缩(见表 7),治疗 4 周后,甲、乙、丙三组动物免疫器官的重量仍明显低于丁组,但甲组重量要明显高于乙组和丙组,提示健脾灵对溃疡性结肠炎大鼠萎缩了的中央和周围免疫器官均有明显恢复作用。

表 6 治疗前后组间免疫指标比较

参数	治疗前			治疗后		
	造型组 (n=10)	对照组 (n=10)	甲组 (n=19)	乙组 (n=18)	丙组 (n=17)	丁组 (n=20)
抗大肠抗体	5.00±1.73		2.87±1.83*	3.25±1.39*	4.59±1.91	
IgG(mg/L)	29.6±20△	26.0±3.3	26.9±2.2	28.4±2.8#	29.7±2.6	26.5±2.5
IgA(mg/L)	16.4±1.2	16.3±1.5	16.0±0.9	15.8±1.3	16.2±1.3	16.3±0.9
Et-RFc(%)	27.2±4.5△	42.0±4.9	38.0±4.1#	33.3±6.1	28.2±2.5	42.8±4.8
Ea-RFc(%)	19.2±3.3	31.2±2.4	27.6±3.4□	24.0±3.8	21.2±4.2	30.6±2.5
LCT(%)	21.0±3.3△	41.0±2.1	33.8±2.1□	33.8±5.2	23.0±3.1	41.6±3.8

注：与治疗前比较，* 表示 $P<0.01$；与对照组比较，△表示 $P<0.01$；与丁组比较，# 表示 $P<0.05$，□表示 $P<0.01$。

表 7 治疗前后组间免疫器官重量比较

(重量 g/kg)	治疗前			治疗后		
	造型组 (n=10)	对照组 (n=10)	甲组 (n=19)	乙组 (n=18)	丙组 (n=17)	丁组 (n=20)
胰腺	0.092±0.013△	0.351±0.031	0.302±0.037*	0.205±0.037*	0.016±0.022*	0.343±0.023
脾脏	0.317±0.022	0.463±0.028	0.425±0.019*	0.383±0.039*	0.347±0.023*	0.466±0.028

注：与对照组比较，△表示 $P<0.01$；与丁组比较，* 表示 $P<0.01$。

三、讨　论

健脾灵是由"真人养脏汤""理中汤""痛泻要方"等著名古方化裁而成，方中黄芪、党参、白术、甘草温健脾益气、治脾虚之本，其中黄芪能显著提高机体非特异性免疫功能，促进淋巴细胞转化率，增加 PFc、RFc 增殖，增强单核巨噬细胞系统功能。白术能增强单核巨噬细胞系统功能，促进 T 细胞数量增加。以上黄芪、党参、白术三药配伍能显著增强机体细胞免疫功能。甘草能显著抑制抗体的生成，抑制特异性抗原结合细胞的增殖，其 Lx 成分能抑制抗体产生细胞及抗原反应细胞，并有类皮质激素样抗炎、抗变态反应作用，与上述三药组合发挥其免疫调节作用。炮姜温中止血，乌梅酸敛止泻，白芍、甘草缓急止痛，三者配合既能止痛止泻，又可防辛温干燥之品耗伤气阴；当归、元胡、木香活血行气使补而不滞，取其"行血则便脓自止，调气则后重自除"之意，其中元胡有明显镇痛作用；儿茶一味，苦涩性平，既能收敛止泻，又能生肌敛疮，配黄芪、当归、甘草等有托脓排毒、养血生肌，促进溃疡愈合之作用。诸药组合，有益气健脾，涩肠止泻，缓急止痛，养血生肌之效。其特点补而不滞，温而不燥，涩中有通，用于治疗脾虚为主要病机的慢性溃疡性结肠炎甚为相宜。

本结果表明，健脾灵对溃疡性结肠炎患者和大鼠实验模型的非特异性细胞免疫功能均有显著增强作用，其对血清 IgG 水平和抗大肠抗体滴度有明显降低作用，免疫调节作用明显优于补脾益肠丸，从而提示本品治疗溃疡性结肠炎的机理与增强细胞免疫功能，抑制体液免疫功能和免疫调节作用有关。由于免疫功能得以恢复正常，则从根本上消除了溃结发病的内在因素。此外，健脾灵对兔离体空肠、回肠蠕动有明显的抑制作用，其作用随浓度加大而增加。该方不但对乙酰胆碱 M-受体有明显的拮抗作用，对肠管平滑肌还有明显的直接抑制作用，对肾上腺素所致肠管松弛有较明显的兴奋作用，表明该方对肠管运动有双向调节作用。该方能明显抑制小鼠在体小肠推进功能，对新斯的明所致的小鼠推进功能亢进有明显的抑制作用。以上提示，健脾灵的缓急止痛，涩肠止泻功能与对抗乙酰胆碱 M-受体激动作用和直接缓解肠平滑肌痉挛以及抑制肠管推进功能等有关。

（原载：《世界华人消化杂志》，1999，7(11)：960-963）

第十七节　溃疡性结肠炎大鼠实验模型的研究

慢性溃疡性结肠炎属于非特异性炎性肠病，其发病与免疫、感染、遗传等因素关。为了探讨本病的免疫发病机理，我们用免疫法复制成溃疡性结肠炎大鼠实验模型。

一、材料和方法

1. 实验动物

哈尔滨医科大学实验动物学部提供 Wistar 系雄性大鼠，体重 90～120 g，共 80 只。定量配方饲料，自由饮水。

2. 抗原制备

取人体手术后新鲜结肠，制取黏膜匀浆，冷冻 24 小时，融冻后高速离心 30 分钟，取上清液提纯，测定蛋白含量，冰箱保存备用。使用时加入完全福氏佐剂。

3. 造型方法

参照《药理实验方法学》中免疫造型法。动物随机分为 3 组。甲组 30 只，首次每只足跖内注射抗原 2 mg，再于第 10、17、24、31 天分别于足跖、背部、腹股沟、腹腔内各注射抗原 4 mg(末次不加佐剂，下同)。乙组 30 只，首次注射抗原 1 mg，于第 10、17、24 天分别各注射 2 mg(部位同上)。从第 10 天开始，每次注射抗原前每组各杀 5 只，第 45 天全部处死。处死前心脏穿刺取血化验，然后剖取结肠标本。丙组 20 只不做处理，于实验开始和结束时，各处死 10 只，作为正常值对照。实验过程中，隔日测体重和肛温。

4. 检查方法

抗大肠抗体测定用免疫扩散法，E-玫瑰花结形成细胞(RFC)试验、淋巴细胞转化试验(LTR)用微量全血法。结肠标本以 10%甲醛液固定，常规石蜡切片，H-E 染色，以光学显微镜观察组织学变化。

二、实验结果

1. 腹泻出现时间

甲组大鼠在14天左右出现黏液稀便，湿尾现象严重；40天左右出现脓血便，并伴有消瘦、倦怠、懒动、畏寒、拱背、竖毛、毛不光洁等表现。乙组在两周左右出现黏液便，轻度湿尾，但始终无脓血便。丙组无异常表现。

2. 造型前后体重变化（见表1）

表1 **造型前后体重比较**

组别	造型前		造型后	
	例数	体重(g)	例数	体重(g)
甲组	30	109.4±14.3	10	146.6±17.2
乙组	30	113.9±17.1	15	192.6±22.4
丙组	20	108.8±12.4	10	245.1±24.3

注：造型前3组大鼠体重无明显差别（$P>0.05$）。

造型后甲、乙两组的体重均明显低丙组（$P<0.001$）。

3. 血清抗大肠抗体滴度变化（见表2）

表2 **甲乙两组抗大肠抗体滴度比较**

组别	10天	17天	24天	378天	45天
甲组	0	1∶2	1∶4	1∶8	1∶16
乙组	0	1∶2	1∶2	1∶2	1∶2

4. E-玫瑰花结率和淋巴细胞转化率（见表3）

表3 **造型后细胞免疫指标比较**

组别	例数	Et-RFC(%)	Ea-RFC(%)	LTR(%)
甲组	10	27.80±6.34**	18.61±2.01**	23.40±3.13**
乙组	15	35.91±4.25**	26.83±3.51*	36.50±4.85*
丙组	10	41.67±1.86	31.17±2.40	41.00±2.24

注：与丙组比较，* 表示 $P<0.01$；** 表示 $P<0.001$。

甲、乙两组大鼠的非特异性细胞免疫功能明显低于正常组（丙组）。

5. 血清蛋白含量变化(见表 4)

表 4　造型后血清蛋白含量比较

组别	例数	白蛋白(g/L)	球蛋白(g/L)	白/球比值
甲组	10	2.267±0.301*	2.433±0.180**	0.932±0.190*
乙组	15	2.421±0.361	3.014±0.215**	0.803±0.189
丙组	10	2.703±0.487	3.613±0.189	0.765±0.155

注:与丙组比较,* 表示 $P<0.05$;** 表示 $P<0.001$。

甲、乙两个造型组血清蛋白含量均有下降,以球蛋白下降更为显著。

6. 血常规变化(见表 5)

表 5　血常规变化

组别	例数	白细胞数(个/mm^3)	白细胞数(个/mm^3)	Hb(g/L)
甲组	10	11.347±3.784	527.6±70.6*	9.4±2.3*
乙组	15	12.135±3.653	570.1±76.1	12.1±1.4*
丙组	10	11.466±3.826	618.3±65.9	15.8±1.3

注:* 表示与丙组比较,$P<0.001$。

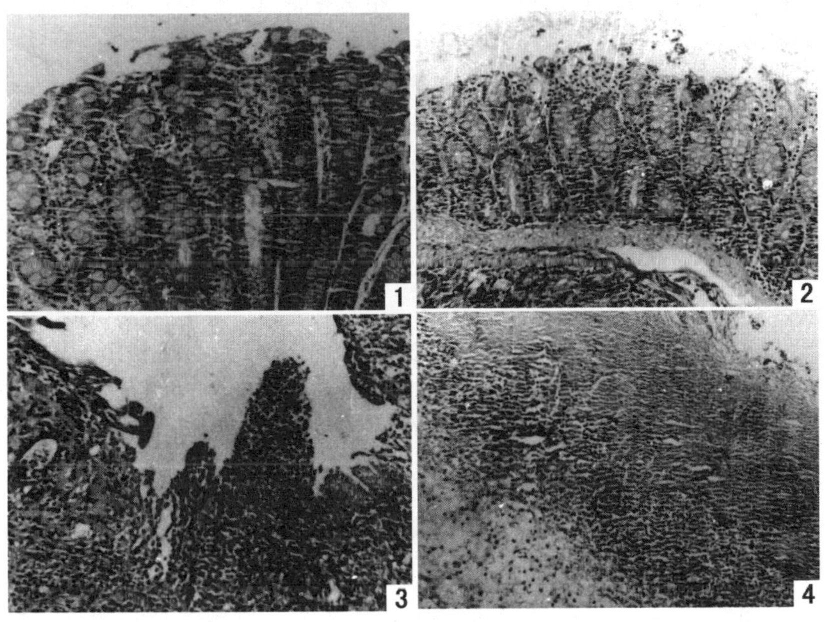

图 1　甲组造型第 17 天,黏膜结构尚完整,有轻度炎症反应

图 2　甲组造型 24 天,黏膜浅表糜烂

图 3　甲组造型 40 天,黏膜溃疡形成

图 4　甲组造型 40 天肠壁显示急性坏死性改变

(原载:《上海实验动物科学》,1991,11(3):151-153)

第十八节　溃疡性结肠炎动物模型的复制与健脾灵复健作用的研究

——对治疗方法的探讨

近年来，我们根据中医脾胃学说理论，用健脾灵片治疗慢性溃疡性结肠炎取得满意疗效。为了探讨中医脾胃的实质和健脾灵治疗本病的机理，我们用免疫法复制成大鼠溃疡性结肠炎动物模型，并用健脾灵进行复健治疗观察。现将研究结果报道如下。

一、材料和方法

（一）实验材料

1. 实验动物

系哈医大实验动物学部所提供的 Wistar 雄性大白鼠，体重 120 g 左右，共 100 只，实验期间饲养以定量配方饮食，自由饮水。

2. 抗原制备

取人体术后新鲜结肠，制成结肠黏膜匀浆，冷冻 24 小时，融冻后以 3000 转/分速度离心 30 分钟，取上清液提纯，测定蛋白质含量，冰箱保存备用。使用时加入完全福氏佐剂。

3. 试药制备

①15％健脾灵混悬液：健脾灵粉剂由本院制剂室提供（内含黄芪、党参、白术、儿茶、当归、木香、白芍、甘草等），30 g 加蒸馏水至 200 mL，振荡后冰箱保存备用。②15％补脾益肠丸混悬液，市售补脾益肠丸（南方制药厂生产，研细粉，过 120 目筛，用蒸馏水配制成 15％的混悬液）。③4.5％偶氮磺胺吡啶（SASP）混悬液：SASP 片剂、研细粉，过 120 目筛，用蒸馏水配成 4.5％的混悬液。

（二）造型方法

参照《药理实验方法学》中免疫造型法进实。动物随机分为造型组（70 只）和对照组（30 只），造型组动物首次每只足跖内注射抗原 2 mg，于第 10、17、24、31 天分别于足跖、背部、腹股沟、腹腔内注射抗原 4 mg（末次不加佐剂）。造型时间为 40 天。

（三）观察方法

造型结束时，造型组和对照组各随机处死 10 只动物，处死前心脏穿刺取血化验，然后剖取结肠标本，以 4％甲醛液固定。从 41 天开始，将造型组动物随机分为甲、乙、丙三组，对照组为丁组，每组 20 只。甲组动物每次每只灌胃 15％健脾灵混悬液 1.5 mL，乙组灌 15％补脾益肠丸混悬液 1.5 mL，丙组灌 4.5％ SASP 混悬液 1.5 mL，丁组灌等量蒸馏水，每日灌胃两次。于治疗第 4 周末，处死全部动物，重复治疗前各项指标检查。整个实验过程中，每日观察动物症状、体征变化，每周测一次肛温和体重。

二、实验结果

(一)主要症状出现及消失时间

造型动物于14天左右出现黏液稀便,5周左右出现脓血便,伴有食减、消瘦、倦怠懒动、畏寒、拱背、竖毛、毛不光洁等表现。经复健治疗后,甲组动物1～2周止泻,乙组治疗3～4周时有2/3动物腹泻停止,丙组动物治疗结束时仍有1/2动物有腹泻,丁组动物无异常表现。治疗过程中有6只动物因灌药窒息而死亡。

(二)实验大白鼠体重变化(见表1)

表1　治疗前后组间体重比较

组别	治疗前		治疗后			
	造型组	对照组	甲组	乙组	丙组	丁组
例数	70	30	19	18	17	20
体重(g)	171±35*	220±36	264±22	228±16▲	181±17▲	273±21

注:与对照组比较:*表示 $P<0.001$;与丁组比较:▲表示 $P<0.001$。

从表1看出,治疗前造型组动物体重明显低于对照组,治疗后甲组动物体重已接近丁组($P>0.05$),并明显高于乙组和丙组($P<0.001$),提示三组造型动物体重恢复以健脾灵组为最优。

(三)实验大白鼠体温变化(见表2)

从表2看出,治疗前造型动物体温明显低于对照组,治疗后甲、乙两组体温恢复正常,丙组体温仍明显低于丁组。说明健脾益气中药有增强动物能量代谢的作用。

表2　治疗前后组间体温比较

组别	治疗前		治疗后			
	造型组	对照组	甲组	乙组	丙组	丁组
例数	70	30	19	18	17	20
体温(℃)	36.9±0.42*	35.8±0.51	36.9±0.38	36.8±0.55	35.8±0.54▲	36.9±0.36

注:与对照组比较:*表示 $P<0.001$;与丁组比较:▲表示 $P<0.001$。

(四)实验大白鼠RBC和Hb变化(见表3)

从表3看出,治疗前造型动物的RBC计数和Hb含量明显低于对照组,治疗后甲、乙、丙三组动物仍低于丁组,但是甲组水平要明显高于乙组和丙组($P<0.001$)。以上提示造型动物有明显贫血表现,健脾灵对动物贫血有明显矫正作用。

表 3　　治疗前后组间 RBC 和 Hb 比较

组别	治疗前		治疗后			
	造型组 ($n=10$)	对照组 ($n=10$)	甲组 ($n=19$)	乙组 ($n=18$)	丙组 ($n=17$)	丁组 ($n=20$)
RBC(万/mm^3)	362±31*	547±22	525±38#	476±30☆	395±37☆	559±29
Hb(g/L)	9.65±0.88*	14.1±0.75	13.9±0.75△	13.0±0.74☆	10.2±0.97☆	14.5±0.73

注：与对照组比较：* 表示 $P<0.001$；与丁组比较：△表示 $P<0.05$，# 表示 $P<0.01$，☆表示 $P<0.001$。

（五）实验大白鼠血清蛋白含量变化（见表 4）

从表 4 看出，治疗前造型组动物的血清总蛋白和白蛋白含量明显低于对照组，治疗后甲组含量已接近丁组，并明显高于乙组和丙组（$P<0.05$）。乙组和丙组的总蛋白，白蛋白、球蛋白含量仍明显低于丁组。以上提示，造型动物有营养不良低蛋白血症表现，健脾灵能明显提高溃结大鼠的血清蛋白含量。

表 4　　治疗前后组间血清蛋白含量比较　　单位：g/L

组别	治疗前		治疗后			
	造型组 ($n=10$)	对照组 ($n=10$)	甲组 ($n=19$)	乙组 ($n=18$)	丙组 ($n=17$)	丁组 ($n=20$)
总蛋白	4.98±0.43*	6.12±0.78	6.18±0.36△	5.68±0.60▲	5.09±0.58▲	6.62±0.59
白蛋白	2.23±0.37*	3.24±0.82	3.30±0.28	3.02±0.38△	2.74±0.36▲	3.35±0.58
球蛋白	2.75±0.41	2.88±0.49	2.88±0.29	2.66±0.51△	2.35±0.68▲	3.04±0.31

注：对照组比较：* 表示 $P<0.01$；与丁组比较：△表示 $P<0.01$，▲表示 $P<0.001$。

（六）造型大鼠治疗前后结肠溃疡数目和平均溃疡面积比较（见表 5）

从表 5 看出，治疗后甲组溃疡数目和平均面积均明显小于乙组和丙组，参照壅氏方法计算溃疡抑制率，甲组为 81.0%，乙组为 50.2%，丙组为 22.7%，组间抑制率经统计学处理有非常显著差异，提示溃疡修复情况以健脾灵组为最优。

表 5　　治疗前后组间溃疡数目和面积比较

组别	治疗前	治疗后		
	造刑组 ($n=10$)	甲组 ($n=19$)	乙组 ($n=18$)	丙组 ($n=17$)
溃疡个数	29	7	25	47
平均溃疡数	2.95±0.35	0.35±0.46*	1.37±0.36*△	2.75±0.35△
平均溃疡面积(mm^2)	21.1±3.90	4.0±0.86*	10.4±2.59*△	16.3±1.27*△

治：与治疗前比较：* 表示 $P<0.001$；与甲组比较：△表示 $P<0.001$。

三、讨　论

溃疡性结肠炎实验模型在国内开展较少，本实验用人体结肠组织抗原攻击大白鼠，2周左右出现腹泻，5周左右出现脓血便，病理检查黏膜出现典型溃疡。全部造型动物有食减、消瘦、倦怠、懒动、畏寒、拱背、竖毛、毛不光洁等脾阳气虚表现。因此，本模型属于脾虚型溃疡性结肠炎动物模型，其发病与人体溃疡性结肠炎发病相类似。

祖国医学认为，脾胃为气血生化之源，脾胃虚弱，运化无能、气血、生化障碍则会出现气血亏虚表现。本实验造型组动物，除具有腹泻、厌食、消瘦、畏寒、懒动等脾虚症状外，体温、体重均明显低于正常对照组，并有贫血和低蛋白血症表现、体温低下、畏寒怕冷反映了阳气不足，而贫血、低蛋白血症为营血亏虚表现。经健脾灵治疗后，动物腹泻停止脾阳虚弱，气血亏虚表现消失，磺胺药物虽然有部分动物腹泻停止，但脾阳虚弱，气血亏虚表现改善不明显，说明健脾灵有健脾止泻，益气生血和补益强壮的作用，其作用明显优于补脾益肠丸。

实验过程中，解剖动物结肠组织，每只大鼠均有2个以上溃疡，经复健治疗后，甲组溃疡抑制率为81%，乙组为50.2%，丙组为22.7%，说明溃疡修复情况以健脾灵组为最优。健脾灵方中有黄芪、党参、当归、儿茶、乌梅、甘草等有健脾扶正、益气生血、托毒生肌、敛疮止血作用。本实验结果表明：健脾灵组方合理，其疗效优于补脾益肠丸，健脾益气方药的疗效优于传统消炎药物SASP。说明以补脾益气为主，涩肠止泻，敛疮生肌为辅的方法是治疗溃疡性结肠炎行之有效的方法。

（原载：《中医药学报》，1989，6：39-42）

第十九节　溃疡性结肠炎动物模型的复制与健脾灵复健作用的研究

——对免疫发病机理的探讨

慢性非特异性溃疡性结肠炎（下简称“溃结”）的病因和发病机理尚不十分清楚，目前最引人注意的是自身免疫发病学说。为了探讨本病的免疫发病机理和健脾灵中药治疗本病的机理，我们用免疫法复制成大鼠溃疡性结肠炎动物模型，再用具有健脾益气，调节免疫功能的中药健脾灵进行治疗。现将研究结果报道如下。

一、材料和方法

（一）实验材料

实验动物、抗原制备、造型及观察方法同本章第十八节。

(二)检查指标与方法

1. 抗大肠抗体

用酶标免疫对流电泳法。抗原:用辣根过氧化物酶(由中科院上海生物生化研究所提供,批号:8310100,2R>3)标记人结肠上皮细胞,经提纯制备而成。

2. IgG、IgA

用琼脂单向免疫扩散法(同上海生物制品研究所提供羊抗鼠抗血清试剂,批号:198704)。

3. Et-RFC、Ea-RFC 玫瑰花形成率

用微量全血法。

4. 淋巴细胞转化率(LTR)

用形态镜检法。

5. 胸腺、脾脏湿重

用 JNA 型精密扭力天平称量。

二、实验结果

(一)体液免疫指标变化(见表 1)

从表 1 看出,治疗前造型组血清抗大肠抗体阳性,IgG 较对照组明显增高,IgA 无明显变化。治疗后甲、乙两组血清抗大肠抗体滴度明显下降,但以甲组下降更显著;治疗后甲组 IgG 恢复至正常水平,乙组和丙组无明显变化。提示健脾灵能明显降低实验大鼠血清抗大肠抗体和 IgG 的滴度,其作用要优于补脾益肠丸组,SASP 无此作用。

(二)细胞免疫指标变化(见表 1)

表 1　　治疗前后组间免疫指标比较

	治疗前		治疗后			
	造型组	对照组	甲组	乙组	丙组	丁组
例数	10	10	19	18	17	20
抗大肠抗体	5.00±1.73		2.87±1.83○	3.25±1.39	4.59±1.91	
IgG(mg/dL)	29.6±2.0*	26.0±3.3	26.9±2.2	28.4±2.8△	29.7±2.6△△△	26.5±2.5
IgA(mg/dL)	16.4±1.2	16.3±1.5	16.0±0.9	15.8±1.3	16.2±1.3	16.3±0.9
Et-RFC(%)	27.2±4.5**	42.0±4.9	38.0±4.1△	33.3±6.1△△△	28.2±2.5△△△	42.8±4.8
Ea-RFC(%)	19.2±3.3	31.2±2.4	27.0±3.4△△	24.0±3.0△△△	21.2±4.2△△△	30.6±2.5
LTR(%)	21.0±3.3**	41.0±2.1	38.8±2.1△△	33.8±5.2△△△	23.0±3.1△△△	41.6±3.8

注:与治疗前比较:○表示 $P<0.01$;与对照组比较:* 表示 $P<0.01$,** 表示 $P<0.001$。

与丁组比较:△表示 $P<0.05$,△△表示 $P<0.01$,△△△表示 $P<0.001$。

治疗前造型组 Et-RFC、Ea-RFC、LTR 均明显低于对照组;治疗后甲、乙、丙三组水平仍低于对照组(丁组),但甲组水平有明显提高,其上升值明显优于乙组和丙组。提示健脾

灵能增强实验大鼠的细胞免疫功能，其作用优于补脾益肠丸，SASP对免疫功能无明显影响。

（三）免疫器官重量变化（见表2）

表2 治疗前后组间免疫器官重量(g/100g体重)比较

	治疗前		治疗后			
	造型组	对照组	造型组	对照组	造型组	对照组
例数	10	10	19	18	17	10
胸腺重量	0.092±0.031*	0.351±0.031	0.302±0.037△	0.205±0.037△	0.161±0.022△	0.343±0.023
脾脏重量	0.317±0.022*	0.463±0.028	0.425±0.019△	0.383±0.039△	0.347±0.023△	0.466±0.028

注：与对照组比较：*表示 $P<0.001$；与丁组比较：△表示 $P<0.001$。

从表2看出，治疗前造型组动物胸腺和脾脏的重量明显低于对照组，说明溃结大鼠的免疫器官有明显的萎缩。治疗4周后，甲、乙、丙三组动物免疫器官的重量仍明显低于丁组（对照组），但甲组重量要明显高于乙组和丙组，提示健脾灵对溃结大鼠萎缩了的中央和周围免疫器官均有明显恢复作用。

三、讨 论

溃疡性结肠炎的发病与多种因素有关，但免疫和遗传是最主要的发病因素。早在20多年前，就有人从溃疡性结肠炎患者血清中分离出抗结肠抗体，这种抗体不仅针对结肠上皮细胞，而且与大肠杆菌脂多糖有交叉反应。近年来的研究证明，抗原抗体复合物，淋巴细胞介异的细胞毒作用等免疫机理与溃疡性结肠炎的发病有关。本实验用人体结肠黏膜抗原加完全福氏佐剂攻击大白鼠，动物2周左右出现腹泻，40天左右结肠黏膜出现典型溃疡，血清抗大肠抗体均阳性，镜下见病变部位有大量淋巴细胞、浆细胞、单核细胞和嗜酸性细胞浸润，表明本病发病确实与免疫因素有关。祖国医学认为，脾主防卫，四季脾旺不受邪。本实验模型全部造型动物均有腹泻、食少、消瘦、倦怠、懒动等表现，属于脾虚型溃疡性结肠炎模型。脾虚则防卫功能低下，运化无能，水湿下注则病泄泻。湿浊化热，损伤肠络则可形成溃疡。我们认为本病其标为泄泻，其本为脾虚，免疫功能失调。

健脾灵是我们根据中医"泄泻属脾""脾主防卫"的理论，并结合现代免疫发病机理而设计的，通过500余例临床观察，近期治愈率为66.3%，总有效率达97.8%，方中黄芪、白术、党参有增强人体免疫功能的作用，甘草有抑制免疫的作用。本实验结果表明，健脾灵对溃疡性结肠炎大鼠的非特异性细胞免疫功能有显著增强作用，对血清IgG水平和抗大肠抗体滴度有明显降低作用，并能使萎缩的胸腺、脾脏等免疫器官恢复至正常，从而提示本品治疗溃疡性结肠炎的机理与增强细胞免疫功能，抑制体液免疫机能以及免疫调节作用有关。

（原载：《中医药学报》，1990，2：49-51）

第二十节 溃疡性结肠炎动物模型的复制与健脾灵复健作用研究

——组织病理学观察

慢性溃疡性结肠炎属于非特异性炎症性肠病之一。为了探讨本病的免疫发病机理和组织病理学特点，采用免疫法复制成大鼠溃疡性结肠炎实验模型。并应用健脾灵中药进行复健治疗。现将造型动物的组织病理学研究结果报道如下。

一、材料和方法

1. 动物、药物、造型方法

同本章第十八节。

2. 观察方法

造型时间为 40 天，造型结束时，造型组和对照组各随机处死 10 只动物，观察结肠组织病理学变化。从第 41 天开始，将造型动物随机分为甲、乙、丙三组，对照组为丁组，每组 20 只。甲组动物每次每只灌胃 15％健脾灵混悬液 1.5 mL，乙组灌 15％补脾益肠丸混悬液 1.5 mL，丙组灌 4.5％ SASP 混悬液 1.5 mL，丁组灌等量蒸馏水，每日灌胃两次。于治疗第 4 周末，处死全部动物，解剖结肠标本，用眼科小剪刀沿结肠带走行剖开结肠，以清水轻轻冲洗掉内容物，将结肠标本平铺白纸板上，用肉眼和 10 倍放大镜观察大体病理变化后，以 4％甲醛液固定结肠标本，制石蜡切片；HE 染色，在光学显微镜下观察并摄片。

二、结 果

1. 肉眼病理学变化

造型结束时，解剖部分造型动物，结肠黏膜明显充血水肿，糜烂出血、直肠、乙状结肠多发性溃疡形成，直径 1～5 mm 不等，有的融合成片，表面布满脓苔，对照组大鼠结肠黏膜呈淡粉红色。治疗后甲组动物结肠黏膜充血、水肿显著减轻，在 10 倍放大镜下见部分肠黏膜有散在小灶性浅表糜烂，绝大部分溃疡均愈合，同见疤痕形成；乙组结肠黏膜充血水肿有所减轻，约 1/2 动物结肠黏膜仍可见糜烂及溃疡；两组结肠黏膜仍有明显充血、水肿、糜烂及出血，溃疡面增大，有少数动物有肠粘连及不全肠梗阻。

2. 镜下组织病理学变化

正常大鼠结肠黏膜上皮完整。腺体排列整齐，黏膜下血管正常（见图 1）。造型组大鼠结肠黏膜可见糜烂、脓灶形成，腺体中杯状细胞减少，腺体间嗜中性白细胞浸润及典型溃疡形成，部分肠黏膜呈坏死性改变（见图 2）。

治疗后甲组动物结肠黏膜溃疡处可见肉芽组织增生，溃疡黏膜上皮修复，结缔组织增生瘢痕形成（见图 3）。乙组动物溃疡黏膜上皮呈不全修复，溃疡处肉芽组织增生，部分机化，脓灶残留（见图 4）。丙组动物结肠黏膜腺体萎缩，杯状细胞减少，大量淋巴细胞、浆细胞、组织细胞和嗜中性白细胞浸润，仍可见典型溃疡（见图 5、图 6）。

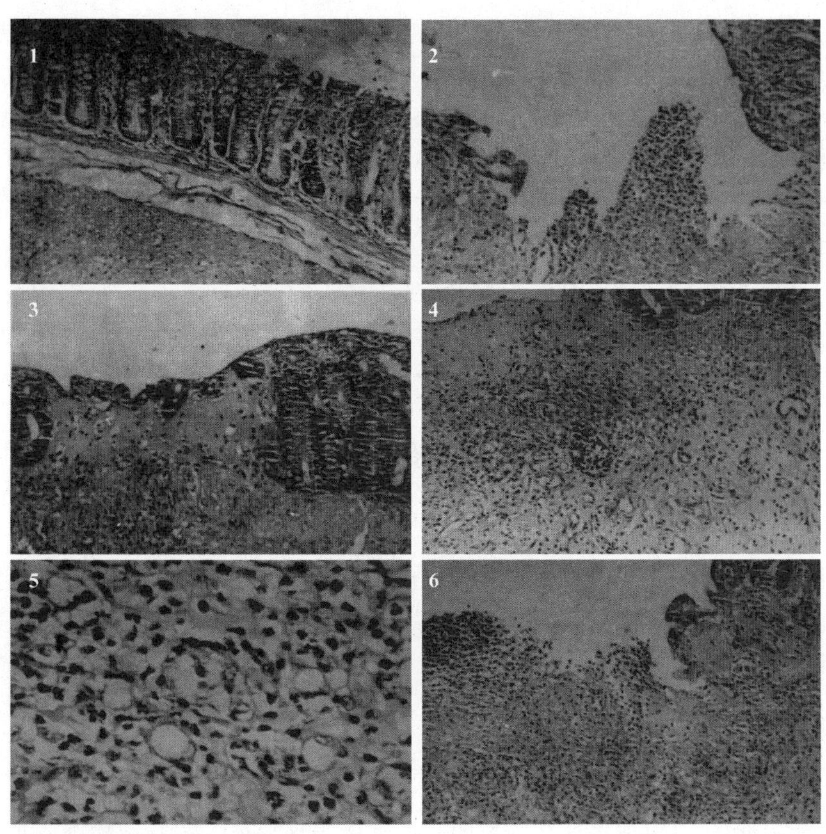

图1 正常大鼠结肠黏膜上皮完整，腺体排列整齐，黏膜下血管正常

图2 造型组大鼠结肠黏膜形成典型溃疡，腺体中杯状细胞减少，大量炎性细胞浸润

图3 治疗后健脾灵组动物结肠黏膜溃疡处黏膜上皮修复，结缔组织增生，瘢痕形成

图4 治疗后补脾益肠丸组动物溃疡黏膜上皮呈不全修复，溃疡处肉芽组织增生，部分机化，脓灶残留

图5 治疗后SASP组动物结肠黏膜腺体萎缩，杯状细胞减少，大量炎性细胞浸润

图6 治疗后SASP组仍可见典型溃疡

三、讨　论

溃疡性结肠炎的发现已有100多年的历史。近年来，国内外学者均认为本病发病与自身免疫因素有关，我们的研究也证实了此点本章十九节。由于在国内很少有人开展溃结实验动物模型的研究，所以对溃疡性结肠炎实验模型的组织病理学特点尚无人报道。我们用免疫方法攻击大白鼠，使全部造型动物的结肠黏膜都形成了典型溃疡，肉眼所见结肠黏膜明显充血、水肿、糜烂及溃疡，表面脓苔附着，镜下见溃疡部位有杯状细胞减少，腺上皮间大量炎性细胞浸润和陷窝脓肿形成，其组织病理学特点与溃疡性结肠炎患者的结肠组织病理学改变很相似，说明我们所使用的造型方法是成功的，所造成的模型能够反映出溃结的组织病理学特征。此模型用于评价治疗溃疡性结肠炎药物的疗效是可靠的。

近年来，中医药治疗慢性溃疡性结肠炎取得了很大的进展，治疗方法有辨证施治，基本方加减，或专方专药等，给药途径有中药口服、中药灌肠、中药肛滴或口服加灌肠。但由于缺乏统一的疗效判定指标，特别是缺乏组织病理学指标，所以各家所报道的疗效结果相差甚大。如果用动物模型来验证各种方药的疗效。由于排除了临床上的许多人为因素和心理因素的影响，所以就能更客观地反映出各种方药的真实疗效。本研究在造型成功后，分别用健脾灵、补脾益肠丸、SASP进行治疗，组织病理学结果证实健脾益气、调节免疫功能方药的疗效明显优于消炎药物SASP，健脾灵的疗效又优于补脾益肠丸，说明健脾灵的配方设计合理，临床疗效确切。

（原载：《中医药学报》，1990，3：46-47）

第二十一节　中医药治疗难治性溃疡性结肠炎的临床研究

难治性溃疡性结肠炎属内科临床疑难重症疾病之一。近年来，我们在健脾益气、调节免疫中药内服的基础上，配合苦参槐花合剂灌肠治疗本病，临床采用随机双盲法观察治疗153例。现将观察结果报道如下。

一、资料与方法

1. 诊断标准与临床分组

（1）诊断标准：①具有溃疡性结肠炎的一般临床表现特征。②肠镜检查肠道病变广泛而严重。③局部和全身并发症多。④症状反复发作，应用常规药物治疗疗效不佳。

（2）临床分组：病例按入院次序随机分为3组。其中治疗Ⅰ组64例，治疗Ⅱ组47例，治疗Ⅲ组42例。

2. 一般资料

本组病例共153例，其中男89例，女64例，男∶女＝1.39∶1；年龄最小17岁，最大53岁，平均年龄33.5岁；病程最短2年，最长23年，平均病程6.31年。发病部位：直肠、乙状结肠21例，左半结肠43例，右半结肠3例，全结肠86例。中医辨证，脾气虚17例，脾阳虚21例。脾肾阳虚67例，肝郁脾虚13名，脾虚湿热35名。

3组病例的一般情况及并发症分布基本一致，统计学处理无显著差异（$P>0.05$）。另外选择健康献血者30名作为免疫指标检查对照组，其中男16名，女14名；年龄25～50岁，平均31.3岁。

3. 治疗方法

（1）口服制剂：①Ⅰ号片剂：即健脾灵片（含黄芪15 g党参15 g白芍15 g木香15 g乌梅15 g儿茶15 g甘草5 g等）。制成0.5 g片剂，每片含生药0.74 g。②Ⅱ号片剂：由柳氮磺胺吡啶（SASP）和麦芽制成0.5 g片剂，每片含SASP 0.125 g。③Ⅲ号片剂：为安慰剂，由麦芽制成0.5 g片剂。

（2）灌肠制剂：①Ⅰ号灌肠液：苦参30 g，槐花30 g，水煎2次，浓缩成90 mL，内加锡类散2支，1%奴夫卡因10 mL。以100 mL瓶封装备用。②Ⅱ号灌肠液，地塞米松5 mg，药用碳 5 g,1%奴夫卡因 10 mL,加生理盐水至 100 mL,装瓶备用。

(3)用药方法:双盲用药,Ⅰ、Ⅱ、Ⅲ组分别给予口服Ⅰ、Ⅱ、Ⅲ号片剂,每次 8 片,每日口服 4 次;晚 8:00 分别用Ⅰ、Ⅱ、Ⅲ号灌肠液 100 mL 保留灌肠。口服片剂均以 30 天为一个疗程,连服 3 个疗程。保留灌肠 15 天为一个疗程,间隔 5 天行下一个疗程,连用 3 个疗程。治疗前后均做肠镜等检查。

4. 观察指标及方法

T、B 细胞亚群检查用单克隆抗体荧光染色法,Ia 代表 B 淋巴细胞,OKT_3 代表外周血总 T 细胞,OKT_4 代表辅助性 T 细胞,OKT_8 代表抑制性 T 细胞;免疫球蛋白测定用单向免疫扩散法:C_3 测定用琼脂单向扩散法;血清抗大肠抗体用酶标对流电泳法。体外细胞抑制实验方法:将装有 15 mL 培养基的玻璃器分成 7 组,第 1 组加入 1 mL 生理盐水,第 2、3、4 组分别加入 100%的健脾灵液,100% SASP 液和 100%苦参槐花合剂各 1 mL,第 5、6、7 组分别加入上述 3 种药液各 0.5 mL,每个培养器分别接种金黄色葡萄球菌,致病性大肠杆菌 O_{111} 族、O_{127} 族和痢疾杆菌 F_{2a},放入培养箱中培养 48h 后观察并计算抑菌率。

二、结 果

1. 疗效判断标准

①近期治愈:临床症状、体征消失,纤维结肠镜检查黏膜病变恢复正常或遗留瘢痕,追访 0.5 年未复发者。②显效:症状、体征基本消失,结肠镜检查肠黏膜仅有轻度炎性改变者。③好转:症状、体征减轻,结肠镜检查黏膜病变程度有所减轻。④无效:症状、体征、结肠镜检查均无变化者。

2. 治疗结果(见表 1)

(1)各组临床疗效:Ⅰ组 64 例中,近期治愈、显效、好转、无效分别为 34 例(53.1%)、13 例、8 例和 9 例,总有效率 85.9%;Ⅱ组 47 例中分别为 13 例(27.7%)、8 例、7 例和 19 例,总有效率 59.6%;Ⅲ组 42 例中分别为 8 例(19.0%)、5 例、6 例和 23 例,总有效率 45.2%。统计学处理,Ⅰ组的治愈率和总有效率均明显高于Ⅱ、Ⅲ两组($P<0.01$),而Ⅱ、Ⅲ两组间比较无显著差异($P>0.05$),说明健脾灵加苦参槐花合剂的疗效最佳。

(2)治疗前后肠黏膜病理组织学变化:Ⅰ组治疗后肠黏膜病理消失率为 50%~76.6%,Ⅱ组消失率为 33.3%~44.1%,Ⅲ组消失率为 21.4%~33.3%,3 组对比有明显差异($P<0.001$)。

表 1　3 组治疗前后 T、B 细胞亚群变化　%($\bar{x}\pm SD$)

组别	例数	Ia		OKT_3		OKT_4		OKT_8	
		疗前	疗后	疗前	疗后	疗前	疗后	疗前	疗后
Ⅰ	64	24.10±3.63*	21.33±3.95△	68.7±5.6*	72.2±5.6△	48.3±3.3	49.2±3.0	23.3±3.1*	26.7±3.5△
Ⅱ	47	24.61±3.70*	23.90±3.83*	68.5±4.1*	67.1±6.0*	48.2±2.9	47.5±3.0	23.6±2.8*	24.4±4.7*

续表

组别	例数	Ia		OKT_3		OKT_4		OKT_8	
		疗前	疗后	疗前	疗后	疗前	疗后	疗前	疗后
III	42	24.05±3.05*	24.03±3.70*	68.2±3.7*	69.3±4.5*	48.7±3.5	48.3±2.5	23.4±3.1*	25.1±3.2*
健康	30	20.86±3.98	73.8±5.1	49.7±3.2	28.1±3.4				

注：与健康组比较，* 表示 $P<0.01$；与疗前比较，△表示 $P<0.01$。

从表 1 看出，治疗前 3 组病例的 B 淋巴细胞（Ia）均明显高于健康组（$P<0.01$）。OKT_3 和 OKT_8 均明显低于健康组（$P<0.01$），OKT_4 在健康值范围，但 OKT_4/OKT_8 的比值明显上升，提示难治性溃疡性结肠炎患者存在抑制性 T 细胞降低，B 淋巴细胞增多的免疫紊乱现象。治疗后Ⅰ组患者的 Ia 明显下降。OKT_3 和 OKT_8 明显上升，OKT_4/OKTB 比值至正常水平。Ⅱ、Ⅲ两组治疗前后对比无明显变化，提示Ⅰ组药物有显著的免疫调节作用。

（3）体液免疫指标检查：治疗前 3 组病例的 IgG、IgM 和 C_3 均明显增高（$P<0.001$），治疗后Ⅰ组 3 项指标均有明显降低，其他两组治疗前后对比无明显变化，提示Ⅰ组药物有明显抑制体液免疫作用。

（4）血清抗大肠抗体检查：治疗前Ⅰ、Ⅱ、Ⅲ组分别检测出 27/34 例、25/32 例和 21/27 例，治疗后Ⅰ组转阴 20 例（74.1%），Ⅱ组转阴 8 例（32%），Ⅲ组转阴 6 例（28.6%），3 组转阴率比较有非常显著性差异（$P<0.001$）。

3. 抑菌实验结果

3 种制剂中，以苦参槐花合剂的抑菌作用最强，100%浓度抑菌环直径在 19.5 mm 左右，抑菌率为 95%以上，50%浓度抑菌环直径在 13 mm 左右，抑菌率为 65%左右，菌种间抑菌率无明显差别。100%健脾灵溶液抑菌环直径在 15 mm 左右，抑菌率为 75%左右，50%浓度的抑菌环直径在 9 mm 左右，抑菌率为 45%左右，菌种间抑菌率无明显差别。SASP 的抑菌率最低，100%浓度仅对大肠杆菌 O_{111} 族有轻度抑制作用（抑菌环直径 6.6 mm，抑菌率为 33%），对其他菌无抑制作用，50%浓度时对上述菌均无抑制作用。

三、讨　论

中医临床分型表明，难治性溃疡性结肠炎中以脾肾阳虚型为最多。我们制定了健脾益气、调节免疫治本为主，抗菌消炎、生肌敛疮治标为辅，内外合治的综合治疗方法。Ⅰ号口服方有健脾益气，调节免疫，缓急止痛、涩肠止泻、生肌敛疮、消炎抑菌作用。根据本病的肠道病变广泛，溃疡及出血多和菌群失调等特点，我们选用抑菌效果较为突出的苦参槐花合剂，合剂中锡类散为中医治疗内痈的要药，经灌肠直接作用于病变局部，有使充血、水肿消失，促进溃疡愈合的作用。由于针对本病主要发病机理和致病因素，故明显提高了疗效，而西药 SASP 加激素灌肠治疗疗效并不佳，可能是不能针对难治性溃疡性结肠炎的抑制性 T 细胞功能低下和肠道菌群失调的主要发病因素。苦参槐花合剂的抑菌作用最强但单独应用不能解决免疫功能失常这一最根本的内在发病因素，仅能治标而不求其本，故单独应用疗效亦不理想。根据本组双盲对照治疗结果，证实了以健脾益气、调节免疫治本，缓急止痛、涩肠止泻、敛疮生肌、抗菌消炎治标，内外合治的综合治疗方法，是目前治疗难治性溃疡性结肠炎最为理想的治疗方案。

（原载：《中国中西医结合杂志》，1994，14(7)：400-402）

第二十二节　重症溃疡性结肠炎60例中西医结合治疗效果观察

重症溃疡性结肠炎属于炎症性肠病中的危重病，现代医学对本病主要是应用皮质激素、抗生素、免疫抑制剂加积极支持疗法。治疗无效者主张早期外科手术。国内多主张内科治疗观察时间不超过1～2周。文献报道手术率为38%(25%～57%)，平均临床缓解率为62%(43%～80%)。本文观察60例重症溃疡性结肠炎患者的中西医治疗效果，以期为本病的治疗提供临床经验。

一、资料和方法

1. 诊断标准

全部60例患者均符合1978年杭州全国消化病会议和1993年太原全国慢性非感染性肠病学术研讨会制定的溃疡性肠炎诊断标准，并符合如下6条标准中3项以上者：①血性腹泻6次/日或以上；②体温38 ℃或以上；③脉搏90次/分以上；④血红蛋白低于90 g/L；⑤血浆白蛋白低于等于30 g/L；⑥明显营养障碍(近期体重下降大于10%)或中毒症状严重者。

2. 临床资料

60例中男性37例，女性23例，男女比1.6∶1。年龄11～61岁，平均31.5岁。病程3个月～17年不等，平均36.8个月。初诊者35例，此次发病至入院时间为24小时～1.5年，平均9.3天。职业：工人23例，干部及职员17例，农民13例，学生5例，军人2例。入院时主要症状及体征：腹泻60例(100%)，血便60例(100%)，腹痛58例(96.7%)，体重减轻55例(91.6%)，发热48例(80%)，贫血48例(80%)，里急后重45例(75%)，脉搏大于90次/分44例(73.3%)。入院后结肠镜检查55例，其中示充血水肿55例(100%)，溃疡55例(100%)，糜烂性出血52例(94.5%)，结肠袋粗钝或消失29例(52.7%)，息肉27例(49.1%)，铅管样狭窄26例(47.3%)。病变部位：55例镜检中全结肠炎38例(69.1%)，左半结肠炎17例(30.9%)。

3. 治疗方法

以中西医结合方法治疗。

(1)西药治疗：柳氮磺胺吡啶(SASP)40例，每次1 g，每6小时一次，病情缓解后改为每次0.75 g，每日3次，口服；艾迪沙20例，每次1 g，每6小时一次，病情缓解后改为每次0.5 g，每日3次，口服。皮质激素：地塞米松45例，10～15 mg/d，静滴，病情缓解后改为

5 mg/d或泼尼松每日 15 mg，顿服；泼尼松 15 例，每日 30 mg，顿服，病情缓解后逐渐减量维持。

(2)中药治疗：便血多者以白头翁汤合犀角地黄汤加减(白头翁 30 g，黄柏 15 g，黄连 15 g，秦皮 15 g，水牛角 30 g，生地黄 30 g，芍药 30 g，丹皮 30 g)，每日 1 剂，水煎成 100 mL，早晚分服；腹痛下痢明显者以芍药汤加减(芍药 30 g，黄芩 15 g，甘草 10 g，黄连 10 g，大黄 15 g，槟榔 15 g，当归 30 g，木香 10 g，肉桂 10 g)，每日 1 剂，水煎成100 mL，早晚分服；同时以中药保留灌肠：苦参槐花合剂(苦参 50 g，槐花 50 g，地榆 50 g)，水煎成 70 mL，后加入锡类散 2 支，地塞米松 5 mg、10%奴夫卡因 10～20 mL。每晚灌肠一次，20 天为一个疗程，2 个疗程后观察疗效。

(3)其他支持疗法：给予静脉高营养，维持水电解质平衡，适当输新鲜血，针对性抗感染、口服微生态制剂。病情稳定后以健脾灵片(含党参、白术、当归、白芍、延胡索、乌梅、儿茶、甘草等)加 SASP 或艾迪沙维持治疗半年以上。合并肠麻痹者 3 例，给予胃肠减压；治疗中转外科手术治疗 5 例，其中大出血不止 3 例，肠梗阻 1 例，中毒性肠麻痹 1 例，手术病情稳定后继续转回本科综合治疗。

二、结　果

1. 疗效判定标准

参照 2000 年成都全国炎症性肠炎诊疗规范进行判定。

2. 治疗结果

内科保守治疗的 55 例中，症状缓解时间为 15～90 天，平均 31.3 天，其中完全缓解 35 例(63.6%)，有效 18 例(32.7%)，无效 1 例(1.8%)，死亡 1 例(1.8%)，总有效率为 96.4%。手术治疗的 5 例中，完全缓解 4 例，有效 1 例。

3. 随访

本组 60 例中获随访 43 例(71.6%)，随访时间 1～17 年(平均 11.3 年)。随访期间病情稳定者 29 例(67.4%)，平均服健脾灵巩固治疗 3 年以上，病情呈慢性活动者 14 例(32.6%)，其中有 9 例在继续治疗中，另有 5 例出现合并症或死亡：其中因肠狭窄手术者 1 例，多发腺瘤性息肉增生和癌变肠切除手术者各 1 例，大出血死亡 2 例。本组 43 例随访中，病情远期缓解率 67.4%(29/43)，手术率 6.9%(3/43)，癌变率 2.3%(1/43)，远期随访死亡率 4.7%(2/43)，本组临床总死亡率为 5.0%(3/60)。

三、讨　论

中医学没有溃疡性结肠炎病名记载，根据本病的临床表现，溃疡性结肠炎急性活动期或初发型多类似于中医的“湿热痢”，缓解期或慢性持续型则类似于中医的“休息痢”“久痢”或“虚寒痢”，而重型或暴发型则类似于中医之“血痢”“疫毒痢”或“脏毒”。《实用中医内科学》对疫毒痢的描述为：“发病急骤，腹痛剧烈，痢下脓血，多为紫红色或呈血水状，便次频繁，后重特甚。”此症状与重症溃疡性结肠炎或暴发型溃疡性结肠炎症状表现非常相似。本病的病机多为脾肾两虚，湿热阻滞大肠，乃为本虚标实之证，本虚乃脾肾亏虚，标实乃湿、热、瘀、毒壅滞大肠。正如明《景岳全书·杂证谟·痢疾》中指出：“凡里急后重者，病在广肠最下之处,而其病本则不在广肠而在脾肾”“脾肾虚弱之辈,但犯生冷极易作痢”。此乃对溃疡性结肠炎病因病机之最恰当描述。

根据对本病中西医结合发病机理的认识,我们采用了祖国医学“急则治其标,缓则治其本”的治疗原则,在急性发作期,我们以皮质激素抑制炎症和过强的免疫反应,以SASP或艾迪沙抑制炎性介质或细胞因子的作用,以白头翁汤加犀角地黄汤或当归芍药汤清热解毒、凉血止痢,并配合中药保留灌肠治标为主,同时以西医营养支持疗法固其本。本方法治疗总的临床缓解率为96.4%,完全缓解率为63.6%,远期缓解率为67.4%,手术率为13.3%,内科保守治疗死亡率为4.7%,明显优于国外报道的临床缓解率85%、死亡率11.0%。以上结果表明,中西医结合治疗重症溃疡性结肠炎,可以明显提高本病的临床缓解率并降低手术率和死亡率,所以值得提倡。

(原载:《解放军医学杂志》,2004,29(11):1000-1001)

第二十三节 慢性溃疡性结肠炎中医辨证分型的研究

(Study on TCM syndrome-typing of chronic ulcerative colitis)

INTRODUCTION

In recent years though the pathogenesis and the method of treatment of chronic ulcerative colitis (CUC) have been studied to some extent by both Chinese and Western specialists, The relationship between TCM Syndrome-Typing and pathohistological changes of western medicine has not yet been extensively reported. In this study of 452 patients with CUC, we analyze this relationship and report the results.

MATERIALS AND METHODS

1. Clinical materials

A totally 452 patients including 263 males and 189 females were observed in our study. An age range was from 17 to 65 years old, with an average of (37.8±9.1) years. Duration of illness varied between 5 months to 23 years, with an average of (5.6±4.1) years. The affected sites were as follows: Rectum and sigmoid were involved in 215 patients, the left half colon in 179, the right half in 17 and the whole colon in 41 patients. The severity of the disease varied from mild, moderate to severe by an account of 179, 205 and 68 patients respectively.

2. Diagnosis

All patients were diagnosed in accordance with the criteria set up in the 1987 Conference of Digestive Diseases in Hangzhou. The standards of our TCM Syndrome-Typing were the same as those set up in the 1992 Conference of Combination of Chinese-Western Medicine on Digestive Diseases in Linfen.

3. Methods

Colonofiberscope, biopsy and the relevant pathohistological observations were carried out in all patients by the personals. TCM Syndrome-Typing was classified by two doctors and χ^2 test was used to analyze the statistical data.

4. RESULTS

The relationship between TCM Syndrome-Typing and the duration of CUC is shown in Table 1. It was found that the damp-heat syndrome was more common in the group in which the duration of CUC was less than 1 year and the spleen-and-stomach-asthenia syndrome was more common in the group with duration of CUC from 1 to 10 years while the spleen-kidney-Yang deficiency was more common in those cases with the duration of more than 10 years. The other three types, namely, asthenia of both Yin and blood, liver stagnation and spleen deficiency, stagnation of vital energy and blood stasis, had no definite relations with the duration of the disease.

Table 1 Relation between TCM Syndrome-Typing and duration of CUC

TCM Syndrome-Typing	Number	Duration(year)			
		<1	1-5	6-10	>10
Spleen-stomach asthenia	185	23(12.4)*	81(43.8)	46(24.9)	35(18.9)
Spleen-kidney Yang deficiency	81	3(3.7)	19(23.4)	26(32.1)	33(40.7)
Yin and blood asthenia	46	9(19.6)	13(28.3)	14(30.4)	10(21.7)
Liver stagnation and spleen deficiency	55	15(27.3)	17(30.9)	18(32.7)	5(9.1)
Vital energy stagnation and blood stasis	33	6(18.2)	8(24.2)	10(30.3)	9(27.3)
Damp-heat	52	27(51.9)	18(34.6)	5(9.6)	2(3.8)

* data in brackets express the percentage.

The relationship between TCM Syndrome-Typing and the clinical classification of CUC is shown in Table 2. It can be seen that the damp-heat was more common in the initially affected patients ($P<0.01$) and less common in the chronic persistent and recurrent cases. There is no significant difference among other TCM Syndrome-Typing groups in the chronic persistent and recurrent patients($P>0.05$).

Table 2 Relationship between TCM Syndrome-Typing and clinical types

TCM Syndrome-Typing	Number	Clinical types			
		Initial	Persistent	Recurrent	Onset
Spleen-stomach asthenia	185	12(6.5)	59(31.9)	114(61.6)	
Spleen-kidney Yang deficiency	81	2(2.5)	37(45.7)	41(50.6)	1(1.2)
Yin and blood asthenia	46	1(2.2)	25(54.3)	20(43.5)	
Liver stagnation and spleen deficiency	55	8(14.5)	17(30.9)	30(54.5)	
Vital energy stagnation and blood stasis	33	2(6.1)	15(45.5)	16(48.5)	
Damp-heat retention	52	39(75.0)	3(5.8)	8(15.4)	2(3.8)

The relationship between TCM Syndrome-Typing and the changes of the colonal mucosa is shown in Table 3. The congestion and edema found in all TCM Syndrome-Typing groups had obviously different severity in different groups. Erosion, ulcer and bleeding were the main changes in damp-heat, spleen-kidney Yang deficiency and spleen-stomach asthenia syndrome. Changes like granulation and polyp proliferation were dominant in stagnation of vital energy and blood stasis. Atrophy was mainly seen in cases with both Yin and blood deficiency.

The relationship between TCM Syndrome-Typing and the pathohistological changes of colonal mucosa is shown in Table 4. It shows that the reduction of goblet cells and the infiltration of neutrophils are pathological features common to all groups, but neutrophil infiltration is dominant in damp-heat syndrome while lymphocyte infiltration is dominant in spleen-stomach asthenia, spleen-kidney Yang deficiency as well as in stagnation of liver and deficiency of spleen. Mucosal ulcer is dominant in damp-heat while crypt ulcer dominant in spleen-stomach asthenia and spleen-kidney Yang deficiency. Abnormal epithelial proliferation is dominate both in stagnation of vital energy and blood, and in spleen-kidney Yang deficiency.

Table 3 **Relation between TCM Syndrome-Typing and mucosal changes**

Mucosal changes	Number	Spleen-stomach deficiency	Spleen-kidney Yang deficiency	Yin-blood deficiency	Liver stagnation spleen deficiency	Vital energy stagnation and blood stasis	Damp-heat retention	P value
		(n=185)	(n=81)	(n=46)	(n=55)	(n=33)	(n=52)	
Mild congestion and edema	166	71(38.4)	12(14.8)	35(76.1)	37(67.3)	9(27.3)	2(3.8)	<0.01
Moderate congestion and edema	184	83(44.9)	30(37.0)	11(23.9)	18(32.7)	21(63.6)	21(40.4)	<0.01
Severe congestion and edema	102	31(16.7)	39(48.1)			3(9.1)	29(55.8)	<0.01
Erosion	304	152(82.2)	75(92.6)	7(15.2)	9(16.4)	12(36.4)	49(94.2)	<0.01
Ulcer	383	163(88.1)	79(97.5)	31(67.4)	36(65.5)	23(69.7)	51(98.1)	<0.01
Bleeding	147	61(33.0)	45(55.6)	2(4.3)	3(5.5)	7(21.2)	29(55.8)	<0.01
Granulation	179	77(41.6)	47(58.0)	19(41.3)	5(9.1)	29(87.8)	2(3.8)	<0.01
Atrophy	55	11(5.9)	9(11.1)	27(58.7)	1(1.8)	7(21.2)		<0.01
Polyp proliferation	67	27(14.6)	19(23.5)	1(2.2)	2(3.6)	17(51.5)	1(1.9)	<0.01

Table 4 **Relation between TCM Syndrome-Typing and pathohistological changes**

Pathological changes	Number	Spleen-stomach deficiency	Spleen-kidney Yang deficiency	Yin-blood deficiency	Liver stagnation spleen deficiency	Vital energy stagnation and blood stasis	Damp-heat retention	P value
		(n=185)	(n=81)	(n=46)	(n=55)	(n=33)	(n=52)	
Goblet cell reduction	444	182(98.4)	81(100.0)	44(95.6)	53(96.4)	32(97.0)	52(100.0)	>0.05
Neutrophil infiltration	421	171(92.4)	79(97.5)	41(89.1)	47(85.5)	31(93.9)	52(100.0)	<0.05
Lymphocyte infiltration	248	127(68.6)	52(64.2)	15(32.6)	41(74.5)	10(30.0)	3(5.7)	<0.01
Angiitis of small vessels	295	121(65.4)	54(66.7)	23(50.0)	36(65.5)	24(72.7)	37(71.2)	>0.05
Crypt abcess	395	161(87.0)	72(88.9)	40(87.0)	44(80.0)	29(87.9)	49(94.2)	>0.05
Mucosal ulcer	188	68(38.8)	32(39.5)	11(23.9)	13(23.6)	10(30.0)	34(65.4)	<0.01
Crypt ulcer	311	142(76.8)	59(72.8)	24(52.2)	28(50.9)	21(63.6)	37(71.2)	<0.01
Abnormal epitheliosis	63	27(14.6)	19(23.5)	3(6.5)	4(7.3)	9(27.3)	1(1.9)	<0.01

DISUSSION

Chronic and non-specific ulcerative colitis has been found for more than 100 years. The etiology and pathogenesis are associated with many factors such as immune, heredity, intestinal infection, mental stress, food sensitivity and intestinal bacteriolysis etc. , in the modern medicine.

In traditional Chinese medicine, the following factors, such as mental injury, disorder of diet rhythm, invasion of outside pathogenic evils, spleen-kidney asthenia, etc. , have been considered the pathogenic agents. In this series of 452 patients cases of spleen-stomach asthenia account for 40.9%, spleen-kidney Yang deficiency for 17.9%, stagnation of liver and deficiency of spleen for 12.1%, damp-heat retention for 11.5%, deficiency of both Yin and blood for 10.1%, stagnation of vital energy and blood for 7.3%. As cases with spleen-kidney asthenia account for more than 50% and cases with sthenia-syndrome (damp-heat, stagnation of vital energy and blood stasis) only for less than 20%, we consider that the spleen-kidney asthenia could be dominant and the damp-heat the superficial. Though the lesion is located in the large intestine, the involvement could reach extensively to the spleen, kidney and liver.

In order to investigate some objective rules for TCM Syndrome-Typing, we have carried out systematic observations through clinical, pathological and laboratory examinations. By analysis of the data of the 452 patients we made it clear that TCM Syndrome-Typing bears close relation with the duration of CUC. The sequence of changes tends to begin with from damp-heat, then to spleen asthenia and then to kidney asthenia, indicating that damp-heat was more common in cases with shorter duration, and as the duration of illness is prolonged, pathogenic damp may stay in the spleen, leading to the injury of this organ and its vital energy, which gradually turns into spleen-stomach asthenia syndrome, moreover, the kidney could be involved by the spleen distress, and finally the spleen-kidney Yang asthenia results.

The relationship between TCM syndrome-Typing and pathological change of colonal mucosa has not been studied by other authors up to now. Zheng DW thought that it is not the coating but the body of the tongue that has significant influence on the diagnosis by endoscopy, which discloses some relations between the Chinese glossoscopy and intestinal diseases. Our study elucidates the relation between TCM Syndrome-Typing and pathological changes of colonal mucosa, as were observed either by naked eyes or by micro-patho-histological examination. For example, mild congestion and edema are dominant in cases of asthenia of both Yin and blood and the stagnation of liver and deficiency of spleen; moderate congestion and edema are dominant in cases of spleen-stomach asthenia and stagnation of vital energy and stasis of blood; and severe congestion and edema are dominant in cases of damp-heat retention and spleen-kidney Yang deficiency. Although cellular infiltration and ulcerative changes of colonal mucosa are features common to all TCM Syndrome-Typings, the types of infiltrating cells and the sites of the ulcers are different in different TCM Syndrome-Typings. The nature of spleen-kidney Yang deficiency is completely different from that of damp-heat in that the former belongs to the syndrome of Yin, deficiency and cold, while the latter belongs to the syndrome of Yang, sthenic and heat. But why do all of them have the same notable congestion, edema, ulcer, etc? The pathogenesis is still to be investigated in further study. However, we found that in cases of spleen-kidney Yang deficiency, mucosal edema was more apparent than congestion, and there was no marked red swelling around the ulcer, the surface of which was covered by white secretive material. In cases of damp-heat mucosal edema was more apparent than congestion, and there was marked swelling around the ulcer with surface covering of yellow purulent secretion. All mentioned above shows that there is indeed some internal relations between TCM Syndrome-Typing and pathological changes in CUC.

Our study is only a preliminary investigation of the relationship between TCM Syndrome-Typing and pathological, pathohistological changes as well as clinical classification on basis of modern medicine. Further study is going to be done for understanding the essentials of CUC and setting up the objective parameters according to TCM Syndrome-Typing.

(原载:《中国新消化病学杂志》(英文版),1996,2(3):141-143)

第二十四节　中医药治疗难治性非特异性溃疡性结肠炎临床观察

(A clinical study in treating intractable ulcerative colitis with Traditional Chinese Medicine)

Material and methods

1. Diagnostic standard

(1) Those who have general clinical manifestations of ulcerative colitis.

(2) Those whose colonic pathogenic changes are widespread and serious as seen through enteroscopy.

(3) Those whose local and systematic superventions are many and varied.

(4) Those whose symptoms recurred frequently and show no substantial curative effect with conventional measures of either Western medicine or Chinese herbs.

2. General data

There were 89 male and 64 female study participants. The youngest was 17 years old; the oldest 53 years; the average was 33.5 years. The shortest course of disease was two years; the longest 23 years; the average was 6. 31 years. There were 21 patients with rectal and sigmoid lesions, 43 patients with left hemicolon lesions, three patients with right hemicolon lesions, and 86 patients with lesions in the entire colon. According to a-nalysis of symptoms and signs by traditional theory of Chinese medicine, there were 17 cases with insufficiency of the spleen-qi, 21 cases with insufficiency of spleen-young, 67 cases with insufficiency of both the spleen and the kidney, 13 cases with stagnation of the liver-qi and deficiency of the spleen, 35 cases with damp-heat due to hypofunction of the spleen qi. The complications are presented in Table 1.

Table 1 The analysis of the complication of ulcerative colitis in 153 cases

Complication	Cases	%	Complication	Cases	%
Emaciation	129	84. 3	Erythema nodsa	16	10. 5
Anemia	69	45. 1	Perianal abscess	13	8. 5
Fever	57	37. 3	Anal fistula	11	7. 2
Colon polyps	48	31. 4	Liver damage	10	6. 5
Arthritis	33	21. 6	Stomatocace	9	5. 9
Intestinal stricture	18	11. 8	Kidney damage	6	3. 9

The cases were assigned at random to Groups Ⅰ, Ⅱ and Ⅲ according to order of admission. The distribution of the patients' general data among the three groups was basically consistent. Statistical analysis shows no significant difference ($P>0.05$). In addition, 30 healthy donors from the blood bank were chosen as a control group to check immunological data.

There were 16 males and 14 females, between 25-50 years of age, averaging 31. 3 years.

3. The therapeutic method

The preparations were produced by the pharmaceutical factory four hospital. Oral preparations: Tablet Ⅰ contained Tablet JianPiLing, composed of Radix astragal, Radix codonopsis pilosulae, Rhizoma atractylodis macrocephalae, Radix angelicae sinensis, Radix paeoniae alba, Radix saussureae lappae, Rhizoma corydalis, Fructus mume, Acacia catechu, Fructus amomi, radix glycyrrhizae. (The tablet weights 0. 5 g and contains 0. 74 g of crude drugs.)

Tablet Ⅱ consisted of 0. 125 g of salicylazosulfapyridine (SASP), The excipient consisted of Fructus hordei germinates, starch, etc. The outward appearance was the same as Tablet Ⅰ.

Tablet Ⅲ, the placebo, consisted of Fructus hordei germinates, starch, etc. The outward appearance was the same as Tablet Ⅰ.

The preparation used for the first retetionenema (i. e. RSF-FS) was 30 g of Radix sophorae flacescentis, 30 g of Flos sophora, boiled with water twice, concentrated into 90 mL, 0.6 g of powder XiLei added with 1 percent Novocain 10 mL. The second enema was 5 mg of Dexamethasone, 5 g of activated carbon, 1 percent Novocain 10 mL, with up to 100 mL normal saline added. The third enema was the same as Enema Ⅰ.

4. The administration method

Clinical double blind treatment was conducted, Groups Ⅰ, Ⅱ and Ⅲ were administered Tablet Ⅰ, Ⅱ and Ⅲ, respectively (eight tablets/dose, four times/everyday), with 100 mL of Enema's Ⅰ, Ⅱ, and Ⅲ at 8:00p.m. One course of oral medication consisted of 30 days. Every patient took three courses in succession. The one course of retention-enema consisted of 15 days. Each patient took three courses. Before and after treatment, each patient was examined by enterscope.

5. Observation item and method

T and B Lymphocyte subpopulation was determined by monoclonal antibody fluorescence staining method. Ia stands for B lymphocytes, OKT_3 for total T lymphocytes in peripheral circulation, OKT_4 for T helper lymphocytes, OKT_8 for suppressor T lymphocytes. Immunoglobulin was determined by simple immunodiffusion method. C_3 was determined by simple agar diffusion method. Anticolon antibody in serum was determined by enzymoimmunoelectrophoresis.

The bacteriostatic test in vitro was: 100 g of powder JianPiLing taken and packed with gauze, decocted twice; the filtrate and concentrate mixed at 60 ℃ into 100 mL. 100 g of SASP were ground into powder, sifted with a sifter of 100 holes. With 100 mL of normal saline, RSF-FS was made into a 100 percent solution. The above preparation was adjusted at pH 4. The plates with 15 mL of culture were assigned to seven groups. To Group Ⅰ, one mL normal saline was added. To Groups Ⅱ, Ⅲ and Ⅳ, 1 ml was added to each of the above three preparations, respectively. To Groups Ⅴ, Ⅵ and Ⅶ, 0.5 mL of each of the above three preparations was added, respectively. Staphylococcus aureus, pathogenic Bacillus Coli (0111 and 0127) and Bacillus dysenteriae (F2a) were inoculated respectively to the plates. After inoculation, the plates were placed in an incubator for 48 hours, and then the bacteriostatic ratio was calculated.

6. The criterion of curative effect

(1) Recent cure: Clinical symptoms and signs vanished, enteromucosal lesions recovered, or remained cicatrices as seen by enteroscope, and there was no recurrence within six months.

(2) Effectiveness: The clinical symptoms and signs essentially vanished. The colon mucosa showed slight inflammatory changes as seen by enteroscope.

(3) Improvement: The clinical symptoms and signs of mucosal lesion abated.

(4) Inefficacy: The clinical symptoms and signs and enteromycoderm lesions remained unchanged.

7. Results

For comparison of the therapeutic effect among groups, see Table 2. It shows that the recent cure rate and effectual rate of therapeutic Group Ⅰ was respectively 53.1 percent and 85.9 percent. The curative effect of this group was obviously ascendant to Group Ⅱ and Ⅲ ($P<0.01$).

Table 2　Curative effect compared among groups

Group	Cases	Recent cure		Effectiveness		Improvement		Inefficacy	
		Cases	%	Cases	%	Cases	%	Cases	%
Ⅰ	64	34	53.0△	13	20.3	8	12.5	9	14.1
Ⅱ	47	13	27.7*	8	17.0	7	14.9	19	40.4
Ⅲ	42	8	19.0	5	11.9	6	14.3	23	54.8

Ⅰ∶Ⅱ∶Ⅲ: △means $P<0.01$;　Ⅱ∶Ⅲ: * means $P>0.05$

8. The comparison of immune index before and after treatment

(1) The change of the T and B lymphocyte subpopulation is shown in Table 3. This shows that the amount of B lymphocyte (Ⅰa) of the three groups is superior to that of normal group before therapy. That of OKT_3 and OKT_8 is obviously inferior to that of the normal group ($P<0.01$). That of OKT_4 is in the normal range. The ratio of OKT_4 and OKT_8 (OKT_4/OKT_8) ascend remarkably, which points out that there was phenomena of the disorder of immunity mechanisms due to the descent of suppressed T lymphocyte, and the ascension of the B lymphocyte in patients with the refractory ulcerative colitis.

Table 3　The change of T and B lymphocyte subpopulation before and after therapy among groups

Group	Cases	Ia(%)		OKT_3(%)		OKT_4(%)		OKT_8(%)	
		Before	After	Before	After	Before	After	Before	After
#1	64	24.10* ±3.36	23.33△△ ±3.95	68.3** ±5.6	72.2△ ±5.6	48.3 ±3.3	49.2 ±3.0	23.3** ±3.1	26.7△△ ±3.5
#2	47	24.61* ±3.70	23.90* ±3.83	68.5* ±4.1	67.1* ±6.0	48.2 ±2.9	47.5 ±3.0	23.6** ±2.8	24.4** 4.7±
#3	42	24.05* ±3.05	24.03* ±3.70	68.2* ±3.7	69.3* ±4.5	48.7 ±3.5	48.3 ±2.5	23.4** ±3.1	25.1** ±3.2
normal	30	20.86 ±3.98		73.8 ±5.1		49.7 ±3.2		28.1 ±3.4	

Compared to normal group: * means $P<0.01$, ** means $P<0.001$;
self-control: △means $P<0.05$, △△means $P<0.01$

After treatment there was a noticeable descent of Ia, ascension of OKT_8 and recovery of the ratio of OKT_4 and OKT_8 in the patients of Group Ⅰ. Those of Group Ⅱ and Ⅲ had no significant difference in comparison with those before and after treatment, which indicates that the drugs used with Group Ⅰ demonstrated the action of regulating immunity.

(2) The humoral immunity indexes are shown in Table 4. It shows that there were obvious increases in IgG, IgM, IgA, and C_3 of three groups before treatment ($P<0.001$), but notable decrease in the four indexes of Group Ⅰ. Those of the other two groups have no significant difference in comparison with those before and after treatment, which indicates the drugs used with Group Ⅰ had an inhibitive action on humoral immunity.

Table 4 The change of humoral immunity index before and after therapy among groups

Immunization indexes	Group Ⅰ		Group Ⅱ		Group Ⅲ	
	Before	After	Before	After	Before	After
IgG(mg/dL)	1634±395	1146±357△	1598±377	1507±319	1601±383	1596±375
IgM(mg/dL)	225±61	137±55△	213±58	210±54	227±55	231±58
IgA(mg/dL)	250±35.6	210±371△	247±36.7	239±35	253±37.3	250±36.2
C_3(mg/dL)	176±49.7	128±4.90△	171±48.5	169±45.7	179±463	71±43.5

Self-control: △means $P<0.001$

(3) The determination of anticolon antibody in serum before treatment of patients with positive anticolon antibody in Group Ⅰ, Ⅱ and Ⅲ were respectively 27 cases (of 34), 25 cases (of 32), and 21 cases (of 27). After treatment, the patients who transposed to negative in Group Ⅰ were 20 cases (74.1 percent); in Group Ⅱ, eight cases (32.0 percent); and in Group Ⅲ, six cases (28.6 percent). There is a significant difference in comparison with transposed negative rate among groups ($P<0.001$).

9. The observation of bacteriostatic test in vitro

In these three preparations, the bacteriostatic action of RSF-FS decoction is the best. With 100 percent RSF-FS, the diameter of bacteriostatic ring was about 19.5 mm. The bacteriostatic ratio was over 95 percent. With 50 percent, the diameter was about 13mm, the bacteriostatic ratio was about 65 percent, the bacteriostatic ratio among stains showed no obvious difference. With 100 percent JianPiLing, the diameter was about 15mm. The bacteriostatic ratio was about 75 percent. With 50 percent JianPiLing, the diameter was about 9mm. The bacteriostatic rates was about 45 percent. The bacteriostatic rates among stains showed no obvious difference. The bacteriostatic rate of SASP was lowest. One hundred percent SASP has slight bacteriostatic action merely on Bacillus coli only. (The diameter of bacteriostatic ring was 6.6mm. The bacteriostatic ratio was 33 percent.) There was no bacteriostatic action for other bacteria. There was no bacteriostatic action for the above mentioned bacteria on 50 percent SASP.

Discussion

Intractable ulcerative colitis is a new concept, understood only recently. It has unique features besides the clinical manifestations of general ulcerative colitis. Prominent characteristics include: complex morbid etiology, serious clinical symptoms, varied complication of enteric canal, difficulty in treatment by common therapeutic measures, etc. According to the results of the recent research, we think that the main pathogenic factor is a disorder of autoimmunity. There was a notable decrease of T lymphocytes in many patients, particularly the decrease of suppressed T lymphocytes (OKT_8). The Ia, IgG, IgM, C_3 increased notably and the positive rate of anticolon antibody in serum was above 75 percent. This indicates that there was, obviously, a disorder of the immunity mechanism. Secondly, the enteric canal infection was one of the main invasion factors of intractable ulcerative colitis, The investigatory results of isolation cultures from feces show that intestinal normal flora in patients of intractable ulcerative colitis is obviously fewer than in those of a normal person, while the harmful flora such as Bacillus coli, Staphylococcus aureus, and fungus obviously increased, which may be related to antibiotic abuse and the long-term administration of cortical hormone.

Clinical typing of patients by Traditional Chinese Medicine shows that most patients have an insufficiency of both the spleen and the kidney. We devised the combined treatment method of endoexteric complex therapy focusing mainly on strengthening the spleen and replenishing qi; the regulating of the immunity mechanism as the primary goal and, secondarily, antibiosis and anti-inflammation, promoting tissue regeneration and wound healing for the outcome symptoms and signs. With the oral administration of Tablet Ⅰ, there were the monarch drugs of Radix astragali, Radix codonopsis pilosulae, Rhizoma atractylodis macrocephalae, which strengthen the spleen and replenish the qi, and thus increase the function of the cellular immunity. The adjuvant drug of Radix glycyrrhizae invigorates the spleen and regulates the stomach. It has the action of antiinflammation, anti-allergy, and inhibition of antibody formation. The associated usage of the above four drugs can strengthen the body's resistance, eliminate pathogenic factor, and regulate the immunity mechanism. Fructus mume can astringe to arrest diarrhea. Rhizoma corydalis and Radix saussureae Iappae can regulate qi and alleviate pain. Acacia catechu can promote tissue regeneration and wound healing. Radix paeoniae Alba, Adjuncted with Radix glycyrrhizae, is able to relieve spasms and pain, and has the obvious action of relieving enterospasm.

All together the prescription has the action of strengthening the spleen and replenishing the qi, regulating the immune mechanism, relieving spasms and pain, astringing to arrest diarrhea, promoting tissue regeneration and wound healing, inhibiting bacterial growth, and suppressing the inflammatory process.

Because of the features of this disease, such as extensive enteric pathologic change, more massive ulceration and bleeding, and enterorrhagia alteration of intestinal flora, etc, we adopted the RSF-FS decoction, which has had the outstanding effect of broad spectrum antibiotics and anti-inflammation.

Fructus sophorae is the main drug of treatment for enterorrhagia. Powder XiLei is the main preparation of treatment for abscesses of internal organs, and acts directly on local lesions in the rectum by retention enema、and has an inhibiting action on several kinds of Bacillus dysenteriae making the entermia and the enteredema vanish and promoth ulcer healing.

The clinical effect of treatment for the disease with our therapy is raised. This is due to adoption of the main pathogenic mechanism and factors. The effect of SASP and cortical hormone, on the other hand, is not good. This may be due to the failure to direct the therapeutic action upon the main pathogenic factors of the functional insufficient of T lymphocytes and the alteration of intestinal flora. The RSF-FS decoction composite has obvious action of antibiosis and antiinflammation. This action is the best among the three preparations, but single administration is unable to remove basic internal pathogenic factors of the disorder of immunity mechanism, hence the single administration has no ideal curative effect.

Conclusion

In the light of the therapeutic results in double blind control, TCM is shown to be the most ideal therapeutic program for intractable ulcerative colitis at present. Strengthening the spleen and replenishing qi, and regulating the disorder of immunity mechanism is used for the primary treatment of the disease. Relieving spasms and pain, astringing to relieve diarrhea, promoting tissue regeneration and wound healing, antibiosis and antiinflammation is used for the outcome symptoms and signs, i. e. , the complex therapy is used for both internal and external pathogeny.

（原载：Alternative Medicine Journal（AMJ），1995，2（6）：36-41）

第二十五节 “健脾清肠”法治疗溃疡性结肠炎的临床疗效及对血清IL-4、IL-8的影响

溃疡性结肠炎（Ulcerative Colitis，UC）是以腹痛、腹泻、黏液脓血便为主要临床症状，以结肠黏膜慢性炎症和溃疡形成为病理特点的一种炎症性肠病。本病属于祖国医学“泄泻”“痢疾”“血便”等范畴，笔者根据中医传统理论，结合导师陈治水教授治疗UC的临床经验，运用“健脾清肠”方法治疗UC 36例，观察其临床疗效并探讨其部分作用机理。

一、资料和方法

（一）临床资料

活动期UC患者72例，选自解放军211医院住院患者，全部病例均符合中华医学会消化分会2000年成都会议制定的诊断标准。患者按完全随机化分组方法分为治疗组和对照组，每组各36例。其中治疗组男15例，女21例，平均年龄（30±4）岁，平均病程（1.6±0.4）年；慢性持续型14例，慢性复发型22例；轻度12例，中度24例。对照组男16例，女20例，平均年龄（32±6）岁，平均病程（1.5±0.3）年；慢性持续型17例，慢性复发型19例；轻度13例，中度23例。初发型、暴发型和重度UC均不在本研究范围之内。两组在性别、年龄、病程、临床类型及病情分度方面统计学处理无差异（$P>0.05$）。健康对照组为一年内无胃肠道及其他炎症性肠道疾病的健康志愿者30例，其中男18例，女12例，平均年龄28±6岁。

（二）治疗方法

治疗组口服健脾灵片加苦参槐花合剂保留灌肠。健脾灵片基本药物有黄芪、党参、白术、当归、乌梅炭、儿茶、元胡、白芍、广木香、川黄连、甘草等，制成片剂，规格0.5 g/片，由解放军第211医院制剂室提供（制剂批文：1999沈制FP400064），8片/次，每天3次，饭后30分钟服用。苦参槐花合剂含苦参50 g、槐花50 g，水煎剂，规格75 mL/瓶，由解放军第211医院制剂室提供，每次1瓶，每晚1次，（使用前加热至38 ℃后加入锡类散2支，10%奴夫卡因10 mL）。对照组口服艾迪莎，每次1 g，每天3次，饭后30分钟服用。两组均于治疗8周后复查肠镜以评价临床疗效。两组治疗前后均空腹抽静脉血5 mL，检测血清IL-4、IL-8水平，另有30例健康志愿者空腹抽静脉血5 mL，检测血清IL-4、IL-8水平作为正常值参考，检测试剂盒由军事医学科学院邦定生物公司提供，采用双抗体夹心法ELISA法检测，严格按照试剂盒说明操作。

（三）疗效评定标准

参照中国中西医结合学会消化专业委员会关于溃疡性结肠炎疗效标准执行。临床治愈：临床症状和体征消失，肠镜检查黏膜病变恢复正常；显效：症状和体征基本消失，肠镜检查肠黏膜仅有轻度炎性改变；好转：症状和体征减轻，肠镜检查病变程度有所减轻；无效：症状、体征、肠镜检查均无变化者。

（四）统计学处理方法

两组间IL-4、IL-8含量比较采用t检验，两组间的疗效比较采用χ^2检验，所有数据分析均用CHISS1.01统计软件进行分析。

二、结　果

（一）治疗组和对照组治疗后疗效比较（见表1）

表1　　两组疗效比较

组别	例数	临床治愈（%）	显效（%）	好转（%）	无效（%）	显效率（%）
治疗组	36	24(66.7)*	9(25.0)	2(5.6)	1(2.7)	33(91.7)*
对照组	36	14(38.9)	11(30.5)	7(19.5)	4(11.1)	25(69.4)

注：与对照组比较：* 表示 $P<0.05$。

（二）治疗组和对照组治疗前后血清IL-4、IL-8水平比较（见表2）

表2　　两组治疗前后血清IL-4、IL-8水平

组别	治疗前		治疗后	
	IL-4	IL-8	IL-4	IL-8
治疗组	26.08±8.11 pg/mL★	278.5±59.2 ng/L★	34.78±9.23 pg/mL☆○▲	160.8±38.6 ng/L☆●▲
对照组	25.26±9.02 pg/mL★	281.3±60.1 ng/L★	29.21±8.67 pg/mL★△	228.8±57.6 ng/L★▲
志愿组	39.07±10.41 pg/mL	146.7±18.7 ng/L	—	—

注：与志愿组比较：☆表示 $P>0.05$，★表示 $P<0.001$；与对照组比较：○表示 $P<0.01$，●表示 $P<0.001$；治疗前后自身比较：△表示 $P>0.05$，▲表示 $P<0.001$。

三、讨　论

UC是一种以侵犯大肠黏膜与黏膜下层为主的炎症性肠病，临床以腹痛、腹泻、黏液脓血便，反复发作，迁延难愈为特点，其病因和发病机理目前尚未完全明了。过去比较注重感染、精神、过敏与遗传因素，目前对免疫异常和炎性介质学说比较重视。

近年来，对白介素（IL）在UC肠道炎性反应的主要作用方面有了较为深入地研究，认为由单核细胞和巨噬细胞产生的炎性细胞因子IL-1、IL-8、IL-6、TNF-α等在肠道炎症调控中具有重要意义，其中炎性抑制因子如IL-1ra、IL-10、IL-4则与炎性细胞因子的作用相抗衡，肠道炎症的启动及其慢性化则在很大程度上可能与促炎因子和抗炎因子的失衡有关。如夏氏认为由单核和巨噬细胞产生的IL-1、IL-2、IL-6、IL-8、IL-12、TNF等均属于促炎细胞因子，参与细胞免疫反应，而主要由T细胞产生的IL-4、IL-5、IL-10、IL-13和TGF-β等属于抗炎细胞因子，参与体液免疫反应。促炎因子和抗炎因子两类细胞因子之间的平衡失调是导致炎症性肠病（IBD）发病的主要原因之一。

为了证实和探讨促炎因子和抗炎因子在UC中的发病作用。我们选择了IL-4、IL-8为观察指标。观察结果表明治疗前两组IL-4水平明显低于志愿组（$P<0.001$），IL-8明显高于健康志愿组（$P<0.001$），表明溃结患者确实存在促炎因子表达增强，抗炎因子表达减低的免疫紊乱现象。治疗后治疗组的IL-4水平明显上升，IL-8水平明显下降，治疗前后自身比较有非常显著差异（$P<0.001$），而且IL-4和IL-8的水平已恢复至正常，与健康志愿组比较无明显差异。对照组治疗后IL-4水平虽然有所上升，但与治疗前比较无统计学差

异，IL-8 水平有明显下降，但该组 IL-4 上升的幅度和 IL-8 下降的幅度均不如中药治疗组显著($P<0.001$)。以上表明中药治疗组对抗炎因子 IL-4 有明显上调作用，对促炎因子 IL-8 有明显下调作用，对炎性介质失衡的调节作用可能是“健脾清肠”中药治疗 UC 有效的原因之一。

我们曾经报道 UC 患者存在抑制性 T 细胞功能降低，B 淋巴细胞增多的免疫紊乱现象，表现为末梢血 B 淋巴细胞明显高于健康人，CD_3、CD_8 明显低于健康人，CD_4/CD_8 的比值明显上升，经健脾灵治疗后患者 CD_3、CD_8 水平和 CD_4/CD_8 比值恢复至正常。国外的学者研究表明 UC 异常免疫反应中以 Th_2 型细胞因子占优势，IL-4 则主要通过促进 Th_2 分化和抑制 Th_1 分化使 Th_2 细胞占优势，Th_1/Th_2 的失衡在其发病机理中占有重要作用。我们既往和本文研究结果从细胞免疫水平和分子免疫水平都提示“健脾清肠”中药治疗 UC 的机理与其免疫调节和细胞因子的平衡等作用有关。

健脾灵是由“真人养脏汤”“痛泻要方”和“香连丸”等著名古方化裁而成，方中黄芪、党参、白术、甘草健脾补中，治脾虚之本；乌梅酸敛止泻，白芍、甘草缓急止痛；当归、元胡、木香活血行气使补而不滞，取其“行血则便脓自止，调气则后重自除”之意。儿茶一味，苦涩性平，能收敛止泻，与黄芪、当归、甘草等配合后有托脓排毒，养血生肌，促进溃疡愈合之作用；黄连清肠解毒，配木香乃香连丸，为治湿热下痢之名方，全方组合有健脾益气，清肠解毒、涩肠止泻，缓急止痛，养血生肌之效，其特点补而不滞，补中兼清，涩中有通，用于治疗脾虚湿热为主要病机的 UC 甚为相宜。为了加强清肠解毒和生肌敛疮之作用，我们配合苦参槐花合剂保留灌肠，方中苦参苦寒清肠解毒，槐花凉血止血，锡类散含有象牙、青黛、珍珠、牛黄等，有解毒化腐作用，诸药组合有清肠解毒、凉血止血、化腐生肌之作用，通过灌肠直达病所，可使结肠黏膜充血水肿消退，促进黏膜溃疡迅速愈合。经 36 例临床观察，“健脾清肠”药物的疗效明显优于西药艾迪莎，治愈率较其高 27.8%，显效率较其高22.3%。艾迪莎的主要成分为 5-氨基水杨酸(5-ASA)，其作用主要是抑制环氧合酶，使花生四烯酸不能转化为前列腺素等，从而减少促炎因子的释放。本文观察结果表明艾迪莎虽然有下调促炎因子 IL-8 的作用，但对抗炎因子 IL-4 的上调作用不及中药治疗组，此乃是其临床疗效低于“健脾清肠”中药组的一个重要原因。“健脾清肠”法包括口服健脾灵和苦参槐花合剂保留灌肠，健脾灵以健脾益气为主，清肠解毒、缓急止痛、酸敛止泻为辅；苦参槐花合剂以清肠解毒、化腐生肌为主。二者组合标本兼治，故临床疗效理想。鉴于“健脾清肠”中药治疗 UC 的成本低廉而且疗效满意，所以值得临床提倡应用。

（原载：《中国中西医结合消化杂志》，2007，15(5)：285-287）

第二十六节　溃疡性结肠炎的“个体化治疗”

溃疡性结肠炎(Ulcerative Colitis，UC)的治疗是当今世界性的医学难题。由于该病病因和发病机理目前还不十分清楚，临床治疗尚缺乏特异性，约 80%的 UC 患者呈周期性发作，多数患者病情迁延反复，难以根除。因此，如何提高 UC 患者的临床缓解率和降低本病的复发率，对于临床医生来说是一个严峻地挑战。随着生物医学模式向社会-心理-生物医学模式的转变，以及遗传和分子生物学的高度发展，特别是20世纪90年代以来人类基因组计划的实施，“个体化治疗模式”正越来越受到临床医学家的重视。目前，对肿瘤的分子靶向治疗和多学科协作的个体化综合治疗[1]，利用基因芯片对病毒肝炎进行个体化治疗[2]已成为临床个体化治疗的典范。危北海教授[3]在中西医结合界倡导“创新理论，提高疗效，开展中西医结合个体化治疗”，江氏[4]于2003年首次在国内提出“重视溃疡性结肠炎的诊断和个体化规范化治疗”，可见要提高UC的临床疗效，降低本病的复发率和改善患者的生存质量，必须大力提倡“个体化治疗”的医疗模式。目前，对UC的个体化治疗只是一个新的尝试，尚无前人的经验可借鉴，本文就UC的“个体化治疗”谈点粗浅看法，以期抛砖引玉。

一、为什么UC患者需要“个体化治疗”

（一）发病因素的特殊性决定UC需“个体化治疗”

UC的发病因素迄今仍未完全明了，一般认为本病与遗传因素、肠道感染、免疫功能异常、食物过敏、肠道防御功能障碍及环境与精神因素等相关[5~7]。近年的研究认为，本病是易感基因、环境和免疫系统之间复杂的交互反应所致，这些交互反应导致非特异性炎症细胞激活，炎性细胞因子与炎性介质产生，进而造成肠黏膜的损伤。中医治疗疾病，必须“审证求因”，只有搞清了疾病的发生原因，消除了病因，才能终止疾病的发生进而治愈疾病。但对于UC人群而言，在复杂特殊的发病因素中，每个个体的发病因素是有差别的，有的人有明显的遗传因素，有的人有明显的心理障碍，有的人肠道对某些食物不耐受，免疫紊乱表现的类型在不同的个体差异也很大。所以，针对不同的个体，除了应用氨基水杨酸共性治疗以外，还必须针对不同的发病因素采取相应的祛除病因的个体化治疗，才能获得良好的治疗效果。

（二）发病机理的复杂性决定UC需“个体化治疗”

在UC的发病机理中，目前研究最为热点、也最为复杂的是免疫发病机理。目前的研究表明，炎症性肠病（IBD）患者肠上皮屏障紧密连接破坏或肠黏膜通透性增加，肠腔内抗原大量摄入并反复刺激使得肠免疫系统过度反应和错误识别，激活巨噬细胞和淋巴细胞，一系列的细胞因子和炎性递质激活释放，导致机体细胞和体液免疫反应。免疫过程一旦被启动，免疫炎症反应就会逐级放大，最后造成组织损伤以及IBD的病理变化和临床表现[8~10]。细胞因子和炎性介质的激活与释放，又受到Th_1和Th_2细胞的调控，Th_1与Th_2细胞的调控失常，进一步导致促炎因子和抑炎因子的分泌失衡，从而促使了炎症的发生[11~13]。不同的UC患者，其肠黏膜的屏障结构和功能，肠腔致病抗原的种类，Th_1和Th_2细胞平衡状态，促炎因子与抑炎因子的分泌情况，其复杂的免疫调控网络的失衡环节均有差别，所以在未来免疫抑制剂或免疫调节剂的使用上，也应采用个体化调控措施。

（三）临床表现的多样性决定UC需“个体化治疗”

UC发病，临床表现类型可以是初发型、慢性持续型、慢性复发型或急性暴发型，在病情的程度上包括轻、中、重三型，在疾病的演变过程中，病理组织学检查可以是活动期或缓解期。不同的UC患者个体其临床类型可以是不一样的，而且，在疾病发展过程中的某一个时空阶段，其病情程度、病理组织学表现也是有较大差别的。因此针对不同的临床表现，也应采取“个体化治疗”。

（四）药物治疗的敏感性差异决定UC需“个体化治疗”

治疗UC的首选药物是氨基水杨酸类药物，该类药物的主要药理作用与多靶点、多途径抑制免疫反应，影响花生四烯代谢和清除氧自由基等作用有关。氨基水杨酸类药物有外用制剂和口服剂，外用制剂有灌肠剂或肛栓剂；口服制剂根据载体或包膜的不同，有普通制剂（奥柳氮、巴柳氮），还有缓释剂（Asacol）、慢释放制剂（艾迪沙）或延长释放制剂（颇得斯安），不同的剂型在肠道溶解的pH不一样，因此每种制剂作用于肠道的部位也有所差别。所以在临床上不同的患者对不同的剂型的敏感性也有很大差别，因此在剂型选择时必须考虑“个体化”差异而选择治疗药物。

（五）疾病预后的高复发性决定UC需“个体化治疗”

国外文献报道[14~17]，约80%的UC呈周期性发作，疾病缓解的时间从数周至数年不等；10%～15%的UC呈连续的慢性过程；患UC后第一年的复发率约40%。夏氏[18]等对中南医院100例UC在诊断1～16年后进行随访，其复发率高达71%。以上表明本病的复发率是相当高的。UC高复发率的确切原因目前尚不十分清楚，但与环境因素、社会因素、心理因素、饮食因素以及疾病自身的免疫功能紊乱等因素均有关系。针对不同的复发因素，采取不同的抗复发治疗措施乃是“个体化治疗”的关键。

二、如何对UC进行“个体化治疗”

目前，国内学者针对诊断标准的不完善和治疗方案的不规范，重点强调的是完善诊断标准和建立规范化治疗方案[19]。江氏[4]在论及个体化治疗方案时，主要强调了分级、分期和分段治疗的原则。下面，结合笔者平时的临床经验，针对UC的“个体化治疗”谈点自己的看法。

（一）根据UC的不同发病因素确定“个体化治疗”治疗方案

1. 根据遗传基因不同确定“个体化治疗”方案

目前已发现与UC密切相关的遗传基因主要为HLA-Ⅱ类抗原，特别是DR位点。通过遗传基因的染色体定位，有研究表明3、7、12号染色体的某些区域与IBD有联系，亦有研究提示2、6号染色体上的标记与UC易感相关。中医学认为禀赋即遗传，人体的体质与人格是与先天禀赋和人体成长的环境因素密切相关的。这些遗传禀赋差异会造成UC发病的趋向、症状类型和预后的显著差别，因此中医学强调治病要“因人制宜”，要以人为本。辨证施治是体现“个体化治疗”的最好方法和手段，不能因强调“规范化治疗”而忽视“个体化治疗”，必须把二者有机地结合在一起。从现代医学发展看，随着遗传分子生物学的发展和人类基因组计划的实施，通过对UC患者缺陷基因的异常序列进行矫正，用正常的基因来置换异常的拷贝；通过对缺陷的基因进行基因增补，或阻断某些基因的异常表达，不久的将来从根本上来预防或治疗UC和某些肿瘤疾病的目的是可能实现的。

2. 根据环境因素不同确定“个体化治疗”方案

现已发现，不吸烟者UC的发病率比吸烟者高2～6倍，服避孕药的年轻女性患UC的危险性也明显增加，不同的地区和不同的人种，UC的患病率也明显不一样，表明环境因素与UC发病确有关联。中医学治疗强调“因人、因地、因时制宜”，同是UC患者，可因地域不同，其气候、水土、地势以及居民的生活习惯的差别而表现不同的中医证型。对于同一个患者，在不同的季节其中医症状也可随着季节而有所变化。例如，在炎热潮湿的南方可能大肠湿热证偏多，在北方寒冷地区可能脾肾阳虚证偏多，在西北干燥之地则阴虚肠燥证居多。因此在南方和夏季应用清热化湿或芳香化湿药较多，在北方和冬季应用温脾祛湿药较多，在西北和秋季应用滋阴润肠药较多，总之应效法天地，“因人、因地、因时”而治。

3. 根据肠道菌群确定“个体化治疗”方案

肠道菌群的变化在UC发病因素中占有重要地位。研究发现，0.5%～8%的细菌性疾病可以演变为UC；某些细菌和病毒与IBD的发病有一定关系，肠道致病性病原菌增多与正常菌群的减少均与UC的发病或复发相关。因此，虽然目前对UC患者中“生态失调”究竟是UC的病因还是其结果尚缺乏满意的解释，但对合并肠道感染的患者，可通过药敏试验针对性地使用某些抗生素；而对有明显菌群失调的患者，给予有益的双歧杆菌和乳酸杆菌等对活动性UC确实有明显的治疗作用，健脾理气、和中化湿、消食开胃中药对于调节肠道菌群也有较好作用。

4. 根据心理因素变化确定“个体化治疗”方案

国内有学者把伴有焦虑、紧张、多疑及自主神经紊乱的UC患者称谓“溃疡性结肠炎个性者”，已证实情感的消极事件能引起UC复发[20]。许多不良的社会因素，或人与社会环境的不相适应，以及患者对疾病的不正确认识都可导致异常心理反应。中医学“怒伤肝”，“思伤脾”，“恐伤肾”与UC的发病和病情演变均有密切联系。因此，对伴有心理障碍的UC患者，必须辅助以心理疏导治疗，并根据辨证给予疏肝理气、抑肝扶脾、健脾养心、安神镇惊等治疗，这将大大有利于疾病的恢复。

(二)根据免疫紊乱表现的类型确定“个体化治疗”方案

既往研究认为，UC患者免疫紊乱主要表现为辅助性T细胞(Th细胞)和抑制性T细胞(Ts细胞)的功能紊乱。进一步研究表明，Th细胞又可分为Th_1和Th_2两大类，Th_1细胞以表达IFN-γ和IL-2为主，Th_2细胞以表达IL-4、IL-5和IL-10为主。Th_1和Th_2细胞因子的平衡决定着促炎细胞因子与抗炎细胞因子之间的平衡[21]，促炎细胞因子与抗炎细胞因子之间的平衡失调被视为UC发病的一个重要原因[22]。有学者认为，IBD正在进入生物学免疫调节剂的治疗时代[23]，国外已经有用抗IL-2受体抗体、抗TNF单克隆抗体治疗UC的Ⅱ期或Ⅲ期临床试验报道。不久的将来，完全可以根据UC的免疫紊乱类型选择不同的免疫调节剂进行个体化针对性治疗。中医药对UC患者的免疫功能有很好的调节作用，国内已有多篇文章介绍了中医药对UC患者和大鼠实验性UC模型淋巴细胞功能和细胞因子影响的报道，认为筛选中药组方应重点研究其对调节性T细胞分化的影响[24～26]。

(三)根据药物的敏感性差别确定“个体化治疗”方案

药物反应的个体化差异非常大，有文献报道个体差异可达5～7倍。同样是UC患者，应用同样的药物，同等的剂量，对某些患者有效、安全，无明显不良反应，对另一些患者却无效甚至有严重不良反应。因此认为个体差异是绝对的，在临床表现是多样性的。陈氏[27]认为，个体化药物治疗是一种基于个体的药物遗传学和药物基因学信息，根据特定人群甚至特定个体的病情、病因以及遗传基因(单核甘酸多态性、单倍性、基因表达)，提供针对性治疗和最佳处方用药的新型疗法。目前，应用药物基因组学指导UC临床治疗尚未起步，但此乃今后发展的方向。氨基水杨酸制剂、糖皮质激素、免疫抑制剂以及一些新型的免疫调节剂均有不同的种类和剂型，不同的UC患者，对上述药物的不同种类和不同剂型，治疗反应是绝对有差别的，临床医师应不断摸索和总结这些药物的个体化反应差别，再进一步用以指导临床药物选择。对于中医学来讲，辨证论治仍是最为重要的手段。

(四)根据对治疗方式的依从性确定“个体化治疗”方案

如前所述，治疗UC的5-ASA制剂有肛栓剂，灌肠剂和口服制剂，口服制剂有普通剂型，还有缓释剂，慢释放剂和延长释放剂；中医治疗有辨证口服汤剂，保留灌肠，直肠滴注，肛栓剂，还有针灸，穴位封闭，药物食疗等方法。不同的UC患者对药物治疗的剂型和用药方式的依从性是不一样的，临床医师一定要选择患者依从性好的药物剂型和用药方式，患者才能坚持长期维持治疗，从而降低本病的高复发率。

(五)根据客观检查指标确定“个体化治疗”方案

肠镜下充血水肿明显，溃疡及脓性分泌物多，病理示大量中性炎细胞浸润、陷窝脓肿者，中药应以清热化湿解毒为主；黏膜脆，易出血应选用槐花、仙鹤草、白及、地榆等凉血止血药；若见黏膜粗糙呈颗粒状、肠狭窄、病理示微血管血栓或黏膜下层明显纤维化，中药应加强理气活血化瘀。免疫功能亢进，促炎因子分泌明显增加可选择免疫抑制剂；免疫功能低下，抑炎因子表达不足可选用免疫调节剂。息肉伴不典型增生者应当选加生薏米、炒莪术、白花蛇舌草、丹参等抗息肉增生药。

三、展　望

UC的“个体化治疗”尚属起步阶段，许多治疗方案尚属医师的个人经验总结或个人的片面见解，尚缺乏大宗病例观察总结出规律性的“个体化治疗”方案。但随着人类基因组计划的实施，个体化药物治疗势在必行，因为人体个体差异的绝对性决定了个体化治疗的必要性和永恒性。对于一个中西医结合工作者来讲，临床不论是应用中药或西药治疗UC，我们都必须坚持整体观，辨证施治和“因人、因时、因地”治疗的理念，才能逐渐总结出UC“个体化治疗”的经验。

参考文献

[1]罗荣城，梁继珍．肿瘤的个体化医学模式．第三届世界中西医结合大会论文摘要集，2007：603.

[2]滕光菊，邹正升，李保森．基因芯片在病毒性肝炎研究中的应用．国际流行病学传染病学杂志，2006，33(3)：184-196.

[3]危北海．创新理论，提高疗效——发挥中西医结合医学的优势．北京中医，2006，25(12)：723-727.

[4]江学良．重症溃疡性结肠炎的诊断和个体化规范化治疗．世界华人消化杂志，2003，11(8)：1081-1082.

[5]危北海，张万岱，陈治水．中西医结合消化病学．北京：人民卫生出版社，2003：742-766.

[6]夏冰．炎症性肠病的病因与发病机理．世界华人消化杂志，2001，9(3)：245-250.

[7]桑力轩，刘汉立，姜敏．溃疡性结肠炎发病机理研究进展．世界华人消化杂志，2007，15(20)：2249-2254.

[8]Borruel N，Carol M，Casellas F，et al. Increased mucosal tumour necrosis factor alpha production in Crohn's disease can be down regulated exvivo by probiotic bacteria. Gut，2002，51：596-664.

[9]Madsen K L，Doyle J S，Jewell L D，et al. Lactobacillus species prevents Colitis in interleakin 10 gene-deficient mic. Gastroenterolgy，1999，116：1107-1114.

[10]Schmitz H，Barmeyer C，Fromm M，et al. Altered tight junction structure contributes to the impaired epithelial barrier function in ulcerative colitis. Gastroenterology，1999，116：301-309.

[11]Mudter J，Neurath M F. Mucosal T cells：mediators or guardians of inflammntory bowel disease? Curr Dpin Gastroenterol，2003，19：343-344.

[12] Rogler G，Andus T. Cytokines in inflammatory bowel disease. World J Surg 1998，22：382-389.

[13]Anand A C，Adya C M. Cytokines and inflammatory bowel disease. Trop Gastroenterd，1999，20：97-106.

[14]Jewell D P. Ulcerative colits. In：Feldman M，Scharschmidt B F，Sleisenger M H，eds. Sleisenger and Fordhan's Gastrointestinal and liver Disease. 6th ed. Philadelphia Saunders，1998：1735-1761.

[15]Hendrikson C，Kreimer S，Biner V. Long term prognosis in ulcerative colitis-based on results from a regional patient group from the country of Copenhagen. Gut，1985，25：158.

[16]Stonnington C M，Philips S F，Sinzmeister A R，et al. Prognosis of ulcerative colitis in a community. Gut，1987，28：1261.

[17]Brostrom O，Mansen V，Mordenwall B，et al. Prognosis and mortality of ulcerative colitis in Stockholm County，1955-1979. Scand J Gastroenterol，1987，22：907.

[18]夏冰，周燕，杨桂芳，等．炎症性肠病诊断和预后的随诊．中华消化杂志，2001，21(4)：205-208.

[19]欧阳钦．对加强炎症性肠病临床研究的意见．中华消化杂志 2001，21(4)：197-198.

[20]Bitton A，Sewitch M J，Peppercorn M A，et al. Psychosocial determinants of re-

lapse in ulcerative colitis: a longitudinal study. Am J Gastroenterol,2003,98:2203-2208.

[21]余保平,王伟岸. 消化系疾病免疫学. 北京:科学出版社,2000:195-196.

[22]Xia B,Crusius J,Meuwisssen S,et al. Inflammatory bowel disease: definition, epidemiology,etiologic aspects,and immuogenetic studies. World J Gastroenterol,1998,4:446-458.

[23]郑家驹,王毓明. 炎症性肠病的生物学疗法. 中华消化杂志,2004,24(3):186-187.

[24]董文毅,胡刚正,郑长青. 补脾清肠活血汤对溃疡性结肠炎患者淋巴细胞功能的影响. 世界华人消化杂志,2006,14(11):1124-1127.

[25]周燕红,于皆平,何小飞,等. 达纳康对大鼠溃疡性结肠炎细胞因子的影响. 世界华人消化杂志,2004,12(2):371-375.

[26]邱明义,范小亚,梅家俊,等. 理肠四方对溃疡性结肠炎大鼠结肠组织 TNF-α mRNA表达的影响. 世界华人消化杂志,2004,12(3):706-710.

[27]陈执中,姜宁. 个体化药物治疗研究的新进展. 中国临床药学杂志,2004,13(5):314-316.

(原载:《中国中西医结合杂志》,2008,28(9):862-864)

第二十七节 陈治水教授治疗溃疡性结肠炎经验介绍

溃疡性结肠炎(Ulcerative Colitis,UC)是一种原因未明的结肠非特异性炎性疾病。临床主要表现为腹泻、黏液脓血便、腹痛或里急后重。病情多反复发作,或长期迁延难愈,属于中医学之"肠澼""泄泻""痢疾"范畴。陈治水教授,全军中医师承制博士研究生指导老师,从事临床工作30余年,学验俱丰,擅长治疗胃肠疾病,尤其对UC的治疗每获良效。笔者有幸跟师学习,亲临教诲,感受颇深,现将其治疗UC的临床经验总结如下。

一、专病专方、内外结合

中医学没有"溃结"病名,但《内经》中有肠澼的论述,《素问·太阴阳明篇》曰:"饮食不节,起居不时,阴受之,阴受之则入五脏,入五脏则腹满闭塞,下为飧泄,久为肠澼。"《景岳全书·痢疾》中曰:"凡里急后重者,病在广肠最下之处,而其病本则不在广肠而在脾肾""脾肾虚弱之辈,但犯生冷极易作痢",此乃对UC病因病机之较恰当描述。陈师熟读古籍,结合自己数十年的临证经验,认为"脾胃虚弱,免疫功能失调"是UC的主要发病机理,制定了"健脾益气"治本,"清肠解毒、涩肠止泻、行气活血、养血生肌"治标的法则。运用经验方健脾灵口服,苦参槐花合剂保留灌肠,内外结合,临床应用疗效颇佳。健脾灵是由"真人养脏汤""痛泻要方"和"香连丸"等著名古方化裁而成,方中黄芪、党参、白术、甘草健脾补中、治脾虚之本;乌梅酸敛止泻,白芍、甘草缓急止痛;当归、元胡、木香活血行气使补而不滞,取其“行血则便脓自止，调气则后重自除”之意。儿茶一味，苦涩性平，既能收敛止泻，与黄芪、当归、甘草等配合有托脓排毒、养血生肌，促进溃疡愈合之作用；黄连清肠解毒，配木香乃香连丸，为治湿热下痢之名方，全方组合有健脾益气、清肠解毒、涩肠止泻，缓急止痛，养血生肌之效。为了加强清肠解毒和生肌敛疮之作用，配合苦参槐花合剂加锡类散保留灌肠，方中苦参苦寒清肠解毒，槐花凉血止血，锡类散含有象牙、青黛、珍珠、牛黄等，有解毒化腐作用，诸药组合有清肠解毒、凉血止血、化腐生肌之作用，通过灌肠直达病所，可使结肠黏膜充血水肿消退，促进黏膜溃疡迅速愈合。临床观察发现，UC 患者的唾液淀粉酶活性，小肠吸收功能和胰腺外分泌功能均有所降低，经治疗后三项检验指标均明显提高，提示健脾益气为主治疗可以明显改善 UC 患者的脾虚状态[1]。药理实验证明健脾灵治疗 UC 的机理与增强患者抑制性 T 细胞功能、抑制异常体液免疫反应的免疫调节作用有关；其缓急止痛作用与直接缓解肠平滑肌痉挛和对抗乙酰胆碱 M-受体激动作用有关，其涩肠止泻作用是通过抑制肠管推动作用和增加肠道吸收功能而实现的[2]。实验动物模型还表明，健脾灵对大鼠结肠黏膜溃疡有明显修复作用[3]。临床和实验研究均表明健脾为主、辅以清肠解毒、内外合治是治疗 UC 理想的治疗方法。

二、标本兼治、灵活多变

现代医学治疗 UC 主要有水杨酸制剂、免疫抑制剂或皮质类固醇，其初期疗效尚可，但复发率较高，长期用药有很多不良反应。陈师认为本病乃脾肾虚弱，纳化腐熟无能，气机升降失调和湿、热、瘀、毒壅滞大肠，大肠传导失职所致，脾肾虚弱为本，湿热瘀毒为标。因此，临床立“健脾清肠”法则，创专方专药治疗方法。但 UC 患者的临床表现复杂多样，治疗既要有常法，又要有变法。因此，陈师多在“健脾”的基础上，根据患者就诊时的症状变化，灵活加减用药。

健脾，辅以祛湿。UC 起病中焦，中焦脾胃主运化水湿，饮食劳倦，内伤脾胃则脾胃虚弱，脾虚不运则水反为湿，湿邪困脾则脾气更虚，故《内经》曰：“湿胜则濡泄。”可见，健脾、祛湿是治疗 UC 腹泻的重要方法之一。方以四君子汤健脾益气，辅以祛湿药物。陈师治湿重在化湿。化湿之法，分为两种，一为芳香化湿，能理气舒郁，用于 UC 湿阻轻证，舌苔薄腻者，常选用藿香、佩兰、陈皮、砂仁、白豆蔻；一为苦温燥湿，燥性较烈，用于 UC 湿阻重证，舌苔厚腻者，常选用苍术、厚朴、草豆蔻。此外，陈师治疗 UC 祛湿方中，每用防风，防风辛甘微温，具升散之性，辛能疏肝理脾而止痛，升散有胜湿止泻之功。

健脾，辅以清热。UC 患者多湿与热互结，蕴而化火，火性急迫，则泻下频频，故《内经》上说：“暴迫下注，皆属于热。”方选四君子汤加清热药，如葛根、黄芩、黄连、双花。肠中积热较重可少加大黄，清中有泻，导郁热下行，取“通因通用”之意。若积热较轻，常用木香配黄连。四君子汤健脾益气固本，香连丸清肠解毒，兼行气化滞止痛，用于脾虚夹湿热之 UC 甚为相宜。

健脾，辅以化瘀。诸邪与肠间气血凝滞，壅滞肠中，肠络失和，血败肉腐，内溃成疡。溃疡形成后，更加阻滞气血，故云“久病多瘀”。陈师曾对 595 例 UC 患者做了血液流变学和甲襞微循环对比观察[4]，血液流变学检查发现本病患者的血液黏稠度增高，血液流变性异常，机体相对处于高凝状态。甲襞微循环检查显示本病患者的微血管襻数目稀少，排列不整，管襻轮廓模糊不清、襻周渗出、水肿明显、血液流速明显减慢，流态异常，血细胞聚集现象明显，亦说明本病存在着明显的微循环障碍。方选四君子汤加行气活血药，如当归、川芎、丹参、赤勺活血祛瘀；陈皮、枳壳、元胡行气止痛。

上述几法，皆分而述之，而实际临床症状多虚实相兼，或寒热错杂，处方用药必须周密考虑，随证加减。其关键则在于灵活把握以下三对矛盾之间的关系：

1. 补脾与祛邪

UC疾病活动期以腹痛、腹泻、下利脓血为主要表现，此属于湿热蕴结于大肠，治疗当以清热化湿解毒祛除病邪为主，常选药物如白头翁、黄柏、秦皮、川连、败酱草、白花蛇舌草等；便血较多选加槐花、地榆、黄芩炭、侧柏炭等；腹痛较甚加白芍、元胡；舌苔厚腻，纳呆湿重者选加藿香、薏苡仁、佩兰、焦三仙。疾病缓解期则以脾气虚弱为主，治疗当以补脾益气为主，常选党参、太子参、黄芪、白术、茯苓、山药等；兼湿热残留未尽者可佐少量黄连、白头翁以祛邪使补脾药扶正而不留邪。由于本病病机之根本为脾胃虚弱，免疫功能紊乱，所以在疾病的整个过程中均可使用补脾之品，在急性发作期或疾病活动期，可在祛邪的基础上佐以薏苡仁、茯苓、党参等补脾之品，使苦寒药祛邪而不伤脾。补脾与祛邪应用得当，可起到相得益彰的作用。

2. 调气与行血

本病邪留大肠，气机阻滞，传导失常可表现为腹痛下坠、里急后重、泻下不爽；湿热熏灼，肠络受损，血肉腐败可表现为下利脓血，赤白相兼。治疗若单用清热燥湿解毒之品则难以解除上述症状，在处方中宜加入广木香、槟榔片、延胡索等行气消导、除积化滞；加当归、白芍、炒山楂等活血养血止痛。《保命集》云："行血则便脓自愈，调气则后重自除。"此可谓是治疗UC经验之谈。

3. 导滞与固涩

UC初起，湿热食积交阻于肠胃，可遵《内经》"通因通用"之诣，在清化湿热基础上，选加大黄、枳实、木香、槟榔等消积导滞，湿热清、积滞去则下痢后重自除；病情迁延日久，邪去正伤，脾病及肾，脾肾两亏，清阳不升，大肠不固，临床可见五更泄泻，或大便滑脱不禁，此时在健脾补肾的基础上，可选加赤石脂、肉豆蔻、煨诃子、罂粟壳、乌梅、五味子等固涩之品。导滞与固涩是矛盾对立的两种治法，必须辨清病期、病势、病位及症状等而配合主法应用，不得滥用。若病初或疾病活动期，湿热明显者误用固涩之品，可起"闭门留寇"之弊，致使湿热胶结不化，病延不愈；若疾病后期，脾胃虚损误用大黄、槟榔、枳实等导滞之药，可使正气愈伤，清阳下陷，脱肛久泻不愈。

三、顽症UC，中西合璧

难治性UC与重症UC，病情严重、并发症多、一般药物治疗效果不佳，预后差，属于中医顽症，陈师多采用中西医结合方法治疗。对于难治性UC，常把健脾灵改为日服四次，并加用艾迪沙或柳氮磺胺吡啶（SASP），同时辅以苦参槐花合剂加锡类散保留灌肠。经64例临床观察，近期治愈率53.1%[5]。对重症UC，中医治疗以凉血解毒为主，常用白头翁汤合犀角地黄汤加减：白头翁30 g，黄柏15 g，黄连15 g，秦皮15 g，水牛角粉50 g，生地30 g，芍药30 g，丹皮15 g；便血多加槐花30 g，地榆炭30 g，大黄炭15 g；里急后重明显加焦槟榔片 15～30g;腹痛甚加延胡索;发热明显者加服安宫牛黄丸或静滴清开灵。西医治疗给予艾迪沙、泼尼松,同时给予静脉高营养,维持水电解质平衡,适当输新鲜血,针对性抗感染,口服微生态制剂。病情稳定后停用中药汤剂,改用健脾灵片加 SASP 或艾迪沙维持治疗 1 年以上。经 55 例临床观察,完全缓解率达 63.6%[6]。陈师认为中西医结合治疗顽症溃结疗效最为理想,中医的长处在于重视整体观念,通过平衡阴阳,扶正祛邪而达到治疗目的;西医的长处在于急救和营养支持疗法,疗效发挥快,二者有机结合,取长补短,即能发挥最好的疗效。

参考文献

[1]陈治水,聂志伟,孙旗立,等．健脾益气法治疗老年慢性溃疡性结肠炎临床疗效分析．中国中西医结合消化杂志,2000,8(2):91-93.

[2]陈治水,聂志伟,孙旗立,等．健脾益气方健脾灵治疗慢性溃疡性结肠炎的疗效药理．世界胃肠病杂志,1999,7(11):960-963.

[3]陈治水,张志清,聂志伟,等．溃疡性结肠炎动物模型与健脾灵复健作用的研究．中西医结合杂志,1990,10(8):488-490.

[4]陈治水,孙旗立,王宇光,等．健脾灵片治疗溃疡性结肠炎的血液流变学和微循环改变的临床观察．中国血液流变学杂志,2004,4(3):348-349.

[5]陈治水,聂志伟,孙旗立,等．中医药治疗难治性溃疡性结肠炎的临床研究．中国中西医结合杂志,1994,14(7):400-402.

[6]陈治水,李春雷,孙旗立,等．重症溃疡性结肠炎 60 例中西医结合治疗效果观察．解放军医学杂志,2004,29(11):1000-1001.

(原载:《中国中西医结合消化杂志》,2008,16(2):112-113)

第三章　囊虫病研究

囊虫病是由猪囊尾蚴引起的人兽共患性疾病，其中脑囊虫病可引起颅内高压头痛，癫痫反复发作，也可引起痴呆或精神失常，因此本病有较高的致残性。西医用吡喹酮、阿苯达唑等化学药品治疗有较大的副作用，有引起颅内压急剧增高而致剧烈头痛，严重者可导致脑疝，或诱发癫痫持续发作。因此，患者不能在家自行服药，从而大大降低了患者对治疗的依从性。陈治水教授在观察总结了本科已故吕德苗老中医用《金匮要略》硝石矾石散治疗囊虫病经验的基础上，结合本病的现代发病机理，提出了“虫体入脑，风痰内动”发病学说。依据“消痰杀虫，熄风活血”治法，设计了治疗脑囊虫病的“灭囊灵”专方中药制剂。经系统临床观察表明：灭囊灵治疗脑囊虫病的临床疗效明显优于阿苯达唑和古方硝石矾石片，本方不仅对猪囊尾蚴有良好地杀灭作用，而且还有一定抗癫痫，降低颅内压的作用。实验研究表明，中药杀灭猪囊尾蚴的机理与直接组织杀伤，抑制囊虫的葡萄糖、氨基酸和蛋白质代谢等作用有关。中医药治疗脑囊虫病的机理与杀灭猪囊蚴，抗癫痫，改善脑血管通透性，降低颅内压等作用有关。临床和实验表明，槟榔承气汤驱除绦虫疗效确切，本方不仅对绦虫的神经索有麻痹和损伤作用，而且对头颈节上皮组织基底膜、肌层和实质层细胞均有不同程度的损伤和破坏作用。对囊虫病合并有猪绦虫感染者，先行中药驱虫治疗，有治病求本，祛除病因，解决猪囊蚴再发感染的作用。本课题研究共获得中华中医药学会科学技术一等奖 1 项，军队医疗成果二等奖 1 项，军队科技进步三等奖 3 项。

第一节　硝石矾石片治疗囊虫病 2750 例临床观察

自 1972 年以来，我科应用《金匮要略》硝石矾石散组方制成片剂治疗囊虫病 2750 例，临床疗效满意，现将治疗结果总结报道如下。

一、临床资料

1. 一般资料

男性2250例,女性500例。年龄最小6岁,最大78岁;其中14岁以下68例,15～25岁247例,26～50岁1920例,50岁以上515例。职业:农民1510例,工人855例,职员302例,学生83例。病程最短3个月,最长24年,其中1年以内485例,1～5年1150例,6～10年531例,10年以上155例,病程不详429例。类型:皮下肌肉囊虫病1250例;脑囊虫病1500例,其中癫痫型950例,高颅压型216例,癫痫合并高颅压型169例,神经衰弱型127例,精神障碍型31例,脑膜脑炎型7例。脑囊虫病者伴有皮下、肌肉结节者1335例(89.0%),结节数目最少1个,最多500余个。血囊虫抗体检测(IHA法)共2315例,阳性率78.7%。脑脊液囊虫抗体检测565例,阳性率93.3%。肉眼见排出绦虫节片374例,经服中药排出绦虫428例。

2. 诊断标准

参照1985年郑州会议标准执行。

3. 治疗方法

(1)凡接受治疗病例,均常规服槟榔承气汤:槟榔片100 g,生大黄(后下)20 g,芒硝(冲服)25 g,甘草15 g。每剂水煎300～400 mL,在晨起分2次空腹口服(间隔4小时)。

(2)硝石矾石片制剂及服用方法:硝石2份,制皂矾1份,以2∶1量研成细粉,制成0.2 g重片剂,瓶装密封备用。成人每次8片,儿童酌减,每日3次,用白开水送服。3个月为一个疗程,每个疗程间隔10天,一般连用3个疗程。对高颅压者适当给予脱水剂,对脑膜脑炎型配合地塞米松静滴,10 mg/次,连用5～7天。癫痫发作频繁者,配合短程(1～3个月)西药抗癫痫治疗。

4. 疗效标准

(1)临床治愈:神经系统症状和病理体征消失,头颅CT检查脑内囊虫阴影消失或由低密度影转为高密度影,脑脊液压力、常规及生化检查均正常,皮下肌肉囊虫全部消失,患者能从事正常工作。

(2)显效:癫痫频率减少75%以上,程度减轻,其他脑部症状显著好转,头颅CT检查脑内大部转为高密度阴影,且部分消失,脑脊液压力、常规及生化检查较治疗前显著者好转,皮肌内囊虫消失85%以上,患者恢复正常工作。

(3)好转:癫痫发作频率减少50%～70%,程度减轻,其他脑部症状和体征有好转,头颅CT检查脑内囊虫阴影减少或部分转为高密度,脑脊液压力、常规及生化检查较治前好转,皮肌内囊虫消失50%以上,患者能生活自理。

(4)无效:治疗后症状,体征及辅助检查均无减轻者。

二、结果与分析

1. 病型与疗效的关系

如表1所示,硝石矾石片对脑囊虫病的治愈率为43.3%,对皮下肌肉囊虫病的治愈率为61.0%。型间治愈率经统计学处理有非常显著差异($P<0.001$),提示本品对皮下肌肉

囊虫的疗效大于脑囊虫病。

表1　两型囊虫病的疗效对比

病型	例数	治愈	显效	有效	无效
脑囊虫	1500	649(43.3)	432(28.8)	280(18.7)	139(9.3)
皮肌囊虫	1250	762(61.0)*	250(20.0)	142(11.4)	96(7.7)

注：①表中数据为：例(%)；②与脑囊虫治愈率比较，* 表示 $P<0.001$。

2. 疗程与疗效的关系。

如表2所示，随着疗程的延长，治愈率和总有效率均相应提高，经统计学处理，不同疗程间治愈率比较有显著差异，说明适当延长服药时间，可相应地提高临床疗效。但是治疗4～5个疗程的治愈率与3个疗程的治愈率比较无显著差异($P>0.05$)，提示硝石矾石片治疗囊虫病的最佳疗程为3个疗程。

表2　不同疗程间疗效比较

	第1疗程(1186例)	第2疗程(745例)	第3疗程(451例)	第4疗程(368例)
治愈	530(44.7)	376(50.5)*	275(60.1)△	230(62.5)△
显效	249(21.0)	191(25.6)	125(27.7)	117(31.8)
有效	247(20.8)	135(18.1)	27(6.0)	24(5.3)
无效	160(13.5)	43(5.8)	24(5.3)	8(2.2)

注：①与第1疗程比较 * 表示 $P<0.05$；②与第2疗程比较 △表示 $P<0.001$。

3. 病程与疗效的关系

如表3所示，患病时间越长，其治愈率越低，不同病程间疗效比较有非常显著差异($P<0.001$)。此现象可能因病程长者，其囊尾蚴的囊壁较厚，药物难以渗入，或与患者曾用过多种中西药物治疗，囊尾蚴蚴已具有一定抗药性有关。

表3　不同病程间疗效比较

疗效	<1年(485例)	1～5年(1150例)	6～10年(531例)	>10年(155例)
治愈	297(61.2)	575(50.0)	243(45.8)	61(39.4)
显效	107(22.1)	302(26.3)	192(16.7)	81(7.0)
有效	63(13.0)	192(16.7)	68(12.8)	20(12.9)
无效	18(3.7)	81(7.0)	48(9.0)	31(20.0)

4. 治疗前后抗体转阴情况

脑脊液囊虫抗体检测565例，治疗前阳性527例(93.3%)，治疗后转阴290例，转阴率为 55.1%;血液囊虫抗体检测 2315 例,治疗阳性 1822 例(78.7%),治疗后转阴 1266 例,转阴率为 69.5%。血液囊虫抗体转阴率明显优于脑脊液($P<0.001$)。

三、讨 论

囊虫病的主要表现为皮下、肌肉结节和癫痫样抽风,临床分为皮下肌肉囊虫和脑囊虫病。皮下肌肉的囊虫结节,类似于中医上“痰核”“痰注”。《丹溪心法·痰病》曰:“人身中有结核,不痛不红,不作脓,痰注也。”《医宗金鉴·结核》云:“结核即同果核形,皮里膜外结凝成。”二者之描述与皮下肌肉囊虫病之表现很相似。近人蒋氏谓囊虫结节系“痰浊凝滞经络所形成的病理产物”。脑囊虫病主要表现为癫痫样抽风,多系风痰上逆,蒙闭心窍所致。根据脑囊虫病的临床表现,中医辨证常见有痰浊肝风型(类似于现代医学之癫痫型)和痰浊阻滞络窍型(类似于精神障碍型或脊髓型)。总之皮下肌肉囊虫病和脑囊虫病,二者皆与痰邪致病有关。

硝石矾石片即《金匮要略》之硝石矾石散,张仲景原为治疗女劳疸而设。我们在 20 世纪 70 年代初,用本方治疗慢性肝病之黄疸,偶然发现囊虫病患者的皮下肌肉结节于服药后消失,随即用本方治疗囊虫病,据《本草纲目》记载,硝石性寒,能“破积散坚”,治疗瘰疬;矾石酸寒无毒,有“除风消痰,疗鼠漏瘰疬,癫痫疸疾”的作用。二药组合,可消积软坚,祛风除痰,用于治疗痰浊为患的“痰核”“癫痫”可谓对症合拍。

目前,西医治疗囊虫病主要用阿苯达唑或吡喹酮,阿苯达唑治疗囊虫病的显效率为 56.8%以上,总有效率为 94.6%~100%,吡喹酮对脑囊虫病的治愈率为 43.3%~65.07%,总有效率为 93.03%~96.7%,以上 2 种西药均有一定副作用,特别是吡喹酮治疗脑囊虫病的副作用很大,表现为颅内压急剧增高,部分救治不及时可形成脑疝而死亡。因此西药治疗脑囊虫病多需住院观察治疗,其使用有一定局限性。而中医药治疗本病却显示了其独特的优越性,虽然其疗程长,疗效产生慢一些,但无副作用和毒性反应。本文用《金匮要略》硝石矾石片治疗 2750 例,其治愈率与阿苯达唑相当,且患者可在家服药。长期临床观察未发现毒副作用,部分患者服药后有胃部不适感,但在餐后半小时内服药即无此副作用。据肖氏报道,阿苯达唑治疗囊虫病主要是通过其代谢产物亚砜和砜发挥驱虫作用。作用机理是抑制寄生虫对葡萄糖原的吸收,导致虫体糖原耗竭和抑制延胡索酸还原酶系统,使之磷酸苷产生受阻,使寄生虫无法生存和发展。另外,蒋氏认为,中药治疗囊虫病旨在杀灭囊虫头节,破坏囊壁胚膜和改善囊壁的渗透性。硝石矾石片治疗囊虫病的机理是否与上述作用有关,有待于药理实验或动物造型等加以进一步探讨。

(原载:《中医杂志》,1994,35(7):422-424)

第二节 脑囊虫病的中西医结合治疗研究

——附217例临床资料分析

脑囊虫病是由链状带绦虫的囊尾蚴寄生于脑组织所引起的病变。1972～1992年我科曾用古方硝石矾石散(片)治疗本病1500余例取得较满意的临床效果，为了寻求治疗脑囊虫病的最佳治疗方法，从1993年开始，我们对217例患者分别用中药、阿苯达唑、中药加阿苯达唑进行治疗，现将观察结果报道如下。

一、资料和方法

1. 一般资料

217例中，男性125例，女性92例。年龄2～67岁，其中小于20岁者43例，21～30岁者58例，31～40岁者62例，41～50岁者30例，51～60岁者17例，大于60岁者7例。职业：农民99例，工人44例，职员40例，学生32例，军人2例。病程最短者1个月，最长者17年，平均(3.5±3.2)年。临床类型：癫痫型116例，脑实质型51例，颅内压增高型31例，癫痫合并颅内压增高型14例，脑膜脑炎型2例，脑室型3例。临床主要表现：癫痫发作130例，其中大发作74例，局限性发作37例，小发作19例；头痛156例，记忆力下降81例，头晕33例，皮下囊虫结节154例，排绦虫节片54例。免疫检查：ELISA血清抗体阳性176例。ELISA双抗体夹心法检测CAg70例，阳性65例。脑CT检查：单发或多发片状低密度影72例，单发或多发小囊泡低密度灶52例，多发钙化点合并低密度影55例，多发钙化点24例，脑积水2例，未发现异常13例。217例患者随机分为中药、西药和中西医结合组，三组病例一般资料经统计学处理无明显差别($P>0.05$)。

2. 诊断标准

参照1985年郑州全国囊虫病学术研讨会标准和1986年第6期《中华神经精神科杂志》脑囊虫病诊断标准执行。

3. 治疗方法

(1)凡首次接受治疗病例均常规服1剂槟榔承气汤：槟榔片100 g，生大黄(后下)20 g、芒硝(冲服)20 g，甘草15 g。每付水煎300～400 mL，在晨起分2次空腹口服(间隔4小时)。

(2)全部病例首次均入院治疗，病例随机分为下列三组。中药组：每次服灭囊灵胶囊8粒(0.3 g/粒，内含白矾、全蝎等)，口服3次，饭后半小时服，服药期间禁止饮酒。2个月为一个疗程，连服3个疗程。西药组：阿苯达唑，20 mg/(kg・d)，分2次服，10天为一个疗程，间隔20天进行下一个疗程，用药3个疗程。中西医结合组：阿苯达唑剂量为全疗程12 mg/(kg・d)，分2次服，15天为一个疗程，间隔15天行下一个疗程，用药3个疗程：疗程间歇期换服灭囊灵胶囊，疗程结束后继续服灭囊灵1.5个疗程。三组病例治疗前和治疗后均检查脑CT、免疫学检查、脑脊液和肝、肾功能及血、尿常规，治疗结束后6个月进行随访检查评定疗效。

(3)对高颅压型或服药后出现高颅压反应者均适当配以脱水剂,对脑膜脑炎型配合地塞米松静滴,10 mg/次,连用5～7天。癫痫发作频繁者,配合抗癫痫治疗。

二、结　果

1. 疗效标准

(1)近期治愈:神经系统症状和病理体征消失,头颅CT检查脑内囊虫阴影消失或由低密度影转为高密度影,脑脊液压力、常规及生化检查均正常,皮下肌肉囊虫全部消失,患者能从事正常工作。

(2)显效:癫痫频率减少75%以上,程度减轻,其他脑部症状显著好转,头颅CT检查大部转为高密度影,且部分消失,脑脊液压力常规及生化检查较治疗前显著好转者,皮肌内囊虫消失85%以上,患者恢复正常工作。

(3)好转:癫痫发作频率减少50%～70%,程度减轻,其他脑部症状和体征有好转,头颅CT检查脑内囊虫阴影减少或部分为高密度,脑脊液压力、常规及生化检查较治疗前好转,皮肌内囊虫消失50%以上,患者能生活自理。

(4)无效:治疗后症状、体征及辅助检查均无减轻者。

2. 治疗结果(见表1)

表1　　三组治疗结果比较

组别	例数	近期治愈*		显　效		好　转		无　效		χ^2检验
		例	%	例	%	例	%	例	%	
Ⅰ中药组	74	37	50.0	22	29.7	11	14.9	4	(5.4)	χ^2= 10.70 P< 0.01
Ⅱ西药组	68	29	42.6	21	30.9	13	19.1	5	7.4	
Ⅲ中+西组	75	50	65.3	18	24.0	5	6.7	2	2.7	

*表示Ⅰ∶Ⅱ $\chi^2=0.770, P>0.05$;Ⅰ∶Ⅲ $\chi^2=4.259, P<0.05$;Ⅱ∶Ⅲ $\chi^2=8.32, P<0.01$。

从表1看出,3组中治愈率以中西医结合组为最优($P<0.01$),中药组治愈率较西药组高7.4%,但统计学处理无明显差别($P>0.05$)。

3. 治疗前后血中循环抗原变化(见表2)

表2　　三组治疗前后血中循环抗原检测比较

组别	治疗前			治疗后		χ^2检验
	检查例数	阳性例数	%	转阴例数	%	
Ⅰ中药组	23	22	95.7	14	63.6	$\chi^2=7.01$ $P<0.05$
Ⅱ西药组	23	21	91.3	9	42.9	
Ⅲ中+西组	24	22	91.7	18	81.8	

从表2看出,3组治疗前血中循环抗原检测阳性率无明显差别($P>0.05$),治疗后三

组抗原转阴率以中西医结合组为最优($P<0.05$)。

4. 治疗后不良反应比较(见表3)

表3 三组治疗不良反应比较

组别	头痛		恶心		癫痫加重		记忆力下降		皮疹		发热	
	例	%	例	%	例	%	例	%	例	%	例	%
中药组	13	17.6	9	12.1			5	6.8	1	1.4		
西药组	36	53.9	19	27.9	21	30.9	27	39.7	5	7.4	6	8.8
中+西组	14	18.7	10	13.3	7	9.3	9	12.0	3	4.0	2	2.7
P值	<0.01	<0.05	<0.01	<0.001	>0.05	>0.05						

从表3看出,西药组服药后的不良反应发生率最高,中西医结合组次之,中药组不良反应发生率最低。

三、讨 论

1. 祖国医学对囊虫病的认识

囊虫病的主要表现为皮下结节、肌肉结节和癫痫样抽风,临床分为皮下肌肉囊虫和脑囊虫病,皮下肌肉的囊虫结节,类似于中医之"痰核""淡注"。脑囊虫病主要表现为癫痫样抽风,多系风痰上逆,蒙闭心窍所致。《医学正传》曰:"痫病独存乎痰。"《丹溪心法》谓:"无非痰涎壅塞,迷闷孔窍。"根据脑囊虫病的临床表现,中医辨证常见有痰浊肝风型(类似于现代医学之癫痫型),痰浊扰心型(类似于颅压病或脑炎型)和痰浊阻滞络窍型(类似于精神障碍型或脊髓型)。总之皮下肌肉囊虫病和脑囊虫病,二者皆与痰邪致病有关。因此,本研究在中药处方设计中以矾石消痰杀虫为主药,《本草纲目》记载,矾石酸寒无毒,有"除风消痰,疗癫痫疽疾"之作用,我科于1972年偶然发现本品能治囊虫病。全蝎镇痉熄风,所含蝎毒素有抗痉厥作,近年张氏等用全蝎醇提取物在体外对猪囊尾蚴进行抑制试验,在15%的猪胆囊中,对猪囊尾蚴的杀死率为90%。两物组合有消痰杀虫、镇惊抗癫痫作用,我们在临床已证明对脑囊虫病治疗有较好效果。

2. 三种治疗方法的优缺点比较

目前西医学治疗囊虫病主要用阿苯达唑和吡喹酮,文献报道阿苯达唑治疗脑囊虫病的治愈率为40.6%,吡喹酮对脑囊虫的治愈率为43.5%~65.07%,中药治疗脑囊虫病的治愈率为43%。从以上分析看出,单纯用中药治疗脑囊虫病,其疗效优于阿苯达唑但低于吡喹酮。目前,吡喹酮、阿苯达唑治疗脑囊虫病存在最大的问题是毒副作用大,其发生率达63.7%~85.6%,谢氏等认为,吡喹酮、阿苯达唑治疗脑囊虫病由于短期内大量虫体死亡,向周围脑组织释放出大量抗原和毒素,致使脑组织水肿、肿胀,颅内压快速上升,脑组织频繁放电,癫痫发作次数显著增加,从而导致智能障碍(发生率达50.9%),因而倡导用中药治疗脑囊虫病,认为中药既可获得与吡喹酮类药同等的疗效,又可降低颅压,减轻脑组织免疫反应,保护脑细胞。本研究资料表明,中药组的治愈率较阿苯达唑高7.4%,但统计学处理无明显差别,此可能与样本例数较少有关,中西医结合组的疗效明显优于单纯中药组（$P<0.05$）和单纯西药组（$P<0.01$），其治愈率与丙硫咪唑、吡喹酮联合疗法相近69.57%。在不良反应发生率方面，西药阿苯达唑组的不良反应发生率高达50%以上，依次表现为头痛、记忆力下降，诱发癫痫作用等，而中药组的不良反应发生率最低，因中药方中全蝎有抗惊厥作用，所以，临床未见有诱发癫痫加重的病例。中西医结合组中，由于阿苯达唑采用小剂量，长疗程治疗，加上中药的抗癫痫等作用，所以不良反应发生率明显低于单纯西药组，以上研究结果表明，中西医结合治疗具有疗效高、不良反应低的优点。

3. 结论

中医药治疗脑囊虫病的疗效略高于阿苯达唑；中西医结合组中，中药加小剂量、长疗程阿苯达唑治疗脑囊虫病，有疗效高、不良反应发生率低的优点，故中西医结合疗法是治疗脑囊虫病的最佳治疗方案。

（原载：《中国人兽共患病杂志》，1996，12(6)：155-157）

第三节　消痰杀虫熄风活血法治疗癫痫型脑囊虫病的临床疗效及治疗机理研究

脑囊虫病是猪囊尾蚴寄生于人体脑组织引起的以头痛、癫痫发作为主要表现的中枢神经系统疾病，根据临床表现的不同，本病可分为癫痫型、脑膜炎型、颅内高压型、痴呆型和混合型等五型。其中，癫痫型约占本病的70%左右，我们在用古方硝石矾石片治疗囊虫病的基础上，于1993年开始以“消痰杀虫、熄风活血”法治疗癫痫型脑囊虫病，并对中医药体外杀灭猪囊尾蚴和抗癫痫作用机理进行了较系统的研究，现将临床和实验研究结果报道如下。

一、资料与方法

1. 诊断标准

病例纳入标准和排除病例标准，诊断标准按1996年北京全国囊虫病学术研讨会制定的标准执行。病例纳入标准：①西医符合脑囊虫临床诊断标准；②临床分型符合癫痫型脑囊虫病标准；③年龄在15～60岁。排除病例标准：①合并眼囊虫病者；②年龄不符合纳入病例标准者；③有明显心、肝、肾等慢性疾病者；④依从性差，不配合治疗或未按要求服药者。

2. 临床资料

(1)分组方法：本组纳入观察病例共计400例，全部病例均按入院时间顺序编上病例号，每个病例号均通过查随机表后配上随机数，然后用4除随机数，余数为0和1者编入中药组，余数为2者编入西药组，余数为3者编入中西医结合组。中药组200例中有5例为剔除病例，西药组100例中有3例为剔除病例，中西医结合组100例中有7例为剔除病例。

(2)一般资料(见表1)。

表1　　三组临床一般资料

组　别	年龄	性　别		病　程		
		男	女	1～5年	6～10年	>10年
中药组	31.5±6.7	118	77	81	76	38
西药组	33.0±8.9	66	31	45	33	19
中西医结合组	30.7±7.5	67	26	42	34	17

(3)三组病例癫痫发作类型(见表2)。

表2　　三组病例癫痫类型

组　别	例数	大发作	局限性发作	精神运动性发作	伴发颅高压
		n(%)	n(%)	n(%)	n(%)
中药组	195	141(72.3)	43(22.1)	11(5.6)	60(30.8)
西药组	97	69(71.1)	20(20.6)	8(8.2)	29(29.9)
中西医结合组	93	71(76.3)	19(20.4)	3(3.2)	3(35.5)

3. 治疗方法

治疗组：每次服灭囊灵8粒(1996沈制FP40096，含矾石、全蝎、水蛭等，每粒含生药0.3 g)，日服3次，2个月为一个疗程。西药组：阿苯达唑，20 mg/(kg·d)，分2次口服，10天为一个疗程，间隔20天行下一个疗程。中西医结合组：灭囊灵服法同中药组，阿苯达唑12 mg/(kg·d)，分2次服，15天为一个疗程，间隔15天行下一个疗程，疗程间隔期间继续服中药灭囊灵。三组均治疗三个疗程。

4. 观察方法及疗效标准

三组治疗前后均检查脑CT、免疫学检查、脑脊液和肝、肾功能及血常规、尿常规、便常规等化验指标，治疗结束后6个月至1年进行随访检查，评定疗效。疗效判定标准参照1985年郑州全国囊虫病学术研讨会标准执行。

(1)临床治愈：①神经系统症状和病理体征消失；②头颅CT检查脑内囊虫阴影消失或由低密度影转为高密度影；③脑脊液压力、常规及生化检查均正常；④皮下肌肉囊虫全部消失；⑤患者能从事正常工作。

(2)显效：①癫痫频率减少75%以上，程度减轻，其他脑部症状显著好转；②头颅CT检查脑内大部分转为高密度阴影，且部分消失；③脑脊液压力、常规及生化检查较治疗前显著好转，④皮肌内囊虫消失85%以上；⑤患者恢复正常工作。

(3)好转：①癫痫发作频率减少50%～70%，程度减轻，其他脑部症状和体征的好转；②头颅CT检查脑内囊虫阴影减少或部分转为高密度；③脑脊液压力、常规及生化检查较治前好转；④皮肌内囊虫消失50%以上；⑤患者能生活自理。

(4)无效：治疗后症状、体征及辅助检查均无减轻者。

5. 猪囊尾蚴体外抑制实验方法

(1)培养基制备:取新鲜猪胆汁,加生理盐水制备成15%的猪胆汁培养基备用。称取灭囊灵散剂200 g置索氏提取器中,加95%乙醇适量提取至无色,将提取液置水浴中蒸发干后,以15%胆汁培养基200 mL配制成100%浓度的灭囊灵胆汁培养基,再从37.5%~1.4%按1.5∶1等比关系分成9个剂量组。1%和2%阿苯达唑胆汁培养基:取适量阿苯达唑片剂(江苏宜兴制药厂:批号950222),在乳钵中研成细粉,1%阿苯达唑组中每个培养皿中放入0.1 g阿苯达唑,2%阿苯达唑中每个培养皿中放入0.2 g阿苯达唑。以上每个剂量组均为3个培养皿,每个皿中含胆汁培养基20 mL,阴性对照组仅含15%猪胆培养基。

(2)培养与观察方法:12个组36个培养皿中,每个皿中放入10个活猪囊尾蚴。在恒温箱中37 ℃培养14小时,每小时观察一次猪囊尾蚴孵化情况,头节翻出者为成活,未长出头节者为死亡,按下列公式计算平均校正灭活率:

$$\text{平均校正灭活率}=\frac{\text{实验组死亡率}-\text{阴性对照组死亡率}}{100\%-\text{阴性对照组死亡率}}$$

6. 灭囊灵抗癫痫实验方法

(1)实验动物与仪器:昆明种小鼠,体重18~22 g。YSD-4型药理生理实验多用仪,为蚌埠医学院-蚌埠无线电二厂生产。

(2)药物与试剂:5%灭囊灵淀粉混悬液,提取适量灭囊粉剂,以5%淀粉液配制成混悬液。硝酸士的宁注射液,上海禾丰制药公司生产,批号:9050801。苯巴比妥纳片剂,广州乔光药厂,批号:950301。实验前均用5%淀粉液配制成混悬液。

(3)实验分组:实验共分为四组,每组20只小鼠,各组动物每天灌胃给药1次,每次0.2 mL/10 g体重,连续7天。灭囊灵低剂量组,小鼠给药1.4 g/(kg·d)(人体等效剂量);灭囊灵高剂量组给药14 g/(kg·d)。阴性对照组每天灌胃给予等容量的5%淀粉溶液。苯巴比妥纳组第1~4天每天灌胃给予等容量5%淀粉液,第5~7天每天灌胃给予苯巴比妥纳混悬液21 mg/kg(成人等效剂量)。每组于最后一次给药后1小时进行惊厥实验。

(4)实验方法:①小鼠最大电休克发作(MES)模型:参考文献方法略作修改。将药理生理实验多用仪调到电刺激方式为“单次”,频率为4 Hz,时间选择为0.25秒,电压调到100 V,然后用生理盐水湿润鳄鱼夹,一只夹住小鼠耳,另一只夹住小鼠下唇(小鼠耳及下唇亦用生理盐水湿润),按“启动”开关,使小鼠发生电惊厥,以后肢强直性伸展为MES指标。实验前24小时进行预选,具有强直发作的小鼠作为实验对象,随机分成4组,各组小鼠按上述方式给药,每组于第7天最后一次给药后1小时重复上述电刺激,记录小鼠电惊厥发生率。

②小鼠二甲弗林(回苏灵)惊厥模型:二甲弗林致惊厥作用可作为癫痫小发作的实验模型。各组于最后一次给药后1小时腹腔注射回苏灵80 mg/kg(0.08%,0.1 mL/10 g体重)诱发小鼠惊厥(抽搐、强直死亡)。记录致小鼠惊厥的诱导期和惊厥率。

③小鼠士的宁惊厥模型:参考文献方法略作修改。各组于最后一次给药后1小时腹腔注射士的宁1.5 mg/kg(0.02%,0.09 mL/10 g体重)诱发小鼠惊厥(抽搐、强直死亡)。记录致小鼠惊厥的诱导期和惊厥率。

(5)统计方法:惊厥率的比较采用卡方检验,惊厥诱导期经方差齐性检验后,进行单因素方差分析和两两比较。均采用SPSS软件包进行统计处理。

二、结　果

1. 三组临床治疗结果(见表3)

表3　　三组临床治疗结果比较

组别	例数	治　愈	显　效	好　转	无　效
		n(%)	n(%)	n(%)	n(%)
中药组(A)	195	141(72.3)*	25(12.8)	23(11.8)	6(3.1)
西药组(B)	97	49(50.5)☆	23(23.7)	11(11.3)	14(14.4)
中西医结合组(C)	93	81(87.1)△	7(7.5)	3(3.2)	2(2.2)

注:A与B比较,*表示 $P<0.001$;A与C比较,△表示 $P<0.01$;B与C比较,☆表示 $P<0.001$

2. 三组治疗不良反应发生情况(见表4)

表4　　三组治疗不良反应发生率比较

组别	治愈例数	癫痫加重	头痛	恶心	记忆力下降	皮疹	发热
		n(%)	n(%)	n(%)	n(%)	n(%)	n(%)
中药组	195	0(0)	18(9.2)	12(6.2)	10(5.1)	2(1.0)	0(0)
西药组	97	32(33)	43(44.3)	24(24.7)	38(39.2)	7(7.2)	8(8.2)
中西医结合组	93	9(9.7)	17(18.3)	12(12.9)	11(11.8)	4(4.3)	3(3.2)

3. 中药对体外培养猪囊尾蚴的抑制结果(见表5)

表5　　灭囊灵醇提取物对体外培养猪囊尾蚴的抑制结果

组别	浓度(%)	猪囊尾蚴数			平均校正灭活率(%)
		受试	死亡	灭活率(%)	
灭囊灵	37.5	30	30	100	100△
	25	30	30	100	100△
	16.7	30	30	100	100△
	11.1	30	27	90.0	89.6*
	7.4	30	19	63.3	62
	5.0	30	12	40.0	37.7
	3.3	30	8	26.7	24.1
	2.2	30	4	13.3	10.3
	1.4	30	1	3.3	0

续表

组别	浓度(%)	猪囊尾蚴数			平均校正灭活率(%)
		受试	死亡	灭活率(%)	
阿苯达唑	2	30	21	70.0	68.9
	1	30	17	56.6	55.1
空白对照组	0	30	1	3.3	

注:与阿苯达唑低剂量组比较,* 表示 $P<0.05$;与阿苯达唑高剂量、低剂量组比较,△表示 $P<0.001$。

从表5看出,11.1%以上浓度的灭囊灵对猪囊尾蚴有显著的杀灭作用,其灭活率明显优于1%和2%浓度的阿苯达唑。经计算平均校正死亡率后,用简化概率单位法计算灭囊灵醇提物杀灭猪囊尾蚴的半数有效量(ED_{50})为5.18%,其回归系数 b 值为4.434,95%平均可信限为5.18±0.59。

4. 对小鼠电惊厥的影响(见表6)

表6　　灭囊灵对小鼠电惊厥的影响

组别	用药前惊厥数	用药后惊厥数	惊厥率(%)
阴性对照组	20	20	100
灭囊灵低剂量组	20	13	65.0*
灭囊灵高剂量组	19	10	52.6*
苯巴比妥纳组	20	0	0

注:与阴性对照组比较,* 表示 $P<0.01$。

5. 对小鼠回苏灵惊厥的影响(见表7)

表7　　灭囊灵对小鼠回苏灵惊厥的影响

组别	样本数量	惊厥诱导期(min)	惊厥数	惊厥率(%)
阴性对照组	20	4.1±1.19	20	100
灭囊灵低剂量组	20	8.3±3.07	10	50.0*
灭囊灵高剂量组	20	10.8±3.67	8	40.0*
苯巴比妥纳组	20		0	0

注:与阴性对照组比较,* 表示 $P<0.01$。

6. 对小鼠士的宁惊厥的影响(见表8)

表8　　灭囊灵对小鼠士的宁惊厥的影响

组别	样本数量	惊厥诱导期(min)	惊厥数	惊厥率(%)
阴性对照组	20	6.7±3.22	20	100
灭囊灵低剂量组	18	10.6±5.19*	11	61.1*
灭囊灵高剂量组	20	11.1±5.03*	11	55.0*
苯巴比妥纳组	20		0	0

注:与阴性对照组比较,* 表示 $P<0.01$。

三、讨 论

囊虫病属于人畜共患性疾病，多因吃了未加工熟的“痘猪肉”或猪绦虫卵污染的蔬菜而患病，本病在东北、西北或华北等地区的发病率较高。因猪囊尾蚴所侵犯人体部位的不同，临床可分为脑囊虫病、皮下肌肉囊虫病和眼囊虫病。脑囊虫病又可根据囊尾蚴寄生在颅内解剖部位的不同而分为不同的临床类型，《实用内科学》将本病分之为癫痫型、脑膜炎型、颅内压增高型、痴呆型和脊髓型等五型。全国囊虫病学术研讨会将本病分为脑实质型、脑室型、脑膜炎型、混合型等四大类，脑实质型又分癫痫型、脑炎型、精神障碍型等八个亚临床类型。根据我科近30年的临床观察资料统计，本病癫痫型约占70%左右，是继发性癫痫最常见的致病因素之一。脑囊虫病在临床多同时合并有皮下、肌肉囊虫病，皮下肌肉之囊虫结节类似于中医学之“痰核”或“痰注”。《丹溪心法·痰病》曰：“人身中有结核，不痛不红，不作脓，痰注也。”《医宗金鉴·结核》云：“结核即同果核形，皮里膜外结凝成。”二者之描述与皮下肌肉囊虫病之表现很相似。蒋氏谓囊虫结节系“痰浊凝滞经络所形成的病理产物”。脑囊虫病多表现为癫痫样抽风，常伴有头晕头痛，《内经》谓“诸风掉弦，皆属于肝”“诸暴强直，皆属于风”。根据祖国医学的认识，脑囊虫病的病位在于脑、心、肝诸脏，其病因与“风”和“痰”邪致病有关。风痰上扰，阻闭心窍可谓是癫痫型脑囊虫病的主要病机。结合脑囊虫病的现代发病学说，笔者认为，治疗癫痫型脑囊虫病应以“消痰杀虫，熄风活血”为治疗大法。

我科从1972年开始用《金匮要略》硝石矾石散治疗囊虫病，本方由硝石和矾石组成，方中矾石味酸而涩，性寒，有消痰燥湿，杀虫作用。《本草纲目》用本品“下痰涎饮避，治癫痫”。《本事方》以本品配郁金，治癫狂痰涎阻塞心窍。《卫生杂兴》以本品配以细茶，治风痰痫病。曹氏于1958年首次报道以本品配以琥珀治疗囊虫病。我们于1993年设计了新方灭囊灵，方中以矾石消痰杀虫为主药，全蝎熄风镇痉为辅药，现代药理研究结果证实，矾石和全蝎均有明显抗癫痫作用。方中辅以水蛭破血通经利水，使顽痰、湿浊、瘀血等病邪能顺利从体内排出。

我们曾报道，硝石矾石片治疗脑囊虫病的近期治愈率为43.3%，对癫痫型脑囊虫病的治愈率为52.9%。本文研究结果表明，新方灭囊灵对癫痫型脑囊虫病的治愈率为72.3%，较古方硝石矾石片治愈率提高了19.4%($P<0.01$)，较阿苯达唑组高21.8%($P<0.01$)。三组临床治愈率以中西医结合组为最高，但副作用发生率以灭囊灵组为最低，表明灭囊灵处方设计合理，“消痰杀虫，熄风活血”法是治疗脑囊虫病的理想治疗法则。

实验研究结果表明，11.1%以上浓度的灭囊灵提取物在体外对猪囊尾蚴具有显著的杀灭作用，其作用明显优于人体等效剂量的阿苯达唑。通过抗小鼠癫痫模型实验表明，本方对小鼠电惊厥、回苏灵和士的宁诱发的惊厥均有显著拮抗作用，提示本方不仅具有显著地杀灭囊虫作用，而且有显著抗癫痫作用。此外，实验表明本品还能明显降低实验性大鼠脑水肿模型的颅内压，对体外培养的猪囊尾蚴的葡萄糖、氨基酸和蛋白质代谢均有较明显抑制作用。

四、结 论

消痰杀虫，熄风活血法是治疗脑囊虫病的理想治疗方法，中药治疗脑囊虫病的机理与杀灭猪囊尾蚴、抗癫痫和降低颅内压等作用有关。

（原载：《中国中医基础医学杂志》，2004，10(3)：57-60）

第四节 灭囊灵体外抑制猪囊尾蚴活性的实验研究

我科用古方硝石矾石片治疗囊虫病曾取得满意效果。近年我们对其改进组成新方灭囊灵。现将灭囊灵对猪囊尾蚴体外抑制实验结果报道如下。

一、资料与方法

1. 材料

猪囊尾蚴，从新鲜猪肉上取下，购于肇州屠宰厂。灭囊灵粉剂，由本院中药制剂室提供，原药材购于黑龙江省中药联营公司，药材符合《中国药典》1990年版标准。

2. 样品液制备

①15％猪胆汁液：由新鲜猪胆汁加生理盐水稀释而成；②灭囊灵水提物：将灭囊灵粉剂用蒸馏水于100 ℃提取；③灭囊灵醇提取物：灭囊灵粉用95％乙醇；④槟榔粉剂15 g，雷丸粉剂20 g，分别用95％乙醇提取。

3. 培养和观察方法

每个培养皿中放入10个猪囊尾蚴，在37 ℃恒温箱中培养，每2小时观察一次实验结果；连续观察14小时，头节翻出者为成活，未翻出头节者判死亡。

二、结　果

1. 灭囊灵复方对猪囊尾蚴活性的抑制作用(见表1)

表1　灭囊灵复方抑制猪囊尾蚴活性抑制作用

组别	剂量(g)	浓度(％)	n	猪囊尾蚴数(个)		灭活率(％)
				受试	死亡	
灭囊灵	22.5	37.5	3	30	30	100
	15.0	25.0	3	30	30	100
	12.0	20.0	3	30	30	100
水提组	15.0	25.0	3	30	30	100
醇提物	6.0	10.0	3	30	30	100
阿苯达唑	0.6	1.0	3	30	16	53.3
	0.3	0.5	3	30	12	40.0
空白对照	0.0	0	3	30	2	6.7

从表1看出，灭囊灵复方水提取物和醇提取物对猪囊尾蚴的灭活率较1％阿苯达唑高46.7％，较0.5％阿苯达唑高60％，$P<0.01$。

2. 单味中药对猪囊尾蚴活性抑制实验结果(见表2)

表2 单味中药对猪囊尾蚴活性抑制作用比较

组别	剂量(g)	浓度(%)	n	猪囊尾蚴数(个)		灭活率(%)
				受试	死亡	
矾　石	6.0	10.0	3	30	30	100*
	1.5	2.5	3	30	30	100*
槟　榔	15	37.5	2	20	16	80*
雷　丸	20	50.0	2	20	15	75*
阿苯达唑	0.6	1.0	3	30	16	53.3

* 表示与阿苯达唑组比较 $P<0.01$。

从表2看出，三种中药的灭活率均明显优于阿苯达唑，其中以矾石对囊尾蚴的灭活作用最强。

三、讨　论

囊虫病近年发病率呈明显上升趋势。目前我国有近500万患者，国内外治疗本病主要用吡喹酮和阿苯达唑。此类化学药品在临床可导致颅内压增高、癫痫发作加重和严重的智力障碍，甚者导致死亡，因此开发治疗本病的中药制剂有很重要的临床意义。我们在多年应用古方硝石矾石片治疗本病的基础上，组成新方灭囊灵，在取得明显临床疗效的情况下，进行了该方在体外对囊尾蚴活性的抑制作用观察。结果表明，灭囊灵复方的醇提取物和水提物在体外对猪囊尾蚴均有非常显著的灭活作用，其作用明显优于西药阿苯达唑，此与我们多年的临床观察结果相一致。

关于单味中药对猪囊尾蚴的抑制作用，张氏等报道全蝎醇提物10%浓度时抑制率为90%，20%浓度时为100%。本文10%和2.5%矾石液的灭活率均为100%，其结果优于全蝎，而雷丸、槟榔的抑制作用则次之。

(原载:《中药药理与临床》,1997,13(特刊):6-7)

第五节　槟榔承气汤治疗猪带绦虫病548例临床疗效及绦虫头节的电镜观察

自1972年以来，本科用槟榔承气汤治疗猪带绦虫病548例，并对10例驱出的绦虫做了扫描和透射电镜观察，现将观察结果报道如下。

一、材料和方法

1. 一般资料

全部病例均有粪便排绦虫节片病史。男性 445 例，女性 103 人；年龄 17～65 岁，平均(31.5±7.1)岁；病程(0.5～15)年，平均(3.3±2.1)年。合并有皮下肌肉囊虫病者 115 例，合并脑囊虫病者 128 例，合并皮下肌肉和脑囊虫病者 145 例，单纯绦虫病者 160 例。驱虫后分别取 5 例虫体做扫描电镜和透射电镜检查，治疗后均做 3 次粪便绦虫卵检查。

2. 治疗方法

(1)方剂组成及煎法：槟榔片 100 g，生大黄 20 g，芒硝 15～25 g(冲服)，甘草 15 g。先煎槟榔片、甘草 40 分钟，后下大黄煎 20 分钟，第二煎煎 30 分钟，合并煎液 300～400 mL。

(2)服药方法：晨起服药前 30 分钟肌注甲氧氯普胺 10 mg，先空腹服 2/3 中药煎剂，并冲服芒硝 2/3 量，间隔 3 小时服余下的中药。服药后排绦虫节片时，排入盛温水的盆中(水温 37 ℃，收集服药后 4 小时内的大便)，以利观察绦虫头节。如服药 1 剂驱虫未成功，间隔 5～7 天可再治疗 1 次。

3. 电镜检查方法

扫描电镜检查：取绦虫头节，用生理盐水洗涤后，以 2.5%戊二醛固定，按常规制成标本，用 S-520 扫描电镜进行观察。透射电镜检查：取绦虫头节，用 PBS 液冲洗 3 次，以 1%四氧化锇固定 2～4 小时，梯度酒精脱水，浸透，618 环氧树脂包埋，LKB-V 型超薄切片机切片，经醋酸铀、枸橼酸铅双重染色，用 H-600 型透射电镜观察。

4. 疗效标准

本病国内尚无统一的疗效标准，我科自拟标准如下。治愈：排出完整绦虫，便中绦虫卵镜检阴性；好转：排出绦虫体节，但未排出绦虫头节，3 个月后便中又出现绦虫节片；无效：未驱出绦虫，便中绦虫卵镜检阳性。

二、结　果

1. 临床疗效

548 例中，治愈 521 例(95.1%)，好转 27 例(4.9%)，总有效率 100%。在治愈病例中，服药 1 剂治愈者 453 例(86.9%)，服药 2 剂治愈者 65 例(12.5%)，服药 3 剂治愈者 3 例(0.57%)。

2. 电镜观察

扫描电镜见绦虫头颈节完整，头部有 4 个吸盘，吸盘表面呈不规则凹陷，内有泡状分泌物(见图 1)，颈部上皮糜烂，可见一些蜕变的组织碎片，体节皮层肿胀(见图 2、图 3)。透射电镜见皮层严重受损，质膜溶解，微毛脱落，基底膜界限不清，胞质区内线粒体及内质网肿胀，呈空泡样(见图 4)；肌纤维排列紊乱、断裂或溶解，肌纤维之间的线粒体出现空变(见图 5)；实质层细胞肿胀变性，线粒体肿胀，细胞器减少(见图 6)；神经索外鞘受损，形态不整(见图 7)。

三、讨　论

猪带绦虫病流行于亚洲、非洲及中南美洲，我国以三北地区，特别是东北的发病率为最高，该病是一个严重的公共卫生问题，特别是伴发的脑囊虫病对人类危害最大。我科从 1972

年开始用硝石矾石片治疗囊虫病，本组 548 例猪绦虫患者中，有 388 例合并有囊虫病，占本组病例的 70.8%，其中合并脑囊虫病 273 例，占本组病例的 49.8%，表明 50%左右的猪绦虫患者可以同时患脑囊虫病，因此对于患绦虫病的患者应及早进行驱虫治疗。祖国医学对绦虫病的发病很早就有精辟的论述，如《金匮要略》有"食生肉……变成白虫"的记载，隋代巢元方在《诸病源候论·寸白虫》中指出绦虫病的病因是"以桑枝贯牛肉炙食，并生栗而成"。

对于绦虫病的治疗，西医主要用吡喹酮，但吡喹酮在驱虫过程中，可造成绦虫妊娠节片断裂脱落，如患者此时发生胃肠逆蠕动，可导致绦虫卵逆流入胃而扩散，进而发生囊虫病。中药驱绦虫治疗，主要是麻痹绦虫的神经系统，通过中药的泻下作用而完整的排出绦虫。近代许多学者用槟榔片、南瓜子，仙鹤草芽等驱绦虫，认为槟榔碱主要麻痹绦虫的头节，引起弛缓性麻痹，而南瓜子可麻痹绦虫妊娠节片。我科用槟榔承气汤治疗本病，方中槟榔驱绦杀虫为主药，大黄、芒硝荡涤泻下为辅药，甘草养胃扶正为佐使药，四药配合驱虫泻下而不伤正。本组 548 例资料表明本方驱绦治愈率为 95.1%，总有效率为 100%。为了进一步探讨本方的作用机理。我们对驱出的 10 条绦虫头节做了电子显微镜观察，表明本方不仅对绦虫的神经索有损伤，对头颈节上皮组织基底膜、肌层和实质层细胞均有不同程度的破坏和损伤作用。我们曾用槟榔粉剂的乙醇提取物对体外培养的猪囊尾蚴做了抑制实验观察，37.5%浓度的槟榔醇提取物对猪囊尾蚴的灭活率为 80%，其作用明显优于雷丸(75%)和西药阿苯达唑(53.3%)。以上研究表明，以槟榔为主，配合泻药治疗猪绦虫病，组方合理，临床疗效显著，药理作用机理明确，值得在临床进一步推广应用。

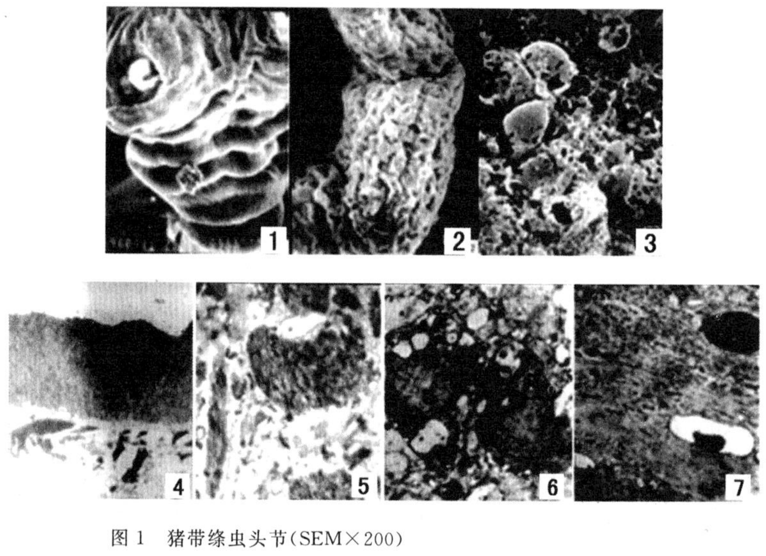

图 1　猪带绦虫头节(SEM×200)

图 2　猪带绦虫颈节上皮糜烂(SEM×500)

图 3　猪带绦虫颈节上皮受损，细胞破碎(SEM×2000)

图 4　猪带绦虫皮层受损，微毛脱落，基底膜界限不清(TEM×4000)

图 5　猪带绦虫肌纤维破坏(TEM×20000)

图 6　猪带绦虫实质细胞损伤(TEM×10000)

图 7　猪带绦虫神经索受损(TEM×5000)

(原载:《中西医结合学报》,2004,1(1):32-34)

第六节 灭囊灵抗惊厥的药理实验研究

灭囊灵是由全蝎、矾石、水蛭等所组成的中药复方制剂，临床主要用于治疗脑囊虫病或脑囊虫病继发引起的癫痫发作、颅内压增高。为研究灭囊灵的抗惊厥作用，对灭囊灵及其成分全蝎、矾石、水蛭对小鼠的电惊厥及回苏灵、硝酸士的宁引起的惊厥进行了实验研究。

一、材料与方法

1. 药物

灭囊灵及其成分全蝎、矾石、水蛭均为粉剂，本院中药制剂室提供，实验前用5%淀粉配成混悬液；回苏灵注射液，上海第一制药厂生产（批号940301）；硝酸士的宁注射液，上海禾丰制药有限公司生产（批号9050801）；苯巴比妥钠片剂，广州侨学光制药厂生产（批号950301），实验前研细后用5%淀粉配成混悬液。

2. 动物和分组

昆明种小鼠，体重18～22 g，中山医科大学动物中心提供。共分为10组：①阴性对照（溶剂）组；②水蛭低剂量组；③水蛭高剂量组；④全蝎低剂量组；⑤全蝎高剂量组；⑥矾石低剂量组；⑦矾石高剂量组；⑧灭囊灵低剂量组；⑨灭囊灵高剂量组；⑩苯巴比妥钠组。②～⑨组每天灌胃1次，每次0.2 mL/10 g体重，连续7天，水蛭、全蝎、矾石各低剂量组（人体等效剂量）剂量为0.467 g/(kg·d)，灭囊灵低剂量组（人体等效剂量）剂量为1.40 g/(kg·d)；水蛭、全蝎、矾石各高剂量组剂量为4.67 g/(kg·d)，灭囊灵高剂量组剂量为14.00 g/(kg·d)；阴性对照每天给予等容量的5%淀粉溶液，连续7天；苯巴比妥钠组前4天每天灌胃等容量的5%淀粉溶液，以后每天灌胃苯巴比妥钠混悬液21 mg/kg（成人等效剂量）。每组于最后一次给药后1小时进行惊厥实验。

3. 仪器

YSD-4型药理生理实验多用仪，蚌埠医学院、蚌埠无线电二厂联合生产。

4. 实验方法

（1）小鼠最大电休克发作（MES）模型：参考文献方法略作修改。将药理生理实验多用仪调到电刺激方式为“单次”，频率为4 Hz，时间选择为0.25秒，电压100 V。然后用生理盐水湿润鳄鱼夹，一只夹住小鼠耳，另一只夹住小鼠下唇，按“启动”开关，使小鼠发生电惊厥，以后肢强直性伸展为MES指标。实验前24小时进行预选，具有强直发作的小鼠作为实验对象。随机分成10组，各组小鼠按上述方式给药，每组于最后一次给药后1小时重复上述电刺激，记录小鼠电惊厥发生率。

（2）小鼠回苏灵惊厥模型：各组于最后一次给药后1小时腹腔内注射回苏灵80 mg/kg（0.08%，0.1 mg/10 g体重）诱发小鼠惊厥（抽搐、强直死亡）。记录致小鼠惊厥的诱导期和惊厥率。

(3)小鼠士的宁惊厥模型：参考文献方法略作修改。各组于最后一次给药后1小时腹腔内注射士的宁1.5 mg/kg(0.02%，0.09 mL/10 g体重)诱发小鼠惊厥(抽搐、强直死亡)。记录致小鼠惊厥的诱导期和惊厥率。

5. 统计方法

惊厥率的比较采用卡方检验，惊厥诱导期经方差齐性检验后，进行单因素方差分析和两两比较。均采用SPSS软件包进行统计处理。

二、结 果

1. 对小鼠最大电休克发作的影响(见表1)

表1　灭囊灵及其成分水蛭、全蝎、矾石对小鼠电惊厥的影响

组　别	用药前惊厥数	药后惊厥数	惊厥率(%)
①阴性对照(溶剂)组	20	20	100.00
②水蛭低剂量组	20	19	95.00#
③水蛭高剂量组	19	18	94.74#
④全蝎低剂量组	20	15	75.00*
⑤全蝎高剂量组	19	13	68.42**
⑥矾石低剂量组	20	16	80.00*
⑦矾石高剂量组	19	15	78.95*
⑧灭囊灵低剂量组	20	13	65.00**
⑨灭囊灵高剂量组	19	10	52.63**
⑩苯巴比妥钠组	20	0	0.00**

注：各治疗组与阴性对照组相比，*表示 $P<0.05$，** $P<0.01$；各成分组与相应剂量灭囊灵组相比，#表示 $P<0.05$，##表示 $P<0.01$；灭囊灵及其各成分高剂量组与相应低剂量组相比，△表示 $P<0.05$(以下同)。

从表1看出，灭囊灵及其成分全蝎、矾石与阴性对照组相比能显著降低小鼠的电惊厥率，但作用明显低于苯巴比妥钠组。灭囊灵的另一成分水蛭则无明显抗电惊厥作用。灭囊灵及其各成分低、高剂量组之间，以及灭囊灵组与相应剂量的全蝎、矾石组之间对电惊厥率的影响无明显统计学差异。

2. 对回苏灵致惊厥作用的影响(见表2)

表2　灭囊灵及其成分水蛭、全蝎、矾石对小鼠回苏灵惊厥的影响

组　别	样本数量	惊厥诱导期(min)	惊厥数	惊厥率(%)
①阴性对照(溶剂)组	20	4.1±1.19	20	100.00
②水蛭低剂量组	20	5.0±1.44##	18	95.00##
③水蛭高剂量组	20	4.7±1.96##	18	94.00##
④全蝎低剂量组	20	5.2±1.87*##	13	65.00**
⑤全蝎高剂量组	19	7.0±2.33**#△	11	52.63**
⑥矾石低剂量组	19	6.1±2.22**#	15	78.95*

续表

组　别	样本数量	惊厥诱导期(min)	惊厥数	惊厥率(%)
⑦矾石高剂量组	19	6.3±2.08**##	14	73.68*#
⑧灭囊灵低剂量组	20	8.3±3.07**	10	50.00**
⑨灭囊灵高剂量组	20	10.8±3.67**	8	40.00**
⑩苯巴比妥钠组	20		0	0.00**

从表2可见,灭囊灵及其成分全蝎、矾石与阴性对照组相比能降低小鼠的惊厥率及延长其惊厥诱导期,作用亦明显低于苯巴比妥钠组。而水蛭亦无明显抗回苏灵引起的惊厥作用。对惊厥率的影响,灭囊灵高剂量组与矾石高剂量组之间存在统计学差异,灭囊灵低剂量组与矾石低剂量组之间,灭囊灵与全蝎的相应剂量组之间,以及灭囊灵及其各成分低、高剂量组之间,均无明显统计学差异。而对惊厥诱导期的延长作用,灭囊灵组均明显强于相应剂量的水蛭、全蝎或矾石组,全蝎低、高剂量组之间亦存在统计学差异,但水蛭、矾石及灭囊灵的低、高剂量组之间无明显统计学差异。

3. 对士的宁致惊厥作用的影响(见表3)

表3　　灭囊灵及其成分水蛭、全蝎、矾石对小鼠士的宁惊厥的影响

组　别	样本数量	惊厥诱导期(min)	惊厥数	惊厥率(%)
①阴性对照(溶剂)组	20	6.7±3.22	20	100.00
②水蛭低剂量组	20	7.5±3.61	19	95.00#
③水蛭高剂量组	20	7.2±2.80#	18	90.00#
④全蝎低剂量组	20	8.8±3.53	16	80.00*
⑤全蝎高剂量组	18	9.6±4.29*	13	72.22*
⑥矾石低剂量组	19	7.9±2.93	14	73.68*
⑦矾石高剂量组	20	8.9±4.41	14	70.00**
⑧灭囊灵低剂量组	18	10.6±5.19*	11	61.11**
⑨灭囊灵高剂量组	20	11.1±5.03**	11	55.00**
⑩苯巴比妥钠组	20		0	0.00**

从表3看出,灭囊灵及其成分全蝎、矾石与阴性对照组相比能降低小鼠的士的宁惊厥发生率,但作用明显低于苯巴比妥钠组。水蛭无明显拮抗作用。灭囊灵及其各成分低、高剂量组之间,以及灭囊灵组与相应剂量的全蝎、矾石组之间对惊厥率的影响无明显统计学差异。灭囊灵低、高剂量组及全蝎高剂量组能延长士的宁引起小鼠惊厥的诱导期,与阴性对照组相比存在统计学差异,而其余各组之间对惊厥诱导期的影响无明显统计学差异。

三、讨　论

近年来我们用纯中药制剂灭囊灵治疗脑囊虫病的近期治疗率为50%,总有效率为94.6%。体外抑制实验表明,灭囊灵的水或醇提取物对猪囊尾具有明显的抑制作用。扫描电镜观察见灭囊灵作用下的囊壁均萎缩,皮层外质膜受损,微毛结构不清或脱落,表面

布满颗粒状物;透射电镜见囊尾蚴的皮层、基底膜、肌层和实质层均明显破坏。临床和实验均表明灭囊灵对猪囊尾蚴有明显的杀灭作用。

灭囊灵主要由矾石、全蝎、水蛭等组成,据文献报道,矾石和全蝎均具有明显抗癫痫作用;水蛭具有治疗脑水肿、降低颅内压和改善脑水肿的作用。脑囊虫病的主要病理表现为炎细胞浸润、脑组织水肿或脑细胞破坏,临床以癫痫发作为主要表现。为了证实灭囊灵的抗癫痫作用,我们进行了灭囊灵复方和单味药物抗惊厥的实验。文献报道认为,MES是癫痫大发作的实验模型,回苏灵所致惊厥为癫痫小发作的实验模型,士的宁为脊髓抑制性神经元甘氨酸受体的拮抗药,对脊髓有选择性兴奋作用。本文实验结果表明,灭囊灵及其成分全蝎、矾石均能对抗电惊厥及回苏灵、硝酸士的宁引起的化学惊厥,均能降低小鼠的惊厥发生率,并能延长回苏灵引起的惊厥的惊厥诱导期,但作用明显低于苯巴比妥钠组。灭囊灵全方亦能使士的宁引起的小鼠的惊厥的诱导期延长。灭囊灵的另一成分水蛭,虽然无明显抗惊厥作用,但加入水蛭后的灭囊灵全方抗惊厥作用明显增强,主要表现为对回苏灵所致惊厥的诱导期明显延长,表明水蛭能增强全蝎和矾石的抗惊厥作用,可能与水蛭的破血逐瘀利水作用,减轻了脑组织炎症反应和脑水肿有关。既往的实验和本文研究结果表明,灭囊灵不仅能杀灭猪囊尾蚴,而且还有较明显的抗癫痫作用,此是中医药治疗脑囊虫病的优势特色之一。

(本文实验委托第一军医大学中国人民解放军中医药研究所完成,对郑有顺教授、莫志贤副教授、凌远育副教授、余林中及朱全红讲师、邵红霞技师及研究生文磊等所给予的支持谨致谢意。)

(原载:《沈阳部队医药》,1999,12(4):299-302)

第七节 灭囊灵对体外培养的猪囊尾蚴摄取^{3}H-葡萄糖的影响

灭囊灵对猪囊尾蚴有明显的抑制和杀灭作用,为了进一步阐明其作用机理,我们观察了该药对体外培养猪囊尾蚴摄入^{3}H-葡萄糖的影响,现将实验结果报道如下。

一、材料与方法

1. 受试药物

灭囊灵散剂由本院中药制剂室提供。实验前准确称取灭囊灵散剂,加入等量温生理盐水(40 ℃),搅拌均匀后,浸泡12小时离心、过滤,制成药物∶生理盐水=1∶1(W/V)浓度的受试药物滤液备用。

阳性对照药物:阿苯达唑胶囊,规格:100 mg/粒。沈阳辽河制药厂生产,批号:970804。

2. 试剂

^{3}H-葡萄糖,上海原子核研究所提供。比度:8 Ci/mg,浓度:1 mCi/mL。批号98-1-20。

3. 猪囊尾蚴

自屠宰后 12 小时内新鲜痘猪肉中获取。

4. 仪器

SL-5018 型闪烁计数器，美国贝克曼公司生产。

5. 猪囊尾蚴的体外培养

取新鲜猪胆汁加适量生理盐水，制备成 19%(V/V)的培养液备用。取培养皿(直径 8.5 cm)，向培养皿中倒入培养液30 mL，将培养皿标记分成空白对照组、灭囊灵组(4 个亚组)和阳性对照组(4 个亚组)，每组 3 个培养皿，共计 9 组 27 个培养皿。分别向相应的各组培养皿中加入 1∶1 灭囊灵浸液 0.3 mL、0.6 mL、1.2 mL、2.4 mL 和阿苯达唑 0.3 g、0.6 g、1.2 g、2.4 g，空白对照组加入等体积生理盐水。然后向每个培养皿中加入 20 μL 的^{3}H-葡萄糖，待混匀后，再向所有培养皿中加入猪囊尾蚴 50 个。将培养皿放入隔水式电热恒温培养箱中(37±0.1)℃培养 12 小时。培养后首先观察猪囊尾蚴的出虫率，然后从每个培养皿中随机取出培养的猪囊尾蚴 15 条(每个培养皿中猪囊尾蚴的重量相同)，用于同位素强度测定。

6. 同位素强度测定方法

在每个样品中加入 1.0 mL $HClO_4$、0.3 mL H_2O_2，在 75 ℃条件下消化 1.5 小时，将消化液全部倒入闪烁杯中，然后加入 3 mL 乙二醇独乙醚和 5 mL 闪烁液(PPO+二甲苯，浓度为 0.6%)。暗处静止一天。然后液闪计数测定放射强度，单位以脉冲数(cpm)表示。

二、结　果

1. 对猪囊尾蚴出虫率的影响(见图 1)

从图 1 看出，灭囊灵的出虫率明显低于阿苯达唑组，表明灭囊灵对猪囊尾蚴的抑制作用明显强于阿苯达唑。

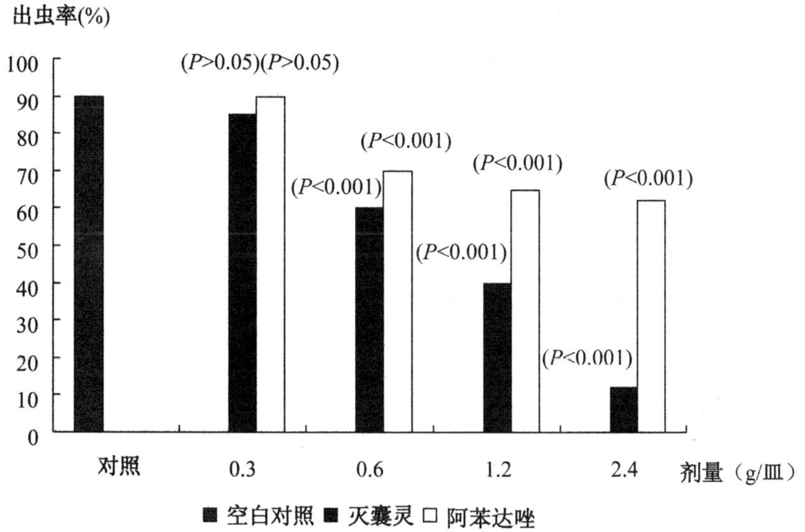

图 1　受试药对猪囊尾蚴出虫率的影响

2. 猪囊尾蚴摄取^3H-葡萄糖的放射强度测定(见表1)

表1 灭囊灵对体外培养的猪囊尾蚴摄取^3H-葡萄糖的影响 $\bar{x}\pm SD$

组别	剂量(g/皿)	虫体数(只)	脉冲数(cpm)
空白对照		45	506±98**
灭囊灵	0.3	45	1089±340**△△
	0.6	45	1288±418**△
	1.2	45	2736±466**△△
	2.4	45	2168±982**△
阿苯达唑	0.3	45	3235±1766**
	0.6	45	2047±899**
	1.2	45	569±360*
	2.4	45	1221±253**

注:与对照组比较,* 表示 $P<0.05$,** 表示 $P<0.01$;与阿苯达唑比较,△表示 $P<0.05$,△△表示 $P<0.01$。

三、讨 论

我们既往已从形态学方面证实了中药灭囊灵对猪囊尾蚴的杀伤作用,其作用明显优于阿苯达唑,与吡喹酮的作用相当。本次试验出虫率的变化又进一步证实了此点,并表明本品醇提剂、水提剂和生理盐水浸剂对猪囊尾蚴均有明显的杀灭作用。吡喹酮、阿苯达唑的治疗机理均为干扰了囊尾蚴的糖代谢过程,使糖原耗竭而死亡。本文研究结果表明,灭囊灵组 cpm 随着剂量增加(0.3～2.4 g)而增大,各剂量组 cpm 均明显高于空白对照组。但阿苯达唑组随着剂量增加,(0.3～2.4 g),其 cpm 反而相应减少。上述结果说明,灭囊灵和阿苯达唑均干扰了猪囊尾蚴的糖代谢过程,但二者的作用机理和途径存在差异。阿苯达唑主要抑制囊尾蚴对葡萄糖的摄取过程,所以随着药物剂量的增大,其囊组织中所含的葡萄糖量越小;而灭囊灵则可能主要是阻断了囊尾蚴对葡萄糖的转运代谢或氧化代谢利用的过程,所以随着药物剂量增大,其囊组织中所含葡萄糖越高,由于过高的糖含量干扰了囊尾蚴的生化代谢过程而导致虫体死亡。此种作用机理尚待对灭囊灵作用以后对猪囊尾蚴糖代谢过程中三羧酸循环的有关酶类变化进行检测加以证明。

(本实验得到黑龙江省中医药大学药学院药理教研室李庭利教授、郎杰讲师和东北农业大学中心实验室滕冰工程师的大力支持和帮助,在此深表谢意。)

(原载:《中药药理与临床》,1999,15(6):27-29)

第八节 灭囊灵对体外培养的猪囊尾蚴虫体游离氨基酸组成成分与含量的影响

灭囊灵对体外猪囊尾蚴有明显的抑制和杀灭作用。为了进一步阐明其作用机理，我们观察了该药对体外培养猪囊尾蚴虫体游离氨基酸含量的影响，现将实验结果报道如下。

一、材料与方法

1. 灭囊灵散剂和培养液的制备

同前文报道。

2. 猪囊尾蚴体外培养方法

培养方法见前文报道。培养 12 小时后，从每个培养皿中随机取出 15 条猪囊尾蚴(平均重量 0.5 g/15 条)，用于氨基酸组分与含量测定。

3. 氨基酸测量方法

将称重后的虫体，放入 10 mL 电动研磨管中，加入 3%磺基水杨酸 3 mL，研磨 5 分钟。提取液移至 1.5 mL 离心管中，15000 r/min 离心 5 分钟。如仍混浊，用 0.2μm 滤膜过滤后，将滤液用日立 825-50 氨基酸分析仪测定氨基酸组成及含量。分析柱：4.0 mm×120 mm 日立 2169 树脂；去氨柱：4.0 mm×120 mm 日立 2650 树脂；流动相：原机各缓冲液；流量和压力：P_1 为 0.55 mL/min，150 kg/cm^2，P_2 为 0.30 mL/min，30 kg/cm^2。氨基酸(AA)含量的计算公式如下：

$$\text{AA}(\mu\text{g/g})=\frac{n_g\times10^{-3}\times20\times(W+3)}{W}$$

式中：n_g 为氨基酸仪器测定值，W 为囊尾蚴湿重(g)。

二、结　果

猪囊尾蚴组织中游离氨基酸的组成和灭囊灵作用后含量变化如表 1 所示。

从表 1 看出，猪囊尾蚴组织中含有 15 种游离氨基酸，以甘氨酸(占总量的 26.5%)、脯氨酸(12.9%)、丝氨酸(12.4%)、谷氨酸(8.3%)和酪氨酸(7.5%)的含量较多。在 6 种必需氨基酸中，以缬氨酸(5.6%)含量最高，而异亮氨酸和亮氨酸测不出含量。

在给予 0.3 mL 灭囊灵浸剂时，各种氨基酸的含量均低于或接近于空白对照组，当给予 0.6 mL 以上剂量时，除脯氨酸和精氨酸以外的氨基酸含量明显高于空白对照组，尤以 1.2 mL 组增高最为显著。脯氨酸和精氨酸在空白对照组中存在，在灭囊灵各个剂量组中均测不出；而异亮氨酸和亮氨酸在空白对照组仅能检出痕迹，在 0.6 mL 和 1.2 mL 组反而都明显增高。游离氨随着受试药物浓度增大，其含量较对照组有显著增加。

表 1　　灭囊灵作用 12 小时后体外培养猪囊尾蚴虫体游离氨基酸含量的变化　　(μg/g)

氨基酸	对照组	灭囊灵			
		0.3 mL 组	0.6 mL 组	1.2 mL 组	2.4 mL 组
天门冬氨酸	2.320±0.021	3.804±0.023	6.077±0.027	7.632±0.029	2.313±0.022
苏氨酸*	2.778±0.015	2.484±0.013	3.514±0.011	4.998±0.017	1.441±0.011
丝氨酸	10.036±0.156	10.374±0.137	15.934±0.145	21.569±0.157	7.607±0.013
*谷氨酸	6.760±0.042	4.566±0.035	7.754±0.037	5.175±0.033	7.737±0.031
脯氨酸	10.487±0.096	—△	—	—	—
甘氨酸	21.487±0.107	7.831±0.102	30.109±0.110	199.160±7.381	123.21±3.472
丙氨酸	4.115±0.027	2.153±0.021	5.056±0.026	8.263±0.024	30.955±0.038
缬氨酸*	4.527±0.053	4.092±0.047	4.281±0.049	3.206±0.035	2.731±0.031
异亮氨酸*	—△	—	1.151±0.012	4.235±0.011	—
亮氨酸*	—△	—	1.125±0.009	1.612±0.005	1.142±0.003
酪氨酸	6.088±0.016	6.872±0.017	6.851±0.014	10.120±0.012	8.941±0.011
苯丙氨酸*	2.634±0.011	3.301±0.013	1.939±0.010	1.785±0.009	1.768±0.007
赖氨酸*	2.934±0.011	1.994±0.009	5.410±0.007	5.548±0.006	1.747±0.003
组氨酸	3.186±0.017	3.509±0.015	6.716±0.019	9.205±0.118	6.330±0.105
精氨酸	3.698±0.013	—△	—	—	—
总量 AA	81.095±2.310	50.980±2.110	95.998±2.511	282.553±5.112	195±5.015
氨(NH_3)	8.970±0.113	12.527±0.110	23.454±0.119	37.761±0.125	45.467±0.351

注：* 为必需氨基酸，△表示痕量或未检出。

三、讨　论

我们已从临床和形态学上证实了灭囊灵对猪囊尾蚴有明显的杀灭作用。电镜观察结果表明，灭囊灵对猪囊尾蚴的上皮、基底膜、肌层和实质层组织结构均有明显破坏作用。

为了研究灭囊灵杀灭猪囊尾蚴的作用机理，本实验观察了灭囊灵生理盐水浸剂对体外培养的猪囊尾蚴虫体氨基酸组成及含量的变化。实验发现，在灭囊灵作用后，除脯氨酸和精氨酸以外，其他各种氨基酸和 NH_3 的含量随着灭囊灵浓度的增高而呈明显上升趋势，其中以 1.2 mL 剂量组增高的比例为最大，而脯氨酸和精氨酸经灭囊灵作用后各剂量组均检测不出。以上表明灭囊灵对猪囊尾蚴的氨基酸代谢有明显的影响。

陈佩兰等观察了阿苯达唑对体外培养猪囊尾蚴的游离氨基酸含量变化，发现作用 72 小时后，囊组织中 12 种氨基酸的含量有非常显著的变化，并认为此种现象是阿苯达唑破坏了囊虫组织，使其所含蛋白质异常分解，或是导致氨基酸合成蛋白质的功能受障碍，引起了氨基酸含量的增高，由于囊虫营养代谢紊乱造成了囊虫死亡。我们的实验结果与他们的观察相似，证明灭囊灵对猪囊尾蚴氨基酸的代谢有明显影响，这是导致猪囊虫死亡的一个重要原因。

（本实验获得黑龙江中医药大学药学院中药药理教研室李庭利教授、郎杰讲师和东北农业大学中心实验室滕冰工程师的支持和帮助，谨致谢意。）

（原载：《沈阳部队医药》，2000，13(4)：301-302）

第九节　灭囊灵对体外培养的猪囊尾蚴虫体蛋白质组分及含量的影响

灭囊灵对猪囊尾蚴有明显的抑制和杀灭作用。为了进一步阐明其作用机理，我们应用聚丙烯酰胺凝胶电泳（PAGE）和薄层扫描技术，观察了该药对体外培养猪囊尾蚴虫体蛋白质组分及含量的影响。现将实验结果报道如下。

一、材料和方法

1. 受试药物及其制备方法

灭囊灵散剂，由本院中药制剂室提供。实验前准确称取灭囊灵散剂，加入等量的温生理盐水（40 ℃），搅拌均匀后，浸泡 12 小时，离心，过滤，制成 1∶1（W/V）浓度的受试滤液备用。

阳性对照药：阿苯达唑胶囊，100 mg/粒。沈阳辽河制药厂产，批号 970805。

2. 方法

（1）培养液的制备：取新鲜猪胆汁，加适量的生理盐水，制备成 19%（V/V）的培养液备用。

（2）猪囊尾蚴体外培养：取消毒的培养皿（直径 8.5 cm），向培养皿中倒入培养液 30 mL，将培养皿分别标记为空白对照组（0.6 mL生理盐水），阿苯达唑 1.2 g 和灭囊灵浸剂 0.6 mL、1.2 mL、2.4 mL 组。以上同一剂量组均为 3 个培养皿，每个培养皿中加入猪囊尾蚴 50 个，放入隔水式电热恒温培养箱中，培养 6 小时，培养温度（37±0.1）℃。

（3）样品处理：从培养后的培养皿中取出猪囊尾蚴，生理盐水冲洗后，称取 1 g（鲜重），放在冰箱冷冻层速冻（−20 ℃）。将速冻后的猪囊尾蚴置于乳钵中，加入 0.15 mol/L NaCl 2 mL 研磨，以 4500 r/min 离心 30 分钟。取上清液，加入 1 mL 石油醚萃取脂质，弃去石油醚部分，向剩余部分加入 1 mL 乙酸乙酯萃取杂质；弃去乙酸乙酯部分，剩余部分静置，然后离心，取上清液备用。

（4）猪囊尾蚴虫体蛋白质组分电泳分离及含量测定：圆盘聚丙酰胺电泳法（浓缩胶：Tris 缓冲液 pH 6.7，灌胶量 0.4 mL/管；分离胶：Tris 缓冲液 pH 8.9，灌胶量 1.6 mL/管），加样量 100 μL/管，电泳仪电流 1.5 mA/管，电泳时间 3 小时，电泳温度 10 ℃。染色液：2%考马斯亮蓝 G 250，2%浓度，10%乙酸，40%甲醇。染色时间及温度：1 小时，37 ℃。剥胶后放入 7%冰醋酸、10%甲醇脱色液中脱色，至蛋白质区带清晰。然后将电泳胶条置于岛津 930 双波长薄层扫描仪中扫描（波长 660 nm）。

二、结　果

1. 猪囊尾蚴蛋白质 PAGE 分离区带数量变化(见图 1～图 5)

各组囊尾蚴蛋白质经 PAGE 分离后，可见到 17～25 条蛋白带，其中原囊蚴可见 19～22 条，空白对照组可见 20～24 条，灭囊灵 0.6 mL 组可见 17～24 条，1.2 mL 组可见 17～25 条，2.4 mL 组可见 18～21 条，阿苯达唑组可见 21～25 条。各组间蛋白带数量无显著性差别，但各组蛋白带所分布的区段位置有所不同。

2. 猪囊尾蚴蛋白质 PAGE 电泳区带峰面积变化(见表 1、图 2～图 5)。

表 1　猪囊尾蚴蛋白质 PAGE 电泳区带峰面积比较　(n=3)

区段	原囊尾蚴	阴性对照	灭囊灵 0.6 mL	灭囊灵 1.2 mL	灭囊灵 2.4 mL	阿苯达唑 1.2 g
65～70	0	11898±1250	781±41	7537±280	3201±160	0
70～75	33108±1187	7428±488	0	0	0	23108±1602
75～80	0	0	21938±1675	20211±1563	10443±1315	2411±153
80～85	28676±1680	3895±401	10906±1351	6555±132	9335±252	16064±1247
85～90	21313±1587	20180±1590	47346±2518	37280±1436	57321±3207	61673±2519
90～95	93548±3820	15949±1433	6875±612	3415±135	8150±254	6393±202
95～100	24118±1773	18907±1633	5131±455	13249±1019	7772±174	12612±1013
100～105	48673±2863	14033±1740	0	9746±213	46348±3146	25842±1601
105～110	51704±2847	14671±1670	55027±3147	11606±1131	46465±3543	45921±2485
110～115	38894±1307	15426±1429	39783±2531	58224±2917	59316±3198	26703±1432
115～120	27449±1375	15405±1011	29797±1627	23999±1320	14198±1227	39350±1843
120～125	57209±2838	27093±2118	27938±1313	50933±2507	24766±1207	8296±348
125～130	23690±1723	43140±2310	6293±215	13799±1518	29154±1841	6158±275
130～135	58547±2952	18252±1239	11399±1528	15321±1456	29768±1202	34541±1895
135～140	21187±1401	36505±1526	23234±1854	25198±2135	13236±1032	3454±191

从表 1 和薄层扫描图看出，原囊尾蚴和空白对照组囊尾蚴在 75～80 区段蛋白扫描无峰，灭囊灵三个剂量组在 70～75 区段蛋白扫描无峰，原囊尾蚴和阿苯达唑组在 65～70 区段蛋白扫描无峰。原囊尾蚴组蛋白峰值在 90～95 区段最高，阴性对照组在 125～130 区段峰值最高，灭囊灵 0.6 mL 剂量在 105～110 区段峰值最高，灭囊灵 1.2 mL 和 2.4 mL 剂量组均在 110～115 区段峰值最高，阿苯达唑组在 85～90 区段峰值最高。

3. 猪囊尾蚴蛋白 PAGE 分离区带峰面积变化(见表 2)

表 2　　猪囊尾蚴蛋白质 PAGE 电泳区带峰面积百分比

区段	原囊尾蚴	阴性对照	灭囊灵 0.6 mL	灭囊灵 1.2 mL	灭囊灵 2.4 mL	阿苯达唑 1.2 g
65～70	0	4.52±0.47	0.27±0.01	2.54±0.09	0.89±0.04	0
70～75	6.31±0.23	2.82±0.18	0	0	0	7.39±0.51
75～80	0	0	7.65±0.58	6.80±0.52	2.90±0.36	0.77±0.05
80～85	5.43±0.32	1.48±0.15	3.81±0.47	2.21±0.04	2.59±0.06	5.14±0.39
85～90	4.17±0.31	7.68±0.61	16.52±0.87	12.55±0.98	15.94±1.89	19.73±1.81
90～95	17.72±0.72	6.07±0.54	2.40±0.21	1.15±0.04	2.26±0.07	2.04±0.06
95～100	4.76±0.35	7.19±0.62	1.79±0.16	4.46±0.34	2.16±0.05	4.03±0.32
100～105	9.22±0.54	5.34±0.66	0	3.28±0.07	12.89±1.87	8.27±0.91
105～110	9.81±0.53	5.58±0.63	19.21±1.09	3.91±0.38	12.92±1.98	14.69±1.79
110～115	7.43±0.24	5.87±0.54	13.86±0.88	19.59±1.98	16.50±1.88	8.54±0.95
115～120	5.21±0.26	5.86±0.38	10.40±0.57	8.07±0.44	3.95±0.34	12.59±1.18
120～125	10.83±0.53	10.31±0.81	9.75±0.46	17.14±1.84	6.89±0.33	2.65±0.11
125～130	4.57±0.33	16.42±0.87	2.19±0.17	4.64±0.51	8.11±0.51	1.97±0.09
130～135	11.16±0.56	6.94±0.47	3.97±0.53	5.16±0.49	8.28±0.33	11.05±1.61
135～140	4.05±0.27	13.89±0.58	8.11±0.64	8.48±0.71	3.68±0.29	1.11±0.06

薄层扫描后，以峰面积积分值占 8%以上者为主峰带。从表 2 看出，原囊尾蚴可见 5 个主峰，阴性对照组可见 3 个主峰，灭囊灵 0.6 mL 组可见 6 个主峰，1.2 mL 组可见 5 个主峰，2.4 mL 组可见 6 个主峰，阿苯达唑组也可见 6 个主峰，但每个组主峰分布的区段有显著性差别。

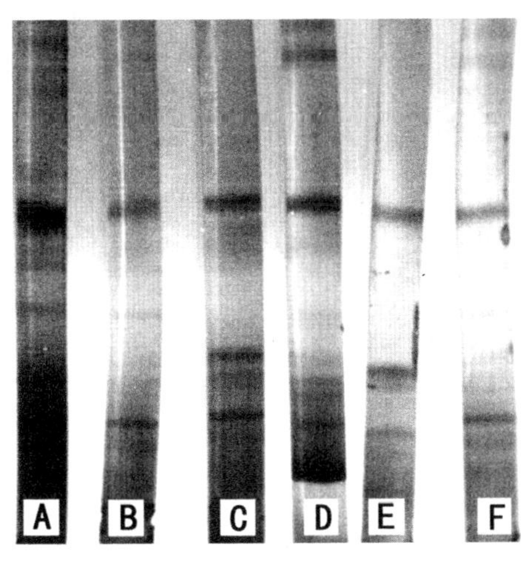

图 1　猪囊尾蚴 PAGE 电泳图

A 原始猪囊尾蚴　B 空白对照组　C 灭囊灵 0.6 mL 组
D 灭囊灵 1.2 mL 组　E 灭囊灵 2.4 mL 组　F 阿苯达唑组

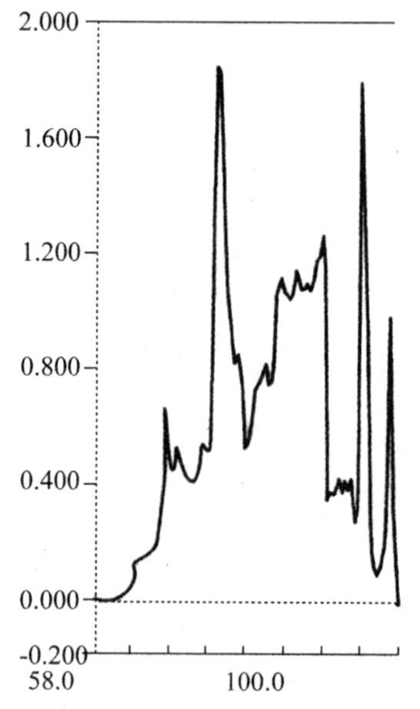

图 2 原始猪囊尾蚴蛋白质薄层扫描图

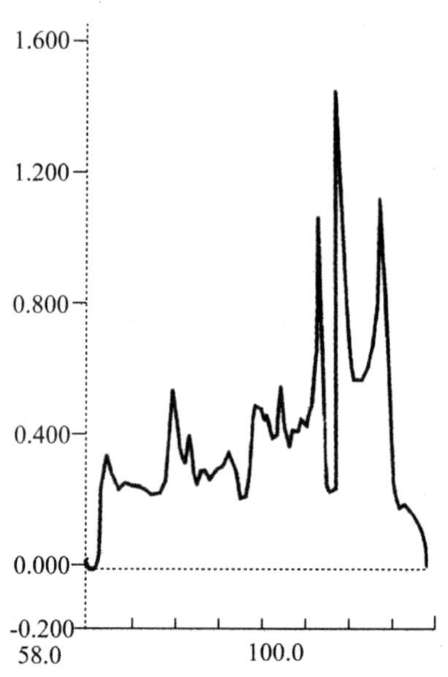

图 3 阴性对照组猪囊尾蚴蛋白质薄层扫描图

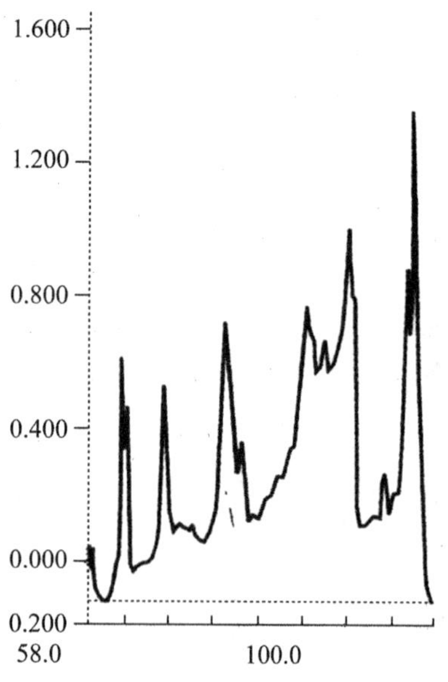

图 4 灭囊灵 1.2 mL 组猪囊尾蚴蛋白质薄层扫描图

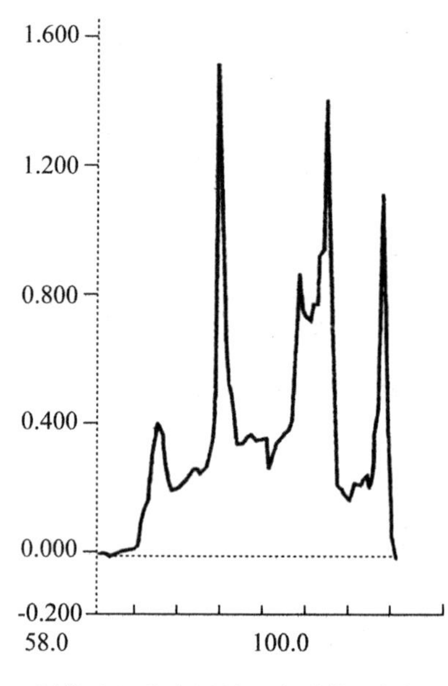

图 5 阿苯唑组猪囊尾蚴蛋白质薄层扫描图

三、讨 论

猪囊尾蚴虫体蛋白质组分变化十分复杂，通过 PAGE 分析，可以反映其蛋白组分变化。姜氏等通过 PAGE、SDS-PAGE 和考马斯亮蓝染色显示：猪囊尾蚴头节囊壁混合蛋白质区带 13 条，囊液蛋白质区带 10 条，头节囊壁混合蛋白质-SDS 区带 22 条，囊液蛋白质-SDS 区带 16 条。连氏等以 PAGE 分析，囊液、头节囊壁和全囊三种样品分别分离出 15、15

和16条蛋白带。我们以PAGE方法分析了灭囊灵作用于体外培养猪囊尾蚴的全囊(包括孵化出虫和未出虫部分)蛋白区带,可见到17～25条蛋白质区带,与姜氏SDS-PAGE法分离的区带数基本相同。从电泳分离的蛋白质区带数量来看,灭囊灵各剂量之间无显著性差别,灭囊灵与原囊尾蚴、空白对照组和阿苯达唑组间也无显著性差别,平均蛋白区带都在21条左右。但是从蛋白质扫描峰值所分布的区段位置看,灭囊灵组和其他各组间有显著性差别,灭囊灵3个剂量组在70～75区段均无峰值,其他各组扫描在其他某些区段无峰值。从主峰面积所分布的区段位置看,灭囊灵各剂量组之间,灭囊灵各剂量组与其他各组之间,主峰面积所分布的区段位置均不相同。蛋白电泳所分离的蛋白带数量变化和各蛋白带所分布区段位置的变化,可以反映猪囊尾蚴虫体蛋白组成成分的变化,而薄层扫描所测各区段蛋白峰面积的大小则可反映猪囊尾蚴虫体蛋白各组分含量的大小。本文实验结果表明,猪囊尾蚴虫体全囊蛋白质PAGE可以分离出17～25条蛋白带,平均21条左右。中药灭囊灵不仅可引起猪囊尾蚴虫体蛋白质的组分发生变化,而且对其蛋白各组分的含量也有明显影响。我们曾报道了灭囊灵对猪囊尾蚴氨基酸代谢有明显影响。本实验结果表明,中药灭囊灵杀灭猪囊尾蚴的机理与干扰或影响了囊尾蚴虫体蛋白的组分和含量等因素有关。

(本实验得到黑龙江中医药大学药学院药理教研室李廷利教授、朗杰讲师和东北农业大学中心实验室滕冰工程师的支持和帮助,谨此致谢。)

(原载:《中国人兽共患病杂志》,2002,18(4):83-85)

第十节　灭囊灵对大鼠实验性脑水肿模型的影响

既往研究表明,灭囊灵可用于治疗脑囊虫病。为研究灭囊灵对脑水肿的作用,本实验观察了灭囊灵对实验性脑血肿诱发脑水肿大鼠模型的脑系数、脑组织含水量及脑血管通透性的影响。

一、材料和方法

1. 实验药物

灭囊灵粉剂由本院制剂室提供,实验前用5%淀粉研磨配成混悬液;乙酰唑胺片剂,江苏省海门县制药厂生产(批号951218),实验前研细后用5%淀粉配成混悬液;甲酰胺,上海化学试剂站中心化工厂生产(批号930715);伊文思蓝(EB),Fluka进口分装,上海化学试剂采购供应站提供(批号921102)。

2. 实验动物

雄性SD大鼠105只,体重(228±15.7)g,中山医科大学动物中心提供,广东省医学实验动物管理委员会合格证(粤卫动字)26-97003号;广东省科委实验动物监测所合格证(检证字)97A021号。

3. 实验仪器

江湾Ⅰ型立体定向器，上海川沙花木农机厂生产；722 型光栅分光光度计厦门分析仪器厂生产。

4. 实验方法

(1)实验分组与给药剂量：实验共分为 5 组：①正常对照组；②模型组；③灭囊灵低剂量组[0.70 g/(kg·d)]；④灭囊灵高剂量组[1.40 g/(kg·d)]；⑤乙酰唑胺组[0.0583 g/(kg·d)]。正常对照组和模型组每天给予等容量的 5%淀粉溶液。每组于造模前 5d 开始连续灌胃给药或给予等容量的 5%淀粉液[1.0 mL/100 g·d]直至动物处死当天。5 天后②～⑤组动物制成实验性脑水肿模型。各组实验动物分别于造模后 24 小时、48 小时取材，检测有关指标。

(2)实验性脑水肿模型的制作：仿王楠等脑内注入血块的方法略作修改。造模前一天大鼠乙醚麻醉后，剪尾 0.5 cm，取少量血放入无菌青霉素小瓶中，自然凝固后置 4 ℃冰箱保存过夜。造模当日用电子天平称取自体血凝块 7 mg，装入 18 号穿刺针内。将大鼠用 3%戊巴比妥麻醉后，固定于大鼠脑立体定向器上，在相当于冠状缝前 1 mm，矢状缝右侧 2.5 mm 处，用牙科钻钻开一直径 3 mm 的小孔，沿钻孔处将穿刺针垂直刺入脑组织5 mm，将针芯复位，血块即埋入脑组织中。

(3)脑系数的测定：实验动物称体重后断头处死，开颅取脑，沿脑桥上界水平面切断，称量全脑重。按下列公式计算脑系数：脑系数＝全脑重/体重×100%。

(4)脑组织含水量测定：按文献方法略作修改。于右侧脑损伤区前缘取脑组织约 120 mg(包括脑皮质和白质)，称取湿重后，于 85 ℃烤箱中烘烤至恒重后称取干重，根据下式计算脑组织含水量：脑组织含水量＝(湿重－干重)/湿重×100%。

(5)脑血管通透性测定：脑组织伊文思蓝(EB)含量的测定按文献方法略作修改。实验动物均于股静脉缓慢注入 2.5% EB 生理盐水液(0.2 mL/100 g 体重)后 5 小时处死取脑，分别于造模后 24 小时、48 小时测定脑血管通透性指标。于右侧脑损伤区后缘及左侧相对应部位各取脑组织约 120 mg(包括脑皮质和白质)，称取湿重，分别浸泡于甲酰胺 3 mL 中，于 45 ℃恒温水浴 72 小时。取浸泡液用 722 型分光光度计在 620nm 波长下测定其 A 值，然后根据标准曲线计算出脑内 EB 含量(μg/g 脑湿重)，以表示脑血管通透性的变化程度。

(6)统计方法：经方差检验后，进行单因素方差分析和两两比较，均采用 SPSS 软件包进行统计处理。

二、结 果

1. 5组脑系数比较(见表1)

表1　　5组脑系数比较($\bar{x}\pm S$,%)

组 别	脑系数	
	24小时(*n*)	48小时(*n*)
正常对照组	0.764±0.025(10)	0.764±0.025(10)
模型组	0.841±0.027(10)**	0.879±0.036(12)**
灭囊灵低剂量组	0.828±0.045(10)**	0.845±0.067(11)**#
灭囊灵高剂量组	0.819±0.018(10)**#	0.838±0.040(10)**#
乙酰唑胺组	0.831±0.033(10)**	0.852±0.023(12)**#

注:括号内为动物只数(以下同);与正常对照组相比,* 表示 $P<0.05$,** 表示 $P<0.01$;与模型组相比,# 表示 $P<0.05$,## 表示 $P<0.01$(以下同)。

由表1可见,造模后24小时仅灭囊灵高剂量组脑系数低于模型组,其余各组之间无统计学差异;造模后48小时各治疗组均低于模型组。

2. 5组脑组织含水量比较结果(结果见表2)

表2　　5组脑组织含水量比较($\bar{x}\pm S$,%)

组 别	造模侧脑组织含水量	
	24小时(*n*)	48小时(*n*)
正常对照组	78.31±0.24(10)	78.31±0.24(10)
模型组	78.89±0.17(10)**	79.18±0.32(12)**
灭囊灵低剂量组	78.61±0.38(10)*#	78.86±0.40(11)**#
灭囊灵高剂量组	78.55±0.21(10)*##	78.72±0.26(10)**##△
乙酰唑胺组	78.63±0.35(10)*#	78.94±0.19(12)**#

注:灭囊灵高、低剂量组与乙酰唑胺组相比,△表示 $P<0.05$;其余同表1。

从表2可见,各治疗组脑组织含水量均低于相应时间点造模组,但与正常对照组相比仍存在统计学差异,造模后48小时灭囊灵高剂量组脑组织含水量低于乙酰唑胺组,但其余各治疗组之间均无明显统计学差异。

3. 5组脑组织EB含量比较(结果见表3)

表3 **5组非造模侧和造膜侧脑组织内EB含量的变化**($\bar{x}\pm S$,μg/g脑湿重)

组别	非造模侧EB含量		造模侧EB含量	
	24小时(n)	48小时(n)	24小时(n)	48小时(n)
正常对照组	4.32±0.95(10)	4.32±0.95(10)	4.21±0.67(10)	4.21±0.67(10)
模型组	5.11±0.72(10)	4.97±1.12(12)	14.58±2.59(10)**	18.84±2.77(12)**
灭囊灵低剂量组	5.08±0.64(10)	5.12±0.97(11)	12.11±2.23(10)**#▲	15.74±2.43(10)**##
灭囊灵高剂量组	4.93±1.05(10)	5.08±1.24(10)	10.03±1.89(10)**##△	13.65±4.18(10)**##△
乙酰唑胺组	4.87±0.59(10)	5.16±0.63(12)	12.87±3.33(10)**	16.56±2.16(12)**#

注:灭囊灵低剂量组与高剂量组比较,▲表示 $P<0.05$;其余同表1、表2。

从表3中看出,造模后24小时造模侧灭囊灵高、低剂量组脑组织内的EB含量均低于模型组,且灭囊灵高剂量组EB含量低于灭囊灵低剂量组和乙酰唑胺组。造模后48小时各治疗组均低于模型组,其中灭囊灵高剂量组低于乙酰唑胺组,其余各治疗组之间无明显统计学差异。

三、讨 论

临床和实验均表明,灭囊灵对猪囊尾蚴有明显的杀灭作用。脑囊虫病的基本病理变化为囊尾蚴刺激所引起的炎性细胞浸润、脑组织水肿或脑细胞破坏,脑神经组织的异常放电即可引起癫痫发作。因此,治疗脑囊虫病应包括杀虫,控制炎性反应,减轻脑水肿,降低颅内压和抗癫痫发作等几个方面。我们在既往临床观察和对猪囊尾蚴的体外抑制试验结果均证明了灭囊灵对囊虫有明显的杀伤作用,另一项实验已证实,灭囊灵有较明显的抗癫痫作用。

本实验结果表明,实验大鼠造模后非造模侧脑组织未发现明显脑水肿,但造模侧脑组织出现了脑水肿,表现为脑系数及造模侧脑组织含水量在造模后高于正常对照组;造模侧脑组织的脑血管通透性亦明显增加,表现为造模侧脑组织内的EB含量在造模后明显高于正常对照组,以上改变随造模后时间的推移有所加重。灭囊灵高、低剂量组及乙酰唑胺组对以上病理改变均有一定的治疗作用,其中以灭囊灵高剂量组作用最为明显,灭囊灵低剂量组与乙酰唑胺组的作用相当。虽然各治疗组均不能使造模大鼠的以上病理改变恢复至正常水平,但灭囊灵确实能降低造模大鼠的脑系数、脑组织含水量及脑血管通透性。本结果为临床上应用该药进一步提供了实验依据。

(本实验得到广州第一军医大学中医系郑有顺教授、莫志贤副教授、凌远育副教授、余林中及朱全红讲师、邵红霞技师和研究生文磊等的大力支持和帮助,谨此致谢。)

(原载:《中国中医基础医学杂志》,2001,7(10):44-46)

第十一节 灭囊灵对体外猪囊尾蚴的抑制作用和毒理学研究

灭囊灵是我院多年研制的治疗猪囊尾蚴病的纯中药制剂，经153例临床观察，其近期治愈率达56.9%。为了探讨本药的治疗机理，我们进行了本药在体外对猪囊尾蚴的抑制作用观察和毒理学研究，现将结果报道如下。

一、实验材料

1. 材料

猪囊尾蚴：自屠宰后12小时新鲜猪肉中取下。新鲜猪胆汁：取自哈尔滨顾乡屠宰厂。灭囊灵粉剂，由本院药剂科自制；20%灭囊灵混悬液，中药粉末，加入蒸馏水配制成混悬液。阿苯达唑：江苏宜兴制药厂生产，批号950222。吡喹酮：南京制药厂生产，批号960801。

2. 实验动物

昆明种小白鼠20只，系黑龙江省肿瘤研究所动物饲养室提供（合格证号0921），体重20～22 g，雌雄各半。Wistar大白鼠80只，5～7周龄，提供单位同上（合格证号0932），体重(70±8)g，雌雄各半。

3. 实验方法

(1)对猪囊尾蚴的体外抑制实验：取灭囊灵粉剂200 g，置索氏提取器中，加95%乙醇300 mL提取至无色，将提取液置水浴蒸干后加入15%猪胆汁溶液，配制成100%浓度，再从37.5%～1.4%按1.5∶1等比关系分成9个剂量组；阿苯达唑粉剂加入15%猪胆汁溶液中，配制成2%和1%浓度培养液；吡喹酮粉剂加入15%猪胆汁水溶液配制成0.04%和0.02%浓度培养液。上述各剂量组均用3只培养皿，以15%的猪胆汁溶液为空白对照组（以观察其自然死亡率），每只培养皿均放入10个猪囊尾蚴，在恒温箱37 ℃培养，连续观察14小时，头节翻出者为成活，未长出头节者为死亡。按下列公式计算平均校正灭活率：

$$平均校正灭活率=\frac{实验组死亡率-阴性对照死亡率}{100\%-阴性对照死亡率}$$

(2)急性毒性试验研究：选择健小白鼠20只，雌雄各半。一次性将20%灭囊灵混悬液0.4 mL/10 g灌胃，连续观察7天。

(3)长期毒性实验：选取健康Wistar大鼠80只，随机分成4组。第1组对照组，每日灌胃生理盐水0.1 mL/kg；第2组为大量组，每日灌胃灭囊灵5.4 g/kg；第3组为中量组，每日灌胃1.8 g/kg；第4组为小量组，每日灌胃0.6 g/kg。每次量超过3 mL时，则分为上午和下午两次灌胃。连续灌胃24周，停药24小时内，处死部分动物，并取血以单盲法进行血液、血液生化指标检查，同时摘取心、肝、脾、肺、肾、脑、肾上腺素、胸腺、胃、十二指肠、胰腺、睾丸、卵巢等器官。滤纸吸净血液称重后，计算脏器系数（脏器系数=脏器重量÷大鼠体重×100%），标本以甲醛固定，送病理室进行病理组织学检查。停药后再处死大剂量组余下鼠，同样检查血液、血液生化指标和病理组织学检查。血液生化指标用荷兰威图 ISP-M2 半自动分析仪检测，丙氨酸氨基转移酶（ALT）、天门冬氨酸氨基转移酶（AST）为动力学分析法；总蛋白为双缩脲比色法，白蛋白为溴甲酸绿比色法，总胆固醇为三酸比色法，血糖为酶终点法，总胆红素为重氮法，尿素氮为二乙酰一肟法。

二、结 果

1. 对猪囊尾蚴体外杀灭作用

实验结果表明，灭囊灵醇提取组 16.7%以上浓度实验组体外杀灭猪囊尾蚴均为 100%，5%以上组对猪囊尾蚴均有显著的杀灭作用。经平均校正死亡率后，用简化概率单位法计算灭囊灵醇提物杀灭猪囊尾蚴的半数有效量（ED_{50}）为 5.18%，其回归系数 b 值为 4.434，95%平均可信限为 5.18±0.59。2%和 1%阿苯达唑组的杀灭率为 68.9%和 55.1%。0.04%和 0.02%吡喹酮组的杀灭率均为 100%（见表 1）。

表 1　中西药物对猪囊尾蚴体外杀灭作用结果

组别	浓度（%）	猪囊尾蚴数			平均校正灭活率（%）
		受试	死亡	灭活率（%）	
灭囊灵	37.5	30	30	100	100
	25	30	30	100	100
	16.7	30	30	100	100
	11.1	30	27	90	89.6
	7.4	30	19	63.3	62
	5.0	30	12	40	37.9
	3.3	30	8	26.7	24.1
	2.2	30	4	13.3	10.3
	1.4	30	1	3.3	0
阿苯达唑	2	30	21	70	68.9
	1	30	17	56.6	55.1
吡喹酮	0.04	30	30	100	100
	0.02	30	30	100	100
空白对照组	0	30	1	3.3	

2. 灭囊灵急性毒性试验

结果表明，观察 7 天，20 只鼠均无死亡，可以认为，灭囊灵（小鼠灌胃）的 LD_{50} 大于 8 g/kg，为临床用量的 50 倍以上。

3. 长期毒性试验结果

（1）一般状态：在按量给予大鼠灌胃后，对照组和实验组大鼠生长增重均衡，活动、食量、饮水、两便均未见异常。

(2)灭囊灵对大鼠体重增长率的影响：各剂量组与对照组均无显著差异(见表2)。

表2　灭囊灵对大鼠体重增长率的影响($\overline{x}\pm S$)

组别	鼠数(只)	剂量[g/(kg·d)]	原始体重(g)	最后体重(g)	增重(g)	增重率(%)
对照组	20		70.90±8.67	296.60±20.24	225.70±26.38	326.13±74.28
大剂量组	20	5.4	69.89±7.10	288.58±41.05	218.63±42.10	316.61±70.80
中剂量组	20	1.8	69.37±8.08	278.89±25.97	209.56±29.02	308.43±65.76
小剂量组	20	0.6	71.30±6.67	298.00±26.81	226.70±27.58	322.41±60.91

(3)灭囊灵对大鼠器官系数的影响：各剂量组与对照组均无显著差异(见表3)。

表3　灭囊灵对大鼠器官系数的影响($\overline{x}\pm S$，$n=20$)

体重(g)		对照组	小剂量组	中剂量组	大剂量组
		294.67±21.34	302.33±29.86	295.33±15.32	286.80±48.65
心脏	重量(g)	0.85±0.05	0.92±0.12	0.87±0.05	0.85±0.12
	系数(%)	0.29±0.01	0.31±0.04	0.30±0.02	0.30±0.02
肝脏	重量(g)	7.79±0.75	8.33±1.07	8.60±0.93	7.97±1.10
	系数(%)	2.70±0.13	2.88±0.31	2.92±0.36	2.79±0.27
脾脏	重量(g)	0.62±0.12	0.68±0.17	0.62±0.15	0.62±0.11
	系数(%)	0.21±0.04	0.23±0.05	0.21±0.05	0.22±0.04
肺脏	重量(g)	2.25±0.46	2.25±0.15	2.17±0.28	2.20±0.39
	系数(%)	0.77±0.17	0.75±0.05	0.73±0.09	0.77±0.10
肾脏	重量(g)	1.83±0.23	2.05±0.26	1.90±0.25	1.85±0.29
	系数(%)	0.62±0.05	0.68±0.12	0.64±0.07	0.65±0.06
脑	重量(g)	1.83±0.14	1.93±0.14	1.85±0.05	1.83±0.11
	系数(%)	0.62±0.05	0.65±0.07	0.63±0.04	0.65±0.09
胸腺	重量(g)	0.43±0.08	0.46±0.09	0.40±0.11	0.42±0.12
	系数(%)	0.18±0.05	0.15±0.03	0.14±0.04	0.15±0.05
睾丸	重量(g)	3.37±0.15	3.60±0.36	3.43±0.25	3.88±0.45
	系数(%)	1.09±0.09	1.13±0.12	1.17±0.07	1.18±0.14
卵巢	重量(g)	0.28±0.03	0.30±0.09	0.27±0.03	0.28±0.08
	系数(%)	0.10±0.01	0.10±0.02	0.09±0.01	0.11±0.03

(4)灭囊灵对大鼠血细胞的影响:各组检验指标均在正常值范围,表明灭囊灵对大鼠白细胞总数和白细胞分类均无显著影响。

(5)灭囊灵对大鼠血液生化指标的影响(见表4)。

表4　灭囊灵对大鼠血液生化指标的影响($\overline{x}\pm S$,$n=20$)

	对照组	小剂量组	中剂量组	大剂量组	恢复期大剂量组
ALT(U/L)	45.50±21.58	49.67±20.92	41.17±24.58	48.60±21.93	49.25±14.10
AST(U/L)	54.67±27.50	56.83±24.22	48.67±19.09	55.00±25.12	54.50±15.70
总蛋白(g/L)	73.00±5.92	69.47±2.59	70.75±8.31	75.11±4.64	73.63±6.48
白蛋白(g/L)	40.42±4.55	38.47±2.43	38.40±6.87	42.13±3.14	42.90±4.56
总胆红素(μmol/L)	1.26±0.38	1.18±0.22	1.09±0.21	1.36±2.06	1.32±0.23
血糖(mmol/L)	5.48±0.81	5.18±0.38	4.82±0.83	4.46±1.18	4.55±0.78
尿素氮(mmol/L)	4.25±1.28	4.43±1.02	4.29±1.32	4.88±1.50	4.68±1.49
总胆固醇(mmol/L)	1.54±0.32	1.31±0.26	1.43±0.43	1.82±0.49	1.74±0.47

(6)病理组织学检查:正常对照组各鼠的各器官均正常,未见异常变化。大剂量组各鼠的器官组织与对照组基本一致,未见有病变发生,说明灭囊灵对大鼠重要器官在长期应用后未见有毒性损害。

(7)恢复期检测:大剂量组余下大鼠,停药后3周,活杀并进行血液常规、血液生化指标检测及病理组织学检查,均无异常所见,说明灭囊灵无延迟毒性反应。

三、讨　论

脑囊虫病是我国重要的人畜共患寄生虫病之一。临床观察表明,我们研究的中药灭囊灵治疗具有疗效独特,无明显副作用的优点。扫描电镜观察表明,灭囊灵提取物在体外对猪囊尾蚴有明显的破坏作用,表现为囊壁萎缩,皮层外质膜受损,微毛不清或脱落。透射电镜见灭囊灵作用后,猪囊尾蚴皮层变薄,线粒体凝聚或溶解;基底膜厚薄不均,皮下层肌丝结构不清;实质细胞层疏松,成石灰颗粒细胞出现空泡,神经索变形。通过体外抑制试验表明,11.1%以上浓度的灭囊灵与0.04%吡喹酮的杀灭率无明显差别,其两者杀灭率均明显高于阿苯达唑,与临床观察结果相符合。在计算完平均校正死亡率后,按照《药理实验方法学》中提供的简化概率单位通式,测得灭囊灵体外杀灭猪囊尾蚴的 ED_{50} 为5.18%。急性毒性试验表明,灭囊灵的 LD_{50} 大于小白鼠灌胃8 g/kg以上,为人用量的50倍以上。长期毒性实验证实,本药对大鼠的血液、血液生化指标和病理组织学检查均无明显影响。其大剂量组用量相当于临床人用量的40倍以上。以上结果表明,本药临床应用安全可靠。

(本实验毒理研究部分承蒙哈尔滨医科大学药理教研室李文汉教授、高云瑞教授、袁淑华教授和郝晓敏讲师等协作完成,在此深表谢意。)

(原载:《中国中医基础医学杂志》,2002,8(5):40-43)

第十二节　中药灭囊灵对体外猪囊尾蚴损伤作用的扫描电镜观察

灭囊灵为我院治疗脑囊虫病的中药经验处方。本文用扫描电镜观察了灭囊灵醇提取物和阿苯达唑、吡喹酮等在体外对猪囊尾蚴的损伤作用。现将结果报道如下。

一、材料和方法

1. 材料

含猪囊尾蚴的猪肉取自屠宰场。取新鲜猪胆汁，以生理盐水配制成15%猪胆汁培养基。灭囊灵(含矾石、全蝎等)提取物：称取适量灭囊灵粉剂(本院中药制剂室提供)，以95%乙醇为溶剂，在索氏提取器中提取，将提取液置水浴中蒸干后备用。阿苯达唑：江苏宜兴制药厂生产，批号950222。吡喹酮：南京制药厂生产，批号960801。

2. 方法

正常未脱囊猪囊尾蚴，从病猪肉中取出10个，用生理盐水洗涤后，以2.5%戊二醛固定，按常规方法制成扫描电镜标本。20%灭囊灵组：取含生药12 g的灭囊灵醇提取物；0.04%吡喹酮组：取吡喹酮粉剂24 mg；1%阿苯达唑组：取阿苯达唑粉剂0.6 g；以上3组均分别以15%猪胆汁液稀释成60 mL；空白对照组，取15%猪胆汁液60 mL。以上各组，均等份倒入3个培养皿中，每个培养皿中放入10个猪囊尾蚴。在37 ℃恒温箱中培养14小时后，每个皿中随机取3个囊尾蚴，以2.5%戊二醛固定后，按常规方法制成扫描电镜标本，用S-520扫描电镜进行观察。

二、结　果

1. 未脱囊猪囊尾蚴

囊虫体长(4.03±0.09)mm，虫体横断直径约3 mm(见图1)。囊壁表面有大约30 μm宽的横向皱褶。在7000倍下见皮层表面有很多指状微毛，长3～14 μm(见图2)；头部环绕一狭细裂口，形成较宽的横向皱褶，其上有较垂直的小皱褶；高倍镜下观察头部微毛较体部的短，有的呈小颗粒状。

2. 空白对照组囊尾蚴变化

虫体长(8.93±0.06)mm，头节均已翻出，顶突部位可见数个头钩。其质地均匀，表面光滑，末端尖锐，基部膨大，钩体内弯，形如锚钩。4个吸盘外缘有环形粗皱褶，内壁和外壁在周缘内侧接合，构成环形切痕(见图3)。颈部可见纵向皱褶，或长或短，无一定规律。体部可见与颈部皱褶垂直的横向皱褶，但虫体无明显分节；大皱褶上有较细而密的沟纹，表面可见指状微毛(见图4)。

3. 灭囊灵作用后变化

虫体长(4.42±0.04)mm,头节均未翻出。虫体皮层已形成横向皱褶,排泄孔发育不良(见图5)。2000倍下观察可见皮层外质膜普遍受损,微毛结构不清,表面形成不规则颗粒物质(见图6)。

4. 阿苯达唑作用后变化

虫体长(7.25±1.68)mm,46.7%的尾蚴已脱囊翻出头节,顶突头钩与空白对照组相似,4个吸盘表面不规则凹陷,且具有泡状分泌物(见图7),颈部下端呈糜烂状,可见一些蜕变的组织碎片。体节皮层肿胀,高倍镜下正常沟条消失。

5. 吡喹酮作用后变化

虫体长(5.21±0.03)mm,头节未能翻出,囊壁萎缩,横向皱褶消失(见图8)。7000倍下见微毛正常结构消失,仅见一些颗粒状或球状突起(见图9)。

三、讨　论

目前,治疗囊虫病的化学药品有阿苯达唑和吡喹酮,阿苯达唑治疗脑囊虫病的显效率为44.0%吡喹酮的治愈率为43.3%～65.07%,此两种化学药品均有一定的副作用。我们曾用古方硝石矾石片治疗本病的治愈率为43.3%,近年用新方灭囊灵治疗本病153例,其近期治愈率为56.9%。为了在实验条件下比较几种药物的效果,我们用扫描电镜观察几种药物在体外对猪囊尾蚴的损伤情况。

扫描电镜下观察结果表明,灭囊灵组虫体头节均未翻出,其囊壁皮层组织明显破坏,微毛结构均不清楚。阿苯达唑组有46.7%的尾蚴脱囊,其脱囊尾蚴虫体发育基本正常,头部顶突头钩与空白对照组相似,但吸盘中有许多泡状分泌物,而空白对照组则无此分泌物,顶部组织呈糜烂改变。说明阿苯达唑除了抑制囊尾蚴糖代谢外,对囊虫亦有一定破坏作用。吡喹酮组虫体头节均未翻出,囊壁横向皱褶消失,电镜下见上皮明显破坏,微毛脱落。本研究表明灭囊灵对囊虫上皮组织的破坏程度与吡喹酮基本相同,二者破坏作用均明显大于阿苯达唑。

近年来,不少学者用电镜观察了阿苯达唑、吡喹酮对猪囊尾蚴的抑杀结果,但对中药抑杀猪囊尾蚴的电镜报道很少,本研究表明,中药灭囊灵的醇提取物对猪囊尾蚴的杀伤作用与吡喹酮相当,二者均明显优于阿苯达唑。鉴于阿苯达唑、吡喹酮治疗脑囊虫病在临床有诱发癫痫和引起颅内高压等副作用,因此开发高效低毒中药制剂治疗脑囊虫病有很大的发展前景。

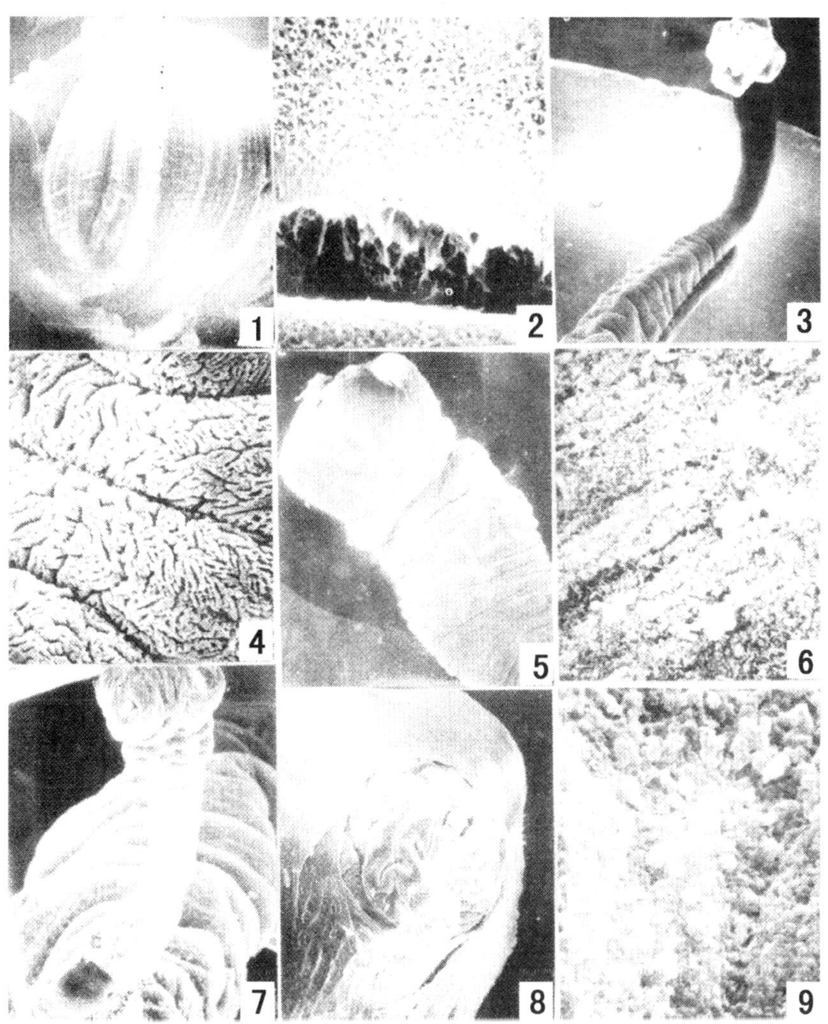

中药灭囊灵对体外猪囊尾蚴损伤作用的扫描电镜观察

图 1　未脱囊猪囊尾蚴头节(×50)
图 2　未脱囊猪囊尾蚴体壁微毛(×7000)
图 3　对照组囊尾蚴头颈部(×70)
图 4　对照组囊尾蚴体节横向皱褶(×500)
图 5　中药作用后猪囊尾蚴虫体(×20)
图 6　中药作用后猪囊尾蚴的体壁(×2000)
图 7　阿苯达唑作用后脱囊尾蚴虫体(×70)
图 8　吡喹酮作用后猪囊尾蚴头节(×100)
图 9　吡喹酮作用后猪囊尾蚴囊壁损伤(×7000)

(原载:《中国寄生虫病防治杂志》,1999,12(1):33-34)

第十三节　中药体外抑制猪囊尾蚴作用的超微结构观察

近年来，我们用中药制剂治疗脑囊虫病取得明显效果，其疗效明显优于阿苯达唑，本研究在体外抑制实验的基础上，用透射电镜对中药、阿苯达唑和吡喹酮等作用于猪囊尾蚴后的超微结构进行了观察，现将结果报道如下。

一、材料与方法

1. 材料

含猪囊尾蚴的猪肉取自屠宰厂。15%猪胆汁培养基，取新鲜猪胆汁，以生理盐水进行配制。灭囊灵（含矾石和全蝎）提取物：称取适量灭囊灵粉剂（由本院中药制剂室提供），以95%乙醇为溶剂，放入索氏提取器中提取，将提取液置水浴中蒸干备用。阿苯达唑片剂：江苏宜兴制药厂生产，每片含阿苯达唑 0.1 g，批号 950222。吡喹酮片剂：南京制药厂生产，每片含吡喹酮 0.2 g，批号 960801，均研粉备用。

2. 方法

未脱囊猪囊尾蚴，自病猪肉中取出 10 个，用生理盐水冲洗干净后，以 2.5%戊二醛固定，按常规方法制成电镜标本。分别称取 12 g 灭囊灵的提取物，取阿苯达唑 0.6 g，取吡喹酮 24 mg 以 15%猪胆汁稀释至 60 mL，倒入各 3 个平皿中。空白对照组：取 15%猪胆汁 60 mL，分置 3 个平皿。每个平皿投入 10 个猪囊尾蚴，在 37 ℃恒温培养箱中 14 小时后，每皿随机取 3 个囊尾蚴，以 2.5%戊二醛固定后按常规制成透射电镜标本，用 H-600 型透射电镜（TEM）进行观察。

二、结　果

1. 未脱囊猪囊尾蚴

虫体体壁由皮层、基底膜、皮下肌层和实质层组成，层次分明完整，结构清晰。皮层最外层为外质膜，其上有许多指状微毛。向下为基质，内含较多的线粒体和管样及囊泡样滑面内质网，囊泡中含有不同密度的物质，皮层的内界为基底膜，基底膜电子密度低且较均匀。基底膜下为肌层，由环形肌和纵行肌组成（见图 1）。实质层可见实质细胞和细胞器退化的成石灰小体细胞，有的石灰小体呈电子密度很高的颗粒状。此外，可见 3～5 个成群的焰细胞出现在实质中，胞体有突起，核较大；胞质中有多聚核糖体，内质网、线粒体等；核前方有成排的根丝体，其伸出质膜后为纤毛，横断面为“9＋2”结构（见图 2）。

2. 空白对照组囊尾蚴变化

皮层完整，外质膜上有许多指状微毛；基质内含较多的线粒体和管状样和囊胞样滑面内质网，泡中含有不同密度的物质。基底膜电子密度均匀。肌层外环、内纵，走行规则（见图 3）。实质层肌丝发达，呈大小不等的囊状或索状散布于细胞周围。石灰颗粒细胞内可见形成的板层样石灰小体或被以细胞膜的钙质颗粒（见图 4）。此外，可见神经索，呈椭圆形，外被质膜。

3. 灭囊灵作用后变化

皮层变薄，外质膜明显受损，线粒体凝聚或溶解（见图5），基底膜厚薄不均；皮下层肌丝结构不清。实质细胞层疏松，成石灰颗粒细胞内出现大小有等空泡及板层样石灰小体（见图6）；神经索变形，外鞘凸凹不整。

4. 阿苯达唑作用后变化

皮层质膜基本完整，但微毛脱落减少，滑面内质网与线粒体结构基本正常，基底膜界限不尽清晰，肌束间隙增大，排列不规则（见图7），实质层石灰小体细胞肿胀（见图8）；神经索外鞘不尽规则。

5. 吡喹酮作用后变化

皮层变薄，外质膜受损，微毛变短或脱落，皮层基质正常的囊状结构减少，而出现许多大空泡（见图9）。基底膜电子密度增大；肌束稀疏，肌丝溶解、坏死，有的仅残存些肌膜结构。实质层细胞结构疏松，石灰小体细胞可见石灰小体正以分泌颗粒的形式形成。神经索未见明显损伤。

三、讨　论

近年来，不少学者用电子显微镜观察了阿苯达唑和吡喹酮对猪囊尾蚴超微结构的影响，但对中药抑制猪囊尾蚴的电镜观察，报道很少。本研究用透射电镜观察了中药和阿苯达唑、吡喹酮对猪囊尾蚴的作用。结果表明：未脱囊尾蚴和空白对照组脱囊尾蚴的皮层、基底膜、肌层和实质层均分明，上皮微毛清晰可见，肌丝发达，实质细胞和成石灰小体细胞形态正常。中药作用后，囊尾蚴的皮层、基底膜、肌层及实质层结构均明显破坏，其损伤程度与吡喹酮相当，对神经索的损伤比吡喹酮重。阿苯达唑组皮层质膜基本完整，内质网和线粒体结构基本正常，各个层次的病变程度均明显轻于中药组和吡喹酮。本文研究结果提示，中药对猪囊尾蚴具有明显的杀伤作用，值得进一步对其作用机理进行更深入的研究。

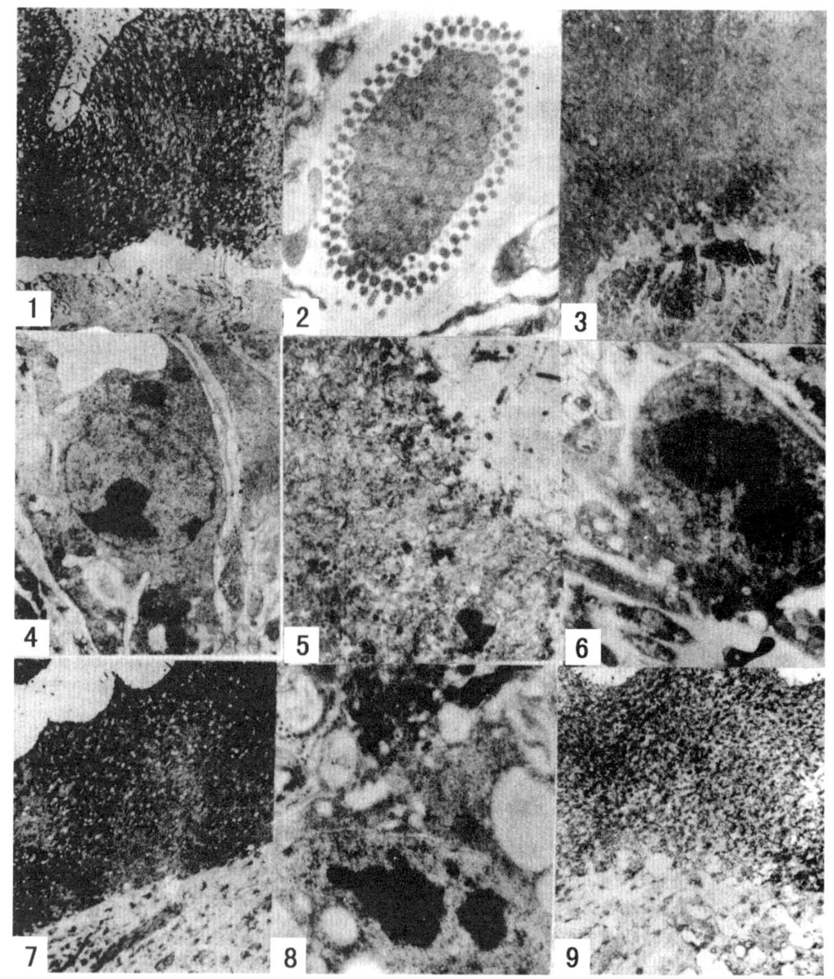

中药体外抑制猪囊尾蚴作用的超微结构观察透射电镜图片

图1　未脱囊尾蚴皮层、基底膜及肌层(×4000)

图2　未脱囊尾蚴实质层焰细胞(×25000)

图3　对照组皮层、基底膜及肌层(×3000)

图4　对照组实质层成石灰小体细胞(×10000)

图5　灭囊灵作用后猪囊尾蚴皮层损伤(×12000)

图6　成石灰小体细胞受损(×15000)

图7　阿苯达唑作用后囊尾蚴皮层、基底膜、肌层、实质层受损(×5000)

图8　石灰小体细胞肿胀(×20000)

图9　吡喹酮作用后囊尾蚴皮层、基底膜及肌层受损(×4000)

(原载:《中国人兽共患病杂志》,1999,15(3):54-56)

第十四节　中药复方与单方对猪囊尾蚴体外抑制作用的扫描电镜观察

脑囊虫病是猪囊尾蚴寄生于人体脑组织所引起的疾病。本文用扫描电镜观察了中药复方与单方制剂在体外对猪囊尾蚴的抑制作用，现将结果报道如下。

一、材料和方法

1. 材料

猪囊尾蚴从新鲜痘猪肉中取出，以生理盐水洗涤后备用。15%猪胆汁培养基，取新鲜猪胆汁以生理盐水配制。中药复方醇提取物：称取适量灭囊灵粉剂（由本院中药制剂室提供，含矾石、硝石、全蝎，按等份投料），以95%乙醇为溶剂，在索氏提取器中提取。将提取液置水浴中蒸干后备用。全蝎醇提取物，提取方法同复方。矾石和硝石均在乳钵中研细备用。

2. 方法

实验共分6组。未脱囊组：取10个猪囊尾蚴，以2.5%戊二醛固定，按常规方法制成扫描电镜标本。20%灭囊灵复方组：取含生药12 g的灭囊灵醇提取物；10%全蝎组：取含生药6 g的全蝎醇提取物；2.5%矾石组和2.5%硝石组：分别称取1.5 g的矾石和硝石细粉末，以上四组分别以15%猪胆汁液稀释成60 mL。空白对照组，取15%猪胆汁60 mL。以上五组均等份倒入3个培养皿中，每个培养皿中放入10个猪囊尾蚴，在37 ℃恒温培养箱中培养14小时后，每个皿中随机取3个猪囊尾蚴，以2.5%戊二醛固定后，按常规方法制成扫描电镜标本，用520扫描电镜进行观察。

二、结　果

1. 未脱囊猪囊尾蚴

囊虫体长(4.03±0.09)mm，虫体横断直径约3 mm（见图1）。囊壁表面有大约30 μm宽的横向皱褶（见图2）。在高倍下见皮层表面有很多指状微毛，长3～14 μm；头部环绕一狭窄裂口，形成较宽的横向皱褶，其上有较垂直的小皱褶；高倍镜下观察头部微毛较体部的短，有的呈小颗粒状。

2. 空白对照组囊尾蚴变化

虫体长(8.93±0.06)mm，头节均已翻出，顶突部位可见数个头钩。其质地均匀，表面光滑，末端尖锐，基部膨大，钩体内弯，形如锚钩。4个吸盘外缘有环形粗皱褶内壁和外壁在周缘内侧接合，构成环形切痕（见图3）。颈部可见纵向皱褶，或长或短，无一定规律。体部可见与颈部皱褶垂直的横向皱褶，但虫体无明显分节；大皱褶上有较细而密的钩纹，表面可见指状微毛（见图4）。

3. 灭囊灵复方作用后变化

虫体长(4.42±0.04)mm，头节均未翻出。虫体皮层已形成横向皱褶，排泄孔发育不良（见图5）。高倍镜下观察可见皮层外质膜普遍受损，微毛结构不清，表面形成一层不规则颗粒物质(见图 6)。

4. 10%全蝎作用后变化

虫体长(5.4±0.05)mm。头节尚未翻出,但颈部比复方组发育好。虫体皮层已形成横向皱褶,下端可见排泄孔(见图 7)。高倍镜下微毛结构不清,受损的外质膜形成不规则凸起(见图 8)。

5. 2.5%矾石作用后变化

虫体长(3.3±0.03)mm,呈圆囊状,头节未翻出,可见一明显裂口(见图 9);虫体仅有顶端与尾端形成横向皱褶(见图 10),体部为平滑囊壁,排泄孔发育明显。高倍镜下见头部表层较光滑,微毛结构不清。

6. 2.5%硝石作用后变化

虫体长(3.0±0.03)mm,头节尚未翻出;外壁均已形成横向皱褶,排泄孔发育明显(见图 11)。高倍镜下头部可见少量微毛和正常的皱襞结构;体部微毛不清,表面相对光滑(见图 12)。

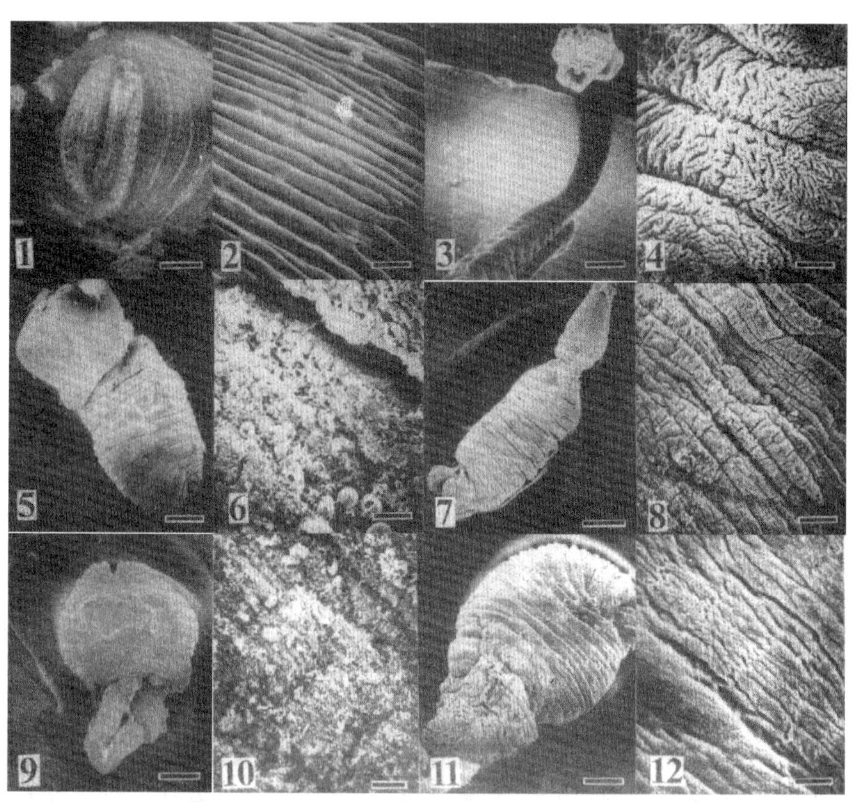

图 1 未脱囊尾蚴头节(Bar=300 μm)　图 2 未脱囊尾蚴体壁横向褶皱(Bar=300 μm)

图 3 对照组囊尾蚴头颈部(Bar=215 μm)　图 4 对照组囊尾蚴体节横向褶皱(Bar=30 μm)

图 5 灭囊灵复方作用后猪囊尾幼虫体(Bar=750 μm)　图 6 灭囊灵复方作用后猪囊尾幼虫体壁(Bar=30 μm)

图 7 10%全蝎作用后猪囊尾蚴(Bar=750 μm)　图 8 10%全蝎作用后猪囊尾蚴壁(Bar=30 μm)

图 9 2.5%矾石作用后猪囊尾蚴(Bar=750 μm)　图 10 2.5%矾石作用后猪囊尾蚴壁(Bar=30 μm)

图 11 2.5%硝石作用后猪囊尾蚴(Bar=500 μm)　图 12 2.5%硝石作用后猪囊尾蚴壁(Bar=30 μm)

三、讨 论

近年来,不少学者用电子显微镜观察了阿苯达唑、吡喹酮对猪囊尾蚴的抑杀结果,但对中药抑杀猪囊尾蚴的电镜观察报道很少。本文观察结果表明,中药单方全蝎、矾石、硝石等在体外对猪囊尾蚴均有明显的杀伤作用,但复方的破坏作用要明显优于单方。在空白对照组,囊尾蚴均翻出了头节,而中药复方、单方组均未翻出头节,其中单方对囊尾蚴的破坏程度较复方轻,且单方组囊尾蚴的排泄孔多已形成,此结果提示临床宜选用复方治疗脑囊虫病。我们曾用古方硝石矾石片治疗脑囊虫病 1500 例,治愈率 43.3%;用新方灭囊灵治疗 153 例,其近期治愈率为 56.9%,远期治愈率 65.3%。我们做了四批灭囊灵在体外抑制猪囊尾蚴的试验,实验观察的抑制率均比临床观察的结果要理想。本文电镜观察结果亦证明了此点。因此,在临床宜使用灭囊灵复方治疗脑囊虫病。

(原载:《电子显微学报》,2000,19(1):37-40)

第十五节　灭囊灵与其主要成分对猪囊尾蚴体外抑制作用的透射电镜观察

既往用扫描电镜观察证实,我院用于治疗脑囊虫病的灭囊灵对猪囊尾蚴具有明显的杀伤作用。本文进一步用透射电镜观察了灭囊灵及其主要成分在体外对猪囊尾蚴的抑制作用。现将结果报道如下。

一、材料与方法

1. 材料

猪囊尾蚴和灭囊灵提取物制备同前文报道。全蝎醇提取物也按同法制备。矾石和硝石均在乳钵中研细备用。

2. 实验方法

共分 5 组:①灭囊灵复方组:取含生药 12 g 的灭囊灵醇提取物。②10%全蝎组:取含生药 6 g 的全蝎醇提取物。③2.5%矾石组和④2.5%硝石组:分别称取 1.5 g 的矾石和硝石细粉末。以上 4 组分别以 15%猪胆汁液稀释成 60 mL;⑤空白对照组,取 15%猪胆汁 60 mL。以上 5 组均等份倒入 3 个培养皿中,每个培养皿中放入 10 个猪囊尾蚴。在 37 ℃恒温培养箱中培养 14 小时后,每个皿中随机取 3 个囊尾蚴,以 2.5%戊二醛固定后,按常规方法制成透射电镜标本,用日本 H-600 透射电镜进行观察。

二、结 果

1. 空白对照组囊尾蚴

皮层完整,外质膜上有许多指状微毛,基质内含较多的线粒体、管状样和囊胞样滑面内质网，胞中含有不同密度的物质。基底膜电子密度均匀。肌层外环内纵，走行规则（见图1）。实质层肌丝发达，呈大小不等的囊状或索状散布于细胞周围。石灰颗粒细胞内可见形成板层样石灰小体或被以细胞膜的钙质颗粒。神经索呈椭圆形，外被质膜。

2. 灭囊灵组

皮层变薄，外质膜受损，微毛全脱落，线粒体凝聚或溶解（见图2）。基底膜厚薄不均，皮下层肌丝结构不清（见图3）。实质细胞层疏松，成石灰颗粒细胞内出现大小不等空泡及板层样石灰小体。神经索变形，外鞘凸凹不整。

3. 10％全蝎组

皮层微毛细、短，基底膜界限清楚，肌层可见外环内纵且纹理清晰的肌纤维，但肌纤维之间的线粒体出现空变（见图4）。实质层有的成石灰小体颗粒细胞出现珠粒样及高电子密度的石灰小体；有的细胞内线粒体肿胀、变性。神经索正常。

4. 2.5％矾石组

皮层薄厚不等，微毛溶解，外质膜轻度受损；基膜电子密度增大，宽窄不均；皮下层，肌束稀疏且肌丝结构不清（见图5）。石灰细胞胞质溶解空化，胞膜不清。实质层细胞变性，形成大片空泡。部分神经索形态不整。

5. 2.5％硝石组

皮层质膜溶解，微毛脱落，结构辨认不清，偶见数个较大空泡集聚一起（见图6）。基膜电子密度明显增厚；肌丝凝聚，结构不清；实质层细胞肿胀，基质溶解。有的神经索外鞘缺损，形态不整。

三、讨　论

脑囊虫病是猪囊尾蚴寄生于人体脑细胞组织所引起的疾病。我们用古方硝石矾石片治疗本病的治愈率为43.3％，用新方灭囊灵的近期治愈率为50％，对脑CT低密度病灶的治愈率可达70％，表明灭囊灵对猪囊尾蚴有明显的杀灭作用。体外抑制实验观察表明，灭囊灵对猪囊尾蚴的杀灭作用明显优于阿苯达唑，其效果与吡喹酮相当。我们曾报道了灭囊灵、阿苯达唑和吡喹酮等对猪囊尾蚴体外抑制作用的扫描电镜观察结果。本文用透射电镜观察了灭囊灵及其主要成分全蝎、矾石、硝石在体外对猪囊尾蚴抑制作用的超微结构变化。空白对照组囊尾蚴的皮层、基底膜、肌层和实质层均分明，上皮微毛清晰可见，实质层细胞结构正常。灭囊灵作用后皮层、基底膜、肌层及实质层结构均明显破坏，实质细胞、细胞器和神经索受到明显损伤。3种成分对猪囊尾蚴的细胞结构均有明显破坏作用，但矾石和硝石的破坏作用要明显优于全蝎，矾石与硝石的作用相当。本观察结果表明，灭囊灵和单方对猪囊尾蚴均有明显杀伤作用，但灭囊灵对囊尾蚴的上皮结构和神经索的损伤要明显优于单方。

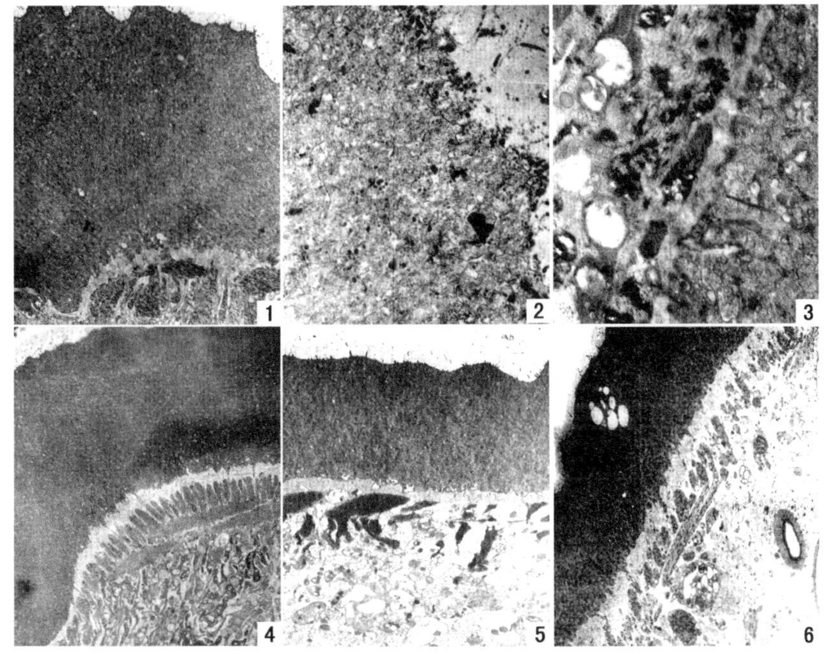

图1 对照组猪囊尾蚴皮层、基底膜及肌层(×3000)

图2 灭囊灵复方作用后猪囊尾蚴上皮损伤(×1200)

图3 灭囊灵复方作用后猪囊蚴基底膜及肌丝损伤(×1500)

图4 10%全蝎作用后猪囊尾蚴皮层、基底膜及肌纤维损伤(×3000)

图5 2.5%矾石作用后猪囊尾蚴皮层、基底膜、肌层及实质层操作(×4000)

图6 2.5%硝石作用后猪囊尾蚴皮层、基底膜及肌层损伤(×4000)

(原载:《沈阳部队医药》,2000,13(1):17-18)

第四章　肝病研究

病毒性肝炎是严重危害人民群众健康的一种传染病，尤其乙型病毒性肝炎在我国的发病率甚高，陈治水教授1975年大学毕业后，从事了八年中西医结合治疗传染病的工作，从而为后来从事中西医结合治疗消化病研究打下了较好的临床基础。本部分《病毒性肝炎治验点滴》一文，是对他从事病毒性肝炎临证经验的总结，也是他在杂志正式发表的第一篇处女作。茵陈平胃汤治疗急性病毒性肝炎，降酶丸配合保肝治疗降低转氨酶，复方水牛角片治疗慢性乙型病毒性肝炎，其方药均系陈教授自创的经验处方。肝炎后综合征的中医辨证治疗，拉米夫定联合中药治疗乙型病毒型肝炎以及重度瘀胆型肝炎的中西医结合治疗，也系他治疗肝病的临床经验总结。本章内容虽不能全面地反映陈教授治疗肝病临床经验的全貌，但也足可窥其一斑。

第一节　病毒性肝炎治验点滴

祖国医学对于肝炎的病因、病理及治疗具有丰富的理论知识。数年来，本人运用中医的理论对肝炎进行辨证施治，取得了一定的疗效。下面是几个病例治疗的粗浅体会：

一、治病必求其本

【病例】颜××，男，24岁，病案号：86293。

初诊：患者高热，巩膜黄染1周，经输10％葡萄糖、维生素C、激素治疗3天，体温仍在40 ℃左右，烦躁无汗，头身困重，脘腹胀满，纳差厌油，口渴喜饮，尿黄便秘。查体：皮肤巩膜黄染，舌红苔黄燥，脉滑数。肝功：黄疸指数46 U，GPT 500 U。此乃湿热壅盛，热积肠道，治以通腑泻下，清热祛湿法，投茵陈蒿汤合调胃承气汤1剂，水煎两次分服。

复诊：服药后大便通畅，腹胀减轻，体温38 ℃左右，苔黄腻。患者腑气已通，中焦湿热仍盛，继以清热化湿法。方药：茵陈50 g，川连15 g，栀子15 g，黄芩15 g，滑石50 g，通草5 g，川朴10 g，枳壳15 g，木香15 g，板蓝根50 g，投方3剂。

三诊:体温复常,食欲好转,轻度腹胀,尿色减淡,苔白腻,脉缓。肝功:黄疸指数 15 U,GPT 418 U。现热邪减退,湿阻脾胃。治以利湿清热,健脾和胃法,投茵陈胃苓汤加神曲麦芽,此方服用 3 周,症状、体征、肝功完全复常。

体会:祖国医学认为:“治病必求其本”。本反映了疾病的病因,病机的实质,抓住此根本,才能药到病除。该例患者表现黄疸,高热腹胀便秘。《内经》中曰:“湿热相交,民当病疸。”《伤寒论》指出:“伤寒七八日,身黄如橘子色,小便不利,腹微满者,茵陈蒿汤主之。”该例黄疸是湿热壅盛,三焦阻塞,腑气不通所致,临床首用通腑泄热,继以清热化湿,后以利湿清热,健脾和胃之剂善后。由于腑气得通,热清湿化,脾健胃和,处处紧扣病机之根本,故取得了良好效果。

二、治肝勿忘实脾

【病例】徐××,男,38 岁,病案号:86329。

患者以迁延性肝炎入院。经静滴能量合剂等治疗 2 个月余,仍感两胁胀痛,喜长叹息,纳差乏力,胃脘胀痛,舌红,苔腻,脉弦缓。肝功:麝香草酚浊度(麝浊)20 U,硫酸锌浊度(锌浊)20 U,GPT 250 U。证属肝脾不调,治以疏肝健脾法,投逍遥汤加神曲、麦芽、丹参,该方煎服 1 周后,症状明显好转,麝浊 18 U,锌浊 15 U,GPT 156 U,仍按原方加减治疗 1 个月,痊愈出院。

体会:祖国医学认为:肝主疏泄,脾主运化,生理情况下木赖土以滋养,土得木以疏通。病毒性肝炎虽病在肝,但由于湿热久蕴中焦,或情志不畅,可致肝失疏泄,脾失健运终致肝脾失调。《金匮要略》中曰:“见肝之病,知肝传脾,当先实脾。”其意治肝之时,同时需保脾。该患者表现为肝脾失调,以加味逍遥汤治疗,由于肝气得疏,脾气得健。故症状、肝功均相继复常。

三、补肝尚须滋肾

【病例】蒋××,男,25 岁,病案号:82367。

初诊:患者因肝炎复发入院,经保肝治疗 2 个月,现觉两肋隐痛,纳差腹胀,腰膝酸软,频繁遗精,五心烦热,舌尖赤红,脉沉细。肝功:麝浊 8 U,锌浊 12 U,GPT 214 U。证属肝肾阴虚,肝胃不和,治以补肾涩精,柔肝和胃法,投一贯煎加五味子 15 g,陈皮 15 g,竹茹 15 g,神曲 15 g,金樱子 25 g。

复诊:上方服药 20 余剂后,食欲增加,无恶心干呕,遗精停止,肝功复常。仍腰酸乏力,心烦少寐,舌红少苔,此为肝肾阴虚,兼心肾不交,以六味地黄丸、补肾益肝治之,服药半个月,症状恢复,痊愈出院。

体会:肝藏血,肾藏精,“精血同源”具有相互滋养作用,该患因湿热久羁,情志忧郁,肝阴暗耗,以致肾精也亏,肝阴不足,阳失潜藏,气逆犯胃则恶心干呕;肾虚封藏失职则腰酸遗精;水不济火,心肾不交则失眠多梦,可见病虽在肝,却影响到心肾脾胃诸脏。该病虽复杂,但其本质是肝阴虚而致肾精亏,治疗以补益肝肾为主,肝阴肾精得复,其他症状相继而愈,所以补肝之时尚须滋肾。

四、治血应佐调气

【病例】夏××，男，38岁，病案号：86925。

初诊：该患为迁延型肝炎入院50余天，自述右肋刺痛，纳差乏力，腹胀不适，失眠多梦，见情志忧郁，面色晦暗，舌红有瘀点，苔白厚腻，脉沉涩，肝大2 cm，质中等。肝功：麝浊20 U，锌浊20 U，GPT 184 U，证为气滞血瘀，治以行气化瘀法。以桃红四物汤加丹参15 g，柴胡15 g，枳壳15 g，郁金25 g，泽兰25 g，甘草5 g，投方6剂。

复诊：肝痛减轻，食欲睡眠好转，按原方加减服药60余副，症状恢复，肝脏回缩，肝功完全复常，治愈出院。

体会：祖国医学认为，肝主疏泄，与气血运行密切相关，气为血之帅，气行则血行，气滞则血凝。该患由于肝病日久，情志忧郁，致使肝失疏泄，气机郁滞，气不运血，终成血瘀症积，根据气能行血之理，在活血化瘀基础上佐以行气之药，对于软缩肝脾和改善肝功均取得了很好效果。可见活血方中佐以调气之药，可取事半功倍之效。

五、祛瘀可助退黄

【病例】周××，男，23岁，病案号：91942。

患者经保肝和激素治疗近半年，巩膜仍见黄染，肝区刺痛，纳差腹胀，周身无力，尿黄，大便不爽，舌红，苔黄腻，脉缓，右关无力。肝功：黄疸指数25 U，GPT 370 U，HBsAg(＋)。此乃湿热阻滞血络，肝郁脾虚所致，拟以通下祛瘀、化湿健脾法。大黄15 g，玄明粉7.5 g(冲服)，桃仁15 g，红花15 g，赤芍15 g，木香7.5 g，茵陈25 g，金钱草25 g，白术15 g，党参20 g，神曲15 g，甘草10 g。服药30余副，症状恢复，黄疸退尽，肝功复常，HBsAg(－)。

体会：该例黄疸残留半年之久，经多法治疗不退。祖国医学认为："湿性黏腻，不易速去""久病入络"。据此试用通下祛瘀、化湿健脾之法治疗，黄疸消退，症状、肝功均复常，由此认为，通下祛瘀治疗可加速黄疸消退。

六、结　语

病毒性肝炎属于祖国医学中黄疸、湿病、胁痛、积聚范畴。急性期为湿热蕴阻中焦，脾胃运化失职，肝胆疏泄失常。迁慢性期多表现湿热未尽，气血失调，多脏受损，常见有湿热内蕴，肝脾失调，气滞血瘀，肝肾阴虚，脾虚湿困等型。在诊治时必须抓住主症，辨清病变之部位，寒热之性质，邪正之盛衰而立法，选方用药，又能取得较好的疗效。上述为自己在临床实践中的一点粗浅体会，不当和错误之处，望同道给予批评指正。

（原载：《中医药学报》，1983，5：48-50）

第二节　茵陈平胃汤治疗急性黄疸型肝炎1000例

自1980年以来，我们以茵陈平胃汤为主治疗急性黄疸型肝炎1000例，经与一般保肝疗法组比较，效果较满意，现将结果报道如下。

一、一般情况

选择的病例均为1980～1986年我院传染科住院患者，全部符合1978年杭州病毒性肝炎会议所制定的诊断标准。茵陈平胃汤组（简称治疗组）1000例，其中男735例，女265例，年龄1～60岁，其中10岁以下157例，11～20岁269例，21～50岁548例，50岁以上26例；黄疸指数20～138 U，平均（58.1±27.3）U；SGPT最低70 U（赖氏法），最高500 U，平均（178±67.8）U；HBsAg阳性者275例（RIA法）。一般保肝疗法组（简称对照组）300例，男213例，女87例；年龄1～58岁，其中10岁以下42例，11～20岁81例，21～50岁170例，50岁以上7例；黄疸指数（18～135）U，平均（54.3±24.6）U；SGPT最低45 U，最高500 U，平均（165±71）U；HBsAg阳性者79例。

二、治疗方法

治疗组：茵陈50 g，栀子15 g，黄柏15 g，苍术15 g，茯苓15 g，陈皮15 g，川朴15 g，炒神曲15 g，炒麦芽15 g，生甘草5 g。以上药物水煎二次，滤液合并，浓缩至150 mL，每次服75 mL（小儿酌减），日服二次。维生素B_1 10 mg、维生素C 200 mg、干酵母1.2 g，均日服3次。15天为一疗程，连服2～3个疗程。每一疗程后复查一次肝功能和HBsAg。

对照组：每次服维生素B_1 10 mg，维生素C 200 mg，维生素E 20 mg，维生素K_3 8 mg，干酵母1.2 g，均日服3次；每日肌注维丙胺注射液80 mg；第一疗程每日静滴10%葡萄糖500 mL，能量合剂一支，维生素C 2.5 g，维生素K_1 20 mg。观察方法同治疗组。

三、疗效标准

临床治愈：主要症状消失，肝脾恢复正常或明显回缩，肝区无明显压痛或叩痛，肝功能完全恢复正常。好转：主要症状明显好转，肝脾明显回缩或稳定，肝功能明显好转，黄疸指数正常。无效：症状、体征、肝功能均无明显改善或反恶化者。

四、观察结果和分析

1. 治疗结果

治疗组临床治愈970例（97%），好转20例（2%），无效10例（1%），总有效率为99%，平均治愈时间为（25.3±9.4）天（均值±标准差，下同）。对照组临床治愈273例（91%），好转16例（5.3%），无效11例（3.7%），总有效率为96.3%，平均治愈时间为34.7±11.5天。经统计学处理，两组间的治愈率和治愈时间均有非常显著性差异（前者$\chi^2=19.82$，

$P<0.001$；后者 $t=14.39$，$P<0.001$）。

2. 症状、体征消失时间

治疗组黄疸、发烧、乏力、纳差、呕吐和厌食油腻并恶心的平均消失时间分别为 10.5 天、2.7 天、7.5 天、7.2 天、3.1 天和 7.1 天；而对照组则分别为 18.7 天、7.1 天、21.5 天、19.3 天、5.4 天和 13.7 天。治疗组肝脏肿大、脾脏肿大的平均复常时间分别为 23.5 天、25 天，而对照组则分别为 27.4 天、26.5 天。治疗组的症状和体征消失时间均较对照组为短。

3. 肝功能恢复情况

两组病例治疗前黄疸指数均高于正常，治疗一个疗程后恢复正常者治疗组 915 例（91.5%），对照组 180 例（60%），两组比较，经统计学处理有显著差异（$P<0.001$）。治疗 2～3个疗程后，治疗组全部恢复正常，对照组恢复正常者 297 例（99%）。

SGPT、TTT、ZnTT 治疗前高于正常者治疗组分别为 1000 例、725 例、513 例；对照组分别为 300 例、214 例、156 例。治疗一个疗程后治疗组恢复正常者分别为 387 例（38.7%）、278 例（38.3%）、183 例（35.7%）；而对照组恢复正常者分别为 51 例（17%）、35 例（16.4%）、26 例（16.7%）。治疗一个疗程后上述三项测定的恢复正常率显然以治疗组为高（$P<0.001$）。治疗 3 个疗程后，上述三项测定治疗组恢复正常者分别为 970 例（97%）、700 例（96.5%）、495 例（96.5%）；对照组分别为 273 例（91%）、189 例（88.3%）、140 例（89.7%）。

4. 对 HBsAg 的影响

治疗组 HBsAg 阳性者 275 例，治疗后转阴者 178 例（64.7%），1 年后随访仍阳性者 31 例（11.3%）；对照组 HBsAg 阳性者 79 例，治疗后转阴者 42 例（53.2%），1 年后随访仍阳性者 10 例（12.7%）。两组近期转阴率和持续阳性率比较均无显著差异（$P>0.05$）。

5. 动物实验

初步动物实验证明，本方能明显降低小白鼠四氯化碳中毒性肝炎的死亡率。灌服茵陈平胃汤（每次 1 mL，每日 2 次，连续 15 天）10 只小白鼠，实验结束时死亡 3 只，存活 7 只。对照组灌肠等量生理盐水，10 只小白鼠死亡 9 只，仅存活 1 只。两组死亡率比较有显著差异（$\chi^2=5.20$，$P<0.05$）。将存活动物处死后，取肝脏做病理组织学检查，发现喂茵陈平胃汤的小白鼠肝细胞的肿胀、变性、胞浆疏松以及坏死等病理变化均较轻，并可见到新生的肝细胞。说明本方有抗肝细胞肿胀、变性、坏死及促进肝细胞新生作用。

五、讨　论

急性黄疸型肝炎属于祖国医学黄疸病中阳黄范畴。本病病机主要为湿热蕴结中焦，损伤脾胃，脾胃纳化失常；湿热熏蒸肝胆，肝失疏泄，胆汁外溢，浸渍肌肤。临床可见黄疸、乏力、纳差、呕恶等症，治疗必须以清热利湿为主。我们所用的茵陈平胃汤是由茵陈蒿汤、平胃散和栀子柏皮汤等加减化裁而成。方中茵陈、栀子、黄柏等为主药，具有清热利湿、利胆退黄作用。遵《金匮要略》“见肝之病，当先实脾”之说，所以在方中选用了苍术、川朴、陈皮、神曲、麦芽、甘草、茯苓等健脾消食、理气和胃之品，使脾运复常，胃气得和，患者纳差腹胀、厌油恶心等症自可消失。

从 1000 例临床资料看出，本方无论在黄疸消退，症状、体征改善或是肝功能恢复等方面，均明显优于一般保肝疗法组。与传统中药方剂茵陈蒿汤、栀子柏皮汤等比较，由于本方加入了芳香健脾、消食和胃之品，无苦寒败脾胃之弊病，故服用本方后，消化道症状改善甚为明显。

两组中 HBsAg 阳性肝炎患者，治疗后 HBsAg 阴转率比较无明显差异，说明本方治疗肝炎的机理并非是直接抑制肝炎病毒，而是通过保护肝脏，减轻肝细胞病理变化而实现的。其确切机理，尚有待今后进一步探讨。

（原载：《中医杂志》，1988，29(9)：33-34）

第三节 降酶丸治疗病毒性肝炎 100 例的疗效观察

我科近年来，以降酶丸治疗各型病毒性肝炎，取得了较为满意的效果，现将资料较完整的 100 例与 75 例对照组的疗效总结如下。

一、临床资料

1.病例选择

病例均系近年来住院患者，全部病例符合杭州会议病毒性肝炎诊断标准。以降酶丸治疗的为治疗组，同期用五味子粉者为对照组。

2.一般情况

两组均以青年军人为主，降酶丸组，男 85 例，女 15 例，其中急性肝炎 40 例，迁延性肝炎 40 例，慢性肝炎 20 例。五味子粉组，男 65 例，女 10 例，其中急性肝炎 33 例，迁延性肝炎 30 例，慢性肝炎 12 例。

3.制剂组成

(1)降酶丸：五味子 50 g，水牛角粉 50 g，麦芽 25 g，混合烘干，碾细，过 100 目筛，炼蜜为丸，每丸重 15 g。

(2)五味子粉：北五味子，烘干碾细，过 80 目筛备用。

4.观察方法

两组分别以降酶丸、五味子粉治疗为主，配合维生素 C、维生素 B_1、干酵母等一般保肝药治疗。

(1)降酶丸：每次 1 丸，每日两次，15 天一疗程，每疗程查一次肝功，肝功正常后可再巩固治疗一疗程，4 个疗程 GPT 不降者为无效。

(2)五味子粉：每次 5 g，每日 2 次，疗程及观察方法同上。

5.疗效判定标准

(1)治愈：主要症状（纳差、乏力、腹胀、胁痛）全部恢复，肝脾肿大消失或明显回缩，肝功复常，GPT 降至正常，并且停药后无反跳。

(2)好转：主要症状明显好转，肝脾回缩或稳定不变，肝功大部分复常，GPT 明显下降，但未降至正常范围。

(3)无效：症状、体征、肝功及 GPT 各项治疗无明显变化。

二、观察结果

1. 两组病例疗效情况(见表 1)

表 1

型别	组别	治疗例数	治愈	好转	无效	治愈率(%)	总有效率(%)
急性肝炎	降酶丸组	40	37	2	1	92.5	97.5
	对照组	33	28	3	2	84.8	93.9
迁延性肝炎	降酶丸组	40	32	4	4	80.0	90.0
	对照组	30	19	4	7	63.3	76.7
慢性肝炎	降酶丸组	20	14	2	4	70.0	80.0
	对照组	12	5	3	4	41.7	66.7
合计	降酶丸组	100	83	8	9	83.0	91.0
	对照组	75	52	10	13	69.3	82.6

2. 两组病例症状、体征恢复时间(见表 2)

表 2

组别	纳差	乏力	腹胀	胁痛	肝大	脾大	平均天数
降酶丸	15.7	12.5	11.4	17.2	22.6	27.7	16.1
五味子粉	15.3	15.7	29.8	22.7	30.0	35.0	21.9

3. 两种治疗对转氨酶的影响(见表 3)

表 3

型别	组别	治疗例数	有效例数			无效	*P* 值	平均恢复天数
			复常	有效	总有效			
急性肝炎	降酶丸组	40	38	2	40	0	$\chi^2=0.009$	18.5
	对照组	33	29	3	32	1	$P>0.05$	23.1
迁延性肝炎	慢性肝炎	40	33	6	39	0	$\chi^2=4.05$	26.2
	对照组	30	20	4	24	6	$P<0.05$	31.6
慢性肝炎	降酶丸组	20	15	3	18	2	$\chi^2=0.395$	35.4
	对照组	12	7	2	9	3	$P>0.05$	40.2
合计	降酶丸组	100	86	11	97	3	$\chi^2=6.27$	29.1
	对照组	75	56	9	65	10	$P<0.05$	35.7

从表 3 看出，降酶丸组对迁延性肝炎转氨酶的影响优于对照组（$\chi^2=4.05$，$P<0.05$），对急性肝炎和慢性肝炎两组无显著差异，但降酶丸对各型肝炎降酶总有效率仍优先对照组（$\chi^2=6.27$，$P<0.05$），且各组平均恢复天数亦明显少于对照组，说明降酶丸的作用优于五味子粉。

4. 两种治疗对黄疸的影响（见表 4）

表 4

组别	治疗例数	复常例数	P 值	平均复常天数
降酶丸	35	34	$\chi^2=2.68$	12.6
五味子粉	20	16	$P>0.05$	18.7

从表 4 看出，两组病例黄疸指数的复常率经统计学处理差异不显著，但降酶丸组退黄比五味子粉组平均恢复天数少 6.1 天。

5. 两种治疗对肝功的影响（见表 5）

表 5

型别	组别	麝浊			锌浊				
		治疗例数	复常例数	P 值	平均恢复天数	治疗例数	复常例数	P 值	平均恢复天数
急性肝炎	降酶丸组	21	21	$\chi^2=0.019$	19.5	16	15	$\chi^2=0.12$	21.5
	对照组	16	15	$P>0.05$	20.2	11	9	$P>0.05$	22.2
迁延性肝炎	降酶丸组	28	25	$\chi^2=5.12$	37.3	31	28	$\chi^2=4.23$	39.2
	对照组	18	10	$P<0.05$	50.2	22	11	$P<0.05$	52.2
慢性肝炎	降酶丸组	14	9	$\chi^2=0.042$	55.4	18	12	$\chi^2=0.54$	57.2
	对照组	8	4	$P>0.05$	71.7	11	5	$P>0.05$	73.1
合计	降酶丸组	63	55	$\chi^2=4.17$	33.9	65	52	$\chi^2=5.73$	35.9
	对照组	42	29	$P<0.05$	43.5	44	25	$P<0.05$	45.5

从表 5 看出，两组病例麝浊、锌浊复常总例数以降酶丸组为优，其中对迁延性肝炎的影响更明显（麝浊：$\chi^2=5.12$，$P<0.05$；锌浊：$\chi^2=4.23$，$P<0.05$），且各型降酶丸肝功平均恢复天数明显少于对照组，故说明降酶丸对肝功的疗效比五味子粉为优。

6. 两种治疗对 HBsAg 的影响（见表 6）

表 6

组别	阳性例数	转阴例数	P 值	转阴天数
降酶丸组	35	16	$\chi^2=3.85$	27.8
对照组	21	3	$P<0.05$	35.3

从表 6 看出，降酶丸组的 HBsAg 的转阴例数优于对照组（$\chi^2=3.85$，$P<0.05$），转阴时间提前 7.7 天。

三、讨　论

（一）关于降酶丸的组成作用

降酶丸以五味子、水牛角为主药，大枣、麦芽为辅药，其中五味子用于临床已有数千年的历史，《本草纲目》中记载五味子"酸咸入肝补肾，辛苦入心而补肺，甘入中宫益脾胃。"近年来，通过临床观察与实验研究，认为五味子治疗病毒肝炎有较好的效果，特别对降转氨酶有明显的疗效。

水牛角近年来广泛地用于代替犀角治疗热性病，通过临床观察及实验研究，认为水牛角有"清热定惊、凉血止血、解毒化斑、清胃泻肝及退黄作用"。用于治疗高热病症取得了明显效果，并且对肝炎有明显疗效，降酶丸中以五味子保肝降酶扶正，水牛角清热凉血，解毒退黄以祛邪，并辅以大枣健脾补中，麦芽消食和胃，二药可助五味子扶正之力，又能矫正药味，增进食欲，减少五味子对胃的刺激，四药组合有扶正祛邪，健脾保肝降酶之作用，故用于治疗各型病毒性肝炎的疗效优于单用五味子粉组。

（二）降酶丸的作用特点

1. 降酶速度快，效果好，反跳少，疗效巩固

降酶丸治疗各型肝炎，转氨酶较五味子粉组提前 6.6 天复常，降酶有效率较之高 10.3%，转氨酶复常率较之高 11.3%，特别是对迁延性肝炎、慢性肝炎的影响更加显著，临床观察降酶丸组转氨酶的反跳率为 7%，而五味子粉组为 30%，因此降酶丸具有降酶速度快、疗效好、反跳少、疗效巩固的特点。

2. 对肝功改善有较好的效果

我科用五味子粉治疗病毒性肝炎，对肝功的疗效与广空医院和上海肝炎协作组织报道的结果相似。但与降酶丸相比较，降酶丸对各型肝炎肝功改善的复常率均比五味子粉为高，肝功复常天数较之提前 9.6 天，特别是对迁延性肝炎的肝功改善，两组间有显著差异，所以降酶丸对病毒性肝炎肝功改善有较好效果。

3. 对 HBsAg 转阴有一定作用

降酶丸组 35 例乙型肝炎，有 16 例 HBsAg 转阴（45.7%），而五味子粉组 21 例乙型肝炎中仅 3 例 HBsAg 转阴（14.3%），说明降酶丸对 HBsAg 转阴有一定作用，这是否与水牛角粉的凉血解毒，清胃泻肝，退黄作用有关，有待于进一步的观察。

4. 无明显副作用及毒性反应

降酶丸用于临床数年来，未发现有明显副作用及毒性反应，对消化道无刺激症状，患者易于接受，而服五味子粉后，相当一部分患者有烧心、反酸、纳差、恶心等反应，不能坚持长期服药，从而影响疗效。相比之下，降酶丸是治疗病毒性肝炎一种较好的药物。

（三）远期疗效

我们对 60 例降酶丸和 20 例五味子粉组病例进行了 3 个月至 2 年的随访，降酶丸组有 4 例复发，占随访例数的 6.7%，五味子粉组有 2 例复发，为随访病例的 10%，初步认为降

酶丸的远期疗效也优于五味子粉。

四、小　结

本文总结了降酶丸治疗100例病毒性肝炎的疗效，通过与75例五味子粉组对照比较，证明降酶丸对降转氨酶具有速度快，疗效好、反跳少、疗效巩固的特点，同时对肝功改善有较好的效果，并且对HBsAg的转阴似乎有一定作用，后一方面有待于继续观察。

（原载：《黑龙江中医药》，1985，1：26-29）

第四节　复方水牛角片治疗慢性乙型病毒性肝炎98例

自1980年以来，我科应用复方水牛角片治疗慢性乙型病毒性肝炎（简称“慢肝”）98例，经与一般保肝疗法相比，临床疗效满意，并对调节患者的免疫功能，抑制循环免疫复合物和使HBsAg阴转均有较好效果。现将结果总结如下。

一、临床资料

1. 病例选择

全部病例均符合1987年杭州病毒性肝炎会议所制定的标准。

2. 一般情况

复方水牛角片组（简称复方组）98例，男83例，女15例；年龄18～60岁。慢性迁延性肝炎45例，慢性活动性肝炎53例。入院前平均病程为3年6个月。一般保肝疗法组（简称对照组）65例。男54例，女11例；年龄17～58岁。慢性迁延性肝炎30例，慢性活动性肝炎35例；平均病程为3年4个月。

3. 方药组成

水牛角粉50 g，柴胡、茯苓、黄芪、丹参、甘草各15 g。烘干碾成细粉，每片0.5 g，含生药0.45 g。

4. 治法

全部病例均系住院患者。随机分为两组。复方组，每次服药10片，日服3次，30天为一疗程，连服六疗程，对照组每次维生素B_1 10 mg，维生素C 200 mg，维生素E 20 mg，维生素K 8 mg，干醇母1.2 g，日服3次。每日1次肌注维丙胺注射液80 mg。疗程同上。

5. 观察指标

全部病例每2～4周复查一次肝功和HBsAg。治疗前后均做各项免疫指标检查。HBsAg用R-PHA法，1∶8以上为阳性。淋巴细胞转化率用微量全血法[本院正常值为(54.9±7.2)%($\bar{x}$±SD)]。总E-玫瑰花试验用微量全血法（正常值为62.5%±5.4%）。活性E-玫瑰花试验用微量全血法（正常值为41.0%±5.0%）。免疫球蛋白测定用单向免疫扩散法[正常参考值IgG (1170±220)mg/L，IgA(204±70)mg/L，IgM(119±65)mg/L]。C_3

测定用琼脂单向扩散法[正常值为(125±25)mg/L]。血清循环免疫复合物(CIC)测定用聚乙二醇沉淀法。

6.疗效标准

近期治愈:主要症状(肝区疼痛、纳差、腹胀、乏力等)消失,肝脾回缩,各项肝功检查均正常。显效:主要症状明显减轻,肝脾明显回缩,SGPT<70 U,TTT<10 U,ZnTT<14 U;有效:主要症状减轻,肝脾回缩或稳定不变,SGPT>70 U,TTT>10 U,ZnTT>14 U;无效:治疗后症状、体征和肝功均无明显改善或恶化。

二、治疗结果

复方组对两型肝炎的疗效均明显优于对照组(见表1)。

表1　两组治疗结果

疗　效	慢性迁延性肝炎		慢性活动性肝炎	
	复方组(45例)	对照组(30例)	复方组(53例)	对照组(35例)
近期治愈	25(62.2)	6(20.0)	22(41.5)	4(11.4)
显效	9(20.0)	4(13.3)	12(22.6)	6(17.1)
有效	3(6.7)	9(30.0)	10(18.9)	7(20.0)
无效	5(11.1)	11(36.7)	9(17.0)	18(51.4)
P 值	$\chi^2=19.2, P<0.001$		$\chi^2=14.9, P<0.01$	

治疗前后观察指标的变化:①SGPT:复方组98例治疗后降至正常范围(<35 U)69例,改善15例,无变化14例;对照组65例降至正常21例,改善15例,无变化29例。两组经统计学处理,有非常显著差异($P<0.001$)。②TTT:复方组98例,治后恢复正常67例;对照组65例,治后恢复正常17例。两组比较有非常显著差异($\chi^2=27.9, P<0.001$)。③ZnTT:复方组98例,治后恢复正常50例;对照组65例,治后恢复正常11例。两组比较,有非常显著差异($\chi^2=19.4, P<0.001$)。④HBsAg:复方组98例,治后阴转27例,滴度下降42例,无变化22例,升高7例;对照组65例,治后阴转3例,下降17例,无变化31例,升高14例。复方组的阴转率明显高于对照组($\chi^2=13.7, P<0.001$),而滴度升高率则明显低于对照组($\chi^2=7.2, P<0.01$)。⑤CIC复方组治前阳性53例,治后阴转45例;对照组治前阳性33例,治后阴转4例。两组比较有非常显著差异($P<0.001$)。⑥免疫指标:复方组治后,细胞免疫指标和C_3水平均明显提高,免疫球蛋白较治前均明显下降。治疗前后各项免疫指标比较,均有非常显著差异,表明本药对机体的免疫功能有良好的调节作用。对照组治后除IgA有明显下降外,其余各项指标与治前比较均无明显改变。

三、体　会

慢肝的发病机理较为复杂。从本文资料表明,治前两组患者总E-玫瑰花试验、活性E-玫瑰花试验,淋巴细胞转化率和C_3水平大多低于正常值,而IgA、IgG、IgM都高于正常人,且有50%以上的患者血中CIC测定阳性,说明慢肝患者细胞免疫功能低下,体液免疫功能亢进，免疫复合物损伤是造成肝细胞长期损害的重要原因。因此，调整机体的免疫功能，抑制和消除免疫复合物是治疗慢肝的重要途径。

祖国医学认为，慢肝是由于急性肝炎迁延不愈，湿热流连，隐伏血分，肝脾病久受损，气滞血瘀而致脏腑气血阴阳失调。治宜凉血解毒，清热化湿，疏肝健脾理气，活血化瘀。方中水牛角粉清营血与丹参凉血和茯苓利湿配伍，可清隐伏于血分和肝脾的湿热病毒；柴胡疏肝理气；黄芪补益脾肺；炙甘草甘温补中，以达治肝实脾之目的。此外，丹参一味，功同四物，活血养血，与疏肝的柴胡伍用有气血双调作用。诸药组合可凉血解毒，清热化湿以祛邪；疏肝健脾，益气养血以扶正。邪去正复，气血调和，则病可愈。

（原载：《辽宁中医杂志》，1986，8：28-29）

第五节　辨证论治肝炎后综合征116例

肝炎后综合征是指急性肝炎恢复期患者主观症状持久不消失，但客观检查并未发现肝脏损害者。笔者运用辨证论治方法治疗本病116例，结果：治愈（症状完全消失，随访1年无复发）84例，好转（症状明显减轻）28例，无效4例。

一、分　型

1. 肝郁气滞型（27例）

症见胁肋胀痛，胸闷不舒，善叹息，或急躁易怒，舌质淡红。苔薄白或黄，脉弦有力。治以疏肝理气法，方用四逆散加佛手、玫瑰花、生麦芽。胁痛甚者加延胡索、川楝子；纳差者加炒神曲、炒麦芽；口苦、舌红、苔黄者加黄芩。

2. 肝郁脾虚型（49例）

症见胁肋闷痛或隐痛，胸腹胀闷，食少纳差，倦怠乏力，情志抑郁，面色萎黄无华。舌质淡，苔薄白或微腻，脉弦细或缓弱。治以疏肝健脾法，方用逍遥散加减。体虚无力，便溏者加党参；腹胀气滞加木香、砂仁；苔腻加藿香；烦热口苦加牡丹皮、栀子；咽部有异物感加半夏、厚朴。

3. 肝肾阴虚型（24例）

症见胁肋隐痛，腰膝酸软，伴头晕目眩，失眠健忘，耳鸣如蝉，五心烦热，舌红少苔，脉细数或弦细。治以滋肾柔肝法，方用一贯煎加减。阴虚低热者加牡丹皮、地骨皮；口干渴加石斛、乌梅；失眠重加沙枣仁、五味子；腰痛加川断、菟丝子；眩晕重加钩藤、蒺藜。

二、案　例

【例1】刘××，女，37岁。1986年7月16日诊。1年前患乙型肝炎，肝功已复常半年余，查HBsAg阴性，但仍有胁肋隐痛或胀痛，伴食少纳差，腹胀不适，疲乏无力，情志抑郁，咽部似有物阻塞，月经失调，舌淡苔薄白，脉沉细。拟为肝郁脾虚，方用逍遥散加半夏、川朴各 10 g,同时配合心理疏导。服药 1 周,胁病大减,咽部异物感消失;改用逍遥丸,2 周后诸症消失。随访 1 年余,症未复发,月经正常。

【例 2】瞿××,男,28 岁。1986 年 9 月 5 日诊。半年前患急性无黄疸型肝炎,经休息治疗 50 余天,肝功复常出院。但仍有胁肋隐痛,失眠多梦,遗精,腰酸腿软,舌红少苔,脉弦细数。诊为肝肾阴虚。方用一贯煎去当归,加莲子、五味子各 10 g,酸枣仁、女贞子各 15 g。服药半月,脉症复常。

三、体　会

肝炎后综合征属于中医之“郁证”“胁痛”范畴,现代医学认为主要是自主神经系统功能紊乱所致。虽然本病预后良好,但因自觉症状顽固,使患者的身心健康受到很大影响,重者不能坚持工作。本综合征的产生,主要是患者对肝炎的恐惧心理造成的。祖国医学认为“怒伤肝”“思伤脾”“恐伤肾”,所以调理肝、脾、肾是治疗本综合征的关键。此外,在辨证用药的同时,适当结合心理疏导,对于本病的治疗,可以起到事半功倍的作用。

(原载:《四川中医》,1988,6(9):28)

第六节　拉米夫定加乙肝康治疗慢性乙型肝炎疗效观察

自 2000 年 10 月以来,笔者开始用拉米夫定(LMD)加中药乙肝康治疗慢性乙型病毒性肝炎(CHB)患者。并与单用乙肝康和 LMD 治疗比较,疗效满意。现将结果报道如下。

一、材料和方法

1. 临床资料

诊断标准参照文献。纳入病例标准:①年龄 10～60 岁;②性别不限;③病程小于 10 年;④HBsAg、HBeAg 阳性或阴性,乙肝病毒(HBV)DNA 阳性,丙氨酸氨基转移酶(ALT)高于正常参数值上限 2 倍以上;⑤近半年内未进行过正规的抗病毒治疗。排除病例标准:失代偿性肝病;并发其他肝炎病毒感染;伴心、肾等脏器功能严重损害及妊娠期和哺乳期者。将 109 例 CHB 患者随机分为西药组、中药组和中西医结合组,3 组一般情况比较差异无统计学意义,具有可比性(见表 1)。

表 1　　3组一般资料比较

组别	例数	性别(例)		年龄(岁)	病程(年)	病情分度(例)		
		男	女			轻	中	重
西药组	45	32	13	31.4±9.3	4.6±3.1	5	11	29
中药组	32	24	8	29.8±8.5	4.3±3.5	2	9	21
中西医结合组	32	23	9	30.5±8.9	4.1±3.3	3	10	19

2.治疗方法

西药组予 LMD 100 mg 口服,每天 1 次,3 个月为一个疗程,连用 4 个疗程;中药组予乙肝康胶囊(黑卫药健字 96-Z0014,含白花蛇舌草、三七、黄芪、人参、五味子等,每粒含生药提取物 0.22 g),每次 6 粒口服,每天 3 次,疗程同上;中西医结合组予 LMD 和乙肝康胶囊同时应用,剂量及疗程同上。

3.检验指标及方法

治疗前、疗程结束时和治疗结束后 1 年分别检查肝功能、HBV 指标及肝脾超声检查。HBsAg、抗-HBs、HBeAg、抗-HBe、抗-HBc 均用 ELISA 法;HBV DNA 检测用免疫荧光定量 PCR 方法(结果小于 10^5 拷贝/mL 为阴性);ALT、天冬氨酸转氨酶(AST)、血浆蛋白测定均用日本产奥林巴斯 Au-600 全自动生化检测仪检测。

4.疗效评定标准

参考文献标准。自觉症状消失,肝脾肿大回缩,无压痛及叩击痛;肝功能恢复正常,病毒指标阴转持续 1 年为治愈。自觉症状消失,肝脾肿大稳定不变或回缩,无压痛及叩击痛,肝功能基本恢复正常,病毒指标部分转阴为显效。自觉症状大部消失,肝脾肿大稳定不变,肝功能轻度异常,病毒指标无明显变化为有效。症状、体征、肝功能及病毒指标治疗后均无明显变化为无效。

5.统计学处理方法

计数资料用 χ^2 检验,计量资料用 t 检验。其中 HBV DNA PCR 结果行对数转移后再进行比较。

二、结　果

1.三组临床疗效比较结果(见表 2)

表 2　　三组疗效比较　　例(%)

组别	例数	治愈		显效		有效		无效	
西药组	45	16	35.6*	13	28.9	11	24.4	5	11.1
中药组	32	11	34.4*	10	31.3	8	25.0	3	9.4
中西医结合组	32	19	59.4	9	28.1	3	9.4	1	3.1

* 表示与中西医结合组比较 $P<0.05$。

2. 三组治疗后症状、体征恢复率比较结果（见表 3）

表 3 三组治疗后症状、体征恢复率比较 %（例/例）

组别	胁痛	纳差	乏力	肝肿大	脾肿大
西药组	67.7(21/31)*	65.0(26/40)*	68.4(26/38)*	42.8(9/21)	35.7(5/14)
中药组	75.0(15/20)	75.0(21/28)	73.1(19/26)	46.7(7/15)	44.4(4/9)
中西医结合组	90.9(20/22)	93.1(27/29)	92.6(25/27)	75.0(12/16)	70.0(7/10)

* 表示与中西医结合组比较 $P<0.05$。

3. 三组治疗后肝功能变化比较结果（见表 4）

表 4 三组治疗前后肝功能变化比较

组别	例数	ALT(U/L)		AST(U/L)		白/球蛋白倒置(例)		
		治疗前	治疗后	治疗前	治疗后	治疗前	治疗后	恢复率(%)
西药组	45	227±61	113±37△#○	213±56	111±41△#*	24	9	62.5
中药组	32	219±58	91±33△#	207±52	93±30△#	17	6	64.7
中西医结合组	32	235±65	78±31#	210±59	75±22#	18	3	83.3

与中西医结合组比较：△表示 $P<0.01$；

与治疗前比较：#表示 $P<0.01$；与中药组比较：*表示 $P<0.05$，○表示 $P<0.01$。

4. 三组治疗前后 HBV 病毒指标转换率比较结果（见表 5）

表 5 三组治疗前后 HBV 病毒指标转换率比较

指标	西药组(45 例)			中药组(32 例)			中西医结合组(32 例)		
	治疗前	治疗后	转换率(%)	治疗前	治疗后	转换率(%)	治疗前	治疗后	转换率(%)
HBsAg	40	27	32.5*	25	16	36.0*	26	9	65.4
抗-HBs	3	14	26.2*	1	8	22.6*	1	18	54.8
HBeAg	37	20	45.9*	23	13	43.5*	25	6	76.0
抗-HBe	2	23	48.8*	1	15	45.2*	1	24	74.2
抗-HBc	33	18	44.4*	22	13	40.9*	23	5	78.3

* 表示与中西医结合组比较 $P<0.05$。

5. 三组治疗前后血清 HBV DNA 水平比较结果（见表 6）

表 6 三组治疗前后血清 HBV DNA 水平比较 log 拷贝/mL，$\bar{x}\pm SD$

组别	例数	治疗前	治疗结束	治疗结束 1 年随访
西药组	45	9.11±1.31	6.13±1.07△#*	6.85±0.98△#
中药组	32	8.93±1.05	7.10±1.59△#	6.93±1.37△#
中西医结合组	32	9.25±1.51	4.51±1.32#	5.35±1.53#

△表示与中西医结合组比较 $P<0.01$；#表示与治疗前比较 $P<0.01$；#表示与中药组比较 $P<0.01$。

三、讨 论

CHB 治疗的主要目的是清除或抑制 HBV，减轻 HBV 的致病力和传染性，保护肝细胞的功能，阻止或减轻肝脏炎症，进而防止肝纤维化或肝硬化的发生。目前抗 HBV 治疗主要包括两大方面：一是通过免疫调节剂调节机体免疫反应，以清除被 HBV 感染的肝细胞；二是运用抗病毒药物直接抑制 HBV 的复制，阻止其感染健康的肝细胞。在抑制 HBV 复制方面，目前较理想的药物有 LMD 或干扰素。据文献报道 LMD 可作用于 HBV 复制的 3 个阶段，即前基因 mRNA 反转录初生态负链 DNA，负链 DNA 到正链 DNA 及双股 DNA 的形成。此外，尚可明显持续地增强增生性 CD_4 介导的对 HBeAg 和 HBcAg 的反应，增加 HBeAg 特异性 T 细胞数。林向正等用 LMD 治疗 43 例 CHB，用药 52 周，HBV-DNA 阴转率为 55.81％。汤钰菁等观察了 LMD(52 周)加干扰素 α-1b(26 周)、单用 LMD (52 周)及单用干扰素 α-1b(26 周)治疗 CHB 的效果，证实联合组的 HBV-DNA 阴转率明显高于其他两组，提示联合用药可明显提高临床疗效。为了观察核苷酸类似物与中药联合应用的效果，我们将 109 例 CHB 随机分为 LMD、乙肝康及 LMD 加乙肝康组进行治疗。乙肝康为白花蛇舌草、三七、黄芪、人参、五味子等中药复方的提取物，本品有清热解毒、活血化瘀、健脾养肝、益气扶正的作用，药理研究证实其有一定抗 HBV 和提高人体免疫功能的作用。经本组临床观察结果表明 LMD 的临床显效率为 64.5％，中药乙肝康显效率为 65.7％，二者临床疗效相近，但中西医结合组的显效率为 87.5％，明显高于单纯 LMD 和乙肝康组($P<0.05$)。在肝脾肿大回缩方面，中西医结合组的恢复率亦明显高于其他两组，其结果经统计学处理无意义，可能与样本例数偏小有关。在 HBsAg、HBeAg、抗-HBc 的转阴率和抗-HBs、抗-HBe 的阳转率方面，西药和中药组无明显差别，中西医结合组的疗效明显优于其他两组($P<0.05$ 或 $P<0.01$)。在血清 HBV DNA 水平方面，3 组治疗后和随访期均显著低于治疗前($P<0.01$)，提示 LMD 和乙肝康均有明显抑制肝炎病毒复制作用，但抗病毒的作用：中西医结合组＞中药组＞西药组，提示核苷酸类似物与中药有协同抗病毒的作用。因此临床应用 LMD 等药物治疗 CHB 时，应提倡与中药制剂协同应用，以充分发挥中西医结合的长处。

(原载：《中国中西医结合消化杂志》，2004，12(5)：286-288)

第七节 中西医结合治疗慢性乙型重度瘀胆型肝炎 68 例

重度瘀胆型肝炎可见于各种类型肝炎，以乙型肝炎病毒感染者为常见，由于黄疸较深，病程较长，临床治疗较为棘手。笔者以中西医结合方法治疗本病 68 例，疗效明显优于常规保肝利胆治疗，现将结果报道如下。

一、资料与方法

1. 临床资料

全部病例均为本院住院患者，均符合1995年全国传染病与寄生虫病学术会议修订的病毒性肝炎诊断标准。病例随机分为两组，中西医结合组68例，其中男47例，女21例；年龄21～65岁，平均(33.5±8.5)岁；病程2～7年，平均(4.1±3.3)年，血清胆红素为256～591 μmol/L，C/T大于60%。对照组35例，男28例，女7例；年龄19～63岁，平均(35.1±9.7)岁；病程1.5～6.5年，平均(4.3±3.6)年；血清胆红素为249～585 μmol/L，C/T大于60%。两组病例均经影像学检查排除肝外阻塞性黄疸。

2. 治疗方法

两组均口服熊去氧胆酸200 mg，每日3次。静脉滴注肝利欣150 mg加654-2 20 mg加维生素C 2.5 g加10%葡萄糖500 mL，每日1次，两组同时常规口服保肝药，1个月为一个疗程，连续治疗3个疗程。中西医结合组加服复方水牛角汤[水牛角粉50 g，柴胡15 g，当归15 g，益母草15 g，丹参30 g，茯苓30 g、白术15 g，黄芪30 g，虎杖15 g，茵陈50 g(包煎)，生大黄10～15 g，生甘草10 g]，每日1剂，水煎分两次服。

3. 观察指标

每个疗程结束时，两组均检查肝功能[血清总胆红素(T-Bil)、结合胆红素(C-Bil)、丙氨酸氨基转移酶(ATP)、天门冬酸氨基转移酶(AST)、碱性磷酸酶(ALP)]和HBV病毒学指标。

4. 疗效判定标准

治疗结束时黄疸消退，临床症状消失，肝功能基本恢复正常为显效；黄疸下降50%以上，临床症状及肝功能明显好转为好转；黄疸下降不足25%，症状和肝功能无明显变化为无效。

二、结　果

1. 两组临床疗效(见表1)

表1　两组治疗结果比较　例(%)

组　别	例数	显效	有效	无效	总有效
中西医结合组	68	35(51.5)△	30(44.1)	3(4.4)	65(95.6)#
对照组	35	10(28.6)	13(37.1)	12(34.3)	23(65.7)

与对照组比较：△表示 $P<0.05$，#表示 $P<0.01$。

2.两组治疗前后肝功能比较(见表2)

表2　两组治疗前后肝功能比较　$\bar{x}\pm SD$

组别		T-Bil (μmol/L)	C-Bil (μmol/L)	ALT (U/L)	AST (U/L)	ALP (U/L)
中西医结合组	治疗前	365±55.7	237±51.3	579±63.4	613±71.5	1563±95.7
	治疗后	85.1±22.3#	63.3±20.5#	112±30.1#	119±35.1#	320±50.6#
对照组	治疗前	356±57.9	225±49.1	581±67.3	601±69.7	1495±101.2
	治疗后	175±36.3	121±37.2	192±37.5	205±40.3	625±70.9

与对照组比较:#表示 $P<0.01$。

从表2看出,治疗后中西医结合组的T-Bil、C-Bil、ALT、AST、ALP降低幅度均明显优于对照组。

3.两组治疗前后HBV标志物变化(见表3)

表3　两组治疗前后HBV标志物转换率比较　(例/例)%

组别	HBsAg	抗-HBs	HBeAg	抗-HBe	抗-HBc	HBV-DNA
中西医结合组	(21/62)33.9△	(28/59)47.5△	(23/35)65.7#	(29/57)51.0#	(18/31)58.1△	(34/51)66.7#
对照组	(4/31)12.9	(6/30)20.0	(3/17)17.6	(5/28)17.8	(4/15)26.7	(5/27)18.5

与对照组比较:△表示 $P<0.05$,#表示 $P<0.01$。

从表3看出,中西医结合组的HBsAg、HBeAg、抗-HBc和HBV-DNA的阴转率均明显高于对照组,抗-HBs和抗-HBe的阳转率亦明显高于对照组。

三、讨　论

瘀胆型肝炎的主要形成机理是由于感染肝炎病毒后,肝细胞功能受损,造成胆汁分泌功能障碍,从而使胆汁不易分泌到微小胆管上形成肝内梗阻现象。HBV长期感染所引起的重度瘀胆型肝炎,临床以深度黄疸持久不退,肝功能明显受损为特点,对此型病毒性肝炎用常规保肝利胆方法难以奏效。对于急性瘀胆型肝炎肾上腺皮质激素为首选药物,而对于慢性重度瘀胆型肝炎,如长期使用肾上腺皮质激素有引起消化道出血的危险,所以采用中西医结合治疗乃是治疗慢性重度瘀胆性肝炎的首选理想方法。

祖国医学认为,黄疸的产生与湿热交蒸,瘀阻中焦,肝脾功能失调有关。近年来的研究发现,瘀积型病毒性肝炎,除了肝功能受损、肝内瘀积表现之外,甲皱微循环观察有明显瘀滞表现,临床有人报道重用活血化瘀药赤芍治疗重度黄疸型肝炎取得明显效果。我们在常规保肝治疗的基础上,加服复方水牛角汤,方中水牛角粉、赤芍、丹参、虎杖等凉血化瘀解毒;柴胡、大黄、茵陈、益母草等疏肝通腑利胆除湿,两组药物配合具有改善肝脏微循环、促进肠蠕动、抗内毒素血症、激活胆红素代谢所需酶活性的功能。方中佐以黄芪、当归益气养血;白术、茯苓、甘草健脾补中,通过扶正祛邪,调节免疫功能而达到清除或抑制病毒之作用。全方攻补兼施,瘀与毒并除,湿与热共化,而以祛瘀退黄为要旨。本组病例观察表明，常规保肝加复方水牛角汤治疗在消退黄疸、改善肝功能、临床症状恢复等方面，疗效均明显优于对照组。在病毒感染指标恢复方面，由于中西医结合组运用中药提高和调节人体的免疫功能，所以其疗效也明显优于单纯西药保肝组。以上结果表明中医凉血化瘀、化湿解毒、疏肝利胆、健脾补中治则是治疗重度瘀胆型肝炎的理想治疗方法。

（原载：《中国中西医结合消化杂志》，2002，10(3)：175-176）

第五章 杂病及个案

本章内容第一节是陈治水教授为吕德苗老中医治疗乳癖、阳痿、绦虫病和梅核气的验案总结。第二至八节分别介绍了他本人用中医药治疗流行性腮腺炎(流腮)合并睾丸炎、流腮合并脑膜脑炎、流行性出血热多尿期、百日咳、细菌性痢疾等急性传染病以及内科杂病泌尿系结石、偏头痛的临床疗效小结与分析。第九至二十节均属于医案中的个案,但多系内科临床难治性疾病,多数病例因辨证准确,理法清晰,用药得当,均获药到病除之效,但也有属于纠误医案,如第二十节就介绍了外用含白花蛇酒剂而致接触性过敏性皮炎的教训。第二十一节对中医中药在消化性肿瘤的应用进行了评述。本篇内容虽然没有大宗病例的临床疗效总结,但均系陈教授的临证经验或验案总结。认真总结疑难杂症的医疗案例,不失为中医学不断发展、薪火相传的一种记载方式。

第一节 吕德苗老中医治验举隅

吕德苗老中医,年近七旬,业医 40 余载,学验俱丰。笔者随师数载,时聆教诲,获益匪浅,兹择验案四则,以飨同道。

一、夏枯五海汤治疗乳癖

蒲××,女,25 岁,1985 年 8 月 10 日诊。患者 2 个月来两侧乳房胀痛,经期尤甚,乳内硬块日渐增大,伴胸闷不舒,喜长叹息,经期前后不定。检查:左侧乳房有 3 cm×3 cm 硬块 3 个,右侧乳房有 3 cm×2.5 cm 硬块一个,有触痛,皮色不红,经穿刺病检诊为“乳腺小叶增生”,舌稍暗红,苔薄白,脉沉弦细。诊为:乳癖,治以软坚化痰,疏肝解郁,方用夏枯五海汤加减。处方:夏枯草 25 g,海浮石 15 g,海藻 15 g,昆布 15 g,海带 15 g,海螵蛸 15 g,香附 15 g,青皮 10 g。水煎服,每日 1 剂。

服上方 6 剂,右侧乳房包块消失,左侧包块明显缩小,余症减轻。效不更方,守方续服 9 剂,乳腺包块全部消失。随访 1 年,病未复发。

按：乳癖多因思虑伤脾，郁怒伤肝，气滞痰凝而成。夏枯五海汤乃吕老之经验方，方中夏枯草苦辛性寒，入肝经能疏肝散结，为治疗乳癖之主药；海藻、昆布、海带、海浮石、海螵蛸等五味均为海物，味咸能软坚化痰，散结消块，全方有疏肝散结，化痰软坚之功。肝郁明显者加香附、青皮，或合四逆散；肝郁化热加柴胡、黄芩，或丹皮、栀子。本方屡用屡效，使乳癖患者免受刀伤之苦。

二、健阳丸治疗阳痿

潘××，男，31 岁。1984 年 11 月 5 日诊。患者阳事不举，婚后 3 年无子，伴有遗精，腰酸腿软，头晕乏力，面色㿠白，精神不振，舌淡苔白，脉沉细弱。证属肾气虚弱，命火不足，治以补肾壮阳。药用：鳖头（去目）14 个，覆盆子 100 g，五味子 100 g，菟丝子 100 g，车前子 100 g，枸杞子 100 g，肉苁蓉 100 g，仙灵脾 200 g。将上药烘干碾为细粉，炼蜜为丸，每丸 10 g 重，每服 1 丸，早晚各 1 次。患者服药半剂，阳事已兴，连服 3 个月，诸症消失，能正常同房，1 年后喜得一男婴。

按：阳痿一症，多由肾气虚弱、命门火衰所致，临床习用五子衍宗丸治疗，但原方应用效验不佳。吕老潜心探究，师古不泥，妙用古方，在衍宗丸基础上加了鳖头、肉苁蓉、仙灵脾等品。吕老认为，鳖头乃血肉有情之品，既填精补髓，又能引药入肾，使药力直达阴器，用本方治疗性神经衰弱、精少无子、功能性不射精等病症，均有灵效。

三、槟榔承气汤治疗绦虫病

孙××，女性，30 岁。1985 年 3 月 11 日诊。患者腹部隐痛 3 年余，便中多次排出绦虫节片，刻见形体消瘦，面色萎黄，伴食少纳差，大便溏泄，头晕乏力、舌质淡，苔白微腻，脉沉缓。诊为：绦虫症。药用：槟榔片 100 g，生大黄 20 g（后下），芒硝 20 g（冲服），甘草 15 g。嘱水煎两次，药液合并，次日晨起空腹先服三分之二药液，冲服芒硝半量，间隔 4 小时服余药。3 天后来诊，诉说药后 2 小时排长约 4 米许绦虫一条，头节完整。半年后随访患者，身体健壮。

按：本方以槟榔消积杀虫为主药，辅以调胃承气汤涤肠道，泻下虫积。本方治疗绦虫病近千例，多能 1 剂奏效，是吕老对经方活用之又一典范。

四、旋复代赭汤治疗梅核气

金××，女，35 岁。1986 年 8 月 21 日初诊。咽喉部似有物阻塞 1 年余，吐之不出，咽之不下，伴胸闷窒塞，恐惧不安，喘息痰鸣，喉头部抽动不止，表情痛苦，形体消瘦，面色萎黄，舌质淡，苔白腻，脉弦。证属肝木侮金，痰气交阻，治以降逆消痰，行气开郁。药用：旋复花 20 g（包煎），代赭石 50 g（先煎），党参 15 g，炙半夏 15 g，川朴 15 g，苏叶 10 g，炒苏子 15 g，大枣 5 枚，生姜 5 g，甘草 5 g。水煎服，每日 1 剂。

8 月 27 日二诊：服上方 3 剂，咽部异物感消失，喉部抽动停止，喘息大减。代赭石减至 25 g，旋复花减至 15 g，再加炒神曲 15 g，连进 6 剂，诸恙尽除。

按：本例为梅核气之重证，乃情志不遂，肝郁犯脾，脾运不健则痰湿内生，痰气交滞，逆攻于肺，阻塞咽喉而致。方用旋复代赭汤合四七汤加减，以降逆消痰，行气开郁，俾气顺痰除,诸症自解。

以上四案,仅示吕老用药心法之一斑,公诸同道,或有所裨益。

(原载:《黑龙江中医药》,1987,2:2-3)

第二节 小柴胡加石膏汤治疗流行性腮腺炎合并睾丸炎

流行性腮腺炎合并睾丸炎较为常见,我科收治25例,应用小柴胡加石膏汤治疗,疗效较为满意,现报道如下。

一、临床资料

25例流行性腮腺炎合并睾丸炎患者,年龄在16岁~30岁,发病后1~4天入院,发热24例,体温37.1~38 ℃者4例,38.1~39 ℃者11例,39.1~40 ℃者8例,40 ℃以上者1例;一侧腮腺肿大者7例,双侧腮腺肿大者18例;发病2~4天合并睾丸炎者10例,4天以后合并睾丸炎者15例;一侧睾丸肿大者18例,双侧睾丸肿大者7例;有睾丸胀坠疼痛感者22例。

二、治疗方法

全部病例均以小柴胡加石膏汤治疗为主,每日1剂,水煎3次分服。方药组成:生石膏50~100 g,柴胡15 g,黄芩10 g,党参10 g,制半夏10 g,生姜5 g,大枣5枚,板蓝根30 g,海藻15 g,橘核15 g,生甘草5 g。

腮部外敷金黄散,淡米醋或蛋清调敷,每日1~2次;睾丸肿痛明显者以丁字带托敷阴囊;25例中有2例因高热不能进食而配合临床输液,3例加用泼尼松10 mg,每日3次连服3天。

三、治疗结果

25例患者经住院5~10天(平均6.4天),服药3~7剂(平均5剂)治疗后,热退,腮肿消,睾丸复常,均获痊愈。

热退最快1天,最长4天,平均2.6天;腮肿消退最快者2天,最长者5天,平均3.3天;睾丸肿痛消失最快者2天,最长者6天,平均3.2天;睾丸肿大复常最快者3天,最长者7天,平均5.1天。

四、讨论及体会

流行性腮腺炎,即中医之"痄腮",系风温邪毒入侵,阻滞于少阳经络,郁结不散所致;若邪毒传至足厥阴肝经,在成年男性或较大儿童可并发睾丸炎。由于本病系风温邪毒侵犯足厥阴、足少阳二经而致,所以我们选用了小柴胡加石膏汤,本方出自于日本汤本求真《皇汉医学》,以《伤寒论》小柴胡汤加生石膏一味组成,有清解少阳、阳明邪热的作用。在此基础上，我们又选加了板蓝根清热解毒，海藻软坚散结消肿，橘核入肝经理气散结止痛，全方合用既能清解足厥阴、足少阳二经之邪毒，又有散结消肿的作用；结合金黄散外敷腮部，通过临床25例的观察确实有明显的退热、消肿、止痛作用。因此对于流行性腮腺炎合并睾丸炎的患者，不妨一用。

（原载：《中医杂志》，1985，26(6)：38）

第三节 加味缩泉饮治疗流行性出血热多尿期

近5年来，笔者以加味缩泉饮治疗了流行性出血热多尿期患者35例，疗效明显优于对照组(30例)。

一、临床资料

全部病例均符合1981年全国EHF会议修订的诊断标准，发病在5天内，均为典型病例。治疗组：男31例，女4例。年龄17～35岁。轻型7例，中型10例，重型15例，危重型3例。对照组：男27例，女3例。年龄18～29岁。轻型7例，中型8例，重型13例，危重型2例。

二、治疗方法

治疗组服加味缩泉饮(含熟地30 g，山药30 g，益智仁15 g，乌药10 g，桑螵蛸15 g)，每日1剂，水煎300 mL，2次分服。对照组给予西医对症及支持疗法。

三、治疗结果

1. 24小时尿量

治疗组最少4000 mL，最多7500 mL，平均为5342.9±872.6 mL(M±SD)。对照组最少3900 mL，最多11000 mL，平均为6716.7±1648.8 mL(M±SD)。经统计学处理，两组最高尿量有非常显著差异($t=4.283$，$P<0.001$)，表明加味缩泉饮能明显减少多尿期尿量。

2. 多尿期持续时间

治疗组最短1天，最长10天，平均为(3.743±1.915)天(M±SD)。对照组最短1天，最长35天，平均为(11.833±8.150)天(M±SD)。经统计学处理，两组持续时间有非常显著差异($t=5.699$，$P<0.001$)，说明加味缩泉饮能明显缩短多尿期病程。

3. 案例

刘××，男，24岁，军人，病案号：139251。因发烧4天，低血压、少尿1天入院。检查：体温39.8 ℃，脉搏130次/分，血压8/0 kPa(60/0 mmHg)。神志恍惚，两腋下、前胸和后背皮肤有瘀点。24小时尿量350 mL。尿常规：蛋白(+++)，WBC 10～15/HP，

RBC(++),可见膜状物。诊断:流行性出血热,休克少尿期,重型。给予抗休克、抗感染、利尿合剂等综合治疗,24 小时度过休克期。4 天后进入多尿期,24 小时最高尿量 6500 mL,伴头晕乏力,口干舌燥,舌质红,少苔,脉细数无力。证属肾气阴两虚,封藏失职。投加味缩泉饮,每日 1 剂。服药次日尿量减为 3500 mL,3 天后降至 2400 mL。改予参芪地黄丸善后,半月后痊愈出院。

四、体　会

流行性出血热属祖国医学温病中疫热、斑疫范畴。多尿期为邪退正伤,肾脏气阴耗损,封藏失职,症见腰酸乏力,饮一溲一。此期由于肾功能尚未恢复,大量尿液排出,可引起脱水、电解质紊乱、营养不良等综合征。此期治疗,除了营养支持,防止感染外,应用中药控制多尿,对预防上述综合征有积极的意义。加味缩泉饮中,熟地滋肾水,益真阴;山药健脾补肾,治消渴;益智仁温补脾肾,固精气,涩小便;乌药温膀胱助气化,止小便频数;桑螵蛸补肾缩小便。全方组合,平补肾之阴阳,固涩精气,收涩小便。经 35 例临床观察,本方能明显减少尿量,缩短多尿期病程,从而减少了并发症的产生。

(原载:《上海中医药杂志》,1988,5:28)

第四节　马齿苋合剂治疗百日咳

笔者近年来用马齿苋合剂治疗小儿百日咳 102 例,疗效满意,现总结如下。

一、一般资料

本组 102 例中,男性 55 例,女性 47 例;年龄 6 个月～2 岁 51 例,3～5 岁 38 例,6～8 岁 13 例;病程:10 天以内者 10 例,11～20 天为 28 例,21～30 天为 53 例,30 天以上者 11 例。患者合并支气管肺炎者 17 例。另设 86 例为对照组:其中男性 48 例,女性 38 例;年龄 6 个月～2 岁 41 例,3～5 岁 34 例,6～8 岁 11 例;病程:10 天以内 8 例,11～20 天 22 例,21～30 天 47 例,30 天以上者 9 例。患者合并支气管肺炎者 11 例。两组均发于冬春季,95%以上有百日咳接触史,临床症状典型,痉咳时能闻及鸡鸣样回声。

二、治疗方法

马齿苋合剂:马齿苋 20 g,炙百部、生石膏、浙贝母、侧柏叶各 10 g,麻黄、杏仁、甘草各 5 g。水煎 2 次,合并滤液,浓缩至 150 mL 备用。治疗组患者,4 岁以下者,每岁每次服马齿苋合剂 10 mL,5 岁以上者每次服 50 mL,每日 3 次。对照组:口服合霉素 60～100 mg/(kg·d),或红霉素 50 mg/(kg·d),分 4 次。另配祛痰合剂 5 mL,止咳合剂 5 mL,每日 3 次。两组病例中合并肺炎者,加肌注青霉素、链霉素,呼吸困难者给予吸氧。

三、治疗结果

疗效标准：①痊愈：症状体征全部消失；②显效：痉咳及回声消失，偶有非痉挛性咳嗽；③有效：痉咳次数减少，程度明显减轻。

治疗组：痊愈 90 例，占 88.2%；显效 8 例，占 7.8%；有效 4 例，占 3.9%。对照组：痊愈 61 例，占 70.9%；显效 14 例，占 16.3%；有效 11 例，占 12.8%。两组治愈率比较有非常显著差异（$P<0.01$）。在痊愈病例中，治疗组平均治愈时间为（10.31±5.3）天，对照组平均治愈时间为（14.40±6.0）天，两组平均治愈时间比较也有非常显著差异（$P<0.001$）。另外，治疗组淋巴细胞百分率治疗前平均为（58.7±16.3）%，治疗后平均为（45.2±9.7）%，治疗前后比较有显著下降（$P<0.001$）；对照组治疗前平均为（59.6±15.1）%，治疗后平均为（56.4±10.09）%，治疗前后比较无明显差异（$P>0.05$）。

四、讨　论

百日咳是百日咳杆菌引起的小儿急性呼吸道传染病，属中医“顿咳”“痉咳”范畴，是时行风邪，袭于肺卫，致肺气不宣，清肃失司，痉咳不已。一般临床来求诊之儿童多已进入痉咳期，此乃邪毒留恋，郁而化热，痰热蕴肺，阻塞气道。故治宜清肺化痰，止咳定喘。方用马齿苋合剂，取马齿苋清热解毒，炙百部润肺下气，镇咳化痰，配麻黄宣肺平喘，杏仁化痰降气，生石膏清肺泄热，浙贝母清化热痰，侧柏叶清肺化痰，凉血止血，甘草调和诸药。当然使用抗生素对治疗百日咳也有较好疗效，但氯霉素、合霉素使白细胞减少，四环素、红霉素等也有一定的副作用。并且，当痉咳期超过一个月时，抗生素即无明显治疗作用，但中药无此弊端，从临床观察看，马齿苋合剂治愈率比对照组高，且治愈时间亦短。从淋巴细胞百分率看，提示马齿苋合剂治疗百日咳不仅在于抑制百日咳杆菌，而与抗过敏、减轻局部炎性反应和中枢性镇咳有关，有待于进一步探讨。

（原载：《浙江中医杂志》，1988，5：213）

第五节　双白合剂治疗急性细菌性痢疾

从 1982 年以来，我科收治急性细菌性痢疾 600 例，分别用双白合剂、双白合剂加 TPM、四环素加呋喃唑酮治疗，现将 3 组治疗结果总结如下。

一、临床资料

600 例患者均为夏秋季收住入院的典型急性细菌性痢疾，病程不超过 3 天，未服药或未经系统治疗者。600 例中，男 450 例，女 150 例。年龄在 17～55 岁，35 岁以下占87.5%。发热 547 例，多在 38 ℃以上。大便培养阳性 328 例，其中感染福氏杆菌者 287 例，宋内氏杆菌 29 例，鲍氏杆菌 11 例，志贺氏杆菌 1 例。

二、治疗方法

双白合剂是由翻白草(Potentilla discolor Bge.)干品 50 g,白屈菜(Chelidonium majus L.)干品 25 g,水煎 2 次,滤液浓缩为 150 mL。双白合剂组:350 例,每次服双白合剂 50 mL,每天 3 次。双白合剂加 TPM 组:150 例,每次服双白合剂 50 mL,每天 3 次,TPM 0.1 g,每天 2 次。四环素加呋喃唑酮组:100 例,每次四环素 0.5 g,呋喃唑酮 0.1 g,每天 4 次。以上 3 组均以治疗 7 天为 1 疗程。凡体温在 39 ℃以上者,可口服泼尼松 10 mg;有脱水、酸中毒、电解质紊乱者,可对症处理。

三、疗效观察

治疗一个疗程,临床症状、体征消失;每天大便 2 次以下,外观正常;停药后 3 次大便镜检正常,大便培养 3 次痢疾杆菌阴性为治愈,反之则无效。结果:双白合剂组治愈 337 例,无效 13 例,治愈率 96.3%;双白合剂加 TPM 组,治愈 150 例,治愈率 100%;四环素加呋喃唑酮组,治愈 72 例,无效 28 例,治愈率 72%。3 组中以双白合剂加 TPM 组疗效最佳,双白合剂组次之,四环素加呋喃唑酮组疗效最差。

(原载:《浙江中医杂志》,1987,7:303)

第六节　清瘟消毒饮治疗流行性腮腺炎合并脑膜脑炎

自 1981 年以来,我们以清瘟消毒饮为主治疗流行性腮腺炎合并脑膜脑炎 45 例,均为住院患者。其中男 27 例,女 18 例;年龄 5～10 岁 35 例,11～15 岁 8 例,16～20 岁 2 例;发热在 38～39 ℃13 例,39.1～40 ℃27 例,40 ℃以上 5 例。45 例均伴有头痛,伴呕吐者 22 例,项强者 37 例,抽搐者 15 例,腮腺肿大者 31 例,睾丸肿大者 2 例。45 例脑脊液检查均符合病毒性脑膜炎改变。

1.治疗方法

清瘟消毒饮:生石膏 50 g(先煎),黄芩、夏枯草、马勃各 10 g,连翘、板蓝根、僵蚕、玄参、青黛(包煎)各 15 g,牛蒡子、薄荷、桔梗、甘草各 5 g。呕吐者加姜竹茹 10 g,项强加葛根 15 g,头痛重者加石决明 10～25 g,抽搐加钩藤(后下)15 g、羚羊角粉(另煎兑服)5 g。腮腺肿大者,外敷金黄散。颅内压过高者,加 20%甘露醇 100～200 mL,20 分钟左右静注完。

2.治疗结果

45 例经住院 5～10 天,服药 3～7 剂,均获痊愈,热退最快 1 天,最长 4 天,平均 2.7 天。头痛消失 1～3 天,平均 2.5 天;项强消失 1～3 天,平均 2.1 天;腮腺消肿最快 2 天,最长 6 天,平均 4.5 天。于治疗 1 周时复查脑脊液者 16 例,均恢复正常。

3.讨论

流行性腮腺炎,中医称之为“痄腮”,系风温时毒从口鼻而入,侵犯少阳胆经,郁结于腮腺而致。若热毒炽盛,内陷厥阴,引动肝风,则可出现高热、嗜睡、头痛、项强甚或痉厥等脑膜炎症状。中医治疗当以清热解毒,疏风散邪为主,兼以凉血熄风。清瘟消毒饮系由普济消毒饮化裁而成,方中生石膏、黄芩、连翘、板蓝根、青黛、马勃等清热解毒;薄荷、牛蒡子疏风散邪;僵蚕、夏枯草凉肝熄风,散结消肿,玄参滋阴凉血,甘草调和药性,共奏清热解毒,疏风散邪,凉肝熄风作用。适当辅以西药对症治疗,则疗效更佳。

(原载:《四川中医》,1989,3:14)

第七节 通淋化瘀排石汤治疗泌尿系结石

近几年来,我们根据"湿热瘀血蕴结,煎熬尿液成石"的病机特点,自拟通淋化瘀排石汤治疗泌尿系结石 54 例。其中男 36 例,女 18 例,年龄 15～60 岁。病程 3 个月至 7 年。双肾结石 3 例,单肾结石 7 例,双侧输尿管结石 3 例,单侧输尿管结石 37 例,肾与输尿管结石 4 例。结石直径:小于等于 0.5 cm 19 例,0.6～0.8 cm 27 例,0.9～1.0 cm 5 例,大于 1.0 cm 3 例。

1. 治疗方法

通淋化瘀排石汤处方:金钱草 50 g,海金砂、滑石(包煎)各 30 g,蒲公英 20 g,车前子(包)、泽兰、益母草、牛膝、鸡内金各 15 g,硝石(冲服)10 g,生甘草 5 g。血尿加大蓟、小蓟、白茅根;腰痛加川断、杜仲;腹痛加白芍;气滞者加广木香、乌药;便秘者加生大黄;肾阴受损者加生地、枸杞;气虚者加黄芪、党参。每日 1 剂,水煎服。肾绞痛发作时,肌注阿托品 0.5 mg,重者肌注哌替啶 50～100 mg。

2. 治疗结果

痊愈 36 例(症状消失,尿中排出结石,经 X 线摄片或 B 超复查证实结石影完全消失)。好转 12 例(症状消失,X 线摄片或 B 超检查结石影缩小或下移)。无效 6 例。治愈率 66.7%,总有效率 88.9%。排石时间最短者 5 天,最长者 90 天,平均 21 天。

3. 典型病例

张××,男,45 岁。近 1 年来经常腹痛,3 天前因出现左侧腰腹部剧烈绞痛,伴有小便频数,肉眼血尿,大便秘结而入院。左侧肾区叩痛(+),左中腹部压痛,舌质红,苔黄腻,脉弦滑。X 线摄片:左肾区及左输尿管中段可见 2 个黄豆粒大结石影。投以通淋化瘀排石汤加生大黄 15 g。服药 5 天,排出结石一块。大黄减至 7.5 g,加广木香 10 g,继服 10 天,又排出结石一块。住院 3 周痊愈出院。

4. 体会

泌尿系结石系湿热蕴结下焦,津液受其煎熬,久则沉结成石。湿热砂石损伤血络,血液外溢,停留成瘀。故治宜通淋排石,活血化瘀。方用金钱草、海金沙、车前子、滑石清热利尿,通淋排石;鸡内金、硝石化石溶石;泽兰、益母草、牛膝活血化瘀;公英清热解毒;甘草缓急止痛,共奏清热通淋、化瘀消石之效。

(原载:《四川中医》,1990,5:33)

第八节 柴胡川芎饮治疗偏头痛

笔者近年用自拟柴胡川芎饮治疗偏头痛56例。其中，男性17例，女性39例；年龄16～65岁；病程最短者半年，最长者12年，平均4年6个月。经治疗后，痊愈（症状消失，随访1年无复发）36例，显效（症状基本消失，1年内偶有复发，但症状大为减轻）15例，好转（症状有所缓解）5例。服药最少6剂，最多30剂。

1. 方药组成

柴胡、当归、白芷、僵蚕、葛根、白芍各15 g，川芎30 g，细辛7.5 g，吴茱萸、甘草各10 g。水煎服，每日1剂。挟肝火者加龙胆草、山栀各10 g，夏枯草15 g；肝阳上亢者去吴茱萸、川芎，加生龙骨、生牡蛎、生石决明各20 g（先煎）；挟湿者加半夏、天南星、羌活各15 g；挟瘀血者加桃仁、红花各15 g。

2. 典型案例

刘××，女，27岁。病案号：110317。1985年1月11日诊。左半侧头痛，间断发作12年。每次发作前双手麻木，眼冒金花，继之左半侧头部剧烈刺痛或跳痛，以颞部为重，牵连眼眶和左上齿疼痛，伴恶心，呕吐，四肢不温。20天左右发作1次，每次持续2～3天。本次发病1天，舌质暗淡，苔薄白，脉弦紧。诊断：偏头痛，乃肝经寒气上犯清阳而致。方用柴胡川芎饮加半夏15 g，生姜3片。水煎服。服药6剂，诸症消失。随访2年余，头痛未再发作。

3. 体会

偏头痛之病因，古人有风、火、痰瘀之说，然肝胆二经受邪，气血逆乱，扰及清窍乃本病之主要原因。头部两侧属少阳，足厥阴肝经上行连目系，出于额，与督脉会于巅顶。《临证指南医案》中曰："头为诸阳之会，与厥阴肝脉会于巅，诸阴寒邪不能上逆；阳气窒塞，浊邪得以上据，厥阴风火乃能逆上作痛。"指出了阴寒、浊邪、风火逆犯厥阴则头痛。本方中以柴胡、川芎为主药，柴胡入肝胆二经，能疏肝理气，条畅气血，引清阳之气上升，导诸经之药直达病所；川芎上行头目，下行血海，为治诸经头痛之要药。《丹溪心法》中曰："头痛须用川芎，如不愈，各加引经药。太阳川芎，阳明白芷，少阳柴胡，太阴苍术，少阴细辛，厥阴吴茱萸。"笔者集诸经之药于一炉，加当归养肝血，僵蚕熄风化痰，葛根、白芍、甘草缓急止痛，全方温凉并用，能疏利肝胆，熄风化痰，化瘀通络，再根据临床随症加减，可治疗各种原因所致偏头痛。

（原载：《四川中医》，1988，5：31）

第九节 针灸治疗真性红细胞增多症

杜××,男,69岁,病案号:15660,1986年5月6日初诊。

患者头晕肢麻,面紫红7年余,1978年6月确诊为真性红细胞增多症,曾多次放血,并先后用^{32}P、三尖杉碱、靛玉红等治疗,因疗效不显而行中医治疗。现患者仍感头晕目眩,肢体麻木,伴五心烦热,腰膝酸软,咽喉干痛,食少纳差,大便溏薄,面颈皮肤紫红,手足掌皮肤青紫,舌质紫红,舌苔微黄;两脉弦,尺脉无力。血压180/120 mmHg,心肺无异常,肝大右肋缘下2.5 cm,脾大左肋缘下10 cm,血常规:红细胞8.7×10^{9}/L,白细胞1.91×10^{7}/L,血小板3.2×10^{8}/L。红细胞压积77 mL/L,血尿酸7.5 mg/L。诊断:真性红细胞增多症、高血压病。中医拟为肾阴亏虚,肝阳上亢,兼瘀血阻滞,脾胃虚弱。治以滋肾潜阳,理气活血,健脾益胃。

取穴按子午流注纳子法:①复溜、阴谷:针补;②大敦、太冲:针泻;③足三里、太白:艾条灸。均取双侧穴位,每日戌时(19:00~21:00)治疗,每日一次。嘱患者每日丑时(1:00~3:00)用木圆针自疗行间穴5分钟,用泄法。

9月7日二诊:诸症减轻,血压复常,皮肤红紫大减,饮食二便正常,舌苔薄白,两脉缓,尺脉较有力。脾胃之气已复,减去艾灸足三里和太白穴,其他治疗同前。

经继续调治3个月,诸症消失,皮肤无明显红紫,肝脏不大,脾左肋下1.5 cm。血常规:红细胞5.5×10^{9}/L,白细胞8.7×10^{6}/L,血小板1.96×10^{4}/L。红细胞压积:50 mL/L,血尿酸1.7 mg/L。经随访2年,病未复发。

(原载:《黑龙江中医药》,1988,4:36)

第十节 瘀阻眩晕治验

王××,男,28岁。1984年3月5日诊。

1月前头部被砖砸伤,昏迷约5分钟,醒后遗有头痛,眩晕,恶心呕吐。某医院诊为"脑外伤综合征"。经服安定、谷维素、吡拉西坦1个月,头痛减轻,但眩晕不减,伴巅顶部刺痛,口苦耳鸣,失眠、便燥,舌质暗红,有瘀点,脉细涩。辨证为瘀血阻络,清窍失养。治以活血化瘀通络,兼清热安神,方用通窍活血汤加减:桃仁、红花、当归、赤芍、丹参、茯神各15 g,川芎20 g,生大黄10 g,葱白2段,生姜3片,大枣5枚。水煎,日分2次分服;每次冲服麝香0.2 g。

服药7剂,眩晕大减,头痛消失,大便通畅。继用前方6剂,加天麻60 g,制成蜜丸,每丸10 g。每次1丸,日服2次。3周后诸症消失,随访2年,健康如常。

按:眩晕一症,多责之风、火、痰、虚,而以瘀论治者较少。明代虞抟首创了"瘀血致眩"

之说，他在《医学正传》中云："外有因坠损而眩运者，胸中有死血迷闭心窍而然，是宜行血清经，以散其瘀结。"本例因头部外伤，瘀血阻络，气血不能上荣清窍，而致眩晕发作。治以活血化瘀通络为主，兼以清热安神，使瘀去络通，气血调畅，脑窍得养，故眩停晕止。

（原载：《四川中医》，1988，3：封三）

第十一节　少腹逐瘀汤治愈子宫内膜异位症

谭××，女，35岁。1988年3月2日诊。经期少腹剧痛3年余，月经量少，涩滞难下，色紫暗有血块，B超检查腹腔可见3处枣核大囊性包块，妇科诊断为子宫内膜异位症。曾用孕激素治疗年余无效，经期需肌注布桂嗪方可缓解疼痛。刻诊月经来潮2天，腹痛难忍，小腹凉，喜温拒按，四肢厥冷，面色青白，舌质暗淡，苔白滑，脉沉迟有力。诊为寒湿凝滞痛经。方用少腹逐瘀汤加减：当归、川芎、赤芍、蒲黄、炒灵脂、醋元胡、乌药、香附各15 g，炙没药、小茴香、炮姜各10 g，肉桂5 g。

服上方3剂，腹痛消失，月经干净。嘱下次月经来潮前3天续服上方。4月初，服药后月经按期而至，无腹痛，经色正常无血块，B超检查腹腔包块无变化。原方加海藻、昆布各15 g，每次月经来潮前服3～5剂。如法治疗1年，月经正常，B超复查包块消失。

按：子宫内膜异位症属于中医痛经范畴，该患因经期感受寒湿，而致气血凝滞经期腹痛。少腹逐瘀汤有温经散寒，化瘀理气之功，方中加入海藻、昆布可破积软坚。寒祛络通，气血流畅故病获痊愈。

（原载：《四川中医》，1989，11：46～47）

第十二节　三仁汤治疗重症水痘

李××，女，2岁。病案号88576。1986年8月20日诊。患儿5天前发烧，次日头面、躯干皮肤出现斑丘疹和水疱疹，不慎抓破感染，肌注青霉素、链霉素3天无效。刻诊：高热（39.1 ℃），烦躁哭闹，不思饮食，周身皮肤遍布水疱疹、脓疱疹，以头面、上半身为多，痘根紫暗，疱浆混浊，抓破者渗出黄水，淋漓不尽，小便黄赤，大便不爽，舌质红，苔黄腻，脉濡数。证属湿热夹毒，郁蒸肌肤。治以清宣化湿，凉血解毒，方用三仁汤加味：杏仁、白蔻仁（后下）、赤芍、紫草、地肤子各10 g，滑石（包煎）、银花、连翘各15 g，竹叶、厚朴、炙半夏、生甘草各5 g。水煎服，每日1剂。

服上方1剂，热退症减；3剂后，脓疱疹均干燥结痂，治愈出院。

按：水痘多因风热挟湿，侵犯脾肺二经，发于肌肤而成。故以三仁汤宣化三焦之湿热，加银花、连翘清热解毒，赤芍、紫草凉血消疹，地肤子去皮中热气，散恶疮。诸药合用，使湿化热清毒解，故而病愈。

（原载：《四川中医》，1988，10：17）

第十三节　三仁汤治疗慢性胆囊炎

刘××，男，42岁。病案号：128512。1985年9月6日诊。右胁肋部胀痛1年余，按之痛重，伴胸闷脘痞，食少纳差，厌油恶心。肝功能化验正常，B型超声检查为"慢性胆囊炎"。舌质略红，苔腻微黄，脉象弦。证属湿热中阻，肝气郁滞。治以清宣化湿，疏肝理气。方用三仁汤加味：杏仁、白蔻仁（后下）、薏苡仁、厚朴、柴胡、白芍、枳壳各15 g，滑石30 g（包煎），炙半夏10 g，通草、甘草各5 g。煎服，日1剂。连服6剂，胁痛胸闷减轻，食欲增加，腻苔减少。前方加陈皮、茯苓各15 g。继服3周，诸症消失，B超复查胆囊未见异常。

按：本例属湿热中阻，肝气不舒之胁痛，用三仁汤清宣化湿为主，四逆散疏肝理气，使湿化热解，肝气条畅，胁痛自除。

（原载：《四川中医》，1989，4：20-21）

第十四节　口眼干燥综合征治验

柳××，男，54岁。1986年6月19日诊。病案号：141065。

患者因口、眼、鼻、舌干燥2个月入院。现口渴喜饮，纳谷不香，口内干燥无津，咽下困难，仅进稀粥类半流食，两目干涩，视物模糊，声音嘶哑，午后低热，皮肤干燥无汗，形体消瘦，小便灼热，大便秘结，舌红少苔，脉细数无力。查抗核抗体阳性，IgA 165 mg/L，IgG 1720 mg/L，IgM 327 mg/L。西蒙试验：左眼3 mm，右眼2 mm。按压腮腺和唾液腺无液体分泌。诊断：口眼干燥综合征。属脾阴不足，津亏内燥。治以补益脾阴，兼泻胃热。药用：山药、沙参各30 g，麦冬、白扁豆、莲子肉、白茯苓、生地、石斛、白芍各15 g，麻仁泥20 g，生大黄、生甘草各10 g。服6剂后，大便通畅，口舌干燥减轻。前方去大黄和麻子仁，加乌梅、生白术各15 g。继服40余剂，诸症悉除，口腔湿润，进食如常。西蒙试验：左眼18 mm，右眼17 mm，各项免疫指标均复常。

按：该患因恣食辛燥之品，胃热内生，灼伤脾阴，脾失升清，津液不布，故出现一系列内燥症状。经补脾养阴治疗为主，使脾阴恢复，水津四布，燥证自除。

（原载：《四川中医》，1987，4：51）

第十五节　久痢口疮纠误医案

郭某,男,46岁。1986年3月1日诊:腹痛下痢,口舌糜烂疼痛2年余,经纤维结肠镜检查和病理活检,诊断为慢性非特异性溃疡性结肠炎。经用偶氮磺胺吡啶、苦参明矾合剂、锡类散等治疗2个月,病情不减而转中医诊治。现证:腹部隐隐作痛,下痢黏液脓血,日便3～4次,伴肠鸣下坠,纳差食少,形体消瘦,口唇及舌边尖有6处溃疡,舌质淡红,苔微黄腻,脉细数。辨为湿热久痢,胃热上蒸,拟以清热燥湿,泻火解毒法。白头翁15 g,黄连、黄柏各10 g、秦皮15 g,升麻、广木香、当归各10 g,丹皮、白芍各15 g,生石膏30 g、甘草5 g。6剂,水煎服。6剂药后腹痛下痢不减,口疮反而加重,纳谷不香,体倦乏力,心烦失眠,舌质淡、苔薄白,脉细无力。细审脉证,此乃阳气下陷,阴火上乘之故。前药过用苦寒之品,易伤脾胃之阳,愈损元气,致阴火上干,急投东垣补脾胃泻阴火升阳汤加减:黄芪、党参、白术、柴胡各15 g,升麻、防风、羌活、陈皮、当归各10 g,白芍15 g,黄芩10 g,黄连5 g,牛膝15 g,肉桂5 g,生地30 g,甘草5 g。6剂。药后,腹痛下痢,口舌糜烂、疼痛均有减轻,便中黏液脓血减少,后重感已除,睡眠好转,饮食有味,效不更方。上方加减服用2个月,诸症若失,复查纤维结肠镜,黏膜充血、水肿、糜烂、溃疡等病变均消失。出院后以补中益气丸调理,随访半年,下痢与口疮均未复发。

按:慢性非特异性溃疡性结肠炎属于中医之久痢范畴,本病迁延难愈,口腔溃疡是其常见并发症。《诸病源候论》指出:"凡痢,口里生疮,则肠间亦有疮也。……此由挟热痢,脏虚热气内结,则疮生肠间,热气上冲,则疮生口里。然肠间口里生疮,皆胃之虚热也。"该患久痢,脾胃本虚,误投大剂苦寒泻火解毒之品,重伤脾胃之阳气,元气益亏。"火与元气不两立",元气虚弱,阴火内盛,灼伤肠络,则便下脓血,肠生溃疡;阴火上乘,则心烦失眠,口舌糜烂疼痛。选用东垣补脾胃,泻阴火,升阳气之法,以黄芪、党参、白术、甘草大补脾胃之元气,升麻、柴胡、防风,羌活升发脾胃之阳气,使脾阳振奋,阳复其位,阴火自潜;黄连、黄芩泻阴火,除肠间热毒;肉桂一味,配牛膝能引火归元,配黄连可交通心肾;白芍、生地、甘草酸甘化阴,以防内火伤津;当归配黄芪、升麻、甘草益气养血,托脓生肌以疗口腔与肠间溃疡。全方以补脾胃阳气为主,补中有泻,升中有降,寒热并用,药中病机,纠误得当,故获痊愈。

(原载:《辽宁中医杂志》,1987,5:38)

第十六节　补益脾阴治疗久泻

宋××,女,62岁。1985年3月11日初诊。

腹部隐痛,腹泻黏液稀便迁延5年余。1年前经纤维肠镜检查诊断为慢性结肠炎,间断服用小檗碱、土霉素及温中健脾中药数十剂无效。现每日仍腹泻3～5次,小腹隐痛,纳谷不香,每餐进食1两左右,餐后腹胀,口干不欲饮,手脚心烦热,神疲乏力,面色萎黄,形体消瘦。舌质嫩红少苔,脉细数无力。证属久泻脾阴耗损,运化失司,化源匮乏。治以补益脾阴,酸敛止泻。处方:淮山药50 g,白扁豆15 g,太子参10 g,茯苓15 g,薏苡仁30 g,乌梅肉15 g,生白芍15 g,麦冬10 g,石榴皮15 g,生山楂15 g,陈皮10 g,甘草10 g,6剂。

3月18日二诊:患者神爽纳增,腹痛消失,大便成形,黏液消失,日行1～2次。舌苔薄白,脉沉细缓。脾阴胃气渐复,前方减去麦冬,加砂仁3 g,再进6剂。

3月25日三诊:腹泻已止,食欲倍增,每餐可进食3两,手足烦热已除,面色好转。舌质淡红,苔薄白,脉缓。遂去前方石榴皮,再服6剂调理善后,随访2个月,病未复发,体重增加3.5 kg。

体会:慢性泄泻,历来多责之脾阳不振,命门火衰,而对脾阴虚损论及较少。治疗上或健脾益气,或温肾助阳,鲜有以补益脾阴论治者。唐容川指出:"调理脾胃,须分阴阳。李东垣后,重脾胃者但只宜补脾阳,而不知滋养脾阴。脾阳不足,水谷固不化,脾阴不足,水谷仍不化也。"(《血证论·男女异同论》)腹泻日久,脾阴耗损,不能滋助脾阳腐熟水谷则久泻不愈。所拟方中以淮山药、白扁豆、苡仁、茯苓等甘淡补益脾阴为主,配以乌梅、白芍、麦冬、生山楂、石榴皮、甘草酸甘化阴,涩肠止泻,另加太子参一味甘温益气健脾,用麦芽、陈皮、砂仁醒脾升胃,使其补而不滞。诸药合用,共奏补益脾阴,涩肠止泻,醒脾开胃之功。

(原载:《四川中医》,1986,2:23)

第十七节　加用细辛治愈顽泻验证

张××,女,36岁,职员。1987年5月29日初诊。患者3年前无明显诱因而患腹泻,大便稀黄,夹有黏冻,日便10余次,伴腹痛下坠,纤维肠镜检查诊断为慢性非特异性结肠炎(镜检号:638)。经用偶氮磺胺吡啶、庆大霉素、锡类散等治疗无效。近半年症状加重,泻下无度,日30余次,大便稀溏,完谷不化,腹部隐痛,喜温喜按,肛门不收,伴食少纳差,形寒怕冷,神疲懒言,形体羸瘦,面色皎白,舌质淡,舌体胖嫩有齿痕,苔白滑,脉沉细弱,尺脉尤弱。体重33 kg。证属脾肾阳虚,火不生土,中气下陷。治以健脾温肾,补火生土,兼升提中气。方用附子理中汤加味:炙附片10 g,潞党参15 g,炙黄芪15 g,炒白术15 g,炒扁豆 15 g,淡干姜 10 g,吴茱萸 5 g,煨豆蔻 10 g,乌梅炭 15 g,砂仁 10 g,广木香 10 g,炙升麻 5 g,炙甘草 5 g。7 剂,水煎服。

6 月 6 日二诊:药后腹泻略减,日便 20 余次,小腹明显发凉,四末不温,此系阳衰阴盛。前方改附片 15 g,炮姜易淡干姜,另加细辛 5 g、肉桂 5 g、干荷叶 10 g。7 剂,水煎服。

6 月 13 日三诊:诸症好转,日便 10 次左右。细辛增至 7.5 g,再进 7 剂。

6 月 20 日四诊:大便基本成形,日 4～5 次,肛门内收,小腹转暖,食欲增加,口干微渴,舌尖略红。此系阳气渐复,但胃津受损。前方去吴茱萸,用生乌梅易乌梅炭,加生白芍 15 g,以酸甘化阴。

上方进 7 剂,大便成形,日行 1 次,精神食欲倍增,效不更方,将细辛减至 5 g,又服 1 个月,诸症悉除,体重增加 9 kg。复查纤维肠镜,仅直肠黏膜轻度水肿,余无异常所见。用本科经验方健脾灵(党参、黄芪、白术、当归、白芍、元胡、木香、乌梅、儿茶、甘草等)每次 6 片,日服 3 次,连服 3 月,患者精神食欲如常,既往月经量少色淡,反复感冒等症也除。随访 2 年余,未复发。

本例乃脾虚致泻,病久脾虚及肾,脾肾阳衰,火不生土,清气下陷,则泻下无度,完谷不化,肛门不收。初用健脾温肾、升提中气之法,虽获效而不著,乃宗秦伯未老中医治久泻之经验,重用细辛。该药可引药入肾,同时又可激发肾阳,有利于驱逐阴浊之邪;兼加荷叶以助升麻升提之力。脾肾阳复,水谷得以腐熟,清气得以上升,则病获痊愈。

(原载:《中医杂志》,1990,31(9):58-59)

第十八节　当归四逆汤治疗多发性大动脉炎

马××,女,40 岁。病案号 138503,1985 年 11 月 6 日诊。

患者素有眩晕、头痛、健忘。近 2 个月感双上肢麻木冷痛,左手持物困难,伴视物模糊,阵发性昏厥。检查:面色苍白,形体消瘦,四肢发凉,舌质淡、苔薄白,颞动脉及双侧桡动脉搏动消失,两侧颈部及锁骨上区可听到连续性杂音,心肺正常。双上肢血压为零,双下肢血压 180/70 mmHg。眼底检查:双视盘苍白,视网膜动静脉相互吻合,末梢血管闭塞。诊断多发性大动脉炎。此为素体血虚,复感寒邪,客于经脉,气血瘀滞不通所致。治以温经散寒,养血通脉,方用当归四逆汤加味:当归、桂枝、白芍、炙乳没各 15 g,木通 10 g,细辛 5 g,大枣 5 枚。水煎服,每日 1 剂。

服药半月,眩晕头痛大减,无昏厥发作,右寸口脉微细可及。原方加黄芪、鸡血藤各 15 g,又服半月,双上肢麻木疼痛基本消失,肢末转温,两寸口脉沉细弱。效不更方,继服 40 剂,症状全部消失,脉象调和,左上肢血压:90/60 mmHg,右上肢血压 110/70 mmHg,眼底改变基本复常。出院后随访 1 年余,病未复发。

按:多发性大动脉炎又名无脉症,因其病因不明,目前尚无特效治疗方法。该例系由血虚感寒,经脉气血瘀滞而致,当归四逆汤为治疗厥阴肝经虚寒证之名方,有温经散寒,养血通脉的作用。加入黄芪、鸡血藤以增强补气养血之功，乳香、没药增加活血通痹止痛之力。寒去脉通，气血充盛，则诸症消失。

（原载：《四川中医》，1987，12：27-28）

第十九节 全蝎消炎膏治疗乳痈丹毒

1. 乳痈

肖××，女，26岁。1985年8月11日诊。患者产后5日左侧乳房出现一包块，破溃已3个月不敛口。刻见：左乳房外上方溃烂约4 cm×6 cm，中心深陷，周边微肿，肤色紫暗，按之溢脓或流出乳汁，无寒热，舌质淡，苔白腻，脉濡缓。诊断：乳痈。给予大麦芽100 g，水煎服，每日1剂。局部外用全蝎消炎膏，1周后脓汁减少，腐肉已脱，皮色变红。2周后脓净，中心长出新鲜肉芽。继用生肌散1周，肌生口敛而愈。

2. 丹毒

徐××，女，32岁。1984年4月1日诊。患者3天前右肋下有一米粒大小疖，抓破后肿势急剧蔓延，右腰部皮肤焮红一遍，中心有10 cm×12 cm大团块微突出皮肤，表面有数个水疱。舌质红、苔黄、脉数有力。诊断：丹毒。外敷全蝎消炎膏，3天痊愈。

3. 按语

方中全蝎、蜈蚣以毒攻毒，为解疮毒之要药；冰片散热止痛，防腐生肌。本方适于一切疮疡肿毒，已溃未溃，阴证阳证均可用之。全蝎消炎膏由全蝎30个，蜈蚣5条，冰片15 g，凡士林500 g组成。将凡士林在瓷缸内加热，待沸腾时放入全蝎和蜈蚣，约炸5分钟后，用纱布过滤，弃全蝎和蜈蚣，把冰片研为细粉放入凡士林中，冷后密闭保存备用。

（原载：《四川中医》，1989，6：40）

第二十节 白花蛇酒剂外用致接触性皮炎

刘××，女，50岁。患者右侧肘关节疼痛，活动障碍半年，西医诊断为网球肘，经用地塞米松加奴夫卡因局部封闭3次，疼痛未见减轻，改中医治疗。笔者考虑其为慢性伤筋，遂投以祛风除湿，活血通经之剂：羌活、独活、防风、威灵仙、姜黄、汉三七、藏红花、桂枝、芍药、川断、木瓜、天麻、白花蛇各15 g，豹骨30 g，2剂。嘱先用1剂，以50度白酒浸泡1周后，每日以药酒按摩揉搓肘部1～2次。二诊，自诉于用药数小时后，局部皮肤出现潮红、瘙痒，外用第二次后皮肤出现许多米粒大丘疹及小水疱，瘙痒加重，肘关节上下皮肤高度红肿，灼热胀痛。2天后患处出现葡萄状连成片的大水疱，部分水疱破溃有渗出，水疱周围皮肤潮红、有密集小丘疹。考虑为接触性皮炎，遂停用药酒，给予抗过敏制剂内服，局部以1∶5000高锰酸钾液做冷湿敷。3天后皮肤红肿消退，小丘疹消失，水疱缩小结痂，1周脱皮而愈。

为排除药物的毒性作用，笔者以该药酒自服和外搓皮肤数次，无任何反应。遂考虑患者可能对方中白花蛇过敏，嘱患者将第二付药中白花蛇挑出，仍用50度白酒浸泡，半月后继续使用，未见不良反应。

讨论：该患者外用含白花蛇的药酒后，局部皮肤出现接触性皮炎，第二剂药去掉白花蛇后，以同样方法应用，未见异常反应。提示为白花蛇过敏。追问病史，患者对多种西药有过敏史。本例提供教训：过敏体质患者，使用动物药时应谨慎。

（原载：《中国中药杂志》，1989，8：52）

第二十一节 中医中药在消化道恶性肿瘤中的应用与研究进展

中医中药博大精深，它对许多常见病、多发病的临床疗效是客观存在的，在肿瘤的治疗方面已不是西医没有办法时调理调理而已，中医药在肿瘤治疗的全过程都可发挥积极作用。中国抗癌协会临床肿瘤学协作中心（CSCO）也非常强调中西医结合和祖国医学的发展在肿瘤学方面的地位[1]。本文兹对消化道肿瘤中医药研究进展作一概述。

一、应用中医药治疗消化系统恶性肿瘤

中药有许多药是无毒、天然品，具有扶正，提高免疫力的功效，可用于高危人群长期服用，以预防肿瘤的发生。现在发现中药对消化系统某些癌前病变具有阻断作用和延缓恶变作用屡有报道。20世纪90年代初，日本研究者曾对具有癌前期病变的肝硬化人群，用小柴胡汤进行前瞻性随机非盲法对照研究，发现肝癌的5年累积发病率较对照组降低[2]。国内张金生等[3]用由黄药子、拳参、北豆根、夏枯草、败酱草、白鲜皮组成的“抗癌乙片”治疗食管癌前病变的患者，结果3年、5年食管癌的发病率分别降低了62.1%和55.2%。邱佳信等[4]将胃不典型增生的患者随机分为中药组、西药组，结果中药组不典型增生消失者占82.6%，而西药组则为18.2%，两组有显著差异。田养年等[5]采用中药防变灵治疗胃癌前病变120例，也得出了相似的结果。另外活血化瘀方、化生平、人参香茶片、茶色素等[6]治疗胃癌前期病变的均有不同程度的阻断作用。

中药对已发生的消化系肿瘤的治疗报道则更多。中医的传统观念认为癌症不外热、痰、瘀、毒和正虚。目前中医药治疗肿瘤的原则大致有以下几种：一为扶正祛邪，二为活血化瘀，三为软坚散结，四为以毒攻毒。在临床中对食道癌、胃癌、大肠癌及肝癌等中医药显示了较好的优势。

1.食管癌的治疗

食管癌属中医“噎膈”范畴，病变部位在胃，又与肝、脾、肾密切相关。肝脾肾功能失

调，导致气、血、痰互结，津枯血燥而导致的食管狭窄、食管干涩是食管癌的基本病机。当前中药治疗取得了满意的疗效，尤其是在食管癌晚期采取中医药综合治疗效果更佳。方明治等[7]用自拟扶正化痰饮治疗中晚期食管癌 38 例，药用半枝莲、白花蛇舌草、蜈蚣、黄芪、守宫、生大黄、牛蒡子等，每天 3 次，每次 30 mL，连续治疗 30 天。结果：呕吐、KPS 评分改善尤为明显，KPS 评分改善应和呕吐、吞咽困难改善后进食量增加有关。治疗后 CD4/CD8 比值显著提高，说明扶正化痰饮能提高机体的免疫力，达到预期的效果。另外发现抗食管癌的单味药很多，如半夏、冬凌草、蟾酥、青龙衣、山慈姑、白花蛇舌草、薏苡仁、莪术、山豆根、马钱子、蜂房、威灵仙、硇砂等[8]。

2. 胃癌的治疗

胃癌属中医“反胃”“呕逆”“胃脘痛”“积聚”等范畴。内因主要为脾胃虚弱，痰湿内生，肝气郁结，气机不畅，血行无力致气滞、痰凝、血瘀；外因是饮食不节，嗜好辛辣烟酒，情志失调，感受外邪等，内外结合而生积块。手术切除仍是目前主要的治疗方法，而手术后的复发和转移是影响疗效的关键。中医药在胃癌治疗特别是防治胃癌术后转移及化疗不良反应方面发挥了不可替代的作用。王德燕[9]由党参、白术、茯苓、黄芪、龙眼肉、太子参等组成的健脾益气中药对照西医化疗治疗胃癌术后患者，观察生存质量的改善情况。结果显示，对手术后胃癌患者使用健脾益气中药治疗，可明显改善消化道症状，患者的生存质量优于化疗组。杨金坤等[10]采用前瞻性随机分组对照，将 148 例进展期胃癌根治术后患者分为胃肠安组、化疗组，结果发现胃肠安组的生存质量和复发转移后的生存时间明显好于化疗组，说明中药胃肠安对术后患者的复发转移有防治作用。

3. 大肠癌的治疗

大肠癌依其临床表现见诸于“肠蕈”“积聚”“脏毒”等病范畴。多数医家认为脾虚、肾亏，正气不足为病之本；湿热火毒、痰毒瘀血为病之标。根据其疾病的特点应用内治法和外治法均有较好的效果。陈乃杰等[11]将本病分为湿热下注、瘀毒内结、肝肾阴虚、气血亏虚、脾肾阳虚、肝胃阴虚 6 型，配合丝裂霉素（MMC）、四氢叶酸（CF）、氟尿嘧啶（5-FU）方案化疗治疗晚期大肠癌患者 26 例，结果有效率为 38.4%，略高于单纯化疗组，而在改善症状、不良反应等方面明显优于单纯化疗组。肠梗阻是大肠癌术后常见的并发症，李敏贤等[12]用葱白醋炒外敷配合大承气汤加味治疗大肠癌术后早期炎性肠梗阻 56 例，经治疗一般 8～36 小时开始恢复肠蠕动，20～52 小时有大便排出，腹胀腹痛消失。

4. 肝癌的治疗

原发性肝癌归属于中医“肝积”“积聚”“鼓胀”“黄疸”等病范畴，其起病隐匿，进展迅速，预后极差，素有“癌中之王”之称。当前尽管针对肝癌治疗的手段层出不穷，但仍以早期手术为主，其余多数治疗的适应证只是针对不能手术的小肝癌。而中医药在起到一定抑制作用的同时，对一些并发症如黄疸、腹水、疼痛等也有一定的疗效。原发性肝癌是以脏腑气血亏虚为本，气血湿热瘀毒互结为标。多数学者以健脾益气，活血化瘀，滋阴柔肝等为其治疗大法[13]。张鑫[14]采用疏肝健脾中药基本方为：柴胡、炒黄芩、黄柏、全当归、金钱草、垂盆草、炒白术、延胡索、车前草、虎杖等配合西药补液及能量合剂治疗肝癌术后腹泻患者，结果能减轻手术创伤，改善胃肠道内环境，增进营养吸收，提高人体免疫功能。另有人在肝动脉栓塞化疗（TACE）基础上联合定期的中药华蟾素注射液治疗肝癌，发现中西医结合方案在提高患者生存质量、改善患者肝功能方面，明显优于单纯使用 TACE 的方案；而且中西医结合方案还有助于提高患者的生存率和延长生存期[15]。

二、中医药治疗消化系肿瘤的研究进展

1. 生物调节应答作用

传统中医理论强调整体观念，辨证论治。通过扶正祛邪，标本兼治，从而达到调节机体免疫功能状态，使机体的抗肿瘤免疫功能得以加强，它是中药抗肿瘤的重要机理之一，这与现代肿瘤治疗中的生物治疗有异曲同工之处。现已证明，许多中药中的有效成分多糖可激活巨噬细胞，促进淋巴细胞转化，诱导细胞因子生成，刺激自然杀伤细胞（NK）增殖并提高其活性，激活补体系统[16,17]。杨丽娟等[18]研究发现，黄芪和猪苓多糖均能明显上调肿瘤细胞（S180）培养上清对 ConA 诱导小鼠脾细胞增殖、白介素（IL-2）产生对小鼠脾细胞的杀伤活性，上调 CTLL-2 细胞对 IL-2 的反应性以及小鼠脾细胞表面白介素 1 受体（IL-2Rα）的表达，下调肿瘤细胞 S180 合成和（或）分泌免疫抑制物。

2. 细胞毒作用

某些中药是通过损伤肿瘤细胞的 DNA 而发挥细胞毒作用。张红等[19]发现榄香烯可使肝癌腹腔瘤细胞株 Hca-F25/CL-16A3 变形坏死。苏业成等[20]发现莪术挥发油剂对癌细胞有直接的破坏作用。

3. 抗突变作用

基因突变或染色体畸变是导致癌变的主要途径。许多中药或复方具有抗突变作用。王辉云等[21]发现甘草酸、当归等中药能阻断二乙基亚硝胺所致大鼠的肝癌前病变。研究还发现，六味地黄丸、黄芪、白术、仙茅、枸杞子、天冬等均有抗突变作用[22]。

4. 诱导肿瘤细胞分化作用

抑制肿瘤细胞增殖，诱导分化是肿瘤治疗的重要机理。张燕军等[23]发现苦参碱对人肝癌细胞株 SMMC-7721 在体外有诱导分化作用。黄育华[24]发现富硒绿茶、叶下株及药物兔血清均能抑制肝癌细胞株 Bel-7402 的细胞生长和克隆形成，减少 AFP 的合成和分泌，抑制 γ-谷氨酸转肽酶（γ-GT）活性，促进白蛋白的分泌，并呈现一定的浓度和时间依赖关系，说明富硒绿茶和叶下株具有预防原发性肝癌的作用。此外，一些如蟾蜍灵[25]等细胞毒性药物也可诱导细胞系表型分化。

5. 诱导肿瘤细胞凋亡作用

诱导肿瘤细胞凋亡是当今肿瘤治疗研究的热点。我国学者研究表明，中药雄黄中的主要成分三氧化二砷治疗白血病的主要机理是引起肿瘤细胞的细胞凋亡。国外有报道黄芪苷元可作用于肝癌细胞引起典型的细胞凋亡；而小柴胡汤能使癌前结节内增殖活跃的细胞凋亡[26]。

6. 逆转多药耐药作用

内在或获得性肿瘤细胞对抗肿瘤药物的多药耐药性是导致肿瘤化疗失败的主要原因。近年来开发中药多药耐药逆转剂成为肿瘤治疗的热点。现体外被证实具有逆转耐药活性的中药很多，如川芎、丹参、桃仁、红花、当归等[27]。

7. 抑制肿瘤血管生长作用

肿瘤的生长与肿瘤血管生成关系密切，抑制肿瘤血管形成是重要的抗肿瘤途径之一。人参皂苷 Rg3 是人参根浸出液中的一种有效活性成分，具有抗肿瘤转移作用。何芳等[28]采用人肝癌 BeL-7402 细胞株，种植于雄性裸鼠皮下，发现 Rg3 组肿瘤内微血管密度(MVD)的表达明显低于对照组，提示 Rg3 能明显抑制肿瘤的血管生成。中药消痔灵为主药制成的乳剂被发现能显著抑制人胃癌细胞在裸鼠体内的增长[29]。

8. 对肿瘤放化疗药物的减毒增效作用

放化疗可直接杀伤肿瘤细胞，抑制肿瘤生长，但也可引起许多不良反应，一些中药能明显减轻抗肿瘤药物引起的不良反应。潘敏求等[30]用癌复康片对环磷酰胺中毒小鼠进行动物实验，证实癌复康片能保护化疗小鼠外周血白细胞和骨髓有核细胞，提高化疗小鼠的各项免疫功能。周冠强等[31]采用^{60}Co 照射小鼠，造成小鼠白细胞减少模型，评价参麦注射液(SMI)的治疗作用。结果表明 SMI 对^{60}Co 照射所致小鼠外周血白细胞和骨髓有核细胞数的减少有明显对抗作用。徐振晔等[32]发现双黄升白冲剂具有升高白细胞的作用，其作用机理是通过保护和改善骨髓造血微环境而产生的。

三、中医治疗肿瘤的前景

中医学治疗肿瘤有数千年的历史，积累了丰富的经验。中医学具有辨证施治的鲜明特点，强调天人合一的自然和整体观，强调内环境的平衡，因而在宏观治疗疾病上有独到之处。目前西医在肿瘤防治上仍处于主导地位。但在手术、放疗、化疗后缺少后期的治疗手段，即使手术成功切除了肿瘤，仍有相当一部分患者不能耐受放化疗，严重影响患者生存质量。随着医学模式的转变，生存质量这一新的评价肿瘤治疗疗效的标准逐渐受到人们的重视。中医理论对此概念早有论述。中医药在改善肿瘤患者生存质量方面有着较好的作用。中医药与西医的手术、放疗、化疗有效地结合可起到减毒增效的作用，中医药在改善肿瘤患者的症状，治疗肿瘤并发症，预防肿瘤转移复发等方面也有一定的疗效，能够有效地提高肿瘤患者的生存质量[33]。

当前，如何系统地用中医药提高肿瘤患者的生存质量，仍然是有待解决的课题之一。因此我们认为，中医药可以也完全应该贯穿消化道肿瘤防治的全过程，只要坚持从中医和西医两个不同体系的基础理论出发，根据消化道肿瘤的生物学特性，临床分期和发展趋势，有计划地应用现有的中医，西医治疗手段，针对每一位患者实行个体化综合治疗，就会大幅度的提高我国消化道肿瘤的治愈率，改善患者的生活质量，延长生存期。中西医结合治疗已成为肿瘤的基本治疗模式，它将随着中医基础研究和临床研究水平的不断提高而得到进一步的完善和发展。

参考文献

[1]储大同. 肿瘤中医药治疗评价标准的新共识及其启迪. 中国处方药，2004，8(29)：42-44.

[2]吴万垠，于尔辛. 中医药对肿瘤阻断作用的研究进展. 中医杂志，1998，39(5)：

308-310.

[3]张金生，林培中，戎振鹏，等.抗癌乙片对食管癌前病变的阻断性治疗.中医杂志，1990，31(10)：23-25.

[4]邱佳信.中医中药对肿瘤预防作用的探讨.中医杂志，1993，34(9)：560-561.

[5]田养年.防变灵治疗胃癌前病变120例观察.实用中西医结合杂志，1995，8(3)：153-155.

[6]袁红霞，冯学瑞，刘向红，等.茶色素治疗胃癌前期病变的临床研究.天津中医，2001，18(2)：封底.

[7]方明治，钱垠.扶正化痰饮治疗中晚期食管癌38例.中国中医药信息杂志，2004，11(12)：1078-1080.

[8]周直强.中医药治疗食管癌的探索与思考.中国中医药信息杂志，1996，3(7)：29-31.

[9]王德燕.健脾益气中药治疗胃癌35例临床观察.河北医学，2000，6(4)：382-383.

[10]杨金坤，郑坚，沈克平，等.中药胃肠安防治进展期胃癌术后转移的临床研究.中国中西医结合杂志，2003，23(8)：580-582.

[11]陈乃杰，金源.中医辨证配合MLF方案治疗晚期大肠癌26例临床观察.福建医药杂志，1998，20(6)：66.

[12]李敏贤，周醒华，杨关根，等.葱白醋炒外敷合加味大承气汤内服治疗大肠癌术后早期炎性肠梗阻56例观察.浙江中医杂志，2003，38(1)：10-11.

[13]方肇勤，李永健，唐辰龙，等.2060例原发性肝癌患者症候特点分析.中医杂志，2004，45(1)：53-54.

[14]张鑫.中西医结合治疗肝癌术后腹泻43例.中西医结合肝病杂志，2002，12(5)：306-307.

[15]Zhe Chen，Bai Li，Xiaoqiang Yue，et al. A Retrospective Controlled Analysis of Outcomes of Using Integrated Therapy of Traditional Chinese And Modern Medicines For Primary Liver Cancer of Middle And Late Stages. THE JOURNAL OF ALTERNATIVE AND COMPLEMENTARY MEDICINE，2006，12(10)：941-942.

[16]郑敏，王亚平.中药多糖抗肿瘤的药理学研究进展.国外医学·中医中药分册，2000，25(2)：259-262.

[17]Mizuno M. Anti-tumor polysaccharides from mushrooms during storage. Bicfactors，2000，12(14)：275-281.

[18]杨丽娟，王润田，刘京生，等.猪苓多糖对S180细胞培养上清免疫抑制作用影响的研究.细胞与分子免疫学杂志，2004，20(2)：234-237.

[19]张红，左云飞，张耀峥.榄香烯对肝癌腹腔瘤细胞株Hca-F25/CL-16A3的抗肿瘤作用机理的实验研究.中药药理与临床，1997，13(1)：19-21.

[20]苏业成，刘金友，徐红囊，等.^{3}H-莪术醇在正常大鼠及肿瘤小鼠体内的代谢研究.药学学报，1980，15(5)：257-260.

[21]王辉云，严瑚琪，李俊丽，等.计量分析甘草甜素和绞股篮总甙对大鼠的肝癌前病

变的影响.中山医科大学学报,1994,15(1):37-39.

[22]王洪星,周而复.试论中药对肿瘤的双重作用.北京中医学院学报,1993,16(1):46-48.

[23]张燕军,夏天,赵建斌.苦参碱对IC-7721细胞系的诱导分化作用.第四军医大学学报,1998,19(3):340～343.

[24]黄育华.叶下株对人肝癌细胞株BeL-7402诱导分化的影响.湖北中医学院学报,2000,2(1):10-12.

[25]Cjrams M. Oeum M,Lwai M,et al. Effect of bufalin on growth and differentiation of human skin carcinogenic. HumCeU,1999,12(4):205-210.

[26]松歧佑子.小柴胡汤极其成分对细胞凋亡的诱导作用.国外医学·中医中药分册,1996,18(6):36-39.

[27]胡艳平,刘健,王庆瑙.维拉帕米和川芎逆转小鼠艾氏腹水癌对阿霉素产生的抗药性.药学学报,1993,28(1):75-78.

[28]何芳,曾文铤,朱科伦.人参皂苷Rg3抑制肝癌移植瘤新血管形成的研究.河南科技大学学报,2005,23(4):245-247.

[29]刘都户,许才波.中药乳剂破坏肿瘤血管的抗抗癌试验研究.癌症,1996,15(6):12-16.

[30]潘敏求,黎月恒,孙兆泉,等.癌复康片减低肿瘤化疗反应的临床和实验研究.中国中西医结合外科杂志,1999,5(4):622-624.

[31]周冠强,杨芳炬,朱玲,等.参麦注射液^{60}Co照射小鼠血液系统作用的研究.四川生理科学杂志,2003,25(1):123.

[32]徐振晔,朱晏伟,周卫东,等.双黄升白冲剂对化疗引起骨髓抑制的临床研究及小鼠骨髓超微结构的观察.中国中西医结合杂志,2001,21(5):328-331.

[33]吴孟超.中医药在肝癌防治中的作用、地位和存在的问题.中西医结合学报,2003,1(3):163-164.

(原载:《北京中医药》,2009,28(6):475-478)

中篇·调理脾胃在临床上的应用

脾胃学说是祖国医学理论的重要组成部分，脾胃理论奠基于战国时期的《内经》，至金元时代李东垣《脾胃论》的问世，标志着脾胃学说的形成。千百年来，经过历代医家的不断充实和发展，脾胃学说已经成为祖国医学理论中一个独特的重要组成部分，直到现在，仍然有效地指导着中医、中西结合临床。

本篇收集了新中国成立以来国内有关中医药文献资料，分四个方面介绍了调理脾胃41种治法在临床上的应用。文中涉及调理脾胃方法治疗现代医学各科疾病近150种，虽不能概其全貌，也足以说明，调理脾胃在临床应用之广，其实用价值之大，都是临床医务工作所目睹的，调理脾胃确实是中医临床治疗学中独特的重要的一环。据数十年来全国各地对中医脾本质的研究，证实中医的脾不仅包括现代医学消化系统有关的脏器，而且还与神经内分泌系统、网状内皮细胞、造血系统、丘脑下部-垂体及肾上腺皮质功能、机体能量代谢和免疫机能等有关。可见，脾胃学说确实是祖国医学理论宝库中一颗光彩夺目的明珠，值得我们进一步发掘、整理和提高，使之更好地应用于临床，造福于人类。本篇内容是陈治水教授于1984年在第一军医大学学习时，在徐复霖教授指导下，为第一届全军中医脾胃研究班撰写的教学参考资料，1985年5月又作为全国脾胃研究班教学资料刊印，20余年来，文中总结的调理脾胃41法已被许多学者从不同侧面、不同角度相继引用，对推动国内脾胃学术研究的进展起到了一定的作用。今天，我们将本部分内容作为中篇收录于文选，书中对调理脾胃各法则的内容简述和临床应用方面加以整理，删减成调理脾胃41法，并结合陈教授数十年的临证心得分别加以按语，以期对同道能有所启发。

第一章　脾胃的生理、病理特点

脾胃同居中焦，同属于土。二者在生理上互相联系，在病理上互相影响，如《内经》中曰："脾、胃……仓廪之本，营之居也，名曰器，能化糟粕，转味而入出者也。……此至阴之类，通于土气。"又曰："脾病不能为胃行其津液。"但脾为阴脏，胃属阳腑，二者在生理上又各有其特点。华岫云在《临证指南医案》中曰："脾胃当分析而论。盖胃属戊土，脾属己土，戊阳己阳，阴阳之性有别也；脏宜藏，腑宜通，脏腑之体用各殊也。"又曰："纳食主胃，运化主脾，脾宜升则健，胃宜降则和。太阴湿土，得阳始运，阳明燥土，得阴自安，以脾喜刚燥，胃喜柔润也。"可见，脾的主要机能是主运化，其特点是其气宜升，喜燥恶湿；胃则主受纳，其气宜降，喜润恶燥。但二者又是相辅相成，互相为用的，只有升降相因，燥湿相济，纳运配合，才能正常地完成对水谷的消化、吸收及转输过程，以发挥其益气、生血、统血及防卫等功能。

脾胃失调的病理特点，在脾胃本身主要表现纳运失常、升降反作、燥湿不济、生(血)统(血)失职以及气火失调等五方面。另外，脾胃居五脏之中，《内经》曰："脾为孤脏，中央土以灌四旁者也。"所以脾胃失调可以引起他脏机能失调，如土不生金、土不制水、土继木郁等；反之，他脏有病，又可引起脾胃失调，如火不生土、肝木克土等。李东垣曰："内伤脾胃，百病由生。"(《脾胃论》)张介宾曰："五脏中皆有脾气，而脾胃中亦有五脏之气，此其互为相使，有可分而不可分焉。"(《医述》)因此，在分析脾胃的生理病理时，既要注意脾胃本身的特点，又不可忽视对他脏的影响，必须始终以整体观为指导。

第二章 调理脾胃的临床作用及价值

《内经》以“五脏六腑皆禀气于胃”“得谷者昌，失谷者亡”“浆粥入胃，泄注止，则虚者活”等论述强调脾胃在发病、预后等方面的作用。李东垣根据《内经》的理论，总结前代医家的经验，结合自己的临床实践，提出“后天之本在脾”“内伤脾胃，百病由生”的观点，从此开创了“脾胃为后天之本”之说。明代医家李中梓曰：“后天之本在脾，脾应中宫之土，土为万物之母……谷入于胃，洒陈于六腑而气至，和调于五脏而血生，而人资之以为生者也。”(《医宗必读》)在治疗方面，徐春甫在《古今医统》中曰：“治病不察脾胃之虚实，不足为太医。”张景岳则提出以后天养先天之说，曰：“凡先天之有不足者，但得后天培养之力，则补天之功，亦可居其强半。”(《景岳全书》)综上各家之说，可见调理脾胃在临床上有着极其重要的价值。脾胃为后天之本，气血生化之源，亦为元气之根，五脏六腑，四肢百骸，周身经络，无不赖此而濡养。若脾胃受伤，则他脏亦将“皆无以受气俱病”，此时调理脾胃，他脏之病便可自愈。当他脏有病涉及脾胃之时，调理脾胃、充实后天以治他脏之病，则更属势在必择。若危重之症，顾护胃气则成为当务之急，“有胃气则生，无胃气则死”是也。当久病不愈，病情复杂，出现心、肺、肝、肾病症时，又当遵循《难经》“自上损下过胃不治，自下损上过脾不治”及叶天士“上下交损，当治其中”的论述，治疗务使中阳健运，脾胃得养，脾气得振，以利正胜邪却。总之，在临床上不论脾胃是先伤还是后病，应无病早防，有病防变，“见肝之病，当先实脾”，时时刻刻都应以调理脾胃为先，“脾胃安则五脏自安”是也。

第三章　调理脾胃在临床上的应用

调理脾胃在临床应用十分广泛，在张仲景《伤寒论》中，调治脾胃的大法已备，如温中有理中汤，清中有白虎汤，泻中有承气汤，补中有建中汤等。在李东垣《脾胃论》一书中，已有60余个方证。吕氏[1]在1959年报道了调理脾胃治疗约50余种病症。张、徐二氏[2]《脾胃学说临证心得》中，总结了21种治法，并载验案49例。廖氏[3]1980年报道，调理脾胃可用于西医各系统70余种疾病，黄氏等[4]1981年对1000例脾虚患者进行分析，其中包括中医的病症125种，西医各系统疾病114种。可见，调理脾胃在临床上远较中医其他的治法应用为广。本章将从脾胃本脏论治，调脾胃论治他脏，调他脏论治脾胃和脾胃与他脏同治四个方面对其在临床上的应用加以详细介绍。

第一节　从脾胃本脏论治

胃主受纳，脾主运化，胃气宜降，脾气宜升。脾胃本脏因于外感或内伤功能失调，主要表现在纳运失常，升降失调，进而可致气血生化不足，统血失职，水湿不化，成痰成饮等病变。脾胃病从脾胃本脏论治的原则是：凡能纳不能化者，其治在脾；能化不能纳者，其治在胃；清气不升者，宜陷者举之；浊气不降者，宜逆者平之；湿困中州者，或芳化或燥湿，或淡渗，或温运；脾胃虚寒者，宜虚者补之，寒者温之；脾胃阴虚者，宜甘淡，甘凉柔润之。从脾胃本脏论治，包括如下28种治法，主适于现代医学消化系统各种疾病，也可用于其他各系统疾病而有脾胃见证者。

一、健脾益胃法

［简述］

本法适用于脾胃虚弱引起的一切病症。凡脾胃之气不足，纳运机能失调，气血生化无源，以食少腹胀，形体消瘦，少气乏力，面色萎黄，便溏，舌淡苔白，脉缓弱为主证时，均当以健脾益胃为法。常用药物有党参、黄芪、白术、甘草、茯苓、扁豆、薏米、莲子、山药、芡实、麦芽、谷芽等。常用方剂如四君子汤、异功散、七味白术散、参苓白术散、六神散、资生丸等。

［临床应用］

1.慢性腹泻(慢性肠炎)

脾主运化,脾胃虚弱,运化无力,水谷精微不得吸收,便成慢性腹泻。江苏新医学院[5]在慢性泄泻患者中选择“脾虚泄泻”47 例,属脾气虚弱型,用参苓白术散或补中益气汤治疗,3 个月为一疗程,显效 15 例,有效 15 例,有效率为 63.8%。南京医学院等单位[6]以参苓白术散加减治疗脾气虚弱型泄泻 38 例,显效 9 例,好转 17 例,有效率为 68.4%。张氏等[7]以助脾益气法治疗慢性腹泻,患者腹泻反复发作数年,仅服药 5 剂,大便即转成形,继服药 30 剂,形体转丰满,体重大增。其按语认为:“凡对脾气虚弱之证,不能求功心切,而应有方有守,坚持服药,方能奏效。”

2.婴儿泄泻

小儿脾气不足,内伤乳食或外受湿邪,均易发生泄泻。虞氏[8]报道泄泻患儿 36 例(1 月～1 岁),全部有脾虚症状,均以参苓白术散加减或四君子汤加味,痊愈 9 例,近愈 16 例,好转 7 例,无效 1 例,死亡 2 例,平均住院 30.7 天。广州第 157 医院[9]报道 50 例,脾虚占 24 例(48%),其中单纯性消化不良急性者 6 例,慢性者 9 例,属中度性消化不良轻型 2 例,重型者 7 例,均用香砂六君子汤或参苓白术散等治疗,全部有效。徐氏[10]报道 20 例婴儿脾虚泄泻,以“脾胃Ⅰ号方”(炒党参、焦白术、炒扁豆、薏仁、淮山药、芡实、焦四仙、黄芩、陈皮、桔梗、炙甘草等),研成末,每日口服 3 g,一个月为一疗程,治疗一疗程,大便次数平均每日减少 2～4 次,体重平均增加 0.49 kg。

3.慢性痢疾

慢性痢疾多有脾气虚表现,北京市中医学会[11]对痢下脉虚无力,身冷汗出,神疲体倦属阳虚者,应用五味异功散或补中益气汤治疗取得满意疗效。广州中医学院等[12]观察 70 例慢性痢疾,久痢脾虚型 23 例,通过调补脾胃治疗,不仅症状恢复,患者全身情况亦好转,消化吸收功能改善,代谢提高,自主神经功能恢复正常。

4.慢性结肠炎

康氏[13]用党参、茯苓、山药、扁豆、鸡内金等健脾药为主治疗 40 例慢性结肠炎,显效 12 例,有效 28 例,总有效率达 100%。谢氏[14]以参苓白术散合香砂六君子汤加减治疗 12 例脾胃气虚型溃疡性结肠炎,显效 6 例,有效 5 例,有效率为 91.66%。奚氏[15]报道 24 例慢性溃疡性结肠炎,其中脾气虚型 15 例,脾肾阳虚 2 例,脾虚挟湿 7 例,均以参苓白术散加减治疗并配合当归、白芷、白芨、血竭、甘草、紫草等水煎保留灌肠。结果治愈 19 例,好转 4 例,无效 1 例。

5.肠结核

老中医张泽生[16]运用健脾法治疗肠结核,患者腹部胀满,大便不实,虚坐努责,肛门下坠十余年,舌苔淡白,脉沉迟。处方:党参 9 g、炙黄芪 9 g、白术 9 g、升麻 3 g、法夏 9 g、陈皮 5 g、枳壳 5 g、广木香 3 g、沉香曲 9 g、炮姜 1.5 g、香橼 5 g、炙甘草 3 g,服药数剂症状大减,继用原方加减调理而愈。

6.消化性溃疡

许氏[17]观察 213 例消化性溃疡患者,其中脾虚型 81 例(38%),以四君子汤加北芪为基础方，并随症加减，治愈率达77.78%。经健脾方药治疗后，随着脾虚症状好转，患者唾液淀粉酶活性、胃电波幅等指标均有所提高。提示健脾方药可提高脾虚患者自主神经的应激能力。上海市第二职工医院[18]报道，以单味甘草粉(5 g/次，每日3次)治疗胃溃疡20例，上腹疼痛都于1～2周内消失，龛影消失者10例，显著缩小者4例。龛影消失时间最快者于1周内，最长者4周。

7. 小肠脂肪瘤

刘氏[19]报道本病1例，患者因左腹部痛2个月，左下腹出现6 cm×8 cm肿块行剖腹探查术而确诊，术后表现面容消瘦，体质羸弱，不思饮食，食即呕吐，头晕腹胀，胸闷气逆，口干少饮，苔薄白，舌质淡红，脉沉细涩。方用党参30 g，生芪30 g，炒白术9 g，山药9 g，当归9 g，陈皮6 g，姜半夏9 g，石斛9 g，麦冬9 g，甘草4.5 g。服药1月精神渐增，纳谷亦佳，体重增加3.5 kg。继服消导行气，破血化积，祛瘀止痛之方70余剂，追访6年，钡透见肠内脂肪瘤消失。

8. 糖尿病

严氏[20]用七味白术散治疗消渴日久，小便甜者，每次服9～15 g，收到较好疗效。

9. 周期性麻痹

孙氏[21]报道1例，患者四肢肌肉软瘫，纳差腹胀，血钾2.8 mg/L，心电图见高大"u波"。经用党参、黄芪、麦冬、茯苓、白术、甘草、防风、白芷等治疗，服药3剂，诸症悉除，心电及血钾均复常。

10. 重症肌无力症

蔡氏[22]报道1例全身型重症肌无力症，用单味黄芪粉，每天100 g，水煎服，治疗5个月用黄芪20 kg，病获痊愈。蔡氏认为，本病大多是脾胃气虚，黄芪补益中气，温养脾胃，故独用之有效。

11. 面肌抽搐症

王氏[23]以调补脾胃为主治疗本病41例，处方：党参、黄芪、鸡血藤、酸枣仁、柏子仁各15 g，白术、鸡内金、砂仁、当归、白芍、五味子、木香、山药、茯神各9 g，甘草6 g，朱砂、琥珀各1.5 g(冲服)。治愈11例，好转28例，无效2例。王氏认为，本病属于"肉瞤"，乃脾病不能散精，肌肉皮肤失养所致，治疗应以调补脾胃为主。

12. 高血压病

方氏[24]用黄芪15 g，人参9 g，云苓12 g，炙草9 g等治疗10例气虚型高血压，服药3～6个月，9例血压长期稳定在正常范围，兼证亦好转或消失。

13. 血液系统疾病

徐氏[25]以四君子汤加姜枣治疗1例"伊红细胞增多症"，服药20余剂，症状消失，伊红细胞降至正常。茹氏[26]报道1例慢性淋巴细胞白血病，初以益气健脾解毒法治疗，继用补气养血解毒法，历经3年，血象渐至正常范围，并恢复工作。熊氏[27]以四君子汤加山药、黄芪等治疗30例慢性白细胞减少症，获效24例。姚氏[28]以化疗加补脾药(党参、黄芪、人参归脾丸等)治疗1例急性粒细胞性白血病，患者存活11年以上。

14. 妇科疾病

袁氏[29]报道1例"漏带"，患者带下如倾如注，用党参、黄芪、山药、炙草、棉花根、乌贼骨、鹿角霜治疗，服 3 剂痊愈。王氏[30]以香砂六君子汤合黄芪建中汤加减治疗因脾胃不和、血海空虚所致闭经 10 个月，兼胃脘疼痛，服方 9 剂胃痛除，再加减 12 剂月经正常。王氏[30]还用参苓白术散加减治疗“月经后期”，服药 10 余剂患者月经如潮而至。范氏[31]用生白术为主治疗妇科手术后便秘 50 例，有效 43 例，无效 7 例，大部分服 1～2 剂即行排便。范氏认为便秘本源于脾胃，生白术升脾阳，降浊气，治便秘之本，故能通便。

15. 慢性唇炎

李氏[32]报道 1 例本病，患者口唇糜烂 5 年，疼痛时流血水，伴脾虚表现，经用参苓白术散加当归、丹皮、防风，服 45 剂获愈。

16. 秃发症

上海第二医学院[33]用异功散加黄芪治疗 11 例秃发症（斑秃 10 例，脂溢性秃发 1 例），治愈 2 例，好转 8 例，最快者服 10 剂即停止脱发。

［按语］

健脾益胃法不仅能治疗以腹泻、胃脘痛、消瘦为主要表现的消化系疾病，对术后脾胃气虚兼瘀积可先补脾胃，中气恢复后再行消瘀化积，例如小肠脂肪瘤案例。由于脾主四肢肌肉，故本法应用于周期性瘫痪、重症肌无力、面肌抽动症、慢性唇炎以及肌肉消脱，形体羸瘦者每获良效。此外，气虚型高血压，多种血液病及妇科疾病，只要辨证准确，应用得法，多可获效。笔者治疗脾气虚便秘，多重用生白术 50～100 g，伍用当归 30 g 养血润肠，蜜炙紫菀 20 g，杏仁 15 g 开宣肺气，兼阴虚不足者加玄参 30 g，兼瘀血者加桃仁 15 g，兼肾阳不足加肉苁蓉 30 g，每多获效。所以白术健脾不仅能治腹泻，也治气虚便秘也。

二、补中益气法

［简述］

补中益气法即健脾益气法，是根据《内经》“损者益之，劳者温之”理论立法，适用于脾胃虚弱，中气不足引起的少气懒言，肢倦乏力，腹泻便溏，气虚便秘，中虚眩晕等症。常用药物如人参、党参、太子参、黄芪、白术、陈皮、升麻、甘草等，代表方剂有补中益气汤，升阳益胃汤等。

［临床应用］

1. 慢性痢疾与腹泻

欧氏[34]报道，患者脾胃虚弱，久痢不愈，以致气虚下陷，矢气则脓血粪便随之而下，甚或失禁，投以补中益气汤升阳益胃治之。刘氏[35]治疗脾虚气陷泄泻，患者腹泻 5 年，完谷不化，面色㿠白，舌淡苔白润，脉弱缓，以补中益气汤合理中汤加减，服药 15 剂获愈。

2. 慢性结肠炎

孙氏[36]用补中益气法治疗慢性过敏性结肠炎，患者腹泻 6 年之久，经用补中益气汤治疗，服药 6 剂，症状大减，继以原方加减服至 35 剂，病获痊愈，随访 2 年未复发。

3. 放射性直肠炎

谭氏[37]以补中益气汤加减治疗 21 例放射性结肠炎，连服 3～10 剂，一般服 2 剂症状即可消除。其中有 2 例服 7～10 剂消除症状，停止放疗，其余 17 例继续进行放疗，而直肠炎症状未复发。武汉医学院[38]以补中益气汤合并割治疗法治疗放射性直肠炎 80 例，其中轻症67例,单服中药达到基本治愈者66例,治愈时间平均15天(最短5天,最长39天),重症11例配合割治者7例,单服中药者4例,症状亦基本控制。

4.慢性肝炎

郭氏[39]以补中益气汤加减(黄芪30 g,党参15 g,甘草9 g,柴胡9,茯苓12 g),每日1剂,治疗9例慢性肝炎。连续服药3周,全部患者症状减轻,食欲增加,服药6周,肝功明显好转或复常,肝脾肿大者亦均有好转或质地变软。陈氏[40]用健脾汤(补中益气汤去当归、柴胡,加云苓、泽泻、山楂、茵陈等)健脾化湿扶正为主,对肝功能损害轻者,收效颇佳。

5.便秘

便秘原因很多,亦可因中虚气弱,温运无力,或脾不能为胃行其津液,而致气虚津亏便秘。金氏[41]治疗一例因腹泻而服四环素所致便秘,患者临厕努责难下,腹部下坠,服补中益气汤4剂而愈。施氏[42]治疗一例虚秘患者,便秘多年,以双酯酚汀、番泻叶方能排便,伴月经量少色淡,曾用小承气汤、麻子仁丸等无效,经用补中益气汤加干姜10剂,大便通畅,继以丸药调理,月经也随之复常。

6.重症肌无力

"脾主肌肉",脾虚则肌肉失养而疲乏无力,患者肌削肉瘦,可用补中益气汤补益中气,健脾气以充肌腠。山东省中医药研究所[43]以本方合附子理中汤加减(台参、白术、生芪、当归、陈皮、炙草、升麻、柴胡、葛根、熟附子等),治疗重症肌无力症41例,经3～4个月的治疗,临床治愈12例(29.3%),明显好转17例(41.5%),有效9例,无效3例,总有效率达92.7%。戴氏[44]以补中益气汤去陈皮,加川芎、白芍、枸杞子等治疗1例肌无力患者,连服2个月恢复正常。李氏[45]以补中益气汤加黄精、山药、扁豆、胎片等治疗脾虚气弱、单纯眼肌型无力,而对脾肾阳虚、全身型肌无力则宜培补脾肾治疗。

7.原发性低血压

本病多与素体气血不足有关,用补中益气汤均可升提阳气,使气血充沛,颅脑得养,使血压复常。朱氏[46]以本方治疗22例原发性低血压,痊愈16例,好转6例。有5例合并心电图肢导联低电压者,4例恢复正常,1例进步。

8.荨麻疹

程氏[47]用升阳益胃汤治疗荨麻疹34例,痊愈28例,有效4例,无效2例。因为荨麻疹发于皮肤之间,乃脾肺不足,外受风邪,内蕴湿热所致。升阳益胃汤有运脾胃,益肺气,升阳发泄,使湿热化而病邪退,阳气升而风疹自消的作用,故治疗荨麻疹确有良效。

9.慢性牙周炎

本病可因脾虚气陷,阴火上冲所致。赵氏[48]治疗一例慢性牙周炎,前医曾屡用苦寒药无效,患者全口牙龈红肿出血,咽喉燥痛,伴脾虚气陷表现,经用升阳益胃汤3剂,牙痛、咽痛痊愈,继诊3次而获痊愈。

10.白塞综合征

肖氏[49]治疗一例白塞综合征,曾服甘草泻心汤、赤小豆当归散,外用锡类散及西药治疗无效,诊断脾虚阴火证,投补中益气汤3剂即使疼痛减轻,继服20余剂获痊愈。

11.泌尿系统疾病

(1)乳糜尿:本病乃因脾肾虚损,不能固涩精微,以致渗溢外流所致。夏氏[50]报道以补中益气汤加减治疗16例,结果:化验检查全部阴转,经半年至2年随访,未有复发者。

(2)慢性前列腺炎:李氏[51]治疗慢性前列腺炎证属中气不足,脾肾阳虚者,以补中益气汤加减,服药25剂而愈。

(3)慢性肾盂肾炎:叶氏[52]治疗一例慢性肾盂肾炎,患者初服知柏地黄汤无效,小便欲解不得,努挣才点滴而出,辨证中气下陷,以补中益气汤合滋肾通关丸加减,服药5剂诸症见减,继服15剂痊愈。

(4)血尿:沈氏[53]治疗一例膀胱癌所致尿血,证属元气虚弱、气虚血瘀,经用补中益气汤加三七4～5 g(冲),仙鹤草30 g,白茅根30 g,服药10剂,诸症好转,加减服药至1个月,尿常规正常,半年后随访,病情稳定。刘氏[54]治疗肾盂肾炎所致尿血,用补中益气汤加菟丝子、山萸肉、川断、杜仲等治疗,服药3剂,尿血止,服至12剂,诸症悉除,尿化验正常。

(5)损伤性癃闭:刘氏[55]治疗7例损伤性癃闭,用补中益气汤加减治疗,结果服2剂排尿者4例,余3例均服药4剂而排尿正常。

12. 妇产科疾病

魏氏[56]以补中益气汤去陈皮,加黄芩、砂仁、杜仲、菟丝子等,治疗一例习惯性流产(已流产4次),症见腹部拘挛不舒,气下注,头眩腰痛,脉滑大,舌红。经坚持服药胎儿足月顺产。常氏[57]用补中益气汤合白术散治疗两例羊水过多症,均获治愈,认为羊水过多与脾肾二脏有关,补中益气汤调解脾胃,升阳益气,能除"子满"而顾护胎气,配以白术散可加强健脾行水之力。王氏[30]以补中益气汤治疗一例产后癃闭,服药1剂小溲即通,继服2剂,诸恙若失。此外,用补中益气汤还可治疗月经过多,经期先行,带下清稀,胎动、胎漏(先兆流产),产后小便失禁,产后恶露不尽,产后乳汁不下等,皆有验案报道[58]。

[按语]

补中益气法与上节健脾益胃和下节之补气升提法,其临床适应证有共同之处,皆可用于脾气虚弱引起的纳差腹胀,肠鸣腹泻或气虚便秘、形体消瘦、肢倦乏力,月经失调等症,但健脾益胃法主适用于脾胃双虚,补中益气法主适用于中气不足,而补气升提法应用于中气下陷。从本节列举补中益气法所治病症看,本法不仅适于脾胃二经疾病的治疗,对泌尿系或妇科疾病多有良效。因脾主运化,为后天之本,肾主藏精为先天之本,而泌尿系由肾经所主,故补脾可以调肾;而妇人以血为本(冲为血海),脾为气血生化之源,故补脾法可广泛应用于脾虚引起的各种妇科疾病。

三、补气升提法

[简述]

补气升提法又名补中升阳法,是根据《内经》"虚者补之""陷者举之"的理论立法。脾胃同居中焦,为气机升降之枢纽,倘使劳倦过度,脾气大伤,清气不升,反而下陷,在上则见短气懒言,在下可见脘腹胀坠,脏器下垂,治宜补气升提,举下陷之阳,使气机复其常度,即"阳得正其治于上,阴自顺其化于下"。本法常用于内脏下坠(胃下垂、肾下垂),疝气脱肛,子宫脱出,久泻久痢,久漏久崩等症,代表方剂补中益气汤、举元煎。

［临床应用］

1. 胃下垂

邹氏[59]以补中益气汤加云苓、郁金、枳壳、山楂、鸡内金、山药、大枣等治疗108例胃下垂患者，其中并发肝下垂者38例，肝脾均下垂者5例，肾下垂者21例。经15～60天治疗后，治愈55例(50.9%)，显效27例(25%)，有效23例(21.3%)，总有效率为97.2%。治愈病例中随访21例，经2～4年观察，均未复发。姜春华[60]用升降脾胃、斡旋气机法(党参、黄芪、炙半夏、枳实、柴胡、升麻、肉蔻、望江南、大腹皮、白芍、甘草等)治疗重度胃下垂并胃扭转，服药14剂，症状好转，继服28剂，胃钡透复常。

2. 胃黏膜脱垂

黄氏[61]治疗39例胃黏膜脱垂，用补中益气汤加味治疗，治愈24例，好转14例，总有效率为96.8%。解放军第157医院[62]以本方加减，加用人胚组织液穴位注射治疗胃黏膜脱垂16例，治愈5例，显效9例，无效2例。

3. 肾下垂

《脾胃学说临证心得》中记载一例肾下垂，患者因枪伤后发生"右肾下垂"，腰痛不能劳累，经用补中益气汤加减，服药22剂，腰痛痊愈，拍片复查，肾下垂也完全复常[63]。

4. 脱肛

张氏[64]治疗21例久泻所致脱肛患儿，用补中益气汤去陈皮、当归、加五味子、诃子、石榴皮内服，结合外敷药散(制炉甘石、煅石决明、冰片等)，丁字带固定，治愈18例，无效3例。

5. 子宫脱垂

张氏[65]以补中益气汤为主治疗子宫脱垂387例，治愈277例，占71.6%，好转91例，占23.5%，总有效率达95.1%。贵州省中医研究所[66]用补中益气汤去陈皮，加枳壳、白芍、茯苓、姜枣等，治疗子宫脱垂150例，其中Ⅲ度脱垂50例，Ⅱ度40例，Ⅰ度60例，均获良好效果。廖氏[3]以黄芪、当归、白术、枳壳、续断、防风、山药、吴萸内服，另用枳壳、五倍子、明矾煎水温浴，服药6剂，坐浴3次获愈。

6. 小肠疝气

廖氏[3]治疗一例中气虚弱，肠系膜松弛所致疝气，以黄芪、白术、枳壳、橘核、荔枝核等药治疗，服药6剂，肠脱即收。

［按语］

补气升提法不仅适用于中气下陷所致脏气下垂之病症，对脾气应升不升，见之于下者的脘腹胀坠，泄泻，便秘，便血；见之于上者的头晕乏力，少气懒言，气不继接，低血压等用之亦有奇效。刘炳凡老中医用北芪30 g，白蜜30 g(煎兑)作汤服，治疗1例劳淋，服药5剂，患者二阴胀坠感消失，小便舒畅，淋漓已止。可见只要辨证准确，即效如桴鼓相应。

四、甘温建中法

［简述］

脾居中洲，职司运化。若脾气虚弱，气血化源不足，便会导致阴阳失调，营卫失和，进而产生虚劳腹痛、心悸、眩晕等症。治疗宜宗《金匮要略》甘温建中、补益脾气之法，裨助中气，使脾胃转输有度，气血渐生则营卫自和，阴阳可期平复。尤在泾曰："欲求阴阳之和者，必求之于中气。求中气之立者，必以建中。"（《金匮要略心典》）代表方如小建中汤、黄芪建中汤。本节主要讨论虚劳腹痛，关于虚劳发热与虚劳心悸分别纳入甘温除热、建中养心两节内，故宜互相参看。

［临床应用］

1.溃疡病

惠氏[67]用黄芪建中汤加味治疗溃疡病43例，治愈22例（症状消失、龛影消失，便潜血阴性），好转17例（症状明显减轻，便潜血阴性，龛影缩小或好转），无效4例。陈氏等[68]用黄芪建中汤治疗胃十二指肠溃疡病72例，治愈55例，占75.8%，好转14例，占20%，无效3例，占4.2%，总有效率为95.8%，平均溃疡愈合天数为28.9天。对照组29例，采用西医一般疗法，总有效率为72%，溃疡愈合天数平均为31.7天，二者比较有显著差异。

2.慢性胃炎

曾氏[69]治疗1例胃痛30年患者，反复发作，心窝痛，穿窜背心，有时痛连胁肋，痛处喜重按，手足凉，面色苍白，苔白，脉沉涩。初用四逆散加味无效，改投小建中汤加川朴一味，服2剂疼痛消失，继服原方加当归、黄芪、川芎2剂，诸症痊愈。

3.麻疹后腹痛

刘氏[70]治疗一患者，出麻疹后7天腹痛吐蛔，经安蛔驱虫治疗3天，下蛔虫10余条，痛瘥回家。数天后腹痛又起，迄已月余，缠绵不愈，大便时溏时结，手足厥冷，唇红舌绛，苔灰白，脉弱微数，诊为久病里虚，气血均伤，寒热错杂，阴阳失和。投小建中汤加黄芩，1剂腹痛顿止，继服原方2剂痊愈。

4.高血压病（虚性眩晕）

熊氏[71]治疗一高血压患者，常感头晕眼花，四肢麻木，需人扶持才能步行，否则易倾倒，不欲食，神疲寡言，面色灰暗，舌苔白，脉沉迟。诊为脾胃虚寒，虚性眩晕。投小建中汤加吉林参，3剂后头晕减轻，食欲增加，体力增强，继以原方加减治疗1个月，症状基本消失。

5.药物性白细胞减少症

沈氏[72]治疗2例，患者因服索米痛片、安乃近等患白细胞减少症，血中白细胞减少至2300/mL，经用肌酐、鲨肝醇等治疗无效。患者表现畏寒倦怠，脘腹隐痛，纳呆自汗，便溏，舌淡苔白，脉沉细，诊为中阳不振。投黄芪建中汤加山药、党参、白术、陈皮等。服药9剂，诸症悉除，白细胞计数增至5700/mL。

6.自汗症

王氏[73]治疗1产妇胎前汗多，咳嗽，产后自汗更多，伴怔忡短气，畏冷，骨节疼痛，带下淋漓不断，脉濡小，诊为冲任督带兼病，投以小建中汤加酸枣仁、龙牡、紫石英、茯苓、新会皮等治愈。廖氏[3]治疗1例掌汗症，患者时值冬季，两手掌汗出如注，淋漓欲滴，头身大汗，肢冷，好发冻疮。诊为营卫失调，汗随经泄，投黄芪建中汤加龙牡6剂汗止，肢末转温，后用八珍归脾成药调理获愈。

［按语］

甘温建中法是治疗脾胃不足，阴阳失调，营卫失和所致虚损诸症之良法。本节主要介绍了小建中汤治疗中虚胃痛、腹痛病例，其实小建中汤的临床适应证还很多，如日本今西伊一郎报道[74]，本方可用于肠胃病、小儿腹泻及便秘、腺病质、贫血症、尿频、夜尿症、小儿夜啼症、骨疽、疝气、腹痛、婴儿苔藓等病，皆可临证参考用之。

五、甘温除热法

［简述］

饮食劳倦，损伤脾胃，中气虚弱。气血化源不足，可致营卫失和，阴阳失调，而引起气虚或阴虚发热。《内经》曰："有所劳倦，形气衰少，谷气不盛，上焦不行，下脘不通，胃气热，热气熏胸中，故为内热。"对于气虚或阳虚发热，宜以甘温除热法，代表方剂为补中益气汤、黄芪建中汤等。《金匮要略》中曰："虚劳里急……手足烦热，咽干口燥，小建中汤主之。"李东垣在《脾胃论》"饮食劳倦所伤始为热中论"中指出："唯当以辛甘温之剂，补其中而升其阳……"

［临床应用］

甘温除热法临床应用甚为广泛，赵氏[75]认为，对发热尤其是长期发热，气虚脾虚者，不论是感染性还是功能性，均可用甘温除热法治疗。林氏[76]治疗 68 例低热，共分八型，其中中气虚型 19 例，占 28%，治以益气补中，用补中益气汤为主，有效 17 例，无效 2 例。沈氏等[77]报道 75 例不明原因低热，分为三型，其中脾虚型 47 例，占62.7%，治以补脾益气为主，用补中益气汤、归脾汤等加减，多数服药 20～30 剂，治愈 22 例，好转 13 例，总有效率为 90%。王氏[78]治疗 1 例糖尿病低热，患者体温 38 ℃左右，经用抗生素、奎宁、抗结核药物治疗无效。患者日晡畏寒发热，手足心热，口淡乏味，腹胀便溏，诊为脾胃气虚，元气不足，以补中益气汤合桂枝汤加减，药用：黄芪 9 g，白术 9 g，党参 9 g，炙升麻 3 g，银柴胡 6 g，当归 6 g，云苓 9 g，青蒿 9 g，炙草 2.4 g，桂枝 3 g，白芍 4.5 g，生姜 3 片，大枣 5 枚。服 3 剂畏寒发热减轻，纳转香，再服 3 剂，诸恙悉瘥。廖氏[3]报道 1 例产后发热，证似白虎，患者大渴引饮，索饮热汤，大汗如淋，面浮肢肿，神色惨白，舌淡润，脉洪大无力。诊为产后亡血，卫阳不固，营阴外泄。投归芪建中汤加减，药用：黄芪 24 g，当归 6 g，桂枝，白芍各 4.5 g，党参 15 g，白术 9 g，炙甘草 3 g，生姜 3 片，红枣 5 枚。服 3 剂而热退，汗收，渴止。继以归芪四君子汤调理痊愈。周氏[79]报道 1 例虚劳骨蒸发热，患者寒热不已，盗汗，咳嗽多痰，纳差，体羸瘦，长期卧床不起。经用六君子汤加味，使脾阳一振，肺气得彰，劳病获愈。刘炳凡老中医[80]治疗一 8 岁男孩，因饮食不节，屡伤脾胃，忽感外寒遂发热咳嗽，前医先用九味羌活，次用柴葛解肌汤，后用钩藤饮，其热不减，反而增高，咳喘愈甚，腹胀便溏，肌热灼手，口渴时时饮水而不能多，脉数无力，舌润无苔，眼珠青色，无闪烁意。诊为内伤脾胃发热，治以甘温除热兼助消化，药用：党参 12 g，白术 5 g，茯苓 10 g，干姜 3 g，炙草 5 g，炒山药 15 g，麦芽 10 g，生山楂 6 g，砂仁 3 g，鸡内金 3 g。服药 1 剂势定，3 剂热退，继服 10 剂痊愈。刘老认为，中虚发热，"温之则浮焰自熄，养之则虚火自除"，实乃经验之谈。

［按语］

甘温除热法，是应用甘温补脾的药物如黄芪、党参、白术、大枣、炙甘草、桂枝等组成的方剂，以治疗气虚发热的一种方法。内伤发热包括气虚、阳虚、血虚和阴虚，临证应当详辨，阳气虚发热多见劳累后发作，口渴不欲饮，纳差食少，少气懒言，舌质淡嫩，脉大而虚，

《内经》云:"有所劳倦,形气衰少,谷气不盛,上焦不行,下脘不通,而胃气热,热气熏胸中,故为内热",此乃对阳气虚发热病机的描述。阴血虚发热,多午后或夜间为盛,伴心烦失眠,口干口渴,舌质红少苔,脉沉细而数。阴血虚发热治疗当以滋阴养血退热,而阳气虚发热当以甘温除热法。李东垣将内伤发热称之为"热中"或"阴火",其病机乃气与火之关系失调,他指出"火之与气,势不两立""饮食劳倦,喜怒不节,始病热中""心火亢盛,乘其脾土,曰热中"。气虚发热者应选补中益气汤,兼血虚者可用当归建中汤或归脾汤,若谷气下流,湿火相合者可用升阳散火汤。此外,《伤寒论》之小建中汤、黄芪建中汤也属甘温除热之剂。

六、助脾生血法

[简述]

脾为气血生化之源,脾气虚弱,生化无源,必致生血不足。血虚证主见于现代医学多种贫血病,也可见于其他慢性疾病。对血虚证治疗不仅要补血,更主要是助脾益气以生血。诚如《脾胃论》曰:"血不自生,须得生阳气之药,血自旺矣。"其代表方为当归补血汤、归脾汤等。

[临床应用]

1. 再生障碍性贫血

谭氏[81]治疗29例再障,分心脾两虚、心肝两虚型。其中心脾两虚以归脾汤加减治疗,结果:基本治愈11例(38.1%),缓解7例(24.3%),进步4例(13.3%),无效7例(24.3%),有效率为76.7%。冷氏[82],以"再降"先后天汤(淮山药、生扁豆、野冬术、生稻芽、鹿茸粉、盐黄柏),治疗本病有较好的疗效。许氏[83]治疗23例本病,计分五型,对气虚发热,气不摄血,脾不生血者,用补中益气汤或归脾汤加减,基本治愈4例,显著进步6例,进步5例,无效8例。

2. 白细胞减少症

有报道用"健血冲剂"(棉花根、黄芪、茯苓、炒白术、太子参、炙甘草、丹参、山萸肉、川芎、炒枳壳)治疗白细胞减少症181例,结果:显效106例(58.6%),有效33例(18.2%),无效42例(23.2%),总有效率为76.8%[84]。

3. 血虚眩晕

吕氏[1]治疗一患者头晕两年,伴耳鸣、心悸、脉细微弦。投养血平肝之剂数日无效。辨证为气血并亏,风阳上扰,施以健脾养血平肝之法(黄芪、党参、白术、当归、白芍、天麻、半夏、陈皮、茯苓)服5剂后头眩渐轻,继服5剂获愈。

4. 高血压病

王氏[85]治疗133例脾元亏虚,肝血不足型高血压,以益气养血法治疗(黄芪、党参、白术、当归、白芍、炙草、龙牡等)。一般服药30剂左右症状缓解或消失,症状总有效率在90%以上。降压显著者61例,有效38例,无效34例,降压总有效率74.4%,并且使胆固醇平均下降33.8 mg/L,治疗前后比较差异非常显著($P<0.001$)。

5. 希汉氏综合征

童氏[86]报道12例本病,其中气血两虚8例,心脾两虚4例,以健脾益气养血法治疗,方用归芪六君子汤、归脾汤加减。经治疗后 12 例月经均按期来潮。

6. 胃癌、结肠癌转移

庞氏[87]报道 1 例胃癌、结肠癌,行胃、结肠切除术后 5 个月,发现右腋下及右上腹出现硬块,诊为胃癌、结肠癌转移。投以健脾补血及消坚法(党参、黄芪、当归、白芍、鳖甲、桃仁、坎炁、贝母、木馒头)。治疗后硬块均消失,一般情况改进,恢复工作。

[按语]

助脾生血法是根据《内经》"精不足者,补气于味"理论而立法,除适应本节所列病症以外,还常用于血虚心悸,怔忡血虚四肢麻木,血虚闭经、痛经以及血虚便秘等症。笔者治疗妇女血虚受寒,四肢发凉,少腹冷痛,月经量少色暗淡,常用当归补血汤合桂枝汤,前方益气补血,后方温经散寒,调和营卫,方用大剂量黄芪,取其健脾益气,以助生血之作用,临床每获良效。

七、补脾摄血法

[简述]

脾主统血,血液运行于经脉之中而不外溢,全赖脾气之统摄作用。《难经》曰:"脾主裹血。"《金匮要略注》云:"人体五脏六腑之血,全赖脾气统摄。"《血证论》曰:"经云脾统血。血之通行上下,全赖于脾。脾阳虚,则不能统血。"如脾气虚弱,统血失职,即出现吐衄、崩漏、尿血、便血等症。对于脾失统血的各种出血症,治宜补脾摄血法,代表方如归脾汤,黄土汤等。

[临床应用]

1. 胃十二指肠溃疡出血

张氏[88]报道 200 例消化性溃疡,将出血分为脾不统血和血热妄行两种,属脾不统血者,用四君子汤加黄芪、当归、白芍、三七等,亦收到良好疗效。何氏[89]治疗 1 例上消化道出血合并休克,西医抢救治疗无效,血压下降至 45/20 mmHg,血色素 4.5 g,经用补脾摄血法(红参、炮黑干姜、炙黑甘草、白及、阿胶珠、三七、灶心土)治疗,仅服一次,诸症好转,尽剂即可下床小便,出血停止,仍以原方加减调治而愈。丁甘仁老中医[90]用理中汤加炒当归、藕节炭、灶心土治疗吐血便血,均获奇效。

2. 肺结核大咯血

沈氏[91]治疗一肺结核患者,突然大咯血 1000 mL,急以补气摄血固脱为先,服药 3 剂咯血止,逾旬又再度大咯血,以红参须 10 g 煎汤急服,另以归脾汤加白芨、旱莲草、藕节炭煎服,1 剂血止,继用 6 剂巩固获愈。沈氏认为:治疗肺结核大咯血,除使用滋阴润肺、凉血止血外,尤重补脾益气,以收补气摄血之功。

3. 血吸虫肝硬化呕血

王氏[92]治疗一例血吸虫肝硬化脾切除患者出现呕血不止,腹水,肝性脑病,伴肺部感染。辨证为脾虚中寒,治以温补脾阳,补气摄血法(炮附子、炒白术、党参、伏龙肝、炙甘草、阿胶、生地、旱莲草、十灰散等)治疗,药物浓煎后冰冷,由胃管滴入,每天 1 剂,4 天后出血停止。后以他法调理收功。

4.血小板减少性紫癜

王氏[93]报道本病7例，用归脾汤加熟附子、肉桂、阿胶等，获得良好效果。姚氏[94]报道用归脾汤加减治疗10例本病，治愈6例，显效2例，好转1例，无效1例。姚氏认为，本方可能是抑制了抗血小板抗体及非特异性抗体的形成，故治疗有效。屠氏等[95]报道60例特发性血小板减少性紫癜，计分三型，对气不摄血型用补中益气汤合当归补血汤加减，总有效率为74.0%，其中以补气摄血疗效最佳。

5.崩漏

孙氏[96]报道70例功能性子宫出血，对脾不统血者以归脾汤治疗。患者李××，30岁，经血淋漓多日，心悸乏力，肉瞤气短不足以息，身倦怠，食则易饥，脉虚弱无力。药用：当归身12 g，杭芍9 g，熟地12 g，贡胶（蛤粉炒）9 g，人参4.5 g，酸枣仁9 g，焦远志4.5 g，炙黄芪9 g，陈皮3 g，云苓9 g，山药9 g，炙草3 g。服2剂血止，4剂痊愈。唐氏报道[97]80例功能性子宫出血，属脾不统血者31例，气不摄血者6例，均以补中健脾法治疗，前者用归脾汤，后者用补中益气汤。在80例中随访51例，有效49例，占96%。不仅止血迅速，而且对月经周期调整亦佳。吕氏[1]治疗1例崩漏数年不愈，先用凉血涩血治疗无效，继以益气摄血（黄芪、党参、白术、甘草、白芍、阿胶珠、龟板胶、鹿角胶、杞子、山萸肉、侧柏炭、棕炭、升麻）治疗，5剂崩止，继服5剂痊愈出院。

6.鼻衄

甘氏[98]治疗1例鼻衄，患者鼻衄3日不停，用多种西药止血无效。症见鼻衄不止，面色苍白，腹部冷痛，心悸，肢冷，脉沉弱而芤。药用黄土汤，1剂衄减，2剂鼻血全止。

［按语］

失血一症，实多由火热熏灼，迫血妄行，治宜凉血止血，方选犀角地黄汤或泻心汤；虚证多由脾失统血，治宜补脾摄血，脾气虚者应选归脾汤加减，脾阳虚者方选黄土汤温阳摄血。笔者认为，临床治疗上消化道出血，宜参考唐容川治血证四法，“惟以止血为第一要法；血止之后，其离经而未吐出者，是为瘀血……故以消瘀为第二法；止血消瘀之后，又恐血再潮动，则需用药安之，故以宁血为第三法；去血既多，阴无有不虚矣……故又以补血为收功之法。”（《血证论》）此四法治疗咯血、衄血、尿血、便血也可参考用之。

八、补脾益寿法

［简述］

补脾益寿法是根据中医学“后天之本在脾”理论而立法，在衰老的诸多原因中，祖国医学非常重视脾胃的作用，如《内经》中曰：“五七，阳明脉衰，面始焦，发始堕。”《医宗必读》云：“后天之本在脾……谷入于胃，洒陈于六腑而气至，和调于五脏而血生，而人资以为生者也。”表明人到老年，脾胃的运化和摄取功能渐趋日衰，精血生化无源，元气失其所养，此乃人体由强壮向衰老发展的必然过程。李东垣曰：“脾胃伤则元气衰，元气衰则疾病所由生，亦为衰老夭折之成因。”（《脾胃论》）所以《养老奉亲书》在老年病的治疗上“法重脾胃”，认为“其高年之人，真气耗竭，五脏衰退，全仰饮食以资气血”。所以调养脾胃乃养老益寿之大要。常选方剂为四君子汤或补益资生丸（《清宫廷保健医方》），常用药物如：人参、党参、太子参、黄芪、炒白术、山药、黄精、玉竹、莲米、薏仁、枸杞、甘草等。

[临床应用]

1.老人感冒

感冒多由病毒、细菌、支原体等通过上呼吸道感染而发生。老年人脏腑机能衰退,卫外不固,极易被外邪侵袭。阳气虚者,御寒能力差,肺气虚者腠理疏松,风寒或风热之邪均易侵入。如平素体弱,旧病缠身的老人,正气更显匮乏,更易罹患此病。正如《养老奉亲书》云:“上寿之人,气血已衰,精神减耗,风邪易乘,百疾易攻。”老年感冒以气虚感冒为多,临床表现恶寒或恶风,发热,自汗,头痛,鼻塞,咳嗽,乏力,短气,苔白,脉浮无力。有阳虚者可见恶寒重,四肢不温。治宜益气解表,方用参苏饮加减。老人平素气虚多汗者,宜常服玉屏风散以补气扶正,预防感冒。

2.老年肺炎

老年肺炎是指老年人肺实质的急性炎症。老年人肺肾亏虚,肺部多有咳喘宿痰,容易感受六淫外邪。老年肺炎在恢复期易出现脾肺两虚,痰湿阻滞表现:咳嗽多痰、痰白而黏,胸脘作闷,食纳不佳、肢倦乏力或咳而兼喘,舌淡胖,白腻,脉濡滑。治宜补脾益肺,化痰理气止咳,应用二陈汤与六君子汤加减。若痰湿较重,脘闷痰多,加苍术、厚朴、杏仁、薏苡仁之类以化痰止咳;若寒痰者加干姜、细辛、制南星以温化寒痰。

3.过早衰老

刘沈秋等[99]对993名老年人进行普查,发现肾虚占48.5%,脾虚占23.7%,但对北京医院62例老年人临床病理解剖资料分析,则脾虚多于肾虚。因此认为:在防老延年益寿时,宜多补肾,但在治疗老年疾病时,宜侧重于补脾。对于高龄老人,尤应注意扶脾,因为年高肾虚甚者,短期内难以恢复,脾胃为水谷之海,气血生化之源,不仅人体脏腑组织有赖于脾胃化生水谷精微的濡养,补肾药亦必须经脾胃之运化,方能发挥其效益。老年人久病者多,五脏皆虚,按“上下交病治其中”的观点,对多脏受病的老年患者,常以治脾入手。陈可冀等[100]对防老延年专著《养老奉亲书》进行分析,指出防老延年自始至终应注重脾胃,治重食疗。调理脾胃,“此养老人之大要也”。他们对乾隆皇帝长寿医方分析,认为“健脾滋肾壮元方”中,以淮山药、陈皮健脾,杜仲、车前子、鹿茸等补肾壮元,药简力专,与老年人脾肾虚者相宜。他们通过对补益长寿类药物进行研究,发现人参、茯苓、黄芪、甘草、苍术、白术等补脾药物,有延年益寿作用。林氏[101]认为,以药物抗衰老主要是补虚,脾胃为后天之本,五脏皆虚,重心在治脾,中气四运,则上交于心,下通于肾,化源充足,精血复生,五脏得养。

[按语]

衰老的表现,受体质禀赋,疾病的有无,以及精神因素,饮食的调节等诸因素的影响。从脾肾而论,脾虚则食少纳差,肠鸣腹胀,大便稀溏或便秘,四肢乏力,肌瘦而干,舌淡胖嫩,边有齿印。肾虚则筋骨酸软,腰膝无力,记忆力减退,头晕耳鸣,耳聋,头发枯脱,牙齿松动;若偏于阴虚,则见五心烦热,失眠、口干、舌红少苔、脉细数。若偏于阳虚,则见面色㿠白,畏寒肢冷,喜热饮,小便清长,舌质淡,脉沉迟。笔者体会,治疗老年虚证,在补肾的同时,尤应注意扶脾。因为高年肾亏,一时难复,脾胃为水谷之海,气血生化之源,不仅人体脏腑组织器官有赖于脾胃生化的水谷精微以濡养,而且所施的补益药物,也必依赖脾胃的受气取汁,才能发挥疗效。从这个角度出发,补脾应重于补肾,补脾得法,也有利于补肾。

九、补脾养阴法

［简述］

前人有“胃阳主气，脾阴主血”的说法，脾阴系脾脏所包含的营血津液，可以濡养人体，协助脾阳主司水谷的腐熟与运化。若脾阴不足，就会出现食欲缺乏，食后腹胀，心烦口渴，大便秘结，形体消瘦等症状。治疗宜用补脾养阴法，常用药物如淮山药、苡仁、茯苓、芡实、莲子肉、扁豆、玉竹、黄精、甘草等。代表方如慎柔养真汤、资生丸，彭履祥的“加减麦门冬汤”(沙参、麦冬、半夏、茯苓、苡仁、淮山药、甘草)或索氏滋脾饮[102]等。

［临床应用］

1. 慢性胃炎

索氏[102]治疗1例慢性胃炎，患者曾服香燥理气之药100余剂无效，自觉胃中嘈杂，灼热隐痛，口渴咽燥，不思食，辨证脾阴不足，投滋脾饮(沙参、山药、茯苓、石斛、白芍、莲子肉、白扁豆、麦门冬、陈皮、炒山楂、炒谷芽、炙甘草)，连服15剂，症状消失而痊愈。

2. 小儿营养不良症

汤氏[103]认为：脾阴不足是小儿疳(营养不良症)的常见证型，治疗宜用甘淡益脾阴之法，方用加减中和理阴汤(太子参、茯苓、山药、扁豆、莲肉、粳米、白术、谷芽、白芍、炙草)，文中报道“肺疳”“肝疳”“脾疳”和“虫疳”各1例，经养脾阴为主治疗，均获良效。

3. 复发性口疮

李氏认为[32]虚火口疮，症见肢体消瘦，唇燥口渴，脉细数，辨证脾阴不足者，宜甘露饮滋阴生津，清胃利湿治疗。

4. 糖尿病

谢氏[104]治疗1例气阴两虚型糖尿病，用补脾益气，敛脾精，育阴生津法治疗，药用：黄芪、山药、扁豆、玉竹、黄精、玄参、苍术、葛根、花粉、石斛、生地、生牡蛎等，坚持服药1年，血糖复常，临床治愈。

5. 慢性结肠炎

查氏[105]治疗1例慢性结肠炎，经用白头翁汤、痛泻要方等治疗无效，辨证为脾阴不足，拟调补脾阴法为主(党参、石斛、山药、炒白芍、扁豆衣、茯苓、苡米、乌梅、炒白术、炒谷芽、陈皮、炮姜炭等)，加减服药40余剂，基本治愈。

6. 肝硬化腹水

陈氏[106]治疗肝硬化腹水见舌光无苔，舌上少津，形体枯瘦，大便干结者，属脾阴亏虚，方选景岳《理阴煎》。药用熟地、当归、甘草、干姜。方药四味，以养阴为主，和阳为佐，滋脾阴之亏，助中宫之运，以散水邪。

7. 其他疾病

广西僮族自治区中医药研究所报道[107]用补脾养阴法治疗硅肺病。黄氏[108]以健脾益气养阴法为主治疗慢性肾盂肾炎。张氏[109]以补脾养阴舒肝治疗自主神经功能紊乱。田氏[110]报道以补脾养阴治疗老年脏燥，产后腰腿痛等均取得良好疗效。

［按语］

脾阴虚证，临床容易忽略，或与胃阴虚相混淆。脾阴主营血，胃阴主津液；脾喜燥而恶湿，胃喜润而恶燥，脾阴虚多不纳而大便难，胃阴虚则津液受劫而口渴。胃阴虚治疗偏于增液养阴，而补益脾阴，选药应以甘淡平和为主，遂甘能缓，甘平育阴，补而不燥，滋而不腻，方为至和。此即《内经》“欲令实脾，宜甘宜淡”之意。笔者临床治疗脾阴虚之便秘，多重用生白术 50～100 g，健脾辅以党参、黄芪，养阴辅以沙参、地黄，润肠辅以当归、麻子仁，每多获效。

十、益胃养阴法

［简述］

胃为燥土，“喜润恶燥”，无论外感温邪或内伤杂病，都易损伤胃津，所以叶天士倡言滋养胃阴说，以“留得一份胃津，便有一份生机”之说，为治疗外感温热病之枢要。此外，益胃养阴法在内伤杂病应用更为广泛，代表方为益胃汤或沙参麦门冬汤。

［临床应用］

1. 温热病

王氏报道[111]用“口腔补液法”治疗温热病，邪热内传营分、血分，劫津化燥，舌绛津干，唇焦齿板，神昏谵语，手指抽搐，肝风内动等危候。药用鲜石斛、鲜生地、鲜沙参、鲜芦根、鲜茅根(各 30 g)，分别煎汁备用，每 1～2 分钟用滴管从口腔徐徐滴入 1～2 mL。各种液体轮流给服，直至患者舌津恢复，脱离险境为止。有报道[112]治一胃热阴虚患者，病者粒米不进 6 日，势濒于危，脉沉细而弦，治以清胃热，养胃阴之法，药用天花粉、川石斛、北沙参、大麦冬、大白芍、生甘草，进 3 剂饮食渐进，10 剂知饥能食，继进 10 剂康复如初。

2. 萎缩性胃炎

许氏[113]认为萎缩性胃炎为胃之腺体萎缩，胃酸及胃蛋白酶分泌减少，这与中医胃阴不足，津液缺乏颇相类似，治宜柔润养胃，宗叶氏养胃方化裁，配以白芍、生甘草、乌梅、木瓜等酸甘化阴之品，使阴气复、津液生则诸症悉除。张氏报道[114]对胃阴不足型萎缩性胃炎，症见胃脘隐痛或灼痛，嘈杂似饥，便干少纳，舌红少津者，宜以益胃汤或沙参麦门冬汤合乌梅、白芍、绿豆衣等治疗。徐氏[115]等用胃安Ⅱ号(石斛、白芍、南沙参、山楂、枳壳、黄精、黄连、甘草)治疗本病 162 例，显效 87 例，好转 38 例，无效 37 例，显效率 53.7%，总有效率 77.2%。徐州医学院附属医院中西医结合消化组报道[116]以益胃养阴消食法治疗本病 60 例，显效 19 例(31.7%)，好转 37 例(61.6%)，无效 4 例(6.7%)，总有效率为93.3%，与西药对照组比较 P 小于 0.01。彭氏[117]认为，虚性疼痛，其病因与“不通则痛”迥然有别，治疗须用“补虚治痛”之法。对胃阴不足胃痛者，治宜叶氏益胃汤。

3. 慢性咽喉炎

干祖望老中医[118]治疗 1 例老年气阴亏虚型慢性咽炎，症见咽干灼痛，喜饮频频，大便偏干，舌少苔，脉细数，以麦门冬汤合益气聪明汤加减(麦冬、沙参、玉竹、山药、扁豆、茯苓、玄参、生地、黑芝麻、升麻)，服上方 10 剂而愈。

4. 口眼干燥和关节炎综合征

吴氏[119]报道 1 例，患者发病约 4 年，症见口舌干燥、口糜口臭、食物难咽、目睛干涩、声音嘶哑，午后低热，筋节拘痛，舌质干红碎裂无苔，化验：WBC 2000/mL，血沉 96 mm/h，类风湿因子强阳性，γ-球蛋白 33%，IgG 3600 mg/L，IgA 380 mg/L，IgM 210 mg/L，经多种中西医药物治疗无效，辨证为胃津枯涸，脾气受损，拟石斛清胃汤加减(鲜石斛、淮小麦、生山药、生白芍、生扁豆、南沙参、生谷麦芽、金橘饼、佛手柑、蔻仁、通草、鲜荷叶)，服上方30余剂，症状悉除，各项化验基本复常，继以原方巩固治疗3个月，达近期临床治愈。

5. 房室传导阻滞

张氏[120]治疗一例患冠心病并糖尿病2年，心电图示Ⅱ度房室传导阻滞，曾用多种西药治疗无效，症见心悸阵作，心前区疼痛，气短胸痹，腰酸痛，头目眩晕，舌红少苔，脉细数，辨为胃津亏涸，肾水不足，药用：生地、石斛、花粉、山药、沙参、黄芪、女贞子、寄生等，服上方54剂，诸症显减，心电图示房室传导阻滞消失。

6. 月经过少

王氏[30]治疗1例肺胃阴伤，阴血不足型月经过少，患者月经延期，量若有若无，伴形瘦，纳少，口渴，便结，投沙参麦门冬汤出入：北沙参、麦冬、石斛、知母、淮山药、白扁豆、生鳖甲、玉竹、甘草、地骨皮，服上方6剂，诸症大减，继改以丸剂调理，经期、量恢复如初。

[按语]

益胃养阴法是根据《内经》"精不足者，补之以味"理论而立法，此证多见于热病后期，胃阴受损，或内伤杂病，虚火内生灼伤胃津。症见：口干、口渴、咽燥、不思饮食或胃脘隐隐灼痛、心烦、不寐、大便干结、舌质嫩红，甚则舌光如镜、无苔或少苔。热病后期胃阴损伤常用西洋参、沙参、生地、石斛、知母等甘寒凉润之剂益胃养阴，内伤杂病，胃阴不足者宜甘凉配酸甘化阴之品，如乌梅、山楂、白芍、木瓜、五味子、生甘草等。

十一、温中散寒法

[简述]

本法是根据《内经》"寒者温之"理论而立法。水谷的转输，气血的化生，全赖脾气(阳)主之，脾阳一虚，则水谷难化，气血化生缺乏原动力，呈现脘腹疼痛，喜温喜按，久泻久痢，便血黑便等中焦虚寒之象。宜用温中散寒法治疗，代表方如理中汤、附子理中汤、桂附理中汤等。理中汤辛甘相合，以化脾胃之阳，使清者升，浊者降，虚得复，寒得除，故可用于各种原因所致的中焦虚寒证。

[临床应用]

1. 胃十二指肠溃疡

许多临床观察表明，溃疡病与脾阳虚有密切的关系，广州中医学院[12]普查139例，有脾虚见证者115例，一般用温中健脾法治疗，效果较好。江氏[121]报道16例消化性溃疡，用温中散寒方(熟附子、淡干姜、炙草、黄芪、川楝子、白芍、乳没、沉香)或疏肝和胃方治疗，结果治愈4例，显著好转8例，进步1例，无效3例。万氏[122]治疗1例胃小弯溃疡并萎缩性胃炎，病者胃脘持续疼痛十余日，剧则如刀绞样，经用桂附理中汤加陈皮、五灵脂、半夏、厚朴等治疗，服药4剂，疼痛大减，服至20剂痊愈。丁氏[123]以理中汤与四君子汤加减，治疗十二指肠球部溃疡出血69例，有效64例(92.7%)，好转4例，无效1例，总有效率为98.6%。

2. 泄泻

南京医学院等[6]报道，用附子理中汤(或合参苓白术散)治疗脾阳不足型泄泻45例，显效 14 例，好转 18 例，无效 13 例，有效率为 71.1%。秦伯未老中医[124]用附子理中汤合参苓白术散治疗脾阳虚泄泻，方中妙在去甘草加细辛。秦老认为：泄泻之证，其脏多属于脾，其邪多属于湿。但久泻脾阳不足，宜去甘草以防甘缓，加细辛引药入肾，激发肾阳，有利于驱逐阴浊之邪。张海峰老中医以桂附理中汤加生黄芪、茯苓、砂仁、白蔻仁治疗 1 例慢性肠炎，患者腹泻 5 年余，大便日行 3～5 次，服上方 10 剂腹泻止，继以理中汤加肉桂调理半月，患者诸症悉除，随访半年未复发。李氏等[125]观察了慢性腹泻患者 130 例，发现有典型阴火症候(脾虚泄泻，兼头晕耳鸣，牙龈肿痛，舌质红等症状)者 25 例，均用温阳药(淡附片、焦艾叶、小茴香)治疗，结果 25 例中痊愈 15 例，显效 9 例，有效 1 例。

3. 局限性肠炎

陈氏[126]治疗 1 例局限性肠炎，患者腹痛腹胀，恶心呕吐，体瘦神萎，面色少华，四末不温，苔白腻，脉弦小。腹部可闻及金属音及气过水声，消化道钡透为回肠中下段节段性肠炎，诊为寒湿中阻，脾阳衰微，拟用温中散寒，行气通络法治疗(淡附片、干姜、甘草、炒枳实、木香、莱菔子等)，服药 1 剂，便通吐止，胀痛减轻，3 天后解除梗阻症状，继以理中汤加减，服药 5 剂，诸症悉愈。

4. 痢疾

北京市中医学会报道[127]，对痢下经久，白垢如涕，血暗淡不鲜，腹痛隐隐，喜温喜按之冷痢，用理中汤加木香治之；下痢清白，四肢厥冷，腹痛不已，宜用附子理中汤。施氏[128]治疗 1 例久痢，患者下痢腹痛，日七八次，稍进饮食，下痢尤甚，缠绵 2 个月，泄下黏稠，色黑如乌豆汁，甚则滑脱不禁。治以健运脾阳，收涩固脱法，药用：党参、白术、炮姜、炙甘草、生白芍、乌豆、木香、诃子、赤石脂、栗壳、黑地榆等，服药 3 剂症减，上方加禹余粮，再服 3 剂痢止，诸恙皆除，继用归芍六君子汤调理，而恢复健康。

5. 便秘

对脾阳虚弱，传导无力所致便秘，宜用温中散寒法治疗。谢氏[129]治疗 1 例 43 岁女患者，大便不利已月余，伴明显脾阳虚弱表现，投理中汤原方 2 剂，大便即通，再进 3 剂而愈。张氏[130]治疗 1 例新生儿大便秘结半月，面色苍白，神疲肢冷，诊为虚寒便秘，投理中汤 2 剂大便即通，诸症悉除，继以四君子汤加减善后调理。

6. 胃下垂

李氏等报道[131]以附片为主，配合炒白术、焦艾叶、小茴香治疗胃下垂 32 例，连续服药 50 天左右，其中胃张力及蠕动力好转者 24 例，胃小弯位置恢复正常者 15 例，胃大弯上升 7 cm者 7 例，5 cm 者 8 例，3 cm 者 6 例，轻度上升 3 例。半数以上腹胀痛消失，食欲增加，20 例便溏者，17 例转为正常。

7. 蛔虫性肠梗阻

王氏[132]治一 64 岁女患者，腹痛阵发 3 天，非常剧烈，水入即吐，先后吐出蛔虫十余条。现觉胸脘闷窒，不能食，口不渴，时时呃逆，汗出肢冷，目微凹陷，大便不通，浊气不行，左腹部硬梗 3 块可见，按之痛。呻吟不已，呼吸微粗，神疲，颧微赤。舌苔灰白厚腻，脉象沉微弱。诊断：蛔虫性肠梗阻。治以温通安蛔。药用：党参 9 g，干姜 6 g，川椒 6 g，乌梅肉 6 g，白术 6 g，附子 9 g，大黄 12 g，甘草 2.4 g，浓煎，分温二服。服药后呕吐尽净，并吐蛔虫五六条，药液不能容留。原方加川雅连 1.5 g 同煎，嘱其分数次缓服，以免呕吐。夜半即频转矢气，得下大便 2 次，均秽便挟水。下后腹痛大减，至次晨即能饮米汤，呕止，呃停，精神渐振，但腹部仍觉微痛，用前方减去下药，加入调气之品而安。

8. 多唾涎

涎沫乃脾之液，脾阳虚弱则不能摄涎而唾涎沫。张氏[130]治疗 1 例“急性胃肠炎”后喜唾涎沫，病者口中涎沫特多，伴纳差，头晕乏力，诊为脾胃虚寒，投桂附理中丸 10 丸，服药次日即唾液明显减少，胃口好转，药尽诸症全除。

9. 口腔溃疡

脾阳不足，虚火上炎，也可形成口腔溃疡。治疗宜用理中汤温阳降火，切不可投寒凉之剂。《丹溪心法・口齿》云：“口疮服凉药不愈者，因中焦土虚……用理中汤。”廖氏[3]报道一例口腔溃疡，患者满口齿牙松动，黏膜溃疡，发热(37.5～38 ℃)，头痛，口干不欲饮，舌嫩红，苔薄腻，脉沉弱，诊为脾胃虚寒，郁热虚火，上热下寒，投理中汤加怀牛膝、肉桂、陈皮、马勃、黄连等，服 2 剂后热退，3 剂痊愈。李氏[32]报道 1 例复发性口疮，患者患本病 10 余年，口腔溃疡灼热疼痛，伴胃痛及脾胃虚寒症候。前医用凉药无效，投附子理中汤 30 剂获愈。

10. 口腔黏膜扁平癣

干祖望老中医[118]治疗 1 例口腔黏膜扁平癣，患者自觉口腔内有毛糙感，饮食辛辣即灼热疼痛，检查：两颊及下唇黏膜白腐严重，苔薄白，脉细缓(56 次/分)。发病已 3 个月，曾经激光治疗，效果不显。诊为脾阳不足，阴寒内乘，在上之清窍无以温煦，方用加味理中汤(党参、白术、山药、山楂、内金、三棱、莪术、滑石、干姜、官桂、炙甘草)，服 15 剂后，病减轻，病变区缩小，继服椒梅桂附连理汤 20 余剂而愈。

11. 慢性肾炎

童氏[133]报道 100 例慢性肾炎水肿，其中以脾阳虚为主者 46 剂，治以温补脾阳，用党参、黄芪、干姜为主药，基本治愈 12 例，显效 13 例，有效 15 例，无效 6 例，总有效率达 87.4%。

12. 痿痹

董氏[134]治疗 1 例痿痹患儿，病者双下肢完全瘫痪 8 个月，形瘦神疲，纳呆腹胀，便溏，畏寒肢凉。诊为脾肾阳虚，寒湿入侵，宗《内经》“治痿独取阳明”之意，投桂附理中汤加淮山、谷芽、细辛等，加减服药 30 剂而愈。

13. 痛经

“冲脉隶属于阳明”，冲脉起于胞宫，脾肾阳虚，可致胞宫寒冷引起痛经。中医研究院[135]报道 50 例痛经患者，属脾胃虚寒子宫寒冷者 13 例，以温脏养血法治疗(炙黄芪、党参、白术、吴茱萸、广皮、枳壳、当归、豆蔻、淫羊藿、姜枣等)，均获良效。朱氏报道[136]以甘草干姜汤加芍药治疗 1 例痛经，服 2～3 剂即愈，朱氏认为干姜同甘草复脾阳，芍药同甘草益阴血，故治疗痛经有效。

14. 末梢神经炎

胡氏[137]治疗 1 例，患者四肢麻木，如针扎样麻痛难忍，手不能持物，行走步履不稳，畏寒肢冷，舌胖，苔白腻，脉沉弱无力。诊为中阳不振，寒湿阻滞，营卫气衰，四肢失荣，投桂附理中汤加黄芪、当归、白芥子水煎服，服药 3 剂，症状减轻，原方加鸡血藤，继进 12 剂，诸症尽解。

15. 眩晕症

眩晕症可因脾阳虚，阴寒内盛，水不化气，导致气机升降失常所致，甘草干姜汤温阳补中，促进气化，故可用于脾阳虚，阴寒内盛之眩晕病。朱氏[136]治疗1例眩晕呕吐症，服甘草干姜汤1剂即愈。

［按语］

温中散寒法是治疗脾胃虚寒证的常用方法，本法不仅能治疗中焦虚寒所致胃痛、呕吐、腹痛腹泻，对眩晕症、晕厥症、慢惊风、妊娠呕吐、痛经以及胸痹等病症也有良好效果。临床常选用干姜、炮姜、吴茱萸、高良姜、生姜、川椒等温中散寒药与黄芪、党参、白术、甘草等健脾益气药配伍应用。

十二、健脾行气法

［简述］

健脾行气法是以补土健脾为主，兼以理气为辅，是治疗脾胃虚弱兼有气滞者，症见食少纳差，脘腹胀满，嗳气不爽或腹痛泻下。代表方剂为异功散或香砂六君子汤，常用药物有党参、茯苓、白术、厚朴、陈皮、木香、砂仁、焦槟榔片等。

［临床应用］

1. 消化不良

吕氏[1]治疗1例患者因饮食失宜，感脘腹胀闷，窒塞不舒，食入即胀，间有嗳气，胃纳尚可，大便时溏时结，舌苔薄，根淡黄而腻，脉弦细。证为脾虚食滞，治以健脾理气，佐以消导，以香砂六君子汤加消导药，服药4剂而愈。

2. 萎缩性胃炎

张氏[114]治疗中虚气滞萎缩性胃炎，症见胃脘痛绵绵不定时，喜温喜按，脘痞食少，神倦便溏，舌质淡红，边多齿痕，苔白，脉细，以香砂六君子汤加减治愈。

3. 口甘症

孙氏[138]治疗1例口甘患者，患者口中甘甜10余日，纳差腹胀、乏力、苔白腻、脉濡缓，证属脾失健运，浊邪上泛，治以健脾理气，芳香化浊法，药用党参、白术、云苓各10 g，苍术、法夏、陈皮各6 g，广木香、砂仁、甘草各3 g，水煎服，服方3剂而愈。

4. 湿滞泄泻

万氏[139]治疗1例脾肾阳虚，湿滞不化患者，腹泻6个月，大便臭呈水样，伴腹胀、肠鸣、嗳气、矢气、消瘦，时有头昏或耳鸣，尿黄不热，舌质淡，苔白腻而滑，脉缓濡。药用：人参9 g、苍术6 g、焦术9 g、云苓12 g、陈皮6 g、神曲9 g、砂仁9 g、法半夏9 g、肉桂1.2 g、甘草2.5 g。服药2剂腹泻停止，大便成形，唯头昏、耳鸣仍在，上方加炒白芍9 g，2剂痊愈。

5. 妊娠恶阻

周氏[140]治疗一女性患者，31岁，闭经60天，饮食减少，恶闻食嗅，恶心呕吐，胸脘饱闷，头晕欲卧，四肢倦怠，心悸不宁，脉来虚滑，舌苔白腻，诊为脾胃虚弱，妊娠恶阻。药用人参、白术、砂仁、茯苓、陈皮、竹茹、炙半夏、生姜，服方2剂而安。

6. 痛经

尤氏[141]治疗1例月经失调，经行则腹痛，经量过多，伴纳差、泄泻、舌淡苔白腻。辨证为脾虚湿阻痛经，投香砂六君子汤7帖，腹痛消失，月经复常，伴随症状全部消失。

［按语］

脾虚气滞证有脾气虚气滞和脾阳虚气滞之分，前者宜用香砂六君子汤加减，后者可用香砂六君子汤合良附丸或附子理中汤加减。另外，食滞胃脘，导致脾虚气滞证甚为多见，可选用枳术丸合四君子汤加炒三仙治疗。

十三、健脾祛风法

［简述］

健脾祛风法是治疗脾胃虚弱，气虚卫外不固，防卫抗御功能低下所致诸症之方法。脾为湿土之脏，气血生化之源，脾虚在内则易生湿邪，在外则肌表不固，肌表不固则易受风邪，风与湿相合，可引起痹痛，皮肤瘙痒等症，若风湿阻滞于面部经络则可出现口眼歪斜。治宜健脾祛风，脾气旺则湿邪化，风邪不能独留，而诸症皆愈。代表方如玉屏风散、蠲痹汤。

［临床应用］

1. 虚人外感

虚人外感多发于年老或脾肺虚弱之人。其证反复感冒，恶寒发热，头痛鼻塞或咳痰色白，倦怠乏力，少气懒言，舌淡苔白，脉浮无力。治宜健脾益气，疏风解表。方用玉屏风散加苏叶、前胡、陈皮、姜半夏、甘草，或用参苏饮加黄芪、白术治疗。

2. 风痹

林氏[142]治疗1例痹痛并虚风案，患者左上肢酸痛3个月，伴心悸汗出，头昏作痛，目不欲睁，1周前曾晕倒1次，现肢凉喜热，苔花剥而黄，脉小弦。诊断为心脾两虚，痹痛兼虚风证，治以健脾兼散风寒（党参、黄芪、白术、茯苓、干姜、甘草、桂枝、当归、桑叶枝、牡蛎、法夏、大枣），药后病除。

3. 面瘫

王氏[143]治疗“口眼歪斜”1例，患者发病已年余，服祛风发散之品及针刺治疗无效，症见口眼歪斜，喘满息艰，太息少气，脉大无力。诊为元气不足，抗邪无力，投黄芪建中汤去饴糖，加升麻、柴胡，服2剂症减，继进5剂，患者大汗出，脉转有力，“口眼歪斜”亦愈其半，共服上方17剂而痊愈。

4. 风疹瘙痒

王氏[143]报道“全身奇痒”一例，患者因汗出当风，周身起痒疹，瘙痒剧烈难忍，曾用激素等抗过敏药及中药攻发之剂，治疗1年无效，症见全身冷汗出。头目眩晕，气短胸闷，六脉浮微，辨证为卫阳不足，风邪稽留，投玉屏风散合桂枝汤。药用：黄芪60 g，白术10 g，防风6 g，桂枝6 g，白芍10 g，生姜6 g，大枣3 g，炙甘草6 g，服药7剂痊愈。

5. 脾虚唇瞤症

唇瞤又谓“唇颤动”，《济生方》中曰：“风种在脾，唇口瞤动。”此乃脾胃虚弱，脾土不能收摄，土虚木贼所致。证见口唇瞤动，但不红肿，面色㿠白，食少纳差，食后腹胀，少气懒言，舌淡苔白，脉濡乏力。治宜健脾为主，兼以祛风，方用党参15 g，炒白术15 g，茯苓15 g，山药15 g，炒薏苡仁15 g，蝉衣6 g，全虫6 g。

[按语]

健脾祛风法是以健脾为主，兼以祛风，使脾胃得健，运化有权，气血俱旺，卫外能固则气虚外感多汗自愈；脾胃居中，脾气健旺，津血充足，风木之不得横逆，故风动之症自止。

十四、健脾活血法

[简述]

健脾活血法是治疗气虚血瘀的常用治法，血液运行于经脉之中，虽有赖于心气(阳)的推动，但与脾气之盛衰也有关。脾气健旺，生化有源，气血充足，则心阳必旺，推动有力；若脾气不足，心阳也虚弱，鼓动无力，血液运行缓慢或瘀滞于经脉之中。因此对于气虚血瘀所引起的病症，可以用健脾活血法治疗。临床常用黄芪、党参、太子参配以行气活血的川芎、延胡索、赤芍、丹参、乳香、没药等。代表方如参芪四物汤，《张氏医通》浚血丸(人参、白术、茯苓、甘草、半夏、海浮石、丹皮、桃仁、穿山甲、川芎、当归、白芍)。

[临床应用]

1.十二指肠球部溃疡

黄氏[144]报道68例十二指肠球部溃疡，其中合并浅表性胃炎者54例(占79.4%)，以健脾活血法治疗(党参、茯苓、白术、甘草、黄芪、乳香、没药、海螵蛸)30天一疗程，结果近期治愈60例，占88.2%，好转8例，占11.8%，痛消失时间：1周内消失者41例(60.3%)，15天内消失者20例，20天内消失者7例。

2.肝炎、肝硬化

于氏[145]报道气滞血瘀型慢性肝炎及肝硬化22例，用健脾活血法治疗，基本方有：黄芪、茯苓、白术、甘草、丹参、生山楂、王不留行、泽兰。治疗后白蛋白上升者：显效13例，进步5例，无效2例，总有效率为90.0%。与西药对照组总有效率43.3%比较二者差异显著($P<0.01$)；γ-球蛋白下降情况：显效14例，进步5例，无效3例，总有效率为86.4%。与对照组总有效率34.4%相比，亦差异显著($P<0.01$)。

3.心肌梗死

钱氏[146]报道200例急性心肌梗死，其中有阳气虚表现190例，有气虚血瘀者102例，气虚血瘀兼痰湿者31例，兼痰热者19例，兼阴虚者28例，均以益气活血为主(党参或人参、麦冬、五味子、丹参、赤芍、元胡等)，使急性心肌梗死病死率下降为9%。

4.多发性肌炎

罗氏[147]报道1例多发性肌炎，经激素治疗3个月无效，症见全身肌肉萎软无力，下肢肌力Ⅱ度，中医辨证为萎证，气血两亏，瘀血阻络，以健脾益气，养血活血法，药用干地黄18 g、当归、白芍各12 g、川芎、桃仁各9 g、红花6 g、党参24 g、北芪、桑寄生、钩藤各30 g。每日1剂，加减服药，治疗1年余而愈，随访5年未复发。

5.慢性肾炎、慢性肾衰竭

李氏报道[148]用健脾益气，活血利水方药治疗1例慢性肾炎。患者高度水肿，尿蛋白(+++)，血压160/100 mmHg，药用黄芪、党参、益母草、白茅根、素珠果各30 g，苦参、滑石各15 g，丹参20 g，双花12 g，赤芍9 g，甘草5 g，服药5剂小便增多，水肿大减，经服药20余剂水肿消退，继以健脾补肾之剂调理而愈。赵金锋老中医[149]用健脾化瘀法治疗慢性肾衰，认为对慢性肾衰竭，若阳气不敷，血脉瘀滞，而血压升高者，宜用健脾益气，活血化瘀之剂治疗。

6. 坐骨神经痛

高氏[150]治疗坐骨神经痛 100 例，对脾胃虚弱者用补阳还五汤加白术、茯苓、山药、山楂、陈皮等，经服上方 8～25 剂后，临床治愈 89 例，显效 7 例，好转 2 例，无效 2 例，总有效率 98％。

［按语］

气虚血瘀之证，治疗着重应健脾益气，兼以行气活血，而不能一味活血或破血。若一味活血祛瘀，往往病犹未去，而正气已伤。笔者治疗肝硬化所致癥瘕，多尊《内经》"见肝之病，当先实脾"之旨，选用六君子汤健脾益气，辅以四逆散疏肝理气，佐以丹参、莪术、生鸡内金、焦山楂等化瘀消积，肿块质硬加鳖甲、牡蛎软坚消积，兼腹水者加益母草、泽兰、车前子等活血利水，往往能收到理想效果。

十五、健脾通络法

［简述］

健脾通络法是治疗脾虚所致脉络瘀阻引起的病症。脾之与血，关系密切。脾胃虚弱，气血化源匮乏，则气虚血少。气虚不能运血则血运不畅；气虚不能卫外，风邪入侵，痹阻脉络可致血痹或中风，治宜健脾通络或益气通络法，常用健脾益气的黄芪、党参、甘草配以鸡血藤、桂枝、当归、赤芍、川芎、丹参、桑枝、地龙等活血通络之品组方，代表方剂如黄芪桂枝五物汤或补阳还五汤。

［临床应用］

1. 无脉症

翁氏[151]报道 9 例无脉症，属于阳气虚脉络痹阻者，症见形寒肢冷，神疲乏力，肢体疼痛，肤色发紫。药用党参、太子参、黄芪、桂枝、干姜、细辛、丹参、当归、赤芍、红花、鸡血藤、络石藤等，获得满意疗效。

2. 心律失常

胡氏[152]报道心律失常 30 例，用炙黄芪、党参、炙甘草、丹参、桂枝、麦冬、当归、五味子等治疗，结果显效 16 例，有效 8 例。对冠心病及病毒性心肌炎后心律失常有效率 80％，对"房早"或"室早"伴阵发性短律性房速有效率达 94.4％，但对各种传导阻滞无效。

3. 脑血管意外

赵氏[153]报道脑血管意外 106 例，包括缺血性中风或出血性中风后遗症。中医辨证分为气虚血瘀、风痰流窜、肝阳上亢三型。其中气虚血瘀型 27 例(25.5％)，症见头痛头晕，肢体废用，半身不遂，有时舌强语蹇，呼吸短促，面部或四肢有时抽搐，四肢乏力，纳食不佳，舌质淡红，有时夹瘀斑，苔白，脉细数，方用补阳还五汤合黄芪桂枝五物汤加减。药用片黄芪、当归、赤芍、川芎、红花、丹参、地龙、桂枝治疗，结果有效 24 例，有效率为 88.9％。

4. 血痹

血痹乃由脾胃虚弱，营卫气血化生不足，邪伤脉络，痹阻不通而得。《内经》中曰："卧出风而吹之，血凝于肤者为痹。"临床症见：肌腠麻木不仁，但无明显疼痛，纳差乏力，舌质淡苔薄白，脉沉细而涩。方用黄芪桂枝五物汤加防风、鸡血藤、秦艽、木瓜等益气养血通络。

5.面神经麻痹

刘炳凡老中医[154]治一产妇面瘫口歪，眼闭合不全，麻木不仁，口水不收。诊为产后气血两虚，营卫失从。此因出血流汗过多，腠理空虚，抵抗力弱，风邪乘虚而入，损伤络脉，以至发病。药用黄芪、当归、白芍、怀山药、枣皮、附片、全蝎、蜈蚣等益气通络，外用蓖麻仁30 g，研细，用鳝鱼血调敷患侧面部，服药14剂口眼歪斜明显好转，以六君子汤加减而收功。

［按语］

脾居中土，为后天之本。健中央可以运四旁，中气一壮，百脉贯通，气行则麻木自止，气旺则滞着自除。健脾益气通络之法不仅能治疗中风之证，临床还可用来预防中风症的发生。对于气虚脉络瘀阻的雷诺病、血栓闭塞性脉管炎等周围血管病和末梢神经炎等均有较好效果。

十六、健脾托毒法

［简述］

健脾托毒法是外科内治“消、托、补”三法合用的治疗大法。适用于外科病症气血虚弱，毒势已去，精神倦怠，元气虚弱，脓水清稀，疮口难敛者；或疮疡中期正虚毒陷，疮疡平塌，基底漫散，难溃难腐的虚证。常选用健脾益气生血的生黄芪、当归、党参和托里透毒、生肌敛疮的白芷、桔梗、皂刺、儿茶等品。代表方剂如托里消毒散、八珍汤。

［临床应用］

1.腹壁子宫瘘

杨氏[155]治疗1例剖宫产后，伤口深部隐隐作痛，继而出现一李子大小包块，1个月后包块自行破溃，有较多清稀脓性分泌物渗出。用亚甲蓝液从伤口注入，亚甲蓝液从阴道渗出，诊断为“腹壁子宫瘘”。患者营养中等，纳食一般，舌质淡，苔薄白，脉细数。辨为气血两虚，瘀毒内蕴，治以扶正托毒，消肿散结。药用党参12 g，白术9 g，白芍9 g，川芎6 g，甘草6 g，黄芪24 g，蚤休9 g，茯苓9 g，桔梗9 g、银花12 g，当归9 g，白芷9 g，蜈蚣2条。服药48剂，伤口及瘘管痊愈。

2.足跟慢性溃疡

某男性，30岁，不慎右脚跟腱被铁屑割断，经缝合后1个月伤口愈合，近因公出差劳累在原伤口处出现红肿疼痛，经切开引流、激光照射和打针服药，切口仍不愈合。患者形体消瘦，右脚内踝后方有一慢性溃疡伤口，长约2 cm，深约1.5 cm，有脓性分泌物，局部色黑，肿胀压痛，舌质淡，苔薄白，脉细数。药用：人参15 g，白术12 g，茯苓12 g，当归12 g，川芎9 g，黄芪30 g，白芍9 g，银花12 g，橘皮9 g，白芷9 g，夏枯草30 g，地丁3 g，蚤休9 g，甘草6 g，蜈蚣3条。水煎服，每日1剂。外用紫草油纱布、清凉丹、肿疡膏外敷。服药36剂而愈[155]。

3.尿瘘

余氏[156]治疗6例尿瘘，以健脾托毒法治疗为主（生黄芪、天花粉、乳香、没药、生甘草），配合抗炎、清创，经 7～50 天治疗，均获治愈。

4. 髂窝脓肿

牟氏[157]治疗 1 例右髂窝脓肿，切开排脓已半月，伤口不敛，面色苍白，精神疲乏，纳差、舌淡、脉细，疮口肉色灰暗，脓腔深而脓液清稀。治以补中益气汤加减，药用：黄芪15 g，党参、冬术、当归、赤芍各 9 g，川芎 6 g，升麻、陈皮各 4.5 g，甘草 3 g，2 剂后脓少，胃纳增加，服药 10 剂疮口愈合。

5. 麻毒内陷

麻毒内陷属儿科逆证之一，多由脾胃素虚，气血不足，元气不支，气虚阳衰所成。症见疹子不出，或隐约不透，疹色淡白，面白唇淡，甚则昏睡肢厥，脉象沉微。治宜益气回阳，托毒外透。轻者补中益气汤加红花、蝉蜕、西河柳、芫荽，重者用补中益气汤合回阳救逆汤加减[158]。

［按语］

健脾托毒法多用于疮疡脓肿之虚证，也可用于附骨疽（慢性骨髓炎），脱疽（血栓闭塞性脉管炎），劳疽（骨结核）和肺痈、肝痈、胃痈、肠痈等症，中医学认为，疮疡之证的发生与脾胃关系密切。因为脾主肌肉，化生气血，若脾胃虚弱，气血不足，风湿寒热客于肌表，逆乱气血，营卫不从，逆于肌腠，乃生痈肿。正气虚弱，不能内托外达，邪无出路，病邪转里而内陷，则疮疡久溃不愈。正如《外科精义》云："凡为疡医，不可一日无托里之法。"又谓："脓未成，使脓早成；脓已溃者，使新肉早生；气血虚者，托里补之；阴阳不和，托里调之。"确是临床经验之谈。

十七、健脾燥湿法

［简述］

健脾燥湿法是治疗湿困脾胃的常用治法，脾为阴土，主运而升清；胃为阳土，主纳而降浊。脾升胃降，燥湿相济，则纳化正常。无论是外感湿邪，或内生湿浊，都易困阻脾胃，使清气不升，浊阴不降，则出现升降反作，上吐下泻，脘腹痞满、胀痛，口淡多涎，食少体倦，苔白而腻，脉濡或缓等湿困脾胃的症候。治宜健脾燥湿法，代表方如平胃散。常用药物有半夏、厚朴、苍术、陈皮、茯苓等。

［临床应用］

1. 夏令吐泻（暑湿外感）

北京市中医学会[159]对夏令吐泻，胸膈痞闷，腹胀而痛，食欲缺乏，噫败食臭，大便秽恶，舌苔厚腻者，用平胃散加山楂、神曲等治疗效果甚佳。

2. 胃幽门溃疡

张氏[88]治疗 1 例本病，患者男性，50 岁，胃痛 7 年，痛时颇剧，饿则更甚，痛每延及背部，脉虚细，苔厚腻。经多法治疗无效，辨证为脾失健运，湿邪乘作，治以健脾理湿，药用：茅苍术（各）4.5 g，川厚朴 3 g，焦枳壳 6 g，姜半夏 9 g，砂仁 3 g，川楝子 9 g，瓦楞子 30 g，海贝粉 18 g（分 3 次服）。先后服 6 剂，续去苍术、川朴、枳壳，加党参 12 g，茯苓 12 g，木香 4.5 g。本方服后午夜需食的现象已止，疼痛亦停，尚余畏冷及大便欠畅，继以香砂六君子汤加味调理而愈。

3. 湿阻盗汗

脾虚湿阻，郁遏卫阳，营卫开合失度，可致盗汗。其证寐则汗出，醒则汗收，肢体困倦，头重如裹，纳减口腻，舌体胖嫩，脉细而濡。治当运脾除湿，助阳运化。蔡氏[160]用平胃散合二陈汤加减，治疗3例湿阻盗汗，均获治愈。

4. 湿盛多寐

周氏[161]治疗1例精神衰弱性多寐，患者男性，50岁，平时嗜食生冷，近1个月常感畏寒，四肢瘫软，头重如石压，不思饮食，昼多嗜睡，神疲懒言，闭目嗜睡，睡醒后旋即又熟睡，面色萎黄晦暗，苔白腻，脉濡缓。辨为脾阳不振，寒湿困中，浊阴上乘。方用：白术、苍术、云苓各5 g，川朴、广皮、佩兰、藿香、合欢皮各10 g，甘草6 g，3剂症减，6剂诸症悉除。

5. 产后肥胖病

梁氏[162]治疗1例产后肥胖，10个月体重由60 kg增至86 kg，疲乏气短，苔腻，脉弦细无力。辨为气虚痰浊内停，治以燥湿化痰，消食利气。药用：槟榔75 g，厚朴、苍术、半夏、云苓、枳壳、焦山楂各15 g，酒军7.5 g，白芥子10 g。服20剂停药1个月，再服20剂，体重减至71 kg。

6. 急性黄疸性肝炎

陈氏[163]用茵陈平胃汤（茵陈、苍术、厚朴、陈皮、茯苓、栀子、黄柏、炒神曲、炒麦芽、生甘草）治疗1000例急性黄疸型肝炎，每日1剂，二次分服。患者黄疸、发热、乏力、纳差、呕吐和厌油恶心等平均消失时间为10.5天、2.7天、7.5天、7.2天、3.1天和7.1天，其肝功平均恢复时间明显优于常规保肝组。

7. 其他疾病

日本今西一郎[164]报道，平胃散可用于胃炎、胃弛缓症、胃源性腹泻、消化不良性腹泻，胃下垂等病。

[按语]健脾燥湿法代表方为平胃散，应用于脾虚湿困之证，脾虚明显者可加入白术、茯苓、炒薏米、炒扁豆等；湿邪重者可合五苓散名为“胃苓汤”，也可加入砂仁、白豆蔻、车前子等；兼食滞者可加枳实、炒三仙等。

十八、芳香醒脾法

[简述]

脾喜燥恶湿，“土爱暖而喜芳香”，芳香之品能醒脾化湿，助脾健运。本法主适用于湿浊内阻，脾阳受困所致病症，又可用于湿温、暑湿等症。常用药物如藿香、佩兰、砂仁、白豆蔻等，常用处方如藿香正气散、六和汤、藿朴夏苓汤、加减正气散等。

[临床应用]

1. 寒湿吐泻（胃肠型感冒）[165]

多因夏月乘凉，或夜晚蹬被，脘腹感受风寒湿邪，以致寒湿内阻，中焦升降纳化失司。症见脘腹胀痛或冷痛，恶心、呕吐，肠鸣泄泻，畏寒怕风，舌淡苔白而腻。方用藿香正气散加减，或藿香正气水10 mL，日服2～3次。

2. 暑湿伤脾

戴氏[166]认为六和汤可治疗夏月湿伤脾胃所致的多种疾病，某慢性肝炎患者，辨证为湿困脾胃，药用：党参、白术、茯苓、杏仁、半夏、藿香、陈皮、扁豆、木瓜、秦艽、砂仁、甘草。服药22剂，GPT从500 U以上降至正常，诸症消失。

3.婴儿单纯性消化不良

郝氏[167]以砂仁苍术车前子散（2∶2∶1）治疗本病200余例，均获治愈，最多治愈日不超过7天。

4.妊娠腹泻

王氏[168]治疗1孕妇，怀孕3月，因过食油荤，致肠胃分化失常，腹痛隐隐，便泻次数频多。治以和中化浊，佐以保胎元。药用：煨木香3 g，姜川连2.5 g，新会皮4.5 g，大腹皮9 g，苏梗4.5 g，茯苓9 g，焦扁豆衣9 g，焦白术4.5 g，砂仁2.4 g，米炒荷蒂4个。药后病除。

5.慢性咽炎

干祖望老中医[118]用化湿醒脾法治疗慢性咽炎。患者45岁，患咽炎数年，现咽喉干痛，而不思饮，浊痰频频而量少，胃纳不振，精神疲惫，咽部弥漫性充血，咽后壁干燥少津，淋巴滤泡团块状增生，舌体胖，苔薄腻，脉细滑，辨为湿困脾土，津不上承，治以芳香化湿，佐以生津润咽。药用：藿香、佩兰、茯苓、山楂各10 g，陈皮6 g，玄参15 g，砂仁、升麻各3 g。服药10剂而愈。

［按语］

芳香醒脾与健脾燥湿法虽均可治疗暑湿或寒湿泄泻，但芳香醒脾之药多轻阳升浮，主用于湿阻中焦兼有湿困肌表之表证，而健脾燥湿之药多辛烈温燥，主用于湿困脾胃，脾失健运，胃失和降之证。临证之时，应当细辨应用，方能取得更好疗效。

十九、升阳除湿法

［简述］

升阳除湿法是治疗脾胃虚弱，湿浊内停所致病症。脾主运化水湿，脾气宜升，胃气宜降，升降相因，气机调畅，则水湿得化。若脾胃虚弱则清阳不升，湿浊不化，湿浊阻塞清窍则头痛，困阻脾胃则纳呆，腹胀，停于下焦则泄泻，小便不利。治疗宜用升阳除湿法，鼓舞清阳之气，去除湿浊阴邪。代表方为升阳除湿汤或升阳益胃汤等。常用药物如升麻、柴胡、苍术、黄芪、羌活、独活、防风等。

［临床应用］

1.五更泻

五更泻病发于晨，时在寅卯，此时本该肝木当令，阳气上行，但脾土不及，少阳升发之气不能上升，清气反而下陷，泄泻乃作。丁氏报道[169]以羌活胜湿汤为基本方，加白芷、升麻、葛根、苍术、白芍等治疗五更晨泄，收效甚佳。丁氏认为，本法能使清阳之气上升，挽回中气下降之势。所用风药用量宜轻，旨在升清而微微得汗，则阳气升腾，脾气来复，泄泻乃愈。

2.肠炎、菌痢

林氏[170]以升阳除湿防风汤（防风、白术、苍术、茯苓、白芍）加味治疗肠炎、痢疾109例。其中急性肠炎43例，治愈41例，疗效不明2例；菌痢57例，治愈54例，无效1例，不明 2 例;慢性结肠炎 9 例,治愈 8 例,好转 1 例。

3.尿路结石

刘氏[171]用健脾益气、升阳除湿法治疗脾阳不振型尿石症。症见:腰酸隐痛有重坠感,小腹疼痛、食少纳差、伴头晕,甚则昏迷,神疲乏力、苔白、舌淡、脉沉细无力。药用:黄芪 15 g,党参 15 g,茯苓 15 g,白术 12 g,陈皮 6 g,当归 10 g,炒柴胡 6 g,砂仁 6 g,泽泻 10 g,羌活 9 g,治疗 10 例脾阳不振型尿结石病,收效满意。

4.痰湿带下

脾虚不能布散水谷精微,聚湿为痰,痰浊下注,白带乃成。症见带下色白,质黏稠,恶心纳差,胸腹胀闷,口淡而腻,舌苔白腻,脉沉滑,可兼见足踝水肿,大便溏泄。治宜升阳除湿,化痰止带,方用升阳除湿汤加薏苡仁、绿萼梅、玫瑰花等。

[按语]

升阳除湿汤和升阳益胃汤均为治疗脾虚湿困的主方,前者主针对脾虚清阳不升,湿盛为患之病症,症见纳差不思饮食,肠鸣腹痛,泄泻无度,小便黄,四肢困弱;后者主治劳伤脾胃,痰湿内蕴,谷气不盛,阳气不陷,症见不思饮食,饮食无味,大便不调,怠惰嗜卧,四肢不收,体重节痛,口苦口干,兼见洒淅恶寒,惨惨不乐,面色恶而不和等肺脏症状。

二十、温阳化湿法

[简述]

温阳化湿法是用附子、干姜等温脾阳药与白术、茯苓等健脾去湿药物协同运用,以治疗阳虚湿盛所引起的病症,代表方如《伤寒论》附子汤。《伤寒论》中用本法治疗阳虚寒湿阻滞所致身体痛,骨节痛。

[临床应用]

权氏报道[172],用附子汤可治疗胃下垂、子宫脱垂、白带过多等症。王氏[173]报道,本方可治疗阳虚发热证,阳虚脚痛证。廖氏[3]报道 1 例自身免疫性溶血性贫血,经西医用激素、输血等治疗不显,患者高热,巩膜黄染,伴纳差呕吐,面色萎黄,苍白,舌淡苔腻,脉浮大虚数,辨证为湿困脾阳,生化源绝,湿热蕴郁,气血两虚。以茵陈理中汤合当归补血汤加减(黄芪、当归、党参、白术、干姜、附子、半夏、茯苓、茵陈)治疗,3 剂后呕止食进,热退汗收。继用健脾化湿,补气养血之剂调理,并先后输血 400 mL,治疗半年余病情被控制,随访 4 年未复发。王氏[174]认为,脾居中焦,职司运化,若素体阳亏,或误用吐下,以致水湿停留,为饮为痰,饮邪上逆,则头目眩晕。症见眩晕欲扑,胸闷作呕,纳呆,畏寒肢冷,舌淡体胖等。治疗宜用温脾化湿法,药用熟附片、白术、云苓、半夏、白芍、泽泻、陈皮、白蒺藜、生姜等。

[按语]

脾主运化水湿,脾阳不足,则水湿不化,湿阻中焦则为饮为痰,泛溢肌肤则为肿为胀,湿着关节则为痹痛,寒湿留于腰肌则为“肾着”腰痛。因此,温阳化湿法对脾虚湿停,诸如阳虚水肿,湿阻痹痛,泄泻带下,阳虚眩晕,呕吐痰涎等均可应用本法治疗。

二十一、甘淡利湿法

［简述］

甘淡利湿法是治疗脾虚水湿内停之治法。脾虚运化失常，土不制水，水湿泛溢于肌肤，则水肿身重；水气不化，则小便不利；水湿下注于大肠，则肠鸣泄泻；水饮上逆于胃，则口吐涎沫；饮阻清阳之窍，则眩晕阵作；饮入于肺则为喘咳。上述种种病症，皆为脾虚水湿内泛所致。治宜甘淡渗湿利水，佐以健脾通阳化湿。常用药物有茯苓、泽泻、猪苓、薏苡仁、车前子等。代表方如五苓散或五皮饮，凡水湿内泛的水肿、水逆、蓄水、泄泻、呕吐、眩晕、痰饮等病症，皆可以甘淡利湿法为主治疗。

［临床应用］

1. 水肿

徐氏[175]报道1阳水证患儿，面目、四肢皆水肿，按之没指，腹大如鼓，脐突，睾丸胀大，呼吸短促，苔白腻。方用五茯苓散、五皮饮加苡仁、六一散等，服药2剂，小便增多，肿势稍退，继用原方加减服药11剂，诸恙悉除，身肿俱消。张、徐二氏[2]报道溢饮案（内分泌紊乱）、风水案（急性肾炎）各1例，前案用五苓散加减，服药10剂水肿消。第二案用五皮饮加防风、葫芦皮、冬瓜皮等治疗，服药8剂水肿全消，继服5剂痊愈。

2. 膀胱麻痹、小便不利

陈氏[176]治疗子宫摘除术后小便不通案例，辨证为脾胃不和，膀胱气化不利，用五苓散加大腹皮、木通、车前子、广木香、防己、生甘草，服药1剂而愈。刘氏[177]报道宫颈癌术后膀胱麻痹1例，辨证为脾肺气虚，膀胱气化不利，方用春泽汤加味（生黄芪60 g，党参12 g，白术6 g，茯苓15 g，猪苓12 g，桂枝4.5 g，车前子12 g，大枣5枚），服药当晚即自行小便6次，服药3剂，日尿量达1400 mL。

3. 鼓胀

吴氏[178]治疗1例鼓胀，用五苓散加味，服药6剂，小便通利，黄疸渐退，水肿也消大半，继进60余剂鼓胀基本平复，起居如常，睡眠，食欲均可。

4. 尿崩症

李氏[179]报道1例尿崩症，神色脉象无异常，唯多尿，尿比重为1.007，舌色淡，苔白滑，诊为水饮内结，投五苓散原方服药4剂痊愈。

5. 泄泻

黄氏[180]治一女患者，因下水作业，旋即形寒肢冷头重身痛，脘腹胀满，肠鸣泄泻，渴不喜饮，食则欲呕，小便短赤，口唇微见干燥，指纹稍瘪，舌苔白，根腻，脉沉细。治用胃苓汤加味

猪苓、茯苓各12 g，苍术、白术各10 g，淡附子、泽泻各9 g，陈皮、甘草各5 g。服药3剂而愈。黄氏认为胃苓汤兼有芳化淡渗，温通气机，消化积滞之功。

6. 急性胃炎

薛氏[181]报道急性胃炎1例，患儿因食桃子过多，发生剧烈腹痛，面色苍白，四肢冷，腹部脐上硬如板状，灼热不能接近，舌苔白腻，脉浮缓，予五苓散去猪苓，将泽泻加量，服药2剂腹痛止，手足转温，继服3剂，诸症消失。

7. 幽门不全梗阻

黄氏[180]治一女患者，45 岁。患者脘腹胀闷，似有物阻塞 2 月余，嗳气，时欲作呕，钡透提示幽门不全梗阻，窦部肿瘤待排除。辨证为寒湿气滞，内结成痞，以胃苓汤加减：猪苓 12 g，茯苓 12 g，苍术、白术、泽泻、槟榔各 9 g，桂枝、川朴各 6 g，广皮、枳壳各 5 g，宽膨散 15 g。服药 1 个月，基本痊愈。

8. 脑积水

南京市秦淮区医院中医科[182]报道 1 例本病，患儿 6 个月，头颅明显增大，哭闹不止，呕吐频繁，两眼突出，四肢萎软无力，精神萎靡，食欲缺乏，睡眠不安，时发惊悸，苔薄白，脉细弱。拟健脾利水法治疗。药用：猪苓、车前子、白术、大腹皮、桂枝、陈皮、半夏、当归、川芎、甘草。服上方 5 剂，呕吐大减，小便量多，哭闹止。共服 36 剂，5 个月后随访，小儿生长良好。秦氏[183]报道 1 例本病，中医诊断"解颅"，治以健脾利水法。药用：赤苓、泽泻、扁蓄、太子参、白扁豆、芡实、内金、蝉衣，服药 65 剂痊愈。2 年后随访，患儿体健，智力发育正常。

9. 梅尼埃病

张氏[184]认为，本病主要病理是内耳迷路水肿，与中医认为痰饮为患相似，健脾乃治本法。泽泻汤药虽两味，与白术相伍，有健脾利水作用，脾运健，水气除，痰饮自消，故治疗本病有良效。

10. 脂膜炎

赵氏[185]报道 1 例本病，症见臂部及四肢皮下可触及大小不等结节，有的中心已破溃，流出脂状物，伴全身酸重，纳差乏力，低热不退，形体消瘦，舌淡苔白腻，脉细弱，辨证为脾气虚弱，湿自内生，溢泛肌肤。治以健脾去湿法。药用党参 12 g，黄芪 12 g，茯苓 30 g，炒白术 12 g，苡仁 30 g，淮山药 30 g，当归 12 g，甘草 5 g，加减服药 20 余剂痊愈。

［按语］

甘淡利湿法是治疗脾虚水湿太甚，湿聚为水之常用治法。水湿内停，虽其化在肺，其主在肾，然其治在脾，主方为五苓散。本方健脾化气，利水渗湿，若水肿兼有表证者，宜五苓散合越婢汤；水湿壅盛可合五皮饮。五苓散去桂枝为"四苓散"，主治内伤饮食，大便溏泄，小便短赤之证；本方加茵陈为"茵陈五苓散"，主治阳黄湿重于热；本方合平胃散，加生姜、大枣为"胃苓汤"，主用于治疗湿滞伤脾，腹胀泄泻，小便短少之证。

二十二、清脾化湿法

［简述］

清脾化湿法是治疗湿热阻遏中焦引起的诸多病症。湿为阴邪，热为阳邪，湿热互结，则颇难分解，临床可见身热不扬，口干不欲饮，头重如裹，胸闷呕恶，大便黏滞，苔黄而腻，脉濡而数。其病情缠绵，很难速去。常用清脾化湿药物如茵陈、赤茯苓、滑石、薏苡仁、厚朴、半夏、黄连、黄芩、栀子、通草、蔻仁等。代表方如茵陈蒿汤、三仁汤、甘露消毒丹等。凡湿热阻滞中焦，湿热阳黄，湿热下利，湿热泄泻，淋证，湿热带下以及湿热所致皮肤病及疮疡等，均可以本法治疗。

［临床应用］

1.传染性肝炎

韩氏[186]总结7184例急性黄疸型肝炎，用茵陈蒿汤治疗，近期治愈率在95%以上，有效率100%。张氏[187]报道373例小儿病毒性肝炎，辨证包括肝脾湿热、肝胆湿热、肝经郁热三型，对肝脾湿热者，以茵陈、苍术、白术、云苓、陈皮、焦三仙、板蓝根、夏枯草、败酱草、黄连、黄柏、栀子、郁金等治疗，有效率达99.5%。

2.新生儿巨细胞肝炎

朱氏[188]报道1例本病，男性，2.5个月。生后20余天发现黄疸，大便灰白色，就诊时精神萎靡，大便稀薄，四肢不温，舌苔薄白。血总胆红素4.2 mg/L，直接胆红素2.3 mg/L，GPT 180 U，HBsAg阴性。中医辨证为脾阳不足，湿热蕴蒸，法以健脾助阳，化湿退黄法，药用茵陈、炒白术、熟附子、茯苓、泽泻、生熟苡仁、生熟谷芽、蛇舌草、重楼、甘露消毒丹。服上方7剂，黄疸减轻，继服12剂痊愈。

3.新生儿胆汁黏稠综合征

朱氏[188]治疗一男患者，2个月龄。生后即见黄疸，持续2个月不退，黄色不鲜，大便质干，血总胆红素6 mg/L，GPT小于40 U。用激素治疗1个月无效，中医辨证为脾虚挟湿热内蕴，法以健脾清热，和中化湿，药用：茵陈、焦白术、茯苓、淮山药、扁豆、生熟苡仁、生熟谷芽、焦山栀、黄芩、泽泻、车前子、生甘草，共服药22剂痊愈。

4.肠伤寒

培健联合诊所[189]治疗副伤寒并肺炎重症1例，患者发热10余日，高达40.2 ℃，咳嗽夜多日少，面色苍白，舌苔白厚而腻，夜间盗汗，气促汗出，便秘尿赤，不能起床，饮食难进，胸闷气闭，不欲言语，呈极度衰弱状态。中医辨证为湿温，先以清脾利湿法治疗，药用：嫩青蒿9 g，水芦根9 g，佩兰6 g，苡仁12 g，云苓9 g，车前子6 g，木通6 g，前胡2.4 g，焦苍术2.4 g，石菖蒲4.5 g，大毛红6 g。以上方加减，体温从40.2 ℃逐渐复常，病情好转，仍以调理脾胃为主，病获痊愈。

5.急性肾炎

杜氏[190]报道75例小儿急性肾炎，用健脾清热渗湿法治疗，药用：党参、黄芪、茯苓、白术、板蓝根、荠菜、银花、连翘、茅根、海金砂、石苇。结果：痊愈51例(68%)，好转22例(29.3%)，无效2例，总有效率97.3%。

6.湿热带下

王氏[168]治疗湿热带下，患者带下频频，畏寒，右肩部酸楚不能高举，舌苔中腻而边薄，药用：赤茯苓、猪苓、泽泻、焦车前子、萆薢、炙茅术、鸡冠花、椿根皮各9 g，细木通3 g，炒黄柏4.5 g，嫩桑枝25 g，炒独活4.5 g，药到病除。

7.女阴溃疡

方氏等[191]治疗25例急性女阴溃疡属脾虚湿热型21例，治以清热去湿法，药用：白癣皮、双花、连翘、薏苡仁、胆草、山栀、丹皮、赤芍、黄柏、木通、滑石、甘草。属肝郁克脾型4例，治以和肝理脾法。治愈22例，另外3例症状消失，溃疡大部愈合。

8.其他疾病

廖氏[3]用三仁汤加减，治疗胃十二指肠溃疡、急性肾盂肾炎，尿路结石等症。笔者以三仁汤加减治疗重症水症、慢性胆囊炎，均获良效。

［按语］

治疗脾胃湿热之症，首要应分清是湿重、热重或湿热并重，是否夹有毒热等。对湿重于热者，可选茵陈苓汤、藿朴夏苓汤加减；热重于湿者，可选茵陈蒿汤；湿热并重，可用黄芩滑石汤加减；湿热夹毒，可用甘露消毒丹加减。三仁汤加减则可通用于三焦之湿热证。

二十三、健脾化痰法

［简述］

健脾化痰法适用于湿痰所致病症。“脾为生痰之源，肺为贮痰之器”。痰湿为患多表现咳嗽，痰多而色白，胸满恶心，头晕心悸，肢体困重，多喘息不宁，舌苔滑而腻，脉弦或缓等症。常用药物如半夏、陈皮、茯苓等，代表方如二陈汤。

［临床应用］

1.慢性支气管炎

余氏[192]治疗咳嗽症（慢性支气管炎），患者 54 岁，体肥嗜酒，咳嗽喘憋 3 年之久，每临冬则病情加重，气急，夜难安枕，其咳喘暮急昼缓，痰多色白，饮食不甘，大便时溏时秘，左脉弦，右脉濡细，舌质胖嫩，苔薄白。辨证为湿痰阻滞，用二陈汤合三子养亲汤治疗，药用：云苓 15 g，法夏 9 g，陈皮 9 g，五味子 9 g，款冬花 9 g，白芥子 9 g，杏仁泥 9 g，炙马兜铃9 g，制南星 3 g，川贝 6 g，甘草 3 g。

2.气喘

黄氏等[193]认为，支气管气喘，喘息以平，但咳嗽有痰宜健脾化痰治疗，药用姜半夏、茯苓、炒白术、黄芪、川贝母、全瓜蒌、旋复花、生甘草，炒枳壳等。张氏等[2]治疗两例咳喘，1例辨证为湿痰壅肺，用二陈汤加炙百部、炙冬花、苏子、杏仁等，服药 20 余例治愈，随访一冬未复发；另一例辨证为湿痰犯肺，脾肾阳虚，以二陈汤加炙百部、炙冬花、制附子、肉桂。服药 20 剂获愈，后以附桂理中丸巩固 1 个月，随访整个冬天未复发。

3.支气管扩张

吕氏[1]治一冯姓男患者，15 年前咯血，近日患流感，畏寒发热，咳嗽鼻塞，2 日后咳痰渐多，色白而黏，出现血迹，转为咯血，共计 200 mL 左右，经西医处理咯血停止。X 线拍片：左下支气管纹理加深，诊断支气管扩张。药用六君子汤加黄芪、桂枝、旋复花、杏仁、苏子、川贝、枇杷叶。服数剂后，咳嗽、咳痰减轻，继以丸药巩固治疗。3 个月后咳嗽吐痰痊愈，面色红润，脉转有力。

4.肺结核

沈氏[194]治一男患者 61 岁，肺结核史 20 余年，因咳嗽气喘，咯血入院。X 线片示浸润性肺结核并肺气肿。症见咳嗽，咳大量白色或黄色黏痰，夹有血丝，喘息急促，胃纳不香，神疲倦怠，舌质淡，苔厚腻，脉细弱。辨证为脾肺两虚，痰湿中阻，肺失肃降，拟方六君子汤化裁：太子参 15 g，炒白术 15 g，茯苓 12 g，炙黄芪 10 g，广陈皮 10 g，清半夏 6 g，杏仁10 g，苡仁 10 g，炙紫菀 10 g，仙鹤草 10 g。药入 3 剂，咳痰十去其半，继服丸剂，神爽纳增，病去八九。

5.硅肺

范氏[195]报道 57 例硅肺，分五型治疗。对于脾肺两虚，水湿内停者，治以补益脾肺，燥湿化痰治疗，方用陈夏六君子汤、参苓白术散合四苓汤加减，取得较好疗效。

6. 白带

汪氏[196]报道90例白带，辨证属痰湿下注者，以化痰燥湿法治疗，方用二陈汤加味。文中列举一32岁女患，白带多年断续不定，经期忽前忽后，来潮时少腹胀痛，白带绵绵，经常头晕腰酸，精神疲倦，胸闷痰多，胃纳不佳，体形壮实，舌淡苔白而腻，脉弦细。诊为痰湿下注，带脉不固，药用：半夏9 g，云苓9 g，新化皮6 g，苍术、白术各6 g，升麻2.4 g，柴胡3 g，滑石9 g，墓头回12 g，木香2.4 g，金铃子9 g，南星6 g，炙甘草2.4 g。服4剂诸恙均减。胃纳渐香，带下好转，前方去滑石、木香，加金樱子12 g，乌贼骨12 g，继服4剂痊愈。

[按语]

中医学认为，“脾为生痰之源”。脾主运化水湿，脾不胜湿，运化失司，则湿聚成痰。但痰不仅仅是一种病理产物，又是导致诸多病症的原因。如痰湿犯肺则咳嗽，哮喘；痰浊停胃则呕吐反胃；痰浊阻塞清窍则眩晕；痰迷心窍则神昏；风痰内扰则抽搐或痫证发作；痰湿下注则为带下等等。由于脾虚是本，痰湿为标，所以治疗痰湿为患之病症，当以健脾为主，兼以化痰理气，二陈汤乃为首选方剂。由于痰饮无处不到，中医有“怪病多痰”之说，所以二陈汤化裁可以治疗临床诸多顽痰怪病。

二十四、温中涤饮法

[简述]

痰饮多因脾阳不足，寒湿内聚而形成，脾为湿土，赖阳光以健运；饮为阴邪，遇寒则聚，得温则行。痰饮之治疗宜宗《金匮要略》“病痰饮者，当以温药和之”的原则。即用温中涤饮法，常用药物如桂枝、茯苓、白术、甘草等，代表方为苓桂术甘汤、茯苓桂枝甘草大枣汤、茯苓甘草汤等。

[临床应用]

1. 胃十二指肠球部溃疡

张氏[197]治一中年男患者，患十二指肠球部溃疡病1年有余。自觉中脘部特别怕冷，而疼痛不甚显著。脘部得温则舒，常以厚棉垫缚于脘部，精神不振，饮食少进，大便软溏，舌苔白滑，脉弦迟。因体力不支而不能工作。诊为脾阳不振，寒饮留中。治以温阳涤饮，药用：茯苓30 g，肉桂9 g，焦白术12 g，炙甘草9 g。3剂后中脘部胃冷感觉显著减轻，已可除去一层棉垫，饮食稍增。再进4剂，中脘怕冷明显好转，棉垫已完全除去，但有时仍需将棉衣裹紧方感舒适，饮食已正常，精神转佳，舌苔白，脉弦虽减，而仍有弱象。继用：黄芪12 g，党参12 g，焦白术9 g，茯苓18 g，肉桂5 g，法半夏9 g，陈皮5 g，炙甘草6 g，再服7剂后已坚持上班，随诊中脘畏冷一症已全除，未再复发。

2. 胃扭转

申氏[198]治疗本病1例，辨证为脾虚阳亏，水毒瘀滞，以苓桂术甘汤合小半夏汤加味，服药35剂，症状恢复，钡餐透视复查正常。

3. 水饮呕吐

岳美中[199]老中医治疗一老妪，患者身体矮瘦，平日心下觉塞，稍胀满，积5～6日则头晕呕吐清水，吐尽方休，如此反复数年，服中西止吐药无效，西医确诊为“幽门狭窄”。中医辨证为胃寒积饮呕吐。治以温阳涤饮法，药用：茯苓 30 g，桂枝 10 g，焦白术 24 g，炙甘草 10 g，干姜 5 g。服药 2 剂呕吐立止，仅有反酸感。拟前方量减半并加吴萸、水炒黄连少许，煅牡蛎 12 g，嘱常服善后。

4. 饮停咳喘

林氏[200]治疗本病一例，症见头晕目眩，神疲短气，时轻时作，近来咳喘加频，晨间更剧，眼瞳及四肢轻度水肿，胸痞腹满，心悸，背重，纳差，溲减，舌苔白腻，脉沉弦略数。治以温阳化饮，疏理气机。方用苓桂术甘汤合半夏厚朴汤加减。药用：茯苓 12 g，桂枝 4.5 g，冬术、泽泻各 9 g，姜半夏 6 g，厚朴、苏叶各 2.4 g，炙甘草 3 g，生姜汁半小杯(分 2 次冲)，连服 4 剂，喘咳减轻，溲多，胸腹痞满亦除。

5. 咳嗽遗尿

邹氏[201]治一产妇，患者生第 4 胎，产后匝月，感受寒邪，引起咳嗽。咳嗽 1 个月余即出现咳时小便滴滴而出，夜间咳嗽尤甚，小便淋漓尤多。就诊时已病 16 个月，咳痰不多而面色白，纳食正常，舌苔薄白，脉弦细。方用：茯苓 15 g，桂枝 6 g，白术 9 g，甘草 3 g。服药 3 剂症大减，服 6 剂咳止，尿遗亦愈。

6. 心律失常

马某，男，55 岁，自觉阵发性心悸半年，加重 3 天，诊断冠心病，慢性心衰。心电图示：心肌缺血，频发室早，Ⅰ度房室传导阻滞。刻下心悸阵作，气上冲胸，起则头眩，胸胁支满，咳吐稀痰，夜间呼吸困难，苔白滑，脉沉滑。辨证：脾阳不足，饮停心下，治以温阳化饮。拟苓桂术甘汤加味：茯苓、泽泻、藿香、佩兰各 12 g，白术、桂枝、陈皮、半夏各 10 g，瓜蒌、薤白、党参各 15 g，炙甘草 6 g。服药 18 剂，诸症消失，心电图示心律复常[200]。

7. 风湿性心脏病

古人杰老中医[202]治疗邹某，女，患风湿性心脏病经多方治疗无效。症见：心悸头眩，胸满气短，心烦乱欲吐，失眠或偶睡噩梦惊醒，心前区跳动顶指，面色青黄，目下发黑，舌淡苔白腻，脉沉紧无力而数(132 次/分)。用苓桂术甘汤方加朱砂冲服，服药 3 剂心慌减轻，头不眩，气不短，继用 5 剂，脉率减为 72 次/分，心前区不再跳动顶指。继服真武汤加桂枝 5 剂诸症基本消失。

8. 心肌梗死

刘渡舟[203]治一 42 岁男患者，因患心肌梗死住院 2 个月，仍感心前区疼痛，憋闷，恐怖欲死，心悸气短，每当心痛发作，自觉有气冲于咽喉，憋闷殊甚，周身出凉汗，舌淡苔白，脉弦而结。证属心脾阳虚，水气上冲。治以通阳下气，利水宁心。处方：茯苓 18 g，桂枝 9 g，白术 6 g，炙甘草 6 g，龙骨 12 g，牡蛎 12 g。口服 3 剂，气上冲大减，心神转安，亦不恐怖，但脉结未息，腿胫发凉，自觉恶寒为甚，此乃肾阳不足，治以扶阳驱寒，利水防泛。处方：桂枝 9 g，茯苓 12 g，白术 9 g，炙甘草 6 g，附子 9 g，生姜 9 g，白芍 9 g。服方 3 剂，下肢转温，已不恶寒，尚见结脉，心悸，时发胸痛。此肾阳已复，而心阳不足。转补心复脉，化水降冲法。处方：茯苓 12 g，桂枝 9 g，肉桂 3 g，炙甘草 6 g，五味子 6 g。连服 5 剂，脉不结，心悸消除，胸痛停止。

[按语]

温阳涤饮法临床适应证非常广泛，不仅适用痰饮所致的咳喘病症，对现代医学慢性消化性病、心性水肿、眩晕等均有很好疗效。如日本今西伊一郎认为[74]，苓桂术甘汤可用于心脏神经官能症、心脏瓣膜病、血压异常、起立性眩晕、习惯性头痛、美尼尔氏病、自主神经紊乱、肾脏疾患、胃下垂、胃弛缓症、副鼻窦炎、眼病等，此实乃临床经验之谈。本法临床应用病机要点，宜紧扣阳虚停饮，处方用药宜温阳化气，不宜用辛温香燥之品。

二十五、行气和胃法

［简述］

行气和胃法是治疗胃气壅滞所致诸症的常用方法。胃为六腑之一，其气以通降为顺。若胃气壅滞不通，则会产生脘痞胀痛，食少纳减，脘腹时时作痛诸症。治疗宜行气和胃，常用药物如木香、厚朴、陈皮、苏梗、枳壳、乌药等，代表方有木香顺气散，厚朴温中汤，正气天香散。

［临床应用］

1. 气滞胃痛

胃脘痞胀而痛，以胀为主，痛无定时，聚散无形，畏寒喜暖，得热痛减，矢气则舒，舌苔白，脉弦紧。治以行气和胃，温中消痞。方用木香顺气散加减：木香、青皮、陈皮、枳壳、川朴、乌药、香附、砂仁、桂心等。

2. 气滞腹痛

胡氏[204]治一 13 岁儿童，患右腹疼痛阵作半月余，按之稍减，饮食欠佳，食后痛势加剧，汗出溱溱，口不渴，精神萎靡，大便如常，舌苔薄腻，脉弦等。诊为气滞腹痛，治以理气和胃止痛：苏梗 6 g，青皮、陈皮各 4.5 g，制香附 6 g，延胡索 6 g，小茴香 6 g，台乌药 6 g，炙鸡内金、炒谷麦芽各 6 g，炒枳壳 4.5 g，肉桂心 0.5 g(后下)，桃仁 9 g，服药 4 剂痛势已平，仍以原方加减，再服 3 剂而愈。

3. 萎缩性胃炎

徐氏[115]报道 276 例萎缩性胃炎，属于气滞证 114 例，用“胃安 1 号”(砂仁、佛手、元胡、黄连、川楝子、山楂等)治疗，结果显效 38 例，好转 30 例，无效 34 例，总有效率达 72.2%。

4. 胆道蛔虫症

陈氏[205]治疗胆道蛔虫症，患者经用乌梅丸、解痉、抗感染等措施治疗效果不显。刻下右上腹阵发性绞痛，面青大汗，呕吐苦汁，寒热交作，体温 38.6 ℃，苔粗白厚腻。辨证为蛔虫上扰，湿热蕴结，兼夹寒湿。药用：茵陈、木香、枳壳、藿香、紫苏。2 剂后腹痛大减，进食欲呕，继投：茵陈、柴胡、枳壳、陈皮、茯苓、半夏。药后诸症消失，体温血象复常。

［按语］

胃气壅滞主要症状为脘腹疼痛、痞满胀痛。导致胃气壅滞的主要病因多由情志所伤或食、痰、湿阻滞所致。胃主受纳，脾主运化，肝主疏泄，思虑伤脾、脾胃失和；郁思伤脾，肝气犯胃；饮食不节，食伤脾胃，均可使胃气壅滞，脾气不运，饮食滞而不化，阻塞气机则脘腹痞满作痛。饮食伤脾不能运化水湿，痰湿内生，阻碍胃气，亦致脘腹痞满。因此运用行气和胃法时，由肝郁所致者可加柴胡、白芍、佛手等疏肝解郁；挟食滞者宜加炒三仙、炒莱菔子、炒莪术等消导之品；挟痰者可合二陈汤；挟湿者可加苍术、佩兰、砂仁、白豆蔻等芳香化浊之品。临证还要根据寒热虚实，灵活化裁，使壅滞之胃气得以疏利，则脘腹痞满胀痛可除。

二十六、温中和胃法

［简述］

温中和胃法是治疗寒邪凝滞中焦，胃气失和引起的以胃脘冷痛为主的病症。寒为阴邪，直中胃腑，常导致胃阳不振；寒气收引，易凝滞经脉，阻塞中焦气机。症见：脘腹冷痛，得热则舒，遇寒加剧，面色㿠白，舌苔白滑，脉沉弦，治宜温中行气，代表方剂为良附丸、厚朴温中汤等。常用药物如：高良姜、干姜、吴茱萸、厚朴、砂仁、香附等。

［临床应用］

1. 寒滞胃痛

骆氏[206]治疗胃寒胃痛患者，女性，18 岁，平素性情忧郁，近因吃生冷之物而致胃脘剧痛，连及两肋，嗳气频频，不欲饮食，喜按喜温，舌淡苔白，脉弦紧。拟温中散寒，理气和胃法。药用：桂心、淡吴萸各 3 g，高良姜、砂仁、陈皮各 4.5 g，香附、郁金、茯苓各 9 g，延胡索、半夏、厚朴各 6 g，六神曲 12 g。服药 1 剂即剧痛停止，胃纳有启，再予香砂平胃散加味 3 剂而痛愈。朱氏[207]治疗寒邪犯胃，胃脘疼痛常选药物：高良姜 4.5 g，香附 9 g，炒白术 6 g，炒白芍 12 g，炒陈皮 5 g，炒玄胡 12 g，炙甘草 3 g。

2. 消化性溃疡

康氏[208]用温中和胃法治疗消化性溃疡 89 例，药用杭白芍、全当归、砂仁、鸡内金、吴茱萸、肉桂等，显效 75.2%，总有效 86%。汪氏等[209]用复方甘草干姜汤（炙甘草 24～30 g，淡干姜 2.4 g，赤芍 9 g）加减治疗消化性溃疡 31 例，有效率 90.5%，疼痛消失时间最短 4 天，最长 28 天，平均 13.7 天。

3. 上消化道出血

洪氏[210]用温中和胃、止血化瘀法治疗本病。患者男性，38 岁，突然大吐血入院，血色暗红，大便每日 2～3 次，色如墨汁，潜血试验强阳性，经西医治疗呕血已止，但便潜血（＋＋＋）～（＋＋＋＋），症见面色苍白，消瘦乏力，舌淡苔白腻，脉沉微。药用：黑干姜、黑艾叶、干侧柏、阿胶片、党参、黑蒲黄、五灵脂、白及粉、三七粉，连服 3 剂，便血消失。

4. 妊娠恶阻

李氏[211]治疗妊娠恶阻，对呕吐不止，属寒痰恶阻者，用干姜人参半夏丸治疗；对胃寒呃逆反胃及心腹疼痛，用人参丁香散（人参、丁香、藿香）。

［按语］

温中和胃法，是适用于胃寒气滞所致胃脘疼痛、呕吐、呃逆以及胃寒恶阻等病症的常用方法。代表方为良附丸（《良方集腋》），一般二药常等量使用。但如寒邪偏重，则高良姜用量可倍于香附，制香附用 5 g 左右即可；若胃气壅滞偏重，胃痛且胀，或气窜走痛，则以制香附为主，用量可达 5～15 g，而高良姜用 5 g 左右即可。若寒重可加炒吴茱萸或干姜，气滞重可加丁香或白豆蔻；脾胃虚弱可加党参或炒白术；痛甚可加炒元胡；呕吐可加姜半夏、茯苓。

二十七、消食和胃法

［简述］

消食和胃法属于八法之中的消法，是根据《内经》“结者散之”而立法。《医学心悟》中说：“消者，去其壅也”，本法具有消食化积，开胃健脾之作用。食积的形成，均与脾胃有关，多因饮食不节，伤脾损胃；或脾胃虚弱，运化无权，均可导致脾胃升降失司，食滞内停，临床可见脘腹痞胀，恶食呃逆，嗳腐吞酸，腹痛腹泻等症。本法常选炒山楂、炒神曲、炒谷芽、炒麦芽、炒莱菔子、半夏曲、陈皮、枳壳等。代表方有保和丸、枳实导滞丸、木香槟榔丸、肥儿丸等。

［临床应用］

1.小儿疳积

此证即现代医学之营养不良，表现为面黄肌瘦，脾胃虚弱，生长发育迟缓，多由食欲不当，食停中焦，损伤脾胃，积滞成疳。治宜健脾和胃，消积导滞。王氏[212]治疗一8个月大男孩，2个月前患菌痢，经医治愈，隔十余日，腹泻又作，蛋花样便中夹黏液，有酸臭气。大便化验有食物残渣及少量脓球，诊断为消化不良。症见形体消瘦，发无光泽，面黄神萎，腹胀见青筋，时有啼闹，大便稀溏，纳减，舌质偏红，苔白。辨为乳食伤脾，积久郁热致脾疳。药用：白术6 g，茯苓10 g，苡仁10 g，陈皮5 g，麦芽10 g，煎服3剂，另用牛黄消疳散10 g，日分成3次服。上方服用6剂，诸症渐除，1个月后随访，患儿发育良好。张氏[213]用消食散（厚朴、茯苓、陈皮、广木香、槟榔、神曲、谷芽、麦芽、石斛、灯芯）治疗小儿食滞1000例，痊愈914例，好转57例，无效29例。邓氏[214]用肥儿丸治疗小儿疳积238例，有效率83.6%。邓氏认为：疳证初起由消化不良，继而出现营养不良。因此只要调治脾胃，“中央得健，四旁自可灌溉也”。肥儿丸有健脾消积，导滞驱虫作用，符合扶正祛邪之道理。

2.食积呕吐

王氏[215]治愈9岁男孩，呕吐腹泻1周，现呕吐已止，便泻未减，日约3次，无后重，腹部胀痛，泻后即觉轻松，嗳腐，不思食。腹部饱满，触之板硬，不喜按。诊为食积。药用：枳术丸75 g，分10次服，每日3次，用陈皮5 g，谷芽5 g煎汤代水送服，服药3天而愈。

3.食积胃痛

胃脘胀满而痛，多伴嗳腐吞酸，恶心厌食，或吐出不消化食物，吐后痛减，或大便不爽，舌苔厚腻，脉滑或弦滑，治当消食和胃，方用保和丸加减。于氏[206]治疗食滞不化，宿食内停，药用：莱菔子6 g，神曲6 g，焦山楂9 g，茯苓9 g，炙半夏9 g，陈皮5 g，炒鸡内金6 g，枳壳6 g，每获良效。

4.产后伤肉食案

张氏[216]治疗一女性，5年前生产后吃熏肉，遂发“坐月泻”，日行3～4次，服小檗碱4天泻止。但此后每当食肉或喝肉汤即发泄泻，反复发作5年不愈。症见面色萎黄，乏力困倦，诊为脾虚伤肉食，治以健脾和胃，消肉化积。药用：党参12 g，白术12 g，茯苓12 g，山药15 g，木香6 g，陈皮10 g，山楂10 g，鸡内金12 g，神曲12 g，生姜3片，炙甘草6 g。连服4剂而愈。此后食肉、喝肉汤亦不泄泻，食量有增，面色转红润，身体健康。

5.食积发热案

张氏等[2]治一15岁男孩，因节日暴饮暴食，出现低热不退1个月，伴腹中满闷，不思饮食，时有嗳腐吞酸，口干不欲饮，大便黏腻不畅，口臭，舌质黄腻，脉弦滑，诊为食积发热。药用：焦山楂9 g，焦神曲9 g，焦麦芽15 g，连翘9 g，炒莱菔子6 g，川朴5 g，柴胡5 g，大黄6 g（泡水冲服）。3剂大便日行2～3次，余症大减，低热减轻（37.3 ℃），渐思饮食。上方去大黄、莱菔子，加白蔻仁6 g，煨姜2片，红枣3枚，3剂热退，去柴胡再服3剂而愈。

[按语]

消食和胃法是治疗食滞胃脘的常用方法。食积内停，致使脾胃升降功能失司，临床常见脘腹胀满，恶食呃逆，泄泻等症，治宜消食化滞，方常选保和丸、枳实导滞丸或木香槟榔丸。食积易阻塞气机，继而生湿化热，因此治食滞除选用山楂、神曲、麦芽、莱菔子以外，又常配理气祛湿、清热之剂。保和丸长于消食和胃，为消食化积最常用之方剂，若出现食积挟湿热者，轻者可选枳实导滞丸，重者宜选木香槟榔丸以泄热攻积，化湿和中。食积日久伤中，或脾胃素虚，可致本虚标实，脾虚食滞之证，临床见脘腹痞满，不思欲食，面黄肌瘦，倦怠乏力，大便溏泄等，治宜补脾与消积导滞同用，方选健脾丸或肥儿丸，前方健脾消食，兼和胃止泻作用，主治脾虚食滞腹泻之证；肥儿丸健脾消积，兼有杀虫清热，主治脾虚湿热，虫积成疳之证。

二十八、降逆和胃法

[简述]

降逆和胃法是针对胃气上逆的治疗大法。胃主受纳，以和降为顺，若病邪犯胃，或脾气不升，则胃失和降，不降反升，其气上逆，则会出现呕吐、呃逆等症，治疗宜用降逆和胃法，代表方如旋复代赭汤、小半夏加茯苓汤、橘皮竹茹汤等。常用药物有旋复花、代赭石、姜半夏、厚朴、竹茹、藿香、丁香、柿蒂、生姜等。

[临床应用]

1.顽固性呕吐

刘氏[217]治一女患者，35岁，反复性呕吐已10年，有慢性胃炎病史，曾服多种中西药物无效。症见：经常呕吐痰涎、食物，每天4～5次，伴有头晕，形瘦，倦怠，食少，胃脘胀满，二便如常，舌苔薄腻，脉象细弦。证属肝气上逆，胃失和降，脾失健运。治宜镇逆理气，和胃运脾。方用旋复代赭汤合丁香柿蒂散加减：生代赭石粉末30 g，旋复花6 g，姜半夏9 g，党参9 g，炒白术9 g，公丁香3 g，大柿蒂9 g，川厚朴3 g，广陈皮6 g，佩兰6 g，姜竹茹9 g。上方连服3剂后呕吐痰涎减轻，但已不夹食物，饱食之后，尚感脘胀不适，口干不欲饮，尿频，舌尖有红点，苔薄黄，脉细弦。为胃气渐和，脾运未复，阴液不足。前方加川石斛12 g，生白术12 g，炙鸡内金9 g，六神曲9 g。继服3剂后呕吐止，脘胀亦除，饮食增加，口干亦减，舌红、苔薄黄。此肝气已降，脾胃之机渐复，但病久体虚，若燥药过多，恐耗阴液。原方去川朴、陈皮、鸡内金，加红枣3枚，以甘缓调中。又服5剂后，呕吐未再发作。

2.幽门不全梗阻呕吐

廖氏[3]治疗十二指肠溃疡并幽门不全梗阻，患者胃痛多年，近来痛剧，朝食暮吐，反胃吐食，大便数日一解，干结如羊屎，面色萎黄暗滞，消瘦，营养不良，极度虚弱，舌淡暗，边有瘀斑,脉细弱。辨为瘀阻胃络,胃气失和,方用旋复代赭汤加土鳖虫、全蝎,服十余剂呕止痛缓,饮食得进,形体渐充。2年后随访如常。

3. 尿毒症呕吐

黄氏等[218]以宣化和中,降逆止呕法治疗10例湿浊内阻,升降失常型尿毒症。症见面色晦暗黧黑,口有浊气,呃逆不止,呕吐频繁,泄泻,尿少或尿闭,舌苔垢腻,舌质淡胖,脉沉细或弦滑。药用:吴萸、半夏、黄连、生姜、代赭石、旋复花、刀豆壳、姜竹茹、生大黄、生甘草。治疗后缓解4例,死亡6例。

4. 噎膈呕吐

王氏[219]治疗一例贲门痉挛呕吐症,患者胃痛已年余,近半年脘痛隐隐,自觉胸中有物梗阻,饮可入而食难进,呕吐痰浊,胸脘痞闷,大便时溏时秘,形体消瘦,精神沉郁,苔白中厚,脉细滑,X线钡透示贲门痉挛,轻度狭窄。辨为气痰交阻胃脘之噎膈病,治以理气涤痰、和胃降逆止呕。药用:旋复花(包)10 g,代赭石(先煎)30 g,半夏10 g,党参15 g,茯苓12 g,白芥子10 g,陈皮5 g,威灵仙10 g,九香虫10 g,大枣15 g,生姜5 g,甘草3 g。服药5剂呕吐痰浊减少,胸脘梗阻改善,原方加白术10 g又服5剂,已能进食半流食,精神转佳,仍以原方调治两次而愈。

5. 胃神经官能症呕吐

王氏[219]报道,一患者发作性呕吐已7年,诊为胃神经官能症。发时呕吐频频,禁食3天方能逐渐停止。刻诊恶心呕吐痰水已2天,日达数十次,体尚丰满苔白,脉缓。辨为脾胃升降失司,药用:代赭石、旋复花、半夏、党参、黄连、干姜、枳实、茯苓、青竹茹(水炒)。2剂呕止,能进食,再服3剂病愈。

6. 痰饮呕吐

冯氏[220]治疗一例痰眩呕吐,患者数月前曾发眩晕,昨晚又突然发作,呕吐频频不止,饮食不能入口,吐多涎沫,心下痞满,脉缓滑,舌苔白腻。辨为痰饮犯胃,胃失和降,上升无制,引动肝风。用旋复代赭汤加味:旋复花9 g,代赭石18 g,姜半夏12 g,生姜9 g,党参9 g,茯苓12 g,生甘草3 g,大枣5枚。水煎少量频频温服。初服下咽即利,渐服则吐渐减,服后呕吐渐止,眩晕亦定。

7. 胃寒呃逆

罗氏[221]治疗一患者,2个月来常有呃逆,曾服旋复代赭汤等方不显,近日呃逆频作,胃脘胸前亦觉不舒,纳可,脉缓,舌苔薄白腻。辨为寒邪犯胃,胃气上逆证。治以温胃降逆法,药用:党参15 g,炒白术12 g,干姜、炙甘草各9 g,丁香、白豆蔻各6 g。服药5剂,呃减大半,再用前方5剂而愈。

8. 急性胃扩张呕吐

章氏[222]治疗一例行直肠癌根除术患者,术后数日出现脘腹痞满,恶心呕吐,吐出绿色苦水,腹胀时插入胃管抽出大量液体,诊为急性胃扩张。中医辨证为胃肠气机不和,胃气上逆,方用旋复代赭汤去大枣,加炙白术、山药、焦山楂、焦六曲、煨木香、大腹皮、茯苓、姜川连、炒枇杷叶,服药2剂,诸症大减。遂以健脾理气方药调理而愈。

[按语]

脾气以升为健,胃气以降为和。胃气应降不降,则气机上逆而出现呕吐、呃逆、嗳气不爽等症。治当降逆和胃，旋复代赭汤乃是和胃降逆之方。然胃气上逆诸症，有寒热虚实之不同。属寒证呕逆，宜丁香、吴萸配干姜、肉桂以温中降逆；热证呃逆，宜竹茹、代赭石配芩连以清热降逆；虚证呕逆，宜党参、甘草与柿蒂、橘皮相配以益胃降逆；痰饮内停可加姜半夏、茯苓以涤饮降逆；瘀血内阻可加丹参、九香虫以化瘀降逆；食滞胃脘可加焦四仙、炒枳实以消食降逆。总之，宜紧扣病机，将和胃降逆法灵活应用，则临证多效。

第二节　调脾胃论治他脏

人体是一个有机的整体，五脏之间关系非常密切，如《侣山堂类辨》说“五脏之气，皆相贯通”。因此，人体的脏与脏之间，互相制约，从而保持人体生理功能的正常运行。中医学多以五行生克乘侮学说来解释脏腑之间的生理病理关系，即任何一脏与其他四脏都存在着生我、我生、克我、我克的相生相克的生理关系；另一方面，任何一脏也存在着相乘、相侮或母病及子，子病及母的病理关系。脾胃为后天之本，位居中焦，为气血生化之源，气机升降之枢，在五脏之中占了非常重要的地位。《灵枢·五味篇》云：“五脏六腑皆禀气于胃”，此强调了脾胃生理功能的重要性。李东垣《脾胃论》强调：“百病皆由脾胃衰而生”，此处又强调了脾胃在五脏发病中的重要作用。所以，从五脏一体观来看，调理脾胃不仅能治疗本脏疾病，也可以治疗他脏病变。明代张景岳曰：“脾胃有病，自宜治脾，然脾胃为土脏，灌溉四旁……故善治脾者能调五脏，即所以治脾胃也；能治脾胃而使食进胃强，即所以安五脏也。”(《景岳全书》)张氏之言，将从脾胃入手来治疗他脏疾病的道理，说得颇为透彻，对脾胃学说的进一步发展产生了深远的影响。本节收集了新中国成立以后的一些具有重要参考价值的案例，用以阐明调理脾胃治疗其他脏腑疾病的情况。

一、补脾养心法

[简述]补脾养心法是从调补脾胃着手，以治疗脾虚及心所致诸症的治法。中医学认为：心主藏神，为君主之官；脾统血藏意，为气血生化之源。因此，临床上无论是心血不足所致心悸失眠，或心气虚弱引起的心悸短气、脉结代等症，均可用健脾补中法治疗。脾气旺则气血生化有源，气血足则心有所养，不治心而心病自愈。常用方剂如四君子汤、归脾汤、黄芪建中汤等。

[临床应用]

1. 室上性心动过速

奚氏[223]报道，一男患41岁，于十年前运动间突然发生心动过速，数分钟自行缓解，后每年多次类似发作，经心电图检查诊断为：阵发性室上性心动过速，期前收缩。多次住院治疗无效，现每日频发，短则持续半小时，长则连续10余小时。自感心悸、气短、头晕，胸闷有压迫感，严重时精神烦躁不安，曾数次跳窗。发作时心率大于40次/分，缓解时神情淡漠，动则短气，心悸胸闷，面色淡黄，舌边齿痕，质淡紫，苔薄，脉濡弱结代，期前收缩大于20次/分。辨证：思虑劳倦过度，心脾两伤。治以益气健中，养心益阴。方用黄芪建中汤合生脉散：炙黄芪 30 g，白芍 30 g，桂枝 5 g，生姜 3 片，炙甘草 15 g，大枣 5 个，太子参 30 g，麦冬 10 g，五味子 5 g，丹参 15 g，饴糖二匙(冲)。服药 2～3 天后发病次数减少，已能轻度活动，脉率 56 次/分，无结代脉。原方加减治疗 1 个月余，频繁阵发心速与期前收缩缓解，继服原方 15 剂，半年后随访未复发。

2.窦房结综合征

张氏[224]治疗一女患者，51 岁，去年夏起胸闷，头昏、心悸，脉搏慢，最慢心率 50 次/分，心电图示：窦性心律过缓、窦性心律不齐、窦性静止。阿托品试验后：窦性心律不齐、结性逸搏，最快心率 88 次/分。诊断窦房结综合征。患者食欲不旺，神疲乏力，面色萎黄略带虚浮，舌紫，苔薄，脉细迟。辨证：脾胃中气虚弱，气虚鼓动血液无力。治以益气健中，温经扶阳。方用黄芪建中汤合麻黄附子细辛汤：生黄芪 30 g，赤白芍(各)15 g，桂枝 10 g，炙甘草 5 g，大枣 5 枚，饴糖 2 匙(冲)，生麻黄 5 g，制附子 5 g，细辛 1.5 g，干姜 5 g。服药 1 周，脉率增至 52～72 次/分，症状好转，食欲仍不旺。加减服药 2 周，脉搏平均 60 次以上，症状若失，胃纳增加。原方去麻黄、附子、细辛，合丹参饮治疗 1 周。症状脉率稳定无异常。

3.心包炎合并胸水

吴氏等[225]治疗一女患者，50 岁，1 个月前出现午后低热，胸痛，气短，便溏。半月后突然高热，体温 40 ℃，心率 130 次/分，律齐，心尖部可闻Ⅱ级收缩期杂音，两肺呼吸音增粗。肝大 2 cm，有压痛。X 线摄片：心脏扩大，心包炎，胸腔积液。诊断为心包炎并胸腔积液。刻诊发病一个月，面色无华，发热，劳累后加重，头晕自汗，短气，食少便溏，舌质淡，苔白，脉细数无力。证属气虚发热，治以益气健脾，甘温除热。方用补中益气汤加味：黄芪、党参、茯苓各 12 g，白术、柴胡、地骨皮、陈皮各 10 g，当归、甘草各 6 g。5 剂后热渐退，精神好转，但嗳气腹胀，自汗，上方加生龙骨 30 g，厚朴 10 g，续服 3 剂，热退汗减。继续加减服药 8 剂，症状消失，胸片复查正常，随访 1 年未复发。

4.心力衰竭

康氏[208]等报道健脾养心法治疗充血性心衰 15 例，(生黄芪、高丽参、龙眼肉、茯苓、枣仁)治疗后，痊愈 33.3%，好转 66.7%。何氏[226]认为，心力衰竭之喘促甚剧，不得平卧，可用茯苓饮合半夏厚朴汤(茯苓、白术、人参、生地、陈皮、枳实、半夏、川朴、苏叶)治疗。

5.肺心病

褚氏[227]治疗一男性肺心病患者，53 岁，咳喘十余年，加重 1 年，时常腹胀脚肿，夜不能平卧。1 个月前因饮食不慎发病，脘腹痞痛，便泻黏冻，3 天后下肢水肿加重，逐步延及全身。见面色晦暗，精神萎靡，气息短促，语气低微，几不能闻，仍脘腹痞胀，口淡不纳，便溏不爽，小便短少，舌瘦小淡暗，苔白滑带腻，脉沉细带促。证属脾肺肾阳气大衰，心阳亦馁，兼痰湿食滞互结为患。治以益气温阳，兼清肠消食。药用：生晒参 10 g，熟附片 10 g，焦白术5 g，炮姜 5 g，酒川连 3 g，茯苓 10 g，桂枝 5 g，炒苏子 2 g，炒泽泻 10 g，焦查曲各 10 g，山药 12 g，炙甘草 10 g。3 剂后脘痞咳喘水肿诸症均基本解除，继以异功散加减，并服肾气丸 1 个月。半年后随访已参加体力劳动。

6.心绞痛

心绞痛属于中医之“真心痛”，本病主要由于胸中阳气不足，不能鼓动血液运行，属于气虚血瘀，本虚标实之证。治疗可用补脾养心，兼以活血理气，可用黄芪建中汤或理中汤合丹参饮治疗。有人[228]观察104例冠心病心绞痛，在辨证分型基础上主用人参、黄芪。比较各证型中，加用参芪者之症状缓解率及心电有效率均明显高于未用者。

7.潜型克山病

刘氏[229]报道中医疗法治疗潜型克山病1例。症见四肢倦怠，纳食不佳，手足时烦，少气腰痛，舌润无苔，脉沉弱者用小建中汤治疗；症见头眩自汗，少气心悸，脉搏微弱无力，属中气不足者用补中益气汤益气健脾，和血宁心；症见四肢无力，少食脘痞，腹胀，时痛时止，或恶心呕吐，脉沉弱属脾虚气滞者，用香砂六君汤加藿香、内金、焦三仙治疗。

[按语]

补脾养心法在临床中应用于心血管系统疾病有明显疗效。心主血脉，血虚则面色无华，少气；心气不足则脉细弱结代；心藏神，血虚而神不安，为心悸、怔忡失眠、健忘；汗为心之液，心气不足而见多汗。这些症状都是心血管疾病常见症状，同时也提示心的正常功能发挥都与气血的充盈密切相关。而脾则为后天之本，脾健则后天气血自然充盛，心的功能则就健全。因此补脾养心法是治疗心血管疾病的重要大法。由于脾气升发，谷气上升，元气才能充沛，心的生机才能旺盛，所以治疗这类疾病常用补脾养心法治疗。心律失常在心脏病症中最为多见，本证多属气血两虚，阴阳失调，临证主要以健脾为主，方以六君子汤加减治疗。笔者平常喜用黄芪，黄芪补气优于党参，而且善补胸中大气，大气壮旺，则心有所主。大便稀者重用干姜；舌苔厚腻加苍术、桂枝、川朴等；有血瘀者加丹参及桃红四物汤；阴虚者加石斛等。从本节验案看，补脾养心既可治疗心动过速，也可治疗心动过缓，充分体现了中医临床治疗的优越性。

二、培土泄木法

[简述]

培土泄木法是治疗脾虚肝旺，乘克脾土所致病症。肝主疏泄，脾主运化，生理情况下能疏泄脾胃，以助运化，但若肝病妨脾，或脾虚木来乘土，可致脾失运化，而出现纳差腹胀、食少便溏、胸闷胁痛，吐酸厌食等症候，治宜用培土泄木法，代表方如柴芍六君子汤。

[临床应用]

1.急性无黄疸型肝炎

急性无黄疸型肝炎可以表现为肝郁气滞，脾胃湿热，湿阻脾胃，肝脾不和等症。田氏[230]报道治疗急性无黄疸型肝炎，“疏肝理脾”着重解决自觉症状，偏于疏肝为主者予逍遥汤，偏于理脾为主予香砂六君子汤；“补益肝脾”着重恢复肝功予柴芍六君汤。田氏认为“疏肝理脾”能使肝脾不和之症状缓解，同时肝脾癥积及肝脾虚损等症候也会恢复。此谈与《内经》“见肝之病，当先实脾”之说相符。

2.慢性病毒性肝炎

慢性肝炎其主要病机为脾虚肝郁，肝脾不和。周氏[281]认为，对慢性活动性肝炎以治肝为主，实脾为辅；对慢性迁延性肝炎以实脾为主，治肝为辅，此法使脾胃健运，五脏六腑得以供养，肝木就能安和。常用实脾方药：四君子汤加黄芪、鸡内金、山楂等。吴氏[232]用复肝汤(黄芪30 g，党参24 g，白术15 g，云苓12 g，大枣5枚，鳖甲或龟板24～30 g，当归12～15 g，丹参24～30 g，郁金12 g，木香10 g)治疗慢性肝病血清蛋白异常者21例，临床治愈率 33.7%，总有效率 76.1%。腹胀是慢性肝炎的主要症状之一，刘氏[233]认为，慢性肝炎腹胀之病机主要与脾有关，以脾气壅结和脾虚不运最为多见。脾气壅结者为实胀，治以舒肝行气，宽中运脾；脾虚不运为虚胀，宜异功散以补脾益气，取其“塞因塞用”之意。上述三家之经验，均属培土泄木之治。

3.肝硬化

肝硬化多属于中医之鼓胀。姜春华老中医[234]认为：早期肝硬化属“脾虚气滞”者，症见纳少运迟，腹胀便溏，面黄肢软，治疗可用党参、白术、黄芪、砂仁、陈皮、枳壳、藿香、紫苏、茯苓等。“气虚者”症见疲乏无力，四肢倦怠，声音低怯，面目虚浮，舌胖有齿印，动则气促。治疗可用黄芪、党参、人参、白术、茯苓、黄精、黑大豆等。杨氏[235]认为：调理脾胃是治疗肝硬化的治本措施，在腹水或黄疸消退后，应用较大剂量的参、术、芪、苓等健脾药可改善肝功，酌用砂仁、内金、查炭、麦芽、川朴等化滞理脾药，可使胃纳转佳。虎氏[236]用中西医结合法治疗肝硬化腹水 14 例，有效 13 例。虎氏认为，柴胡疏肝散与实脾饮等加减，配以肝太乐对改善肝功确有疗效：补中益气汤佐以维生素 B、维生素 C，可提高血浆蛋白含量，并纠正白/球比值。并提出治肝注意健脾，可防止大量利尿剂所引起的电解质紊乱现象。陈氏[106]报道，肝病传脾，腹水增重，治当补脾运中为主，但脾虚有积，补中更寓通意。土虚木贼，补脾毋忘和肝，以《金匮要略》当归芍药散为主方，重用白术，以达扶脾利水，养血和肝之功。对腹水不多者，以香砂六君子汤补脾运中，重加黄芪 30 g 以补脾。

[按语]

培土泄木法是运用五行生克规律来治疗肝脾失调的一种方法。脾胃虚弱，影响肝气条达，当以运脾和胃为主，使主因削弱，则被制者的机能自然易于恢复。慢性病毒性肝炎多为肝气失其条达，导致脾胃功能迟钝，出现精神抑郁，胸胁满闷，食少难化，腹胀，大便或秘或溏等症状。因此应注重调理中州，如用藿香配黄芩、杏仁配橘红、旋复花配生赭石等芳香和胃、理气降逆(胃主降)。用生芪配党参、木香配砂仁、山药配扁豆等益气升阳、醒脾建中(脾主升)，这对防治肝木克伤和保护后天之本以化生气血之源实属重要。然肝脾失调，临床常见两种情况，一是肝气不和，疏泄太过，横逆脾土，影响脾胃升降和纳化，形成肝旺脾虚之证，其病机核心在肝病及脾，此宜用泄木扶土法，常用柴胡疏肝汤和四君子汤加减。另一种情况是脾胃虚弱，化源匮乏，肝失濡养，体用偏亢，形成脾虚肝旺之证，其病机核心在脾病及肝，治宜培土泄木法，方用柴芍六君子汤加减。可见二者临床治疗有别，正如王旭高在《西溪书屋夜话录》中曰：“土不荣木，脾土运化失司，水谷精微如损，是以无以荣肝，重点在脾气不足，故用六君子汤以培土。……毕竟药性偏温，宜于气虚患者，不可与泄木扶土法同日而语。”此实乃经验之谈。

三、培土宁风法

[简述]

培土宁风法是治疗脾虚不能养肝所致虚风内动之证。本法宗《内经》“肝苦急，急食甘以缓之”之旨，代表方如《古今医统》之醒脾散，还有星附六君子汤、固真汤等。常用药物有：党参、白术、茯苓、甘草、蝉蜕、僵蚕、全蝎、蜈蚣、南星等。

［临床应用］

1.小儿慢惊风

董氏[237]认为，慢惊风也称慢脾风，是以抽搐无力、抽动缓慢或小抽动为临床特征，与阳热实证之急惊风不同。本证多由吐泻日久，中气大虚，脾虚生风，风胜则筋挛。表现为时作抽搐，嗜睡露睛，或目睛上视，或昏睡不醒，面色萎黄，四肢欠温，大便溏泄，舌淡苔白，脉沉而缓。治宜培土宁风，方用星附六君汤加减：胆南星，制附片，党参，炒白术，茯苓，炙半夏，陈皮，天麻，全蝎，甘草。魏氏[238]治一小儿慢脾风，患儿目睛呆定，手足瘈疭，囟门高突，按之硬，吮乳宽口，泛泛欲吐，脉缓，舌淡红。以星附六君子汤加全蝎治之，1剂而诸症见转，继以附子理中汤加桂枝、白芍调理而愈。

2.阳虚风动证

叶天士善于用甘温熄风法治疗阳虚风动证。《临证指南医案》载：一周姓患者，大寒土旺节侯，中年劳倦，阳气不藏，内风动越令人麻痹，肉瞤心悸，汗泄烦躁，乃里虚欲暴中之象，宜用封固护阳为主，无暇论及痰饮他岐。药用：人参、黄芪、附子、熟术。叶氏认为：本例虽内风动越，但阳虚气弱有欲脱之兆，且"气愈伤，阳愈动"，图本之举在益气护阳，故主甘温。此案为成人中风症治疗又辟一异径[239]。

3.小儿惊泄

小儿脏腑娇嫩，形气未充，可因惊吓而致惊泄。其症见泻下青黄，或泻稀水，甚则抽搐，惊哭不已，苔白腻，指纹青淡，治宜补气健脾，宁风镇惊。孟氏[240]治疗本证用益脾镇惊散：党参6 g，焦白术3 g，茯苓6 g，朱砂1.5 g，钩藤3 g，砂仁1.5 g，炙甘草3 g。

4.小儿痫证

痫证多由脾虚生痰，肝阳风动，挟痰上扰，阻闭清窍所致。其病间隙反复发作，甚难断根。郁氏[241]总结王伯岳老中医治疗小儿癫痫的经验：认为小儿癫痫间隙期的治疗，意在力图断痫去根，切莫等闲视之。本症多面色不华，食少痰多，气短神倦。治宜健脾和中，理气化痰，方用香砂六君子汤。王氏之法从后天脾胃入手，以杜生痰之源，也含培土宁风之意。

5.风痰眩晕症

孙氏[242]治一40岁女患者，头晕目眩，步履不稳，时恶心，食欲减退，夜卧不宁，病已半年有余。近日连续昏倒数次，声音低微，六脉弦，舌质浅青，苔黄白。药用：制南星30 g(先煎30分钟)，党参15 g，当归15 g，钩藤15 g，熟地10 g，白芍10 g，僵蚕10 g，全蝎3 g，黄蒲6 g，炙远志6 g，炒黄芩10 g，大枣5枚，服方6剂，眩晕缓解，恶心未作，食欲睡眠渐佳。仍以健脾祛风除湿，补益气血为治，原方加减数剂而愈。追访半年未复发。

6.小儿多动症

刘炳凡老中医[243]治一6岁男孩"多动症"，患儿于1986年6月发现行动异常，口眼手足不自觉地多向动作。刻诊病儿面色㿠白，挤眉弄眼，手足乱动。禁不能止，夜卧不安，自汗、盗汗、食欲缺乏，舌质淡，边有齿印，舌苔薄白，脉缓神疲。系脾虚气弱不能滋养肝木，以致肝失所养，治宜健脾培中，养肝熄风。方用六君子汤加味：党参、白术、茯苓、炙甘草、法半夏、广陈皮、丹参、远志、酸枣仁、白芍、龙齿（先煎）、牛角（先煎）、麦芽、大枣、桑叶、夜交藤。加减服药55剂而愈。

［按语］

培土宁风法属“甘味熄风法”，适于脾虚血不养肝，虚风内动之证，它与肝阳化风之镇肝熄风、热惊风之凉肝熄风和阴虚风动之滋阴熄风法不同。肝阳化风多突然晕厥，手足抽动，意识不清，常伴肢体偏瘫，治宜用镇肝熄风汤。热惊风多为急性热性病，在高热的基础上发生抽搐，宜用至宝丹以凉肝熄风。阴虚风动多为热性病的后期，热灼肝肾之阴，患者神倦瘈疭，舌绛苔少，脉气虚弱，方用大定风珠或三甲复脉汤。而脾虚不养肝之虚风内动，多见于吐泻之后，津血大伤，或久病之后，化源匮乏，肝失濡养，以致虚风内动，临床表现为手足抽动，时作时止，目睛上视，伴见四肢不温，完谷不化，口鼻气冷，呼吸微弱，面色㿠白等脾胃阳气虚衰之候。治疗宜以甘温之药补脾益气，复其纳化之职，则气血津液得复，肝筋得养，再佐以宁肝熄风之品，则虚风自平。

四、培土生金法

［简述］

培土生金法又称补脾益肺法。本法根据中医学五行学说土能生金，“虚则补其母”而立。肺属金主气，为相傅之官，主治节；脾属土主运化，为后天之本，化生气血，以滋五脏。脾虚运弱，母令子虚，可导致肺脾同病，症见咳嗽气短，痰多质稀，纳差乏力，舌体胖大，脉虚弱。治疗可以通过补土生金，使中气旺盛，则肺气自充。代表方如六君子汤、补肺汤。

［临床应用］

1. 哮喘病

吕氏[1]治疗一 27 岁男患者，哮喘病绵延已 20 年，逢气候不良时即发作。发时哮喘不得卧，喉间仿水鸡声，痞闷，咳剧，痰白难咯，二便较少，俟平复后痰吐黄脓。投苏子降气汤加味 3 剂，喘息即止。继以培土生金，肺脾两顾：黄芪、白术、防风、北沙参、党参、麦冬、陈皮、茯苓、玉竹、款冬花。服上方 14 剂，继以丸药调理，哮喘半年余未复发。

2. 慢性气管炎

上饶地区卫生局[244]治疗本病 120 例。其中属脾虚痰湿型 37 例。方用：棉花根 60 g，黄荆根 90 g，山楂 15 g，炒白术 9 g，茯苓 15 g，显效率为 55.9%，有效率为 85.6%。中医研究院西苑医院[245]用固本丸治疗慢性气管 85 例，药用黄芪、白术、防风、党参、茯苓、甘草、陈皮、半夏、补骨脂、紫河车。研末制成小丸，每日 2 次，每次 9 g，服 4 周，显效 37 例。

3. 肺气肿

杨氏[246]用四君子汤合玉屏风散治疗 10 例肺气肿，都获显著好转，文中举例张××，51 岁男患者，患“慢支”10 年，肺气肿约 6 年，面色萎黄，每临冬季复发，咳嗽痰白，气促胸闷，早晨尤甚。动则胸部发胀，气促，纳差，夜寐不安，脉沉细而弱，舌淡胖，苔薄白。胸透两肺纹理增粗，透过度增加。证属脾肺气虚。药用：党参 15 g，黄芪、当归、白芍、焦术、茯苓、炙半夏、紫菀、山萸肉各 9 g，陈皮、远志、旋复花（包）、五味子各 6 g，煅牡蛎 30 g，炙麻黄 1.8 g，桂枝、防风各 1.5 g。服 30 剂后，去麻黄、桂枝，持续服药 122 剂痰少咳停，能支持上深夜班。改用都气丸、百合固金丸善后。高氏[247]以“定喘化痰汤”治疗肺气肿，取得较好疗效。药用：山药、芡实、白果、白术、茯苓、甘草、黄芪、苏子、牛蒡子、莱菔子。高氏认为，治疗肺气肿，补脾比补肾更重要，补脾则能消痰，脾健则正气足，抵御邪侵。本病呼气困难，乃中上焦之病，故当补脾益肺。

4.结核病

李氏等[248]报道293例肺结核，属脾肺气虚者42例，以补中益气汤、四君子汤、参苓白术散治疗，单用中药者，其吸收好转率76.6%，中药与异烟肼合用者，其吸收好转率为84.5%。沈氏[194]用培土生金法治一男患者，64岁，患肺结核25载，现咳嗽，痰中带血，气急喘促而入院。刻下面色萎黄，极度消瘦，精神萎靡，坐卧不起，不思饮食，咳吐白沫黏痰量多，间代血丝，偶见紫块，舌质淡红，苔黄腻。辨证脾不健运，生化乏源，痰浊中阻。药用：太子参10 g，茯苓10 g，炒白术15 g，炒扁豆10 g，新会皮10 g，山药10 g，杏苡仁10 g，清半夏10 g，炒查曲10 g，服药3剂，精神好转，胃纳大开。继用上方6剂，继以益气养阴之品调摄，并用抗结核药物一疗程出院。李聪甫老中医[249]治一25岁女患者，原有肺结核病史，食少体瘦。适当秋令，牙龈出血不止，面色一时潮红，一时皖白，五心烦热，口干咽燥，大便秘结，但不咳嗽，月经先期而少，病中更显消瘦。察脉细数，舌质绛裂。诊断为胃阴亏虚，肺乏资生之源。法当培土生金，养胃滋肺。药用：西党参、黄白术、淮山药、宣百合、蒸薏仁、麦门冬、明玉竹、广陈皮、苦桔梗、炙甘草等，以缓方图效。

5.肺虚失音

中医学认为，发音与肺脾肾三脏关系密切，肺为气之主，肾为气之根，脾为气血生化之源，肺脾肾正气充实则音出有力，三脏虚弱则音怯而弱，甚至失音。张赞臣老中医[250]治一肺虚失音，症见声音低沉，日久则嘶哑或失音，头晕肢软，气短乏力，舌淡而胖，脉虚弱无力。声带闭合不全，或松弛水肿，色隐红。治以补中益气，利咽强音。药用：党参、黄芪、白术、茯苓、当归、淮山药、升麻、陈皮、甘草、凤凰衣、玉蝴蝶。

6.虚劳发热

胡氏[251]治一31岁女患者，患肺病多年，时有低热，咳嗽痰稠，右胸隐痛，肝区作胀，面浮神疲，形瘦色黄，不思纳谷，大便干结，舌质淡胖，尖有红点，脉细。此乃肺气不足，肝气有余，脾胃运化不健。治以益肺气、健脾胃，佐以肃肺、疏肝、清热之法。药用：清炙黄芪9 g，炒白术9 g，清炙甘草3 g，光杏仁9 g，陈皮4.5 g，半夏4.5 g，蒸百部9 g，青蒿子4.5 g，鸡内金炭4.5 g。加减服方50余剂，逐渐康复。

［按语］

培土生金法多用于肺系病症，如慢性支气管炎、支气管哮喘、肺气肿、肺结核、慢性咽喉炎、失音等慢性疾病中出现脾虚症状者。然临床应用此法，又当分清阴阳，辨别气虚或津亏，如属肺气不足者，法宜甘温健中以补肺气，方如四君子汤、六君子汤、补肺汤等；如属肺阴亏虚，又宜甘淡柔润以补肺津，代表方如参苓白术散；若属阴虚肺燥，虚火灼肺，又当甘寒滋阴养胃，以充肺津，方宜沙参麦门冬汤加减。以上虽主法有异，选方不同，但均属于补土生津之法。

五、培土制水法

［简述］

培土制水法又称健脾制水法，适于脾虚水肿病症。水液的正常代谢与脾、肺、肾三脏最为密切，张景岳曰："水为至阴，故其本在肾，水化于气，故其标在肺，水惟畏土，故其制在脾。”(《景岳全书》)脾虚水肿之治疗，若只健脾培土而不利水，则已停之水难以尽去；然只是利水而不培脾土，则水虽暂去，又可复生。只有既健脾培土，又利水湿，二者相辅相成，相得益彰，方可恰中病机，药到病除。本法常选用温补脾阳的干姜、黄芪、党参、白术和利水消肿的茯苓、猪苓、泽泻、防己、大腹皮，并辅以通阳化气的桂枝组成方剂。代表方如实脾饮。

［临床应用］

1. 肾小球肾炎

余氏[252]将肾小球肾炎分为三个阶段治疗，第一阶段主要淡渗利水，佐以行气通阳，以五皮饮与五苓散为基础方，如重度水肿兼有肠胃症者，可选实脾饮及香砂胃苓汤；第二阶段肿势消减，尿量增多，食欲转佳时，当以助阳扶正，佐以健脾渗湿，常用防己黄芪汤、防己茯苓汤、六君子汤等方加减；第三阶段诸症悉减，肿势基本消除，当以温肾、两益气血为主，方用八味肾气丸为基础加减。其前两期治疗均属补土制水之法。

2. 肾水侮脾水肿

李聪甫老中医[249]治一 45 岁女患者，病心悸泛恶，胃中嘈杂，面目四肢水肿，小便不利，大便溏泄，一日 3～5，食入饱胀，头晕重，背恶寒，口干不欲饮水，脉沉缓，舌质淡苔白。症属肾水偏盛，真阳不足，不能蒸津液化精微，津液反化为水饮，乘侮脾胃，损伤元气。用东垣运脾制水法：漂白术、淡猪苓、生黄芪、炒泽泻、法半夏、广陈皮、川桂枝。服药后肿胀渐消，精神乃复。

3. 肾炎蛋白尿

吕氏[1]治疗一 25 岁男患者，病慢性肾炎 3 年，症见水肿，面色萎黄，倦怠乏力，食欲缺乏，大便如常，夜尿较频，足踝肿，脉细软，舌苔薄黄腻，质稍淡。查：PSP 14%，血浆蛋白 4.9 g/L，NPN 66 mmol/L，尿蛋白(＋＋＋)。治以健脾益气，温肾制水。药用：黄芪、党参、白术、白芍、炙附片、当归、菟丝子、补骨脂、巴戟天、鹿角胶、潼沙苑、鸡内金、淫羊藿、砂仁，水煎服。另吞河车粉、红参粉、狗肾粉。坚持服药 1 年，症状、肾功能完全复常。此案表明：“脾土健则水受其制。”

4. 尿毒症

黄氏等[218]用健脾温阳，理气除湿法治疗脾阳虚衰，湿浊内蕴型尿毒症 39 例。症见：面色无华，水肿恶寒，胸闷纳呆，溲清便溏，舌质淡胖，脉细濡。基本方：附子、黄芪、党参、茯苓、炮姜、陈皮、厚朴、黑料豆、制大黄。尿少加见肿消、车前子。临床获有效 20 例(51.3%)，无变化 14 例，死亡 5 例。

5. 肾病综合征

钟氏[253]报道原发性肾小球肾病(肾病型)82 例，慢性肾炎(肾炎肾病型)52 例，共计 134 例。西药口服泼尼松或地塞米松，中医辨证；水湿逗留用益气健脾法，药用：党参、黄芪、白术、茯苓、淮山、米仁根、车前子。水湿泛滥证用温补肾阳法。近期疗效：肾病型 82 例中，完全缓解 63 例，基本缓解 15 例，无效 4 例；肾炎肾病型 52 例中，完全缓解 25 例，基本缓解 10 例，无效 17 例。

［按语］

补水制水法主要应用于治疗肾病水肿、肾炎的慢性期，其病理变化涉及内脏者居多，其病邪主要是脏器机能失调以后的病理产物，故慢性肾炎应以调治脏器为主，慢性肾炎的病机，与肺脾肾三脏功能有关，即所谓“其标在肺，其制在脾，其本在肾”。而在整个过程中，其制在脾尤为关键。内经所谓：中气不足，溲溺为变者，皆脾虚不能制水之微，慢性肾炎肾病型最多此状。由于肿甚，寸口脉须重按始得，故不甚可凭，人迎脉多搏指无力，近似于芤。舌质暗淡，多布厚苔，或滑或浊不等，盖肾炎迁延，湿邪最易伤脾，一旦脾胃功能失健，不能运化水湿则浊邪不断产生，失于提防封固则精微不断外泄。故调治脾胃，守在中焦，使中流砥柱有权。这类患者常面目水肿，肢肿身困，懒散乏力，脘痞食少，尿少色淡，大便不实，舌胖苔白，脉来濡软，此脾胃阳气不足，土不制水，肾水泛滥。治当培土制水为要，佐以温肾通阳化气，主方为严氏实脾饮。本方温阳健脾，使土实则水治肿消。正如《丹溪心法》“水肿”曰：“脾气得实，则自健运，自能升降，动其枢机，则水自行。”

六、补脾利窍法

[简述]

补脾利窍法是通过调补脾胃的方法来治疗人体九窍(眼、耳、鼻、口、前后二阴)不通利的病症。中医学认为，脾胃为气血生化之源，又为气机升降之枢，五官九窍之营养，皆由脾胃所化生的精微所供给。若脾胃有病，气血乏源，气机升降失司，可以导致五官、九窍不利。《内经》曰：“脾不及，令人九窍不通。”又曰：“头痛、耳鸣、九窍不通利，肠胃之所生也。”所以，对于脾胃虚弱引起的九窍病症，当以补脾利窍法治疗。代表方如益气聪明汤、补中益气汤、升阳益胃汤等。

[临床应用]

笔者已于上篇第一章第五节“脾胃与九窍探析”和第六节“补脾益窍法的近代运用”中介绍了本法的临床应用情况，此节只选部分典型验案以供同道参考。

1. 中心性视网膜脉络炎

验案一：韦文贵老中医[254]治疗一例19岁男患者，患者双目于1957年6月开始，视力疲劳，嗜睡，5个月后即视物不清，来年2月去某院求治，诊断为双眼中心性视网膜脉络膜炎。测双眼视力0.5。自述右眼有一块看不清，视物模糊，畏光，头痛，胃纳不佳，眼前有星花飞舞，舌质淡白，苔薄白，脉细数。辨证分析：此病用脑过度，精力亏损，兼肾阴亏虚，气血不足。治疗先补中气之不足，给服补中益气汤，服药10天，视力已增至：左0.9，右0.8，胃口已好，改服逍遥散加减，服药10天，视力：左1.2，右1.2，继服杞菊地黄丸2月余，视力恢复至1.5，眼视力检查恢复正常。

验案二：柏氏[255]用升阳益胃汤治疗1例40岁男患者，双眼模糊四个多月，视力：右0.1，左0.4。眼底检查诊断：双眼中心性视网膜脉络炎。初诊：体瘦神疲，纳运薄弱已10年，有失眠头晕，今双眼视物变形而模糊，脉细涩，苔黄腻。先宜升阳益胃，培土明目。药用：焦白术、炒山药、陈皮、姜半夏、焦六曲、炒白芍、炒秫术、升麻、粉葛根、酸枣仁。复诊：黑影日见淡小，视力渐趋正常。前方去半夏、秫术、白芍，加党参、枸杞子、肉苁蓉以兼补肾精。共加减服药38剂，视力增至1.5，眼底检查复常。

2. 白内障

柏氏[256]用补中益气汤为主治疗一白内障患者，男性，48岁。患者雾视易疲，久则心烦，纳食乏味，舌淡苔白，脉缓无力。裂隙灯下察双眼晶状体内有羽毛状浑浊，间有尘样雾气，视力右0.4，左0.8。处方：清炙黄芪、焦六曲、炒白术、葛根各6 g，炒党参、蔓荆子各12 g，升麻3 g，盐黄柏6 g，炒白芍、炙甘草各9 g。晚用斗障散（威灵仙液制炉甘石500 g，辰砂5 g，牛黄3 g，麝香1.5 g，冰片50 g，为细末和匀）滴眼。治疗2个月余，服药56剂，双眼视力达1.0。停服煎剂，改服补中益气丸巩固。约9年后复诊，视力稳定，以金雀根30 g，党参12 g，陈皮6 g，煎汤送服扶桑丸，每次5 g，一天2次。又过5年随访，患者睛明如常。

3.球后视神经炎

柏氏[257]治疗一例2岁余女孩。患儿高热昏迷2天后双眼失明，左上眼睑下垂，经旬不愈，诊断：脑膜炎后遗症，球后视神经炎。舌红苔薄，指纹青紫。属热病伤阴，余邪上犯目系，先以育阴潜阳，清肃余邪。药用：炙草、生龟板、生鳖甲、生牡蛎、阿胶、白芍（酒炒）、川连、甘菊花、桑叶，另用鸡子黄冲服。服上方9剂，患儿已能拿物，左眼上睑下垂已好三分之二。继以培土育阴，舒筋活络。药用：白术、白芍、山药、葛根、炙草、枳壳、菊花、钩藤、忍冬藤，鸡血藤、伸筋草。服药10剂后，患儿玩耍自如，恢复如前，再接前方巩固之。处方：山药、白术、苍术、白芍、红枣、甘菊花、炙草。服5剂痊愈。

4.气虚耳鸣

林氏[142]治一56岁男患者，既往病单腹胀，病中发现耳中气闭而鸣，起则更甚，卧下则吐，神疲肢凉气弱，日暮微热。诊为气虚耳鸣，药用：党参、黄芪、白术、柴胡、陈皮、茯苓、当归、白芍、蔓荆子、煨姜、红枣、甘草。方用补中益气汤补益中气，加蔓荆子一味以升阳开窍。

5.气虚风热耳聋、失明

何任老中医[258]治一陈姓男患者，54岁，因中气不足，清阳不升所致耳不聪，目不明。药用：蔓荆子9 g，生黄芪9 g，升麻4.5 g，党参9 g，葛根9 g，川柏9 g，石菖蒲1.5 g，白芍6 g，炙甘草3 g。6剂，服3剂即见效。何老认为：益气聪明汤之特点以补气药为主，升散药为辅，本方可用于中气不足，气虚不能升阳，风热乘虚入客头部出现的头痛，头胀，眩晕，齿痛，耳聋等症。

6.神经性耳聋

严氏[259]治一58岁女患者，头晕头痛，耳鸣已6年。2年前春季以来，头晕头痛加重，双耳闭塞不通，神疲气短，劳动后加重。西医院诊断为“神经性耳聋”，曾有胃病史，间常脘胀隐痛，食欲欠佳，大便稀薄，舌质淡嫩，苔薄白滑，脉沉细。证属脾胃气虚，清阳不升，脑失濡养而成气虚耳聋。治以调理脾胃，升阳益气，辅以通窍。处方：黄芪15 g，党参12 g，白术9 g，柴胡6 g，升麻3 g，当归6 g，陈皮4.5 g，菖蒲2.4 g，炙甘草6 g，服药5剂后，自感耳内鼓胀而响。继进5剂，耳闭已开，听力接近正常。头晕痛等症大减，但舌仍淡嫩，脉细缓。守原方再服5剂，诸症消失而愈。

［按语］

祖国医学从整体恒动观出发，认为人体五脏与苗窍之间通过经络相联系，如目为肝之窍，鼻为肺之窍，口为脾之窍，舌为心之苗，肾开窍于耳，司前后二阴。故九窍病症可根据其脏腑所主而进行施治，然本节则根据脾为中土，旁灌四脏，通于九窍，通过调理脾胃而治疗九窍不通利之病症，则进一步丰富了中医脾胃学说在临床上的应用范畴。调理脾胃除了本段所举目疾、耳疾几个病种外，还可用于口腔和前后二阴诸多病症，可参阅上篇第一章第六节“补脾益窍法的临床应用”和本篇补中益气法、补气升提法相关内容。

第三节 从他脏论治脾胃

在生理状态下，“脾为土脏，灌溉四旁”，在病理情况下，脾胃有病则可致他脏机能失调；而他脏有病，也可以传之于脾胃。《金匮要略》云：“见肝之病，知肝传脾。”这是张仲景对《内经》治未病理论应用于脾胃临床之典范。明代张景岳提出“安五脏即可所调脾胃”，这是对中医脾胃学说的又一巨大发展和贡献。根据《内经》五行生克乘侮的理论，凡因他脏有病传于脾胃者，治疗可根据肺、肝、肾、心的有余或不足，或补或泄，从他脏治疗而调理中焦脾胃。临床从他脏论治脾胃最典型的案例如“补火生土”和“抑木扶土”法。

一、补火生土法

［简述］

补火生土法乃指通过补命门得以增强脾胃纳运功能的治疗方法。中医学认为中州脾胃为釜，命门之火为薪，釜底存薪，腐熟水谷，则精微化生。赵献可在《医贯》中曰：“饮食入胃，犹水谷在釜中，非火不熟，脾能化食，全赖少阳相火之无形者，在下焦腐熟，始能运化也。”若肾阳不足，火不生土，不能腐熟水谷，脾肾同病，则可致完谷不化，五更泄泻等。本法常在健脾益气方药之中加入补命门肾火之品，如肉桂、附片、益智仁、补骨脂、仙灵脾、仙茅等。代表方如附子理中汤、四神丸、真武汤等。凡泄泻、腹痛、肠鸣、纳差、倦怠、四肢不温、水肿、舌胖淡、脉沉迟等因火不生土所致者，均可用本法治疗。

［临床应用］

1. 寒湿伤胃泄泻

李聪甫老中医[249]治一吴姓患者，男，37岁，因感受寒湿过甚，寒湿伤肾，真阳湮郁，清气不升，以致水谷不化，泄泻不止，腰膝酸冷。此专用实脾无功，当用补火生土法：熟地黄（砂仁拌）、酒白芍、炒白术、云茯苓、西党参、补骨脂、煨肉寇、熟附片、上肉桂、炙甘草、五味子等组方而治愈。

2. 慢性肠炎泄泻

秦白未老中医[260]治一久泻案，患者男性，51岁。诉经常便溏，日3～4次。每逢寒冬或饮食稍有不顺，排便次数可见增加，如是反复30余年，兼见咳嗽20年，逐年有所加重。诊断：慢性肠炎，慢支肺气肿。此久泻属脾肾，咳嗽属肺家有病，本证标在肺肠，本在脾肾。病位主要在中焦，脾虚生湿，聚湿成痰，运化失司，并有肾中真火不足，火不生土表现。选理中汤合苓桂术甘汤加诃子，附子等，调理半月而愈。

3. 过敏性结肠炎

李氏[261]治一50岁男性患者，两年前患急性菌痢，治愈后腹部时感隐痛，大便每日2～3次，质稀，若进荤腥油腻食物或于受凉之后，则腹痛倍增，便次增多。脘口阴冷，常年系以棉兜，纳减乏味，精神不振，四肢乏力，伴腰酸，阳事不举，手足不温，舌淡苔白，脉细。便培养阴性，钡灌肠见结肠痉挛，袋形增多，黏膜纹理正常。诊为过敏性结肠炎，此属久泻脾阳耗伤，损及肾阳，腐熟运化失健，治以健脾温肾，补火生土法。方以附子理中汤合四神丸加减：制附片 10 g，太子参 15 g，茯苓 10 g，白术 15 g，煨姜 3 g，甘草 5 g，怀山药 3 g，诃子肉1 g，破故纸各 10 g，淡吴萸 3 g，肉豆蔻 5 g，红枣 30 g。服 5 剂后大便每日 1～2 次，先硬后溏，其他症状显著改善。继服上方 10 剂，大便成形，每日一次，食增纳甘，脘腹部已不畏冷。继以附子理中丸、四神丸巩固而愈。

4. 溃疡性结肠炎

陈菊仙老中医[262]治一钱姓女患者，45 岁，患者腹痛绵绵近 3 年余，加重 1 个月。腹痛兼胀，便溏不爽，间杂黏液，日四五行不等，面萎夹青，肢冷畏寒，纳呆神倦，口中和，舌淡胖，边有齿印，苔白中根腻，脉沉紧小滑。纤维肠镜提示：溃疡性结肠炎。曾服氯霉素、小檗碱、呋喃唑酮合小建中汤，口服庆大霉素、肠炎灵、补脾益肠丸及中药保留灌肠而罔效。治以补火生土法，拟方：附片 100 g(另包先煎)，干姜 20 g，吴萸 10 g，苡仁 20 g，败酱草 15 g，苍术 10 g，台乌药 10 g，生草 3 g。4 剂，腹痛锐减，黏液便明显减少。效不更方，10 剂痛止，舌转淡红，然中根仍存腻苔，前方去台乌加茯苓 15 g，20 剂，大便成形，纳馨，面转红润。后每周 2 剂。2 个月后肠镜检查未见异常。

5. 胃十二指肠溃疡

陈氏[262]治一刘姓男患者，28 岁。胃痛 10 年余，反复发作，加重 1 个月，大便潜血(+++)，X 线钡透提示：胃窦及十二指肠溃疡。刻诊：脘胁胀痛，喜温熨，思热饮，嗳气吞酸，便溏色酱，面晦神倦，肢冷畏寒，舌胖夹青，苔白水滑，脉弦紧。治以补火生土，拟方：附片 100 g(另包，先煎)，炮姜 25 g，上桂 3 g(兑服)，吴萸 6 g，公丁 6 g，法夏 10 g，砂仁 10 g，元胡 10 g，海螵蛸 10 g，甘草 3 g。12 剂，症大减，胃痛若失，纳增神健，便黄不溏，潜血转阴。2 个月后误食生冷，脘痛再作，仍进前方 6 剂，痛止。又巩固 20 余剂，X 线钡透：溃疡愈合。上方以四逆汤加上桂培补先天肾中之火，佐公丁、砂仁、吴萸暖后天已土之寒，加元胡、海螵蛸止痛安络而不留瘀，数剂病退而功成。

6. 幽门不全梗阻

马氏[263]治一 32 岁男患者，患十二指肠球部溃疡 9 年，2 年前钡透示幽门不全梗阻。近半个月呕吐频作，日十至十四五次，初为胃内容物，后为黏液，并呕血样液体一次，胃脘灼痛，嗳腐吞酸，朝食暮吐，暮食朝吐，大便黑如柏油，便潜血试验阳性。前医以半夏泻心汤 4 剂而呕吐稍止，后以原方调治旬余，证无进展。刻诊见胃脘不适，水声漉漉，进食则胀，旋即吐出，吐则舒，嗳腐，头晕乏力。形体渐疲，舌淡胖，苔白腻，脉滑重按无力。先投苓桂术甘汤加枳实、草寇以温中化饮，服方数剂，证得微解。细审其人虽处仲夏，烈日炎炎，而身穿毛线上衣、毛线背心及制服，仍觉身凉。虑其为脾肾阳虚，火不生土，痰饮内阻，遂改投补火生土之剂。处方：破故纸 10 g，吴茱萸 6 g，肉豆蔻 10 g，炮附子 10 g，云茯苓 18 g，桂枝 10 g，白术 10 g，山楂肉 12 g，车前子 10 g。服本方 2 剂即感身渐热，能去毛衣，再服 4 剂，诸症悉平。半年后随诊，未见复发。

[按语]

补火生土法源于中医学五行相生理论。但中医学之火有君火与相火(命火)之分，君火属心，相火属肾，因此有坎火生已土，离火生戊土之说。已者脾也，戊者胃也，离者心也，坎者肾也。心肾者，阳气之根。先天心肾之阳，为后天脾肾阳气之源，此即火生土之意也。故欲复后天脾肾之阳，必扶先天心肾之火，少火生气，此之谓也。临床上，补火生土法多用于慢性肠炎，慢性痢疾，溃疡性结肠炎，胃十二指肠溃疡及慢性肾炎水肿出现脾肾阳虚之证，但对于大量应用制附片需根据自己的临证经验，必须先煎数小时，并一定配以干姜才能制其毒性。

二、抑木扶土法

［简述］

抑木扶土法是治疗肝木克脾土之治法。中医学认为，木属肝胆，土属脾胃，土木之间存在着相克乘侮的制约关系。在生理上，肝木的疏泄作用能促进脾胃的纳化及调节其气机的升降功能。肝木之气太过或不及均可使脾胃纳化受阻，升降失司。肝木亢盛，则“乘其所旺”，造成脾土伤害；若脾土亏虚，则“所不胜乘之”，二者均可出现肝木乘侮脾土之病变。临床表现为腹痛、腹泻、纳差、腹胀、胁痛、急躁、郁怒等症，治疗宜采用抑木扶土法，代表方如痛泻要方，或四逆散合四君子汤加减。抑肝药物常选白芍、防风、柴胡、乌梅等，扶土健脾可用党参、炒白术、黄芪、茯苓等。

［临床应用］

1. 泄泻

秦伯未老中医[124]治一陶姓患者，病由春木肝旺，中焦受克，脾胃失和，腹胀便泻，嗳气频频，食纳差。秦老认为：胃为阳土，肝属阴木，腑宜通，肝宜柔，治胃必主泻肝，以制其胜也。方用痛泻要方加刺蒺藜、炒枳壳、沉香曲、佛手、炒川连、炒乌梅、猪苓、煨木香。服 10 剂而愈，以健脾和胃方善后收功。

2. 高血压兼腹泻

黄文东老中医[264]治一王某男患者，45 岁。有高血压病史，经常头昏，头晕，失眠。患慢性腹泻 2 年余，多发于郁怒之后，大便稀溏，肠鸣腹痛，日泻 4～5 次，纳少，面色㿠白，四肢乏力，舌质淡，苔薄白，脉弦细。诊为肝旺乘脾，脾肾气虚。治以疏泄肝气，调理脾肾。方用痛泻要方合四君子汤加柴胡、钩藤、木香。服药 7 剂，便基本复常，仍夜寐不安，前方加合欢花、炙远志，守方服药半月，诸症悉除。

3. 肠易激综合征

周仲英老中医[265]治一吴姓女患者，41 岁。慢性腹泻病史多年，每因情绪因素或饮食不当而诱发或加重，此次发作持续已近 4 个月。刻下肠鸣便溏，腹痛即泻，泻下物呈不消化状，腹部怕冷，矢气较多，寐差失眠，口干苦，舌质偏暗，苔薄白腻，脉细弦。诊断肠易激综合征，证属肝脾不和。治以抑肝扶脾法。处方：焦白术 10 g，炒白芍 12 g，甘草、黄连、花椒壳、玫瑰花各 3 g，陈皮、防风、炒枳壳各 5 g，肉桂（后下）、吴茱萸各1.5 g，乌梅 6 g，苍耳草根 15 g。服方 20 剂，腹泻基本控制，大便每日 1～2 次，尚能成形，腹胀、肠鸣趋向缓解，腹痛不著，夜寐略有改善，腹部仍有冷感，舌脉如前。原方去苍耳草根，加山药 10 g，改肉桂 3 g，继服 14 剂，大便转常，余症基本消失。

4. 小儿厌食症

杜氏[266]治一程姓男性患儿，年龄 4 岁。不思饮食 2 年余，面色少华，形体消瘦，急躁易怒，大便干结，每 2～3 天一次，多汗，睡眠不安。舌质淡，苔白腻，脉弦。曾多次补锌，及复合维生素 B 治疗无显效。治以抑肝扶脾法，处方：党参 8 g，白术 8 g，茯苓 8 g，炮姜10 g，白芍 20 g，二丑 10 g，焦山楂 12 g，蔻仁12 g，黄连 12 g，吴茱萸 2 g，莱菔子 15 g，鸡内金 12 g，每天 1 剂，浓煎，分 3～4 次温服。服 5 剂后纳食渐增，大便通畅，每天 1 行，继上方加减调治 1 个月，患儿饮食、体重增加，诸症也随之而失。

[按语]

抑木扶土法和扶土抑木（培土泄木）法均用于肝脾失调之证，但临床应用侧重有所不同。在肝脾失调的病变过程中，包含着肝实和脾虚二种病理状态。因肝实而发生者，其脾未必即虚。因脾虚而发生者，其肝未必横逆。因此抑木与扶土相配合运用时是有侧重的。如以肝实为主，横逆克脾土，其法重在“抑木”，而佐以“扶土”，名抑木扶土法，代表方如痛泻要方或四逆散合四君子汤，常用于各种慢性肠炎，表现为腹痛泄泻，痛则必泄，泄而痛减之证。如以脾虚为主，土虚木乘，其法重在“扶土”，而佐以“抑木”，即谓扶土抑木法，代表方如柴芍六君子汤或黄芪建中汤加味，多用于慢性肝病或消化性溃疡等病。

三、温肺和胃法

[简述]

温肺和胃法是治疗肺气虚寒而致胃腑病变之治法。五行之中，肺属金脏，脾胃从土；脾胃为母，肺为子脏。肺主一身之气，肺气舒展，则脾运得健，胃气得和。若肺气虚冷，宣降失常，则脾胃纳运也失常。因此，脾胃有病，也可以从肺论治，即子实可以令母健。代表方如甘草干姜汤，本方温肺和胃，主治肺中冷，胃中寒，腹痛绵绵，隐隐作痛，食纳减少，肢冷不温，神疲乏力，口吐涎沫等证。

[临床应用]

1. 胃脘痛

黄一峰老中医[267]从肺治疗脾胃病之胃脘痛。童××，男，46 岁，胃病多年，经常胃痛，甚则牵引胸胁之间，咳嗽气逆，喜太息，嘈杂，大便干结，舌苔薄腻，脉濡缓。X 线透视为“胃窦炎”。辨为肺气不宣，胃失和降，浊滞内阻。治以宣肺理气，消胀泄浊。药用：紫菀 6 g，桔梗 5 g，苏梗 9 g，川楝子 9 g，吴茱萸 1.5 g，炙刺猬皮 9 g，鸡内金 9 g，瓜蒌仁 15 g，查曲 12 g，良附丸（包）12 g。连服 7 剂，胃痛明显好转，胸闷胁胀顿减，继原方加减治疗 3 个月，症情向安。

2. 胃寒吐血

唐氏[268]治一孙姓男患者，46 岁。胃痛已久，6 年前发作曾吐血近 1000 mL，经用甘草干姜汤治愈。昨因进食生冷，突发胃痛，旋即吐血近 500 mL，色呈暗红。症见形体消瘦，面色苍白，腹胀，胃中觉冷，短气懒言，咳吐涎沫，晨起至今吐血 3 次，每次 20～30 mL，饮食不下，四肢欠温，舌淡苔白多津，脉沉细无力。经注射仙鹤草素及冲服三七粉治疗一天，症状无改善。证属中阳虚寒，处方：干姜 30 g，甘草、半夏各 15 g，侧柏叶 3 g。服 1 剂，血止阳回，四肢转温、食纳增加，精神好转，继以上方加减调治而愈。

3. 胃痛便血

唐氏[268]治一许姓男患者，33岁。胃痛已历10年，经钡透诊为十二指肠溃疡。经常疼痛吐酸，先后服药近千剂。近日胃痛加重，大便下血，色紫暗，便潜血(+++)。面色黧黑，形体消瘦，胃中冷痛，遇冷加重，口吐酸水，食纳欠佳，小便清利，大便下血，色紫暗，手足厥冷，舌淡苔白，脉沉迟无力。证属脾胃虚弱，中阳不足，治以温中健脾，益气摄血。先投归脾汤4剂，效不显，改投甘草、干姜各30 g，灶心土60 g，服3剂，胃痛减轻，大便下血减少。续服上方加半夏、陈皮各15 g，30余剂而愈。

4. 肠鸣腹泻

赵氏[269]治一戴姓患者，端阳节伤于饮食，晚间又受风寒，翌日发热恶寒，腹痛腹泻。服发表消导药，表解而泻未止，以为虚也，复进温补药，泻得止，而腹胀且痛，又服泻药，遂泻不止。时下腹鸣，日泻5～6次，不胀不痛，口淡乏味，舌苔薄白，不干，脉弱无力。证属胃寒脾弱，药用炙甘草24 g，干姜9 g(不炮)，温煎频服，每日2剂，泻减效著。连服2日，泻全止，用异功散调理而安。

5. 肺寒脾虚吐血

赵氏[269]治一王某，素有吐血痼疾，服清凉涩止药辄愈。今夏复发，进前药不应，后杂进温补及消瘀药，亦不应。时下血尚零星未止，色黯而稀，又不时微咳，频吐清涎，口淡，食纳不佳，小便黄，舌润滑无苔，脉濡缓。其脉濡缓便溏脾虚而未甚；咳频吐涎，乃肺寒而未虚。先投六君子汤加炒侧柏、焦荆芥，5进而血仍吐。旋忆及陈修园氏三字经吐血章“温摄法，草姜调”之言，方用甘草干姜汤温肺补脾，炙甘草18 g，干姜(炮成炭)9 g。水煎温服，4剂吐血减少。再3剂血全止，后用饮食调养，未另服药。

[按语]

甘草干姜汤是张仲景用于治疗虚寒肺痿之方，具有理肺益气之功。本方以甘草为君，用量倍于干姜，乃取甘守敛津之意。干姜不仅温肺，亦可暖胃，肺胃得温，胃中阳气恢复，可以气化生津，水谷归于正化，则吐涎沫自止。本方不仅对肺冷胃寒之腹痛、胃痛、腹泻、吐血、便血、衄血有奇效，对虚寒性脘腹胀满，呕吐反酸，经行腹痛，遗尿、劳淋等也可治之。

第四节　脾胃与他脏同治

人体以五脏为中心，脾胃居五脏之中，旁运四脏，为气机升降出入之枢纽。在生理上，脾胃与心、肺、肝、肾互相依存，互相制约，构成了一个有机的整体。在病理上，脾胃有病可以影响到其他脏腑；其他脏腑有病，也可影响到脾胃，构成了脾胃与他脏同病现象。因此，临床对于脾胃与他脏同病者，宜脾胃与他脏同治，如补益心脾治疗心脾两虚，调和肝脾治疗肝脾失调，脾肺同治治疗脾肺两虚，脾肾双补治疗脾肾两虚。下面分别述之。

一、补益心脾法

［简述］

心主血，脾生血又主统血。若脾气虚弱，生血不足，统摄无权，可致心血亏虚，或血不循经而外溢，若心血亏虚，思虑劳心过度，耗伤心血，则脾失所养。上述二者均可导致心脾两虚证。治宜补益心脾，代表方如归脾汤、人参养荣汤等。凡心脾两虚引起的心悸，健忘，失眠多梦，食少体倦，腹泻便溏，月经不调，崩中漏下等症，均可用本法本方治之。

［临床应用］

1. 冠心病

李氏[249]报道1例本病，证见胸满短气，怔忡失眠，头晕目眩，舌质紫暗，食纳减少，精神困倦。心电示心肌缺血。辨证为心脾两虚，治以益气和血，养心益脾。药用：北芪、西党参、丹参、朱茯神、当归、酸枣仁、炙远志、炒白术、川郁金、广橘皮、九节蒲、炙甘草。服上方50余剂。症状消失，精神渐旺。

2. 心衰

孟氏[270]治一陈姓男患者，发病日久，身肿心悸。晨起突感胸心不舒，心悸气喘，随即汗出昏迷。患者面色苍白，大汗淋漓，四肢厥冷，全身水肿，昏迷不醒，脉微欲绝。诊为心阳虚衰，阳气暴脱。投参附汤2剂，神智稍清，汗出已止，但仍心悸气促，不能平卧，形寒肢冷，舌淡苔白，脉细弱。继投归脾汤加味：黑附片30 g，党参30 g，白术20 g，当归24 g，炙黄芪30 g，熟地24 g，柏子霜20 g，远志15 g，酸枣仁20 g，朱茯苓24 g，莲子肉24 g，龙眼肉24 g，广木香6 g，淮牛膝9 g，车前仁6 g，炙甘草15 g。服方7剂，水肿全消，食欲转佳，夜寐安宁，好转出院。

3. 神经衰弱

孙氏[271]治疗1例本病，症见头晕，失眠多梦，惕惕心慌，神疲食少，面色苍白，精神委靡，舌淡，脉细弱，用归脾汤数剂而愈。张氏[272]报道5例失眠，服归脾汤3～5剂，均获良效。吴氏[273]报道1例失眠，患者63岁，失眠数年，多梦易醒，心悸不安，头晕头沉，纳减乏力，药用太子参、合欢花、白术、当归、远志、白芍、甘草、陈皮。3剂后明显好转，继以归脾丸善后获愈。

4. 白细胞减少症

李氏[274]治疗71例白细胞减少症，分别以归脾汤，西药（维生素 B_4、维生素 B_6、复合核甘酸片、鲨肝醇、利血生等）和归脾汤加西药治疗。结果：归脾组20例，痊愈17例，好转3例，痊愈率为85.5％；西药组24例，痊愈19例，好转5例，痊愈率为79.2％；归脾汤加西药组27例，痊愈26例，好转1例，痊愈率为96.3％。

5. 席汉病

刘氏[275]报道1例本病，因产后大出血，乳房逐渐萎缩。15年来月经不规律，甚至数月不至。全身毛发脱落，阴部干痛无性欲，曾多次昏迷。拟归脾汤加枸杞，山萸肉，另服当归养血膏每次10 mL，每日3次，治疗3个月余，诸症好转。阴毛均已散在生长，精神食欲良好，继以活血祛瘀之品调经理气，服半月，月经来潮。

6. 滑胎(习惯性流产)

王氏[30]治愈1例万姓患者,31岁,患者婚后已流产5次,均在妊娠4个月左右发生。刻下妊娠2个月半,面色萎黄,稍劳则心悸怔忡,夜眠不安,神疲乏力,食少纳差,脉虚沉无力,舌质淡红,苔薄白。辨证为心脾两伤,气血亏虚,药用:党参12 g,炙黄芪9 g,广皮9 g,朱茯苓12 g,朱茯神12 g,当归身9 g,远志9 g,生枣仁9 g,龙眼肉10粒,服药15剂,症情有起色,加川断15 g,菟丝子9 g,每两日服1剂,续服20剂。平安度过以往的流产期,停药后足月分娩。

7. 遗精

彭氏[276]治疗王姓患者,病遗精3年,遇劳则发,近来病增,每夜滑精,心悸少寐,动则气喘,神疲乏力,纳差便溏,舌淡胖嫩,脉细弱。诊为脾虚气陷,心营不足,肾失封藏,治宜补脾升陷,养血宁心,益肾涩精。药用:党参、炒山药各6 g,菟丝子12 g,当归、酸枣、茯苓各9 g,炙草、蜜远志各4.5 g,鹿角霜15 g,黄芪15 g,升麻、佩兰各6 g。服上方8剂,滑精趋止,眩晕心悸好转,食少腹胀,舌淡苔白,脉细无力,原方去鹿角霜、升麻,加麦芽、化橘皮,继进7剂,诸症悉除。

8. 口腔溃疡

彭氏[277]治愈本病1例,曾屡用滋阴降火之剂未效,症见舌尖和边缘及口腔软腭处有散在2~3 mm的浅表溃疡,色淡微红,伴见心悸失眠,少气懒言,纳少便溏等症。辨证为脾运受损,气血亏耗,方用归脾汤化裁:党参、白术、枣仁、炒二芽、黄芪、当归、山药、广木香、炙甘草、莲子,连进25剂,睡眠好转,诸症缓解,溃疡面渐缩小。继服归脾丸2个多月而愈,随访2年未发。

[按语]

心主血而藏神明,脾主运化而生气血,心脾两虚临床多见心悸、健忘、多梦等心经症状和食少、体倦、便溏等脾经症状。上述验案用归脾汤为主不仅治疗冠心病、心衰、神经衰弱等有良效,而且用于席汉氏病、滑胎、遗精等主属肾经病变者也收良功。因心主血,肾藏精,精血同源;肾为先天之本,有赖后天之本——脾的不断补充,故补益心脾也可治疗肾经之疾病。总之,不论是哪经脏腑有病,只要辨证属心脾两虚证,就可用归脾汤或人参养荣汤治疗。

二、调和肝脾法

[简述]

肝属甲木之脏,性喜条达舒畅;脾为己土之脏,为万物生化之源。肝脾之间,木能疏土,土能养木;木能克土,土能生金,金能制木,二者互相依存,互相制约。这种生克制化功能的失调,即可形成肝脾失调。肝脾失调可见胸胁胀满疼痛,善太息,精神抑郁或性情急躁,纳差食少,腹胀便溏,苔白脉弦等。临床上肝脾失调又有包括木乘土,土侮木,肝病及脾,脾病及肝,肝脾同病,肝脾不和等,因此,调和肝脾的临床适应证非常广泛。调和肝脾的代表方有逍遥散、柴芍六君子汤等。

[临床应用]

1. 病毒性肝炎

调和肝脾法治疗病毒性肝炎疗效确切。戴氏[278]治一例67岁男患者,患乙型肝炎肝硬化已7年余。近年来自觉症状加重，精神较差，时有神倦、疲乏感。就诊时诉午后或餐后腹胀、胁痛，精神倦怠，四肢困乏，大便稀溏，每日1～2次，偶有牙龈出血。查体：肝病面容，形体消瘦，腹壁平坦柔软，肝下缘在肋下2.5 cm，剑下4 cm，质中等硬度，表面光滑，轻度压痛，脾脏可触及，质韧，双下肢不肿。舌淡红，苔薄，脉沉细数。实验室检查：HBsAg（＋）、抗-HBe（＋）、抗-HBc（＋）、ALG：32/35，ALT：48 U/L，AST：34 U/L，总胆红素：21 mmol/L。诊断：慢性乙型病毒性肝炎、肝硬化肝功能代偿期。辨证为脾虚肝郁，痰瘀结聚，拟健脾疏肝，软坚散结法，拟柴芍六君子汤加味。柴胡10 g，白芍12 g，青皮6 g，党参20 g，生炒白术各10 g，茯苓15 g，清半夏12 g，炙甘草6 g，陈皮6 g，丹参15 g，龟板（先煎）15 g，鳖甲（先煎）15 g，藕节15 g，大枣6 g。10剂，每日1剂，水煎服。二诊服前方10剂后体力改善，便质不稀，无牙龈出血，但仍有胁痛、腹胀，舌脉象同前。拟加青皮10 g，陈皮10 g，木瓜15 g，再服10剂。三诊胀痛有所缓解，午后腹胀神倦等症状几近消失，精神状态明显改善，要求制方久服，因此将原方柴胡减量为6 g，丹参10 g，去藕节，加三七粉（冲服）1.5 g。嘱其长期服用。四诊症状基本消失，自觉状态较好，复查肝功正常，B超报道肝脾不大，门静脉略宽。因气温较热，要求以中成药代替汤剂服用。原方去鳖甲、藕节、大枣，加山楂15 g，生黄芪30 g，女贞子12 g，研粉制丸，每次5 g，每日3次，久服，以为善后。田氏[279]认为，对慢性无黄疸型肝炎，偏于舒肝为主者予逍遥汤，舒肝理脾法着重解决自觉症状，同时对肝脾癥积及肝脾虚损等症候也有恢复作用。

2.消化性溃疡

许氏[280]报道213例消化性溃疡，其中脾虚肝郁型120例（占56.34%），用“健脾疏肝方”（党参、茯苓、甘草各12 g，海螵蛸、白芍各9 g，三棱、元胡各6 g）“和胃方”和“健脾Ⅱ号方”等治疗。结果：痊愈69例（57.50%），好转50例（41.67%），无效1例（0.83%），总有效率达98.17%。

3.血吸虫性肝硬化

赵氏[281]报道，晚期血吸虫病肝硬化治疗上有攻补两难的特点，宜用疏肝理脾，化瘀通络法治疗，方用紫欢软肝丸。药用：紫河车粉、党参、黄芪、苍术、合欢花、女贞子、赤芍、甘草、丹参、红花、当归，研为细末，以酒炒柴胡煎汤合蜜为丸。每次服10～15 g，日服2～3次，赵氏认为，上方可改善肝体循环，促进肝脾回缩复软。

4.原发性肝癌

钱氏[282]报道1例本病，辨证为肝气郁滞，脾失健运，治拟疏肝解郁，佐以健运之法。药用：柴胡、枳壳、白术、陈皮、八月扎、佛手片、茯苓、土茯苓、生熟苡仁、合欢皮、生黄芪、皮尾松等，随症加减用药，酌加人参鳖甲煎丸。上方连服9个月，肝区疼痛和腹胀均基本消失，胃纳亦佳，肝脏剑突下由原8 cm缩小至4 cm，AFP由治疗前大于1000 μg/mL转至正常，现已存活3年，病情基本稳定。

5.妇科疾病

何氏[283]报道气滞痛经、月经先期、崩漏、湿热带下各1例。用逍遥汤加减治疗，服药5～10剂，均获痊愈。如案一：气滞痛经，患者24岁，未婚，月经超前10天，量多色紫有块，经前腹痛乳胀，易怒烦躁，舌红，脉弦，以逍遥汤去薄荷，生姜，加香附、元胡、川芎各10 g，木香5 g。进5剂后，经前乳胀腹痛均好转。原方在经期续服5剂而愈。

6.眼科疾病

韦文贵老中医[284],用逍遥汤加减治疗视网膜玻璃体积血、视神经炎,均获良效。治一梁××,女19岁,约10天前下午觉左侧偏头痛和眼眶痛,继而发烧,达38.5 ℃,双下肢疼痛,恶心,数小时后退烧。次晨头痛,左眼视力模糊,雾视,且逐渐加重,看灯光也觉困难,眼科检查左眼左上方视野有光感,前方无光感,诊断为左眼球后视神经炎。给予逍遥汤加味服用半月,视力完全恢复。刘氏[285]以疏肝解郁,健脾益胃法治疗视神经网膜炎18例,方用:当归9 g,白芍9 g,银柴胡9 g,白术9 g,生地12 g,丹皮9 g,山药9 g,云茯9 g,泽泻9 g,枸杞9 g,神曲9 g,磁石30 g,朱砂1.5 g。便秘加番泻叶9 g;孕妇去当归、白芍;腹泻加吴茱萸9 g。服药36~50天(有5例服药半年以上),治愈5例,有效8例,无效5例。

[按语]

脾虚易致肝乘,肝病最易传脾。调和肝脾之法,当遵《金匮要略》"见肝之病,知肝传脾,当先实脾"之旨。临床若见肝虚为主,在"补用酸,助用焦苦"的同时,当"益用甘味之药调之"。因为甘能益脾,调和中气,脾胃俱旺,不仅可以防病邪传变,防止肝来侮之,而且化源渐充,肝虚得养,有助于肝病恢复。调和肝脾之法除了治疗上述几个病种之外,如选方得当,还可应用于其他许多疾病的治疗,如沈氏[286]报道,脾胃与肝病,如见慢性肝炎,方用橘皮枳术丸,四逆散,异功散加茵陈、栀子。眩晕头痛,方用半夏白术天麻汤。中满热胀,鼓胀,水胀,方用中满分消丸。甲状腺功能亢进,甲状腺肿瘤,方用海藻玉壶汤。闭经,方用内经乌贼骨芦茹丸。经行泄泻,方用逍遥散合痛泻要方。妊娠呕吐,方用苏叶黄连汤合橘皮竹茹汤。此均属经验之法。

三、脾肺同治法

[简述]

脾肺同治适于脾肺气虚之证。"脾为生气之源,肺为主气之枢""肺主皮毛,脾主防卫"。脾肺气虚,主要表现为脾失健运,肺失宣降,水津不布,痰湿中阻和卫表不固。症见短气乏力,咳喘痰多稀白,自汗,易于感冒,食欲缺乏,腹胀便溏,舌淡苔白,脉细弱等。治疗代表方如六君子汤、玉屏风散等。

1.慢性气管炎

李氏[287]用健脾化痰汤(党参、白术、茯苓、半夏、艾叶、附片、川朴、甘草)治疗44例脾虚型慢性气管炎,有效率为97.4%。

2.硅沉着病

范氏[288]报道本病51例。Ⅰ期30例,Ⅱ期20例,Ⅲ期1例。病程5~18年。分5型治疗。属脾肺两虚,水湿内停者,以补脾益肺,燥湿化痰治疗。方选参苓白术散、陈夏六君子汤合四苓汤等加减。经治1年后,好转27人,稳定6人,无变化9人,加重9人。

3.迁延性肺炎

赵氏[289]报道22例小儿迁延性肺炎,均经其他方法治疗后热退而咳嗽不消,肺部啰音不吸收。多数有反复再发史,17例的病程大于30天。22例中,肺脾阳虚13例,治以温肺脾,化痰散饮,止咳平喘,投予加味小青龙汤;肺脾阴虚型4例,治拟扶正养阴,润肺化痰法,投予醒脾养肺汤。结果,痊愈20例(住院5~10天),好转2例。

4.肺心病

邓氏[290]用中西医结合方法治疗肺心病31例。其中并发上感31例，心衰20例，房颤3例，肺衰9例。病情危重者配以抗感染、利尿、强心等西药治疗。缓解期以中医治疗为主，共分四型，属脾虚痰湿型，用陈夏六君子汤合导痰汤。结果，除1例肺性脑病死亡之外，其余均好转出院。

5.感冒

方氏[291]用加味玉屏风散预防体弱儿反复呼吸道感染。常患感冒、气管炎、肺炎体弱儿童共32例。药用：生黄芪9 g，白术6 g，防风3 g，陈皮6 g，山药9 g，生牡蛎9 g，研成细末，3 g/次，每日2次，隔日服。服药观察3～5个月，服药期间一直未发病者11例；感冒仅发作一次，较服药前明显减轻者13例；感冒二次，较服药前减少者7例；未坚持服药1例。总有效率为96.9%。提示加味玉屏风散能预防体弱儿呼吸道感染，可能与促进体内IgA升高，增强机体免疫功能有关。

6.盗汗

补脾益肺不仅能治疗自汗，也可治疗盗汗证。如杨氏[292]报道，一患者曾因感冒后服安乃近、对乙酰氨基酚及发汗解表中药，药后遍身自汗出如洗。外感愈后，每夜入睡则汗出，醒后渐收，伴纳少，神疲乏力，畏寒怕冷，舌淡脉微等症。诊为汗后伤阳、卫表不固，治以温阳益气，固表止汗法，方用芪附汤合玉屏风散加减：黄芪30 g，制附子10 g，党参10 g，白术12 g，防风10 g，麻黄根10 g，浮小麦30 g，炙甘草6 g，连服3剂，盗汗大减，饮食亦增，继服5剂痊愈。

7.荨麻疹

陈氏[293]治愈荨麻疹1例。患者全身起片状风疹块60多天，皮色不红，奇痒难忍，困倦乏力，动则心慌气短，面及四肢泛肿，舌淡胖有齿痕，脉虚缓无力。曾用抗过敏药及祛风剂中药，药后即止，停药则发，辨证为气虚，卫外不固，复感风邪，方用四君子汤合玉屏风散加蝉衣、赤芍、白癣皮、桂枝、地肤子，共服药8剂而愈。

8.过敏性鼻炎

张氏[294]用温阳固表法治疗过敏性鼻炎12例，药用黄芪、白术、茯苓、防风、桂枝、白芍、制半夏、细辛、干姜、五味子。结果：治愈4例，显效4例，有效2例，无效1例。

[按语]

气为生命之本，由肺总司。自然界之清气，由肺吸入；水谷之精气，由脾胃化生。脾肺两虚，则外邪易侵、内生痰饮，多患外感和痰饮之证。防虚人外感，多用玉屏风散，痰饮咳喘属脾肺虚弱者多选陈夏六君子汤。然补益脾肺最常用的方剂乃四君子汤，其他补肺汤、六君子汤、参苓白术散等，皆从四君子汤加味而成。四君子汤以党参补脾肺之元气、白术健脾燥湿，茯苓甘淡渗下，甘草补脾益肺。四药组合，不偏寒热，针对脾肺气虚短气懒言，倦怠乏力，纳差便溏，甚为相宜。此方可谓补气之第一名方，临床应用甚为广泛。

四、健脾补肾法

[简述]

肾为先天之本，为元阴元阳之所在，主藏精，主水液；脾为后天之本，为气血生化之源，主司水谷之运化。生理情况下，先后天互相资助，在运化水谷精微，气化水液，温煦脏腑，营养肢体等机能方面起着协同作用，故有“先天生后天，后天养先天”之说。在病理情况下，脾虚久病可及肾，肾虚脾失温煦亦可以导致脾病，而成脾肾气虚或脾肾阳虚之证。治疗时应掌握脾肾虚损的不同程度，紧扣以后天充养先天的道理，代表方如大补元煎、实脾饮、附桂理中汤等。

[临床应用]

1. 慢性肾炎

黄氏等[295]以培补脾肾法治61例慢性肾炎（药用党参、黄芪、白术、当归身、杞子、杜仲、丹皮、泽泻），结合益气利尿等法。痊愈23例(37.7%)，好转23例(37.7%)，无效15例(24.46%)，总有效率达75.5%。黄氏认为，脾肾之虚为慢性肾炎之本，治疗的基本原则是补益脾肾。江氏[296]认为慢性肾炎之治则以扶正为本，祛邪为标。药用：益智仁、骨碎补、枳实、川断、白术、女贞子、淮山药、桑螵蛸。水肿甚时选加防已、木瓜、大腹皮、茯苓皮等。方中益智仁入脾肾二经，补命火而生脾土；白术健脾利湿，合川断治疗腰痛有良效；淮山入脾肺肾三经，诸药合用有扶正之功。适于慢性肾炎的各个阶段。

2. 尿毒症

时氏[297]将53例慢性肾衰竭分四型，其中脾肾气阳虚11例，用补益脾肾法治疗，方用补中益气汤、保元煎、附子理中汤、真武汤加参芪等；脾肾气阴虚31例，以益气滋阴法治疗，方用大补元煎、参芪地黄汤、生脉散等。病重者加用西药对症处理。结果：显效7例，好转13例，无效21例，死亡12例，总有效率为50.9%。

3. 肾盂肾炎

金氏[298]报道本病74例，属脾肾气虚，湿滞不化型5例，治以健脾益肾，补气化湿，方以四君子汤合防已黄芪汤加减。药用：炒党参、黄芪、防风、防已、炒白术、山药、生苡米、狗脊、川断、茯苓、泽泻、苏木、红藤、败酱草等。属脾肾阳虚，气化不利型2例，方用真武汤合右归饮加减：制附片、川桂枝、熟地、党参、炒白术、巴戟天、仙灵脾、鹿角胶、菟丝子、茯苓、车前了。结果：治愈率为74.3%，总有效率90.5%。

4. 遗尿

闵氏[299]治疗遗尿症34例，药用：桑葚子、炒白术、茯苓、白芍、甘草梢各15 g，每日1剂，连服5～10剂。结果：34例均获治愈，12例服5剂痊愈，18例服10剂痊愈，4例服20剂痊愈。闵氏认为，遗尿乃是脾肾气虚，膀胱不约所致。该方重在健脾益肾以治遗尿。

5. 乳糜尿

沈氏[300]治疗本病20例，药用：炙黄芪、川断、寄生各15 g，党参、当归、白芍各10 g。结果：显效15例，好转3例，无效2例。张氏报道[301]，一患者乳糜尿迁延十余载不愈，近日病情增剧，又素患消化性溃疡及胃扩张症，胃痛时作，谷纳衰少，便溏，四肢清冷，自觉憎寒殊甚，伴耳鸣、心悸、寐少，舌边有齿痕，脉细濡。辨证为少火不足，土德不健，营气阴阳俱虚。治以培补脾肾。药用：补骨脂、煨益智仁、淮山药、白芍（与吴萸1.5 g同炒）、云苓、广木香、广陈皮、炙甘草、春砂仁、香砂六君子丸15 g（包煎）。上药服至7剂，小溲已清澈。复诊以调治胃脘痛为主。

6. 慢性前列腺炎

袁氏[302]治疗慢性前列腺炎共360例，在西药治疗的同时，给予中药，共分四型。属肾虚型者(多为西医之萎缩型，表现腺体缩小，无分泌或分泌很少，性功能差，或无性功能)。药用：仙灵脾15 g，巴戟天15 g，菟丝子15 g，仙茅根10 g、女贞子10 g、黄芪20 g，党参20 g，当归10 g，甘草6 g。结果，治愈率为75.2%。

7. 阵发性睡眠性血红蛋白尿

张氏[303]治疗1例本病，辨证为脾肾阳虚，气血两虚，治以补肾健脾，益气养血法。药用：老山参、熟地、白芍、鹿茸、仙灵脾、黄芪、白术、当归、川芎、茯苓、枸杞子、天冬、陈皮、炙草，制成蜜丸。服药18个月后，血色素由30%升至80%；血小板、白细胞数分别从2.5万/mL、2900/mL升至正常范围，酸溶血试验转为阴性。

8. 糖尿病

李氏[304]将糖尿病治疗分为八法。健脾益肾法适用于三多症状不明显者。举验案：田××，男性，42岁，血糖120 mg/dL，尿糖(＋＋＋＋)，症见腰困肢冷，气短懒言，身体倦怠，腹胀便溏，伴水肿，舌质淡、苔白润，脉沉细。药用：淮山药、黄芪、扁豆各30 g，党参15 g，白术、葛根各12 g，菟丝子20 g，炙草9 g。用药72剂，血糖、尿糖复常。

9. 虚损型克山病

刘氏[229]治疗虚损型克山病，症见心悸少气，头眩倦怠，四肢麻木，下肢水肿，小便不利，脉沉溺，沉迟、涩结者，治以温肾健脾逐水法：药用：淡附子6 g，茯苓12 g，桂枝6 g，焦白术9 g，汉防己9 g，白芍6 g，通草6 g，椒目6 g，生姜3片。

10. 癌症

中医研究院广安门医院胃癌研究协组[305]治疗Ⅲ期胃癌73例，在化疗的基础上，以中药脾肾方调理治其本，药用：党参、白术、茯苓、广木香、砂仁、炒陈皮、薏苡仁、六曲、鸡内金、枸杞子、女贞子、菟丝子、破故纸等。结果：在化疗配合脾肾方为主的43例中，其5年生存率为53.8%，化疗配合其他辨证方药为主治疗的24例中，5年生存率为45%。作者认为：调理脾肾对促进骨髓的造血功能、激发机体的免疫功能和提高化疗药物的抑癌作用等方面均有一定的影响。陈氏等[306]报道92例肺癌，在化疗或放疗的同时，以扶正中药抑制化疗的副作用，取得满意效果。辨证分为三型：化疗间出现气血损伤，脾胃不和者，以健脾益肾、补气养血、和胃降逆法治疗。药用：党参、黄芪、当归、白术、茯苓、甘草、女贞子、补骨脂、野荞麦根、陈皮等。对脾胃不和、肝肾损伤者，以益气健脾，和胃降逆，补养肝肾法治疗。药用：党参、黄芪、白术、茯苓、陈皮、女贞子、补骨脂、生姜、大枣等。结果显示扶正为主治疗后绝大部分患者无明显的消化道反应。对白细胞、血色素、血小板改善的有效率分别达97%、83%、97%。陈氏等认为：健脾和胃，补益肝肾等扶正治疗，不仅能预防放疗、化疗的毒性反应，而且对造血系统有明显的保护作用，并能提高机体免疫能力。庞氏[87]治疗1例子宫颈癌。曾经放射治疗，但1年后又复发。症见阴道常有不规则流血，伴臭气，时下白带，低热，精神不振，消瘦。药用：党参、黄芪、当归身、白芍、生熟地、鹿角霜、紫石英、炒阿胶、巴戟天、菟丝子等。治疗后一般情况改进，体重增加，症状消失。

11. 哮喘

徐氏[307]治疗哮喘60例，其中阴阳两虚型35例，偏于阳虚者26例，均用培补脾肾法治疗。常用药物：人参、党参、太子参、黄芪、山药、白术、紫河车、菟丝子、补骨脂、仙茅、仙灵脾、杜仲、川断、狗脊等，显效 15 例，好转 37 例，无效 8 例，总有效率 86％。

12. 肺结核咯血

陈泽芳[308]老中医治疗 1 例肺痨咯血。患者两肺浸润型肺结核已久，虚体虚羸，咯血痰，色清痰稀，动则气促心悸，神疲懒言，腰膝酸软，举步艰难，四肢清冷，面色萎黄，食欲极差，尿清便溏，舌淡苔白，脉沉迟弱。辨证为脾肾阳虚，气寒咯血，拟温肾理中，益气止血法。药用：附片 9 g(先煎)，党参、白术各 15 g，甘草、三七(冲)各 6 g，炮姜 5 g，柏叶炭30 g，久煎，少量频服。2 剂后，咯血咳痰明显减轻，余症稍好，原方加砂仁 6 g。再进 2 剂，痰血净，大便实，胃纳增，乃易双补脾肾气血方缓图治本。

13. 再生障碍性贫血

吴氏等[309]用健脾温肾法治疗 25 例再生障碍性贫血，基本方：人参(或党参)、白术、甘草、陈皮、熟地、肉桂、补骨脂、鹿角、黄芪、阿胶。分甲、乙两组，甲组 12 例：临床表现为亚急性，贫血严重，出血多，感染重。采用健脾温肾法加输血治疗。乙组 13 例：临床表现为慢性，中等或轻度贫血，出血少，单用健脾温肾法治疗。结果：甲组 12 例中，明显进步 3 例，稳定者 2 例，无效 7 例；乙组 13 例中，缓解 1 例，明显进步 3 例，稳定者 8 例，无效 1 例。总有效率为 62％。梁氏等[310]治疗本病 18 例，其中原发性 10 例，继发性 8 例。计分三型，均用健脾补肾，益气养血法治疗。方用加味参芪仙补汤(基本方用：人参、黄芪、甘草、补骨脂、仙灵脾、枸杞子、菟丝子、生熟地、当归、鸡血藤)随症加减。结果：治愈 1 例，临床缓解 11 例，显效 5 例，无效 1 例。

14. 重症肌无力

李氏[311]用培补脾肾法治疗 250 例本病。药用：人参、黄芪、黄精、女贞子、麦冬、白芍、仙灵脾、锁阳、附片等。总有效率 95％，作者认为培补脾肾有增加 T 细胞数值，促进抗体形成作用，随着免疫指标的调整，临床症状也随之改善和缓解。

15. 发作性睡眠

杨氏[312]治疗一中年男性头痛头晕 8 年，记忆力差，精神萎靡，嗜睡近来加重，工作时亦即入睡，每日必发 1～2 次，每次半小时至 1 小时。诊断为“发作性睡眠”“猝倒症”。中医辨证为肾阳虚衰，治以温肾扶脾法。药用：附块、肉桂、干姜、党参、白术、鹿角霜、云苓、苡仁、吴萸、枸杞、杜仲各 10 g。加减服药 28 剂，症状消除，恢复工作，随访半年无复发。

16. 妇科疾病

郑氏[313]治疗 1 例月经先期，患者婚后月经逐月赶前，经来量少，小腹冷痛，婚后 2 年未孕。素纳呆食少，腰痛腿酸，面色㿠白，舌质淡、脉沉细弱。治以健脾温肾，补气养血法。药用：生黄芪、熟地、菟丝子、当归、白芍、党参、炒白术、云苓、川断、川芎、炒杜仲、陈皮。加减服药 40 剂，月经正常，相继怀孕。胡氏[314]用中药周期调理治疗闭经，取得较好疗效。方法：第一、二周，滋肾健脾为主：党参、女贞子、白芍各 15 g，菟丝子、首乌各 20 g，枸杞、白术、川断、麦冬各 12 g，五味子 10 g。第三周，补肾健脾益气为主：党参、白芍各 15 g，菟丝子、首乌各 20 g，川断、锁阳、白术、麦冬各 12 g，五味子、淫羊藿各 10 g。第四周，益气养血、活血为主：党参、白术、牛膝各 20 g，当归、益母草、白芍各 15 g，熟地 20 g，川芎、枳壳 10 g。单氏[315]治疗 1 例老年经水复行，辨证为肝脾肾虚、冲任失固。治以滋肝肾、补脾气、复冲任之法，自拟安老汤，药用：党参、黄芪、白术、当归、熟地、阿胶、山萸肉、芥穗、木耳炭、贯众炭、香附、甘草。药后经水停止。胡氏[316]治疗1例左卵巢肿瘤患者，肿瘤与横结肠、直肠粘连，行肿瘤及子宫切除，术中肿瘤破裂，见腹水3000 mL，转行^{60}Co及噻替派治疗。1个月来精神日益不支，食欲减退，大便溏泄，白带稀白如水，左少腹瘕块时时鼓起胀痛。舌苔薄腻，脉沉细无力。诊为带下瘕聚症，治及温补脾肾，破气散瘕法。药用：肉桂、乌药、甘草各4.5 g，青皮6 g，黄芪、党参、白术、茯苓、橘核各9 g。7剂后带下瘕聚皆止，腑行正常，面容转佳，食欲增馨，继以补火温经固肾方药善后。郑氏[313]治疗1例妊娠尿闭，患者怀孕7个月，旬日前因伤食腹泻，近3天少腹重坠，小溲不通，唯以导尿解其苦，语声低微，舌淡苔白，脉滑稍数。4年前曾患子宫脱出。治以补中益气，兼温肾行气，宣通上下法。药用：黄芪、党参、白术、桑寄生、当归、车前子、苦桔梗、云苓、柴胡、炒枳壳、陈皮、葱白（带须）水煎服。另以葱白、生姜，捣烂热敷脐上，2剂而愈。上海市第二妇婴保健院中医科[317]以补益脾肾，益气摄血法治疗先兆流产78例。药用：炙黄芪、党参、炒白术、炒菟丝子、炒杜仲、川断肉、茯苓、当归身、生熟地炭、炒白芍、蒲黄、蛤粉、炒阿胶珠、煅苧麻根。结果，治愈71例，疗效达90%以上。

［按语］

脾肾双补适于许多慢性虚损性疾病，如张氏[318]在《论景岳补肾十三法》一文中指出：大补元煎主治脾肾两虚，中气不足，面黄体瘦，精神疲倦，自汗短气，头眩心悸，耳鸣耳聋，腰酸腿软，梦遗滑精，小便失禁，或滑泻脱肛，或妊娠转胞等。如元阳不足，寒重加肉桂、附子温补阳气；如脾土虚寒加白术、炮姜温中健脾；如中气下陷加黄芪、升麻补气升提；如滑泻脱肛加五味子、破故纸收涩止泻。可见本法应用得当，对许多慢性虚损类疾病，每起沉疴，效如桴鼓。

参考文献

[1]吕维柏.祖国医学体系中独特的一环——调理脾胃.中医杂志，1959，1:7.

[2]张海峰，徐复霖.脾胃学说临证心得.江西人民出版社，1979.

[3]廖家兴.中医脾胃学说的临床应用.江西医药，1980，1:4.

[4]黄柄山.脾虚实质的探讨（附1000例临床病例分析）.上海中医药杂志，1981，6:28.

[5]江苏新医学院中西医结合研究组.47例“脾虚泄泻”的临床分析.内部资料，1978.

[6]南京医学院.对中药“脾”本质的研究探讨——95例脾虚泄泻研究分析.新医药学杂志，1979，3:1.

[7]见[2]第130页.

[8]虞佩兰.35例小儿慢性腹泻的疗效分析.中医杂志，1963，2:1.

[9]广州部队157医院.50例小儿泄泻辨证施治临床疗效观察.内部资料，1977.

[10]徐迪山.中医治疗婴儿脾虚泄泻的临床观察及对小肠吸收功能的影响.中医杂志，1982，5:32.

[11]北京市中药学会.关于痢疾的讨论.中医杂志，1955，8:13.

[12]广州中医学院第六期西学中班高州实习组.409例四病脾虚调查分析及171例脾虚治验疗效分析报道.内部资料,1977.

[13]康良石.二鸡汤为主治疗慢性结肠炎疾患引起泄泻40例的疗效观察.福建中医药,1965,3:17.

[14]谢德普.辨证分型治疗44例溃疡性结肠炎.上海中医药杂志,1981,2:4.

[15]奚彩昆.中西医结合治疗慢性非特异性溃疡性结肠炎24例疗效观察.中医杂志,1982,3:25.

[16]江杨清.学习名老中医张泽生调理脾胃学术经验.新中医,1981,11:4.

[17]许鑫梅.治疗消化性溃疡病213例临床观察.新中医,1983,10:30.

[18]上海市卫生局.中医研究工作资料汇编.第一辑.上海:科技卫生出版社,1959:30.

[19]刘宗敏.肠胃脂肪病.上海中医药杂志,1981,5:13.

[20]严菱舟.从消渴症谈到中药学对糖尿病的认识和处理.中医杂志,1955,2:12.

[21]孙隆生.四君子汤加味治疗周期性麻痹.浙江中医杂志,1980,2:61.

[22]蔡抗四.重症肌无力症治验.新中医,1983,9:21.

[23]王永安.解痉汤治疗面肌抽搐41例报道.山东中医杂志,1982,1:19.

[24]方青娥.补气法临床治验.陕西中医,1981,2:29.

[25]徐永庭.治愈1例“伊红细胞增多症”.江西中医药,1980,1:42.

[26]茹十眉.扶正祛邪法治疗慢性淋巴细胞性白血病1例.上海中医药杂志,1982,11:12.

[27]熊家平.补益脾气治疗30例慢性白细胞减少症疗效分析.浙江中医杂志,1982,2:91.

[28]姚善谦.急性粒细胞性白血病已存活11年以上一例报道.中华内科杂志,1983,6:351.

[29]袁熙骏.陈源生治带验案四例.山东中医杂志,1982,5:296.

[30]王少华.脾胃学说在妇科领域中的应用.辽宁中医,1982,4:16.

[31]范华光.生白术治疗妇科手术后便秘50例分析.新医药学杂志,1979,6:27.

[32]李元聪.调理脏腑在口腔常见病中的应用.辽宁中医杂志,1982,6:19.

[33]见[18]第115页.

[34]欧阳琦.中医治疗痢疾的几个原则.中医杂志,1959,5:24.

[35]刘金渊.补中益气汤验案.浙江中医学院学报,1982,5:53.

[36]孙光远.脾胃学说与临床应用.新中医,1982,10:46.

[37]谭道彩.试用补中益气汤治疗早期放射性直肠炎的临床观察.中山医学院论文集,第16集,1963.

[38]武汉医学院附二院.补中益气汤加减合并割治疗法对放射性直肠炎疗效观察(80例疗效分析).武汉医学院学报,1977,6:11.

[39]郭寿彭.补气法临床应用体会.陕西新医药,1976,3:47.

[40]陈子德.慢性肝炎辨证分型的探讨.江苏医药(中医分册),1979,1:1.

[41]金守强.伍云泉用补中益气汤治验医案二则.中医杂志,1982,5:18.

[42]施明山.补中益气汤治疗虚秘.浙江中医杂志,1982,5:362.

[43]山东中医研究所.中药治疗重症肌无力 41 例疗效分析.中华内科杂志,1977,1:17.

[44]戴会禧.用补气法的临证一得.辽宁中医,1979,1:20～22.

[45]李庚和.脾肾学说对重症肌无力的探讨.浙江中医杂志,1982,2:91.

[46]朱国城.补中益气汤治疗原发性低血压.福建中医药,1982,6:38.

[47]程尚述.升阳益胃汤治疗荨麻疹 34 例.江苏中医杂志,1982,3:26.

[48]赵国仁.慢性牙周炎的辨证施治.浙江中医杂志,1982,5:367.

[49]肖振辉.补中益气汤治疗白塞氏综合征.浙江中医杂志,1982,5:347.

[50]夏本经.补中益气汤治疗乳糜尿 16 例临床观察.广东医学(祖国医学版),1966,2:26～37.

[51]李有文.慢性前列腺炎 2 例.中医杂志,1982,2:43.

[52]叶益丰.临证治误医患四则.新中医,1988,7:17.

[53]沈敏南.气虚血瘀症的临床体会.上海中医药杂志,1984,1:22.

[54]刘有元.补中益气汤验案.浙江中医学院学报,1982,5:53.

[55]刘丕祖.补中益气汤治疗损伤性癃闭.浙江中医学院学报,1982,5:34.

[56]魏长春.调理脾胃法及其临床运用体会.辽宁中医,1982,2:8.

[57]常振声.补中益气汤合白术散治愈羊水过多 2 例报道.山东中医杂志,1982,2:86.

[58]张浩良.补中益气汤研究进展.中医杂志,1980,6:75.

[59]邹志生.中草药治疗胃下垂 108 例疗效观察.新医学,1976,6:276.

[60]贝润浦.姜春华教授调治脾胃的学术经验.新中医,1983,10:10.

[61]黄柄山.脾胃病的治疗.浙江中医学院学报,1982,5:28.

[62]黄锐尚.脾胃学说治疗机理及临床应用.内部资料,1976.

[63]见[2]第 140 页.

[64]张有生.中医治疗小儿脱肛的初步介绍.辽宁中医,1973,1～2 期合刊:34.

[65]张浩良.补中益气汤的临床运用.广东医学(祖国医学版),1965,6:22.

[66]贵州省中医研究所.贵州中草药验方选.贵阳:贵州人民出版社,1974:212.

[67]惠广喜.黄芪建中汤加味治疗溃疡病 43 例.广西中医药,1981,4:45.

[68]陈树森.黄芪建中汤治疗溃疡病 72 例小结.湖北中医药杂志,1982,3:20.

[69]曾立昆.小建中汤治疗胃痛的初步体会.广东医学,1965,6:17.

[70]刘少轩.小建中汤加黄芪治疗麻疹后腹痛.浙江中医杂志,1966,1:23.

[71]熊东明.小建中汤新解.新医学,1975,12:592.

[72]沈士荫.药物性白细胞减少症 2 例.江苏中医杂志,1982,1:27.

[73]王大增.随师临床中的一些体会.上海中医药杂志,1965,4:12.

[74]今西伊一郎.汉方处方解说.郭铭信译.见:重庆市中医研究所.中西医结合论文集,1980,2:271.

[75]赵守真.我对甘温除热在临床应用的体会.广东中医,1963,5:13.

[76]林宗广.低热的辨证施治初步研究——附68例临床分析.中医杂志,1965,4:1.

[77]沈群.不明原因低热75例调查报道(祖国医学分型施治的初步探讨).上海中医药杂志,1965,10:10.

[78]王少椒.对“虚热”的临床观察和病机初探.上海中医药杂志,1964,12:1.

[79]周光华.也论甘温除热.成都中医学院学报,1982,3:31.

[80]刘光宪.刘炳凡临证秘诀.长沙:湖南科技出出版社,2004:89.

[81]谭日强.再生障碍性贫血29例疗效观察.中医杂志,1982,9:28.

[82]冷方南.“再障”治疗点滴.贵州医药,1981,4:53.

[83]许家辉.中西医结合治疗再生性贫血23例临床观察.江西中医药,1981,1:26.

[84]“健血冲剂”科研协作组.健血冲剂治疗白细胞减少症临床疗效总结(181例报道).中华血液学杂志,1983,2:69.

[85]王国三.益气养血治疗高血压病疗效观察.黑龙江中医药,1982,4:18.

[86]童玉辉.中西医结合治疗希汉氏综合征12例疗效观察.云南中医杂志,1982,4:1.

[87]庞泮池.中医中药治疗癌症的线索.见[18]第10页.

[88]张羹梅.中医中药治疗200例消化性溃疡初步报道.上海中医药杂志,1964,1:38.

[89]何绍奇.血证医案三则.湖北中医杂志,1982,3:13.

[90]丁甘仁.丁甘仁医案.上海:上海科技出版社,1960:138.

[91]沈洪云.从脾胃论治肺结核病的体会.江苏中医杂志,1982,3:16.

[92]王冠庭.中西医结合治疗血吸虫性肝硬化1例.上海中医药杂志,1981,1:30.

[93]王永安.原发性血小板减少性紫癜治验.山东医药,1980,1:37.

[94]姚秀清.归脾汤加减治疗原发性血小板减少性紫癜10例临床体会.吉林医学,1981,4:41.

[95]屠伯言.特发性血小板减小性紫癜60例证治探讨.云南中医杂志,1983,3:11.

[96]孙煦初.70例崩漏(机能性子宫出血)的治疗小结.中医杂志,1959,1:57.

[97]唐吉父.中医中药治疗功能性子宫出血80例病案分析.中医杂志,1960,2:39.

[98]甘均权.黄土汤治验二则.广西中医药,1980,1:31.

[99]陈贵延.老年病的防治与研究.中西医结合杂志,1983,4:245.

[100]陈可冀.论我国早期老年病学专著《养老奉亲书》.中西医结合防治老年病资料(中医研究院西苑医院),1982:3.

[101]林乾良.养生寿老集.上海科技出版社,1982:6～8,122.

[102]索延昌.虚证论.太原:山西人民出版社,1982:82.

[103]汤一新.小儿疳脾阴不足证治心得.陕西中医,1981,5:4.

[104]谢海洲等.扶正培本五法.辽宁中医杂志,1982,3:1.

[105]查守之.慢性泄泻脾阴不足的临床见解.浙江中医杂志,1982,8:384.

[106]陈继明.漫谈肝硬化腹水证治.中医杂志,1982,12:890.

[107]广西僮族自治区中医药研究所.中西医结合治疗20例硅肺病.见全国中西医结合研究工作经验交流会议资料选编.北京:人民卫生出版社,1961:106.

[108]黄星垣.中医治疗肾盂肾炎178例研究报道.见中西医结合论文集.重庆:重庆市中医研究所,1980,2:59.

[109]张震.自主神经功能紊乱之辨证论治.云南中医杂志,1982,2:9.

[110]田维君.脾阴虚浅论.新中医,1983,7:1.

[111]王正公.亡津采用口腔补液法.浙江中医杂志 1981,7:305.

[112]上海中医学院:近代中医流派经验选集.上海:上海科技出版社,1962:180.

[113]许艺泉.治疗脾胃病的经验体会.浙江中医杂志,1982,5:350.

[114]张继泽.张泽生治疗萎缩性胃炎的经验.中医杂志,1982,8:13.

[115]徐平."胃安"治疗萎缩性胃炎276例疗效观察.江苏中医杂志,1982,1:22.

[116]徐州医学院附属医院中西医结合消化组.胃安丸治疗慢性萎缩性胃炎110例疗效观察.中医杂志,1982,2:30.

[117]彭汉光.谈谈补虚治痛.中医杂志,1982,4:55.

[118]李寿龄.干祖望运用调理脾胃法治疗耳鼻咽喉疾病的经验.浙江中医杂志,1982,5:208.

[119]吴伯平.口眼干燥和关节炎综合征1例治验.新医药学杂志,1979,4:39.

[120]张炳厚.辨证治疗心律失常.浙江中医杂志,1980,6:274.

[121]江育仁.消化性溃疡的中药治疗.中医杂志,1955,4:22.

[122]万兰青.伤寒医案九则.江西中医药,1980,4:23.

[123]丁大洪.十二指肠球部溃疡出血的中医治疗.江苏中医杂志,1962,2:20.

[124]秦小珩.秦伯未治疗泄泻的经验.中医杂志,1982,3:16.

[125]李树毅.元气与阴火关系初探.浙江中医学院学报,1982,5:25.

[126]陈克明.健脾温中治疗局限性肠炎.江苏中医杂志,1982,4:28.

[127]北京市中医学会.关于痢疾的讨论.中医杂志,1965,8:18.

[128]福建莆田医科所.医案选编.第一集,施启谟医案.上海:上海人民出版社,1977:24.

[129]谢俊明.袁文斐医案.江西医药,1964,3:149.

[130]张秀霞.理中汤新解.新医学,1976,10:49.

[131]李树毅.以附片为主的升阳健脾法治疗胃下垂32例小结.浙江中医杂志,1982,2:90.

[132]王玉铃.中医治疗肠梗阻病例的探讨.江苏中医,1960,1:33.

[133]童少伯.以脾肾为主治疗慢性肾小球肾炎的探讨.上海中医药杂志,1960,1:10.

[134]董策波.痿躄治验.新中医,1983,9:19.

[135]中医研究院附属医院.中医治疗痛经50例的初步观察.中医研究院资料汇刊.第一辑.北京:科学技术出版社,1959:77.

[136]朱颜.甘草干姜汤治疗寒证34例报道.中医杂志,1965,11:6.

[137]胡文宝.理中汤治疗四肢麻木.山东中医杂志,1982,4:233.

[138]孙汉忠."口甘"证治一得.湖北中医杂志,1982,6:50.

[139]万德成.通过临床实习对中医"辨证施治"的体会.哈尔滨中医,1961,1:82.

[140]周鸣歧.辨证分型治疗妊娠恶阻.上海中医药杂志,1964,9:20.

[141]尤松鑫.淡淡辨证论治的临床应用.江苏中医杂志,1979,1:4.

[142]林平青.风病与风药.中医杂志,1959,1:14.

[143]王与贤.异病同治医案二则.广西中医药,1981,4:10.

[144]黄书球.益气活血法治疗十二指肠球部溃疡.中医杂志,1982,10:34.

[145]于惠钦.益气活血法改善慢性肝炎及肝硬变血清蛋白电泳异常的初步观察.中医杂志,1982,1:43.

[146]钱立平.200例急性心肌梗死舌象观察与辨证施治.中西医结合杂志,1983,2:85.

[147]罗日永.钟耀奎老中医治疗胶原性疾病的体会.新中医,1983,10:13.

[148]李玉华.活血化瘀法异病同治五则.云南中医杂志,1982,4:7.

[149]李炳文.赵金锋老师运用脾胃学说治疗慢性肾功能衰竭的经验.浙江中医学院学报,1982,5:39.

[150]高文武.补阳还五汤加味治疗坐骨神经痛100例.广西中医药,1980,2:6.

[151]翁维良.辨证治疗无脉症9例报道.浙江中医杂志,1982,2:81.

[152]胡婉英.心律失常的探讨.浙江中医杂志,1981,2:62.

[153]赵琨.中西医结合治疗脑血管意外临床经验.云南中医杂志,1982,2:13.

[154]见[80]第97页.

[155]杨国忠.疮疡补托法在临床上的应用.四川中医,1982(创刊号):59.

[156]余家琦.以托毒生肌法为主治疗尿瘘.浙江中医杂志,1980,4:176.

[157]牟重临.补中益气汤在外科的应用.浙江中医杂志,1980,3:137.

[158]上海中医学院.中医儿科学.上海:上海人民出版社,1975:82.

[159]北京中医学会.夏令急性吐泻症.中医杂志,1955,7:15.

[160]蔡德培.湿阻盗汗3例治验.中医杂志,1982,3:38.

[161]周长法.多寐治验两则.湖北中医杂志,1982,6:51.

[162]梁国卿.肥胖病治验.辽宁中医杂志,1979,6:5.

[163]陈治水.茵陈平胃汤治疗急性黄疸型肝炎1000例.中医杂志,1988:29,9:33.

[164]见[74]第297页.

[165]上海中医学院.中医内科学.上海:上海人民出版社,1972:224,231.

[166]戴立权.六和汤临证一得.湖北中医杂志,1982,1:19.

[167]郝政华.砂仁苍术车前子散治疗婴儿单纯性消化不良.中西医结合杂志,1982,2:191.

[168]王大增.随师临诊中的一些体会.上海中医药,1965,4:12.

[169]丁光迪.用升阳法治疗晨泄.中医杂志,1982,10:22.

[170]林树芳.升阳除湿防风汤加味治疗肠炎菌痢的体会.广西中医药,1980,3:12.

[171]刘光志.尿石症治疗体会.云南中医杂志,1982,2:18.

[172]权依经.古方新用.甘肃人民出版社,1981.

[173]王琦.经方应用.银川:宁夏人民出版社,1981.

[174]王正芳.眩晕治疗四法.云南中医杂志,1982,3:10.

[175]徐阴庭.五苓散、五皮饮加减治疗小儿水肿1例.上海中医药,1964,3:17.

[176]陈美风.五苓散治疗子宫术后小便不通.浙江中医杂志,1963,7:13.

[177]刘茂甫.春泽汤加味治愈术后膀胱麻痹一例,江西医药,1964,6:207.

[178]吴少怀医案整理组.吴少怀医案.山东人民出版社,1978:140.

[179]李克绍.伤寒解惑论.山东科技出版社,1978:126.

[180]黄可成.胃苓汤应用举隅.浙江中医杂志,1982,2:94.

[181]薛瑞新.重症治验.新中医,1976,6:58.

[182]南京市秦淮医院中医科.苓桂术甘汤加味治疗脑积水.江苏医药(中医分册),1978,1:64.

[183]秦正生.中医儿科对治疗解颅的临床体会.辽宁中医杂志,1982,8:10.

[184]张帮燊.从治疗美尼尔氏病体会中西医结合.见[74]第192页.

[185]赵人和.健脾燥湿法治愈脂膜炎一例.中医杂志,1982,2:36.

[186]韩德伍.国内肝炎药物研究的若干动态.医卫通讯,1977,2:33

[187]张荣里.中医治疗373例小儿病毒性肝炎部分小结.见:中医研究院西苑医院图书情报资料案编.中医研究院西苑医院第一临床医学研究所年刊,1982:94.

[188]朱大年.健脾化湿治疗新生儿黄疸.辽宁中医杂志,1932,6:31.

[189]培健联合诊所.会诊医案报道.江西中医药,1951,3:209.

[190]杜锦海.健脾清热渗湿法治疗小儿急性肾炎75例疗效观察.福建中医药,1962,4:18.

[191]方大定.女阴溃疡中医辨证施治初步报道.北京市中医学院第一届年会论文摘要汇编,1964:102.

[192]余淦杰.咳嗽证治例案.上海中医药杂志,1964,3:21.

[193]黄曼夷."气喘"的中药治疗.中医杂志,1955,10:12.

[194]沈洪云.从脾胃论治结核病的体会.江苏中医杂志,1982,3:16.

[195]范展仁.中医治疗硅肺病.新中医,1981,2:33.

[196]汪慎之.中医辨证论治疗90例白带初步总结.哈尔滨中医,1961,2:24.

[197]见[2]第73页.

[198]申殷栋.中药治愈1例胃扭转.山东中医学院学报,1981,2:35.

[199]岳美中.水饮呕吐一例.江苏医药(中医分册),1979,1:27.

[200]林文增.苓桂术甘汤治疗痰饮的体会.浙江中医杂志,1964,2:15.

[201]邹维德.苓桂术甘汤治疗咳而遗尿症.上海中医药杂志,1963,9:22.

[202]广州中医学院《新中医》编辑室.古人杰出医案.见:老中医医案医话选,1979:56.

[203]刘渡舟.水气上冲证与苓桂剂类临床使用.见:高德主编.伤寒论方医案选编.长沙:湖南科技出版社,1981:279-280.

[204]胡建华.继承黄文东老师学术经验的初步体会.上海中医杂志,1964,2:1.

[205]陈绍国.腹痛四则.四川中医,1982,创刊号:23.

[206]于立孚.骆虞庭老中医治疗胃脘痛经验.浙江中医学院学报,1982,5:442.

[207]朱伯林.胃脘痛.浙江中医学院学报,1982,5:49.

[208]康子铮.中医治疗工作的初步报道.中医杂志,1955,10:14.

[209]汪慎之.中药复方甘草干姜治疗消化性溃疡31例报道.哈尔滨中医,1961,3:20.

[210]洪天吉.瘀血证治验.福建中医药,1982,1:28.

[211]李墨厢.妊娠恶阻.中医杂志,1955,12:37.

[212]王玉玲.浅谈小儿疳症治验体会.江苏中医杂志,1979,4:23.

[213]张介安.消食散治疗小儿食滞1000例.辽宁中医杂志,1982,8:15.

[214]邓启源.肥儿丸治疗小儿疳积238例.福建中医药,1982,3:17.

[215]王少华.参苓白术散和枳术丸的临床运用.中医杂志,1959,9:55.

[216]张文阁.医案2则.辽宁中医杂志,1982,4:24.

[217]刘景辉.顽固性呕吐治验.上海中医药杂志,1966,4:147.

[218]黄发荣.辨证论治尿毒症101例.浙江中医杂志,1982,3:116.

[219]王敦福.旋复代赭汤的临床应用.江苏中医杂志,1982,1:37.

[220]冯汉龙."眩晕"治案4则.上海中医药杂志,1964,12:13.

[221]罗来成.理中汤的临床应用.江西中医药,1980,4:36.

[222]章叔赓.旋复代赭汤加减治胃扩张2例.上海中医药杂志,1966,2:63.

[223]奚凤霖.黄芪建中汤为主治心律失常.江苏中医杂志,1980,6:15.

[224]张问渠.中医治疗病态窦房结综合征.上海中医药杂志,1981,4:13.

[225]吴涛.补中益气汤治疗心包炎合并胸腔积液.浙江中医杂志,1980,1:41.

[226]何任.中医对心脏病的认识和处理.中医杂志,1955,5:14.

[227]褚玄仁.理中汤的加减应用.江苏中医杂志,1979,1:29.

[228]黑龙江祖国医药研究所冠心病科研组.以益气法为主治疗冠心病心绞痛104例临床观察.黑龙江中医药,1981,3:20.

[229]刘益三.虚损型克山病的中医疗法.哈尔滨中医,1961,8:6.

[230]田令群.中医药对急性传染性肝炎的防治总结.哈尔滨中医,1961,6:5.

[231]周庚生."肝病实脾"的理论在治疗慢性肝炎中的应用.新中医,1981,4:22.

[232]吴子茂.复肝汤治疗慢性肝病血清蛋白异常21例初步观察.山东中医杂志,1982,3:216.

[233]刘浩江.慢性传染性肝炎胁痛、腹胀、食差三症的证治.上海中医药,1965,3:12.

[234]姜春华.肝炎、肝硬化的治疗.中华内科杂志,1983,1:48.

[235]杨寿元.试论中医治疗肝硬化.江苏医药(中医分册),1979,4:4.

[236]虎喜英.中西医结合治疗肝硬化腹水.新中医,1983,10:25.

[237]董襄国.王泰林论治脾胃.浙江中医学院学报,1982,6:12.

[238]魏长春.调理脾胃法及其临床运用体会.辽宁中医杂志,1982,2:1.

[239]潘华信.试论叶天士的“甘味熄风”.浙江中医杂志,1982,2:65.

[240]孟友宝.儿科临证经验点滴.云南中医杂志,1982,5:29.

[241]郁文骏.小儿癫痫.云南中医杂志,1982,4:34.

[242]孙岱宗.眩晕论治.云南中医杂志,1982,3:8.

[243]见[80]第 276～277 页.

[244]上饶地区卫生局.老年慢性气管炎中医分型验证探讨.新医药资料,1973:5.

[245]中医研究院西苑医院.固本丸防治慢性气管炎.赤脚医生杂志,1974,5.

[246]杨锡安.治疗肺气肿十例.浙江中医杂志,1980,3:134.

[247]高铎.肺气肿诊治一得.辽宁中医杂志,1982,2:36.

[248]李协和.中医治疗肺结核病 293 例的初步总结.见:全国中西医结合研究工作经验交流会议资料选编.北京:人民卫生出版社,1961:103.

[249]李聪甫.脾胃病病机之略论。浙江中医学院学报,1982,5:1.

[250]张赞臣.失音辨证施治的探讨,浙江中医杂志,1982,1:42.

[251]胡建华.继承黄文忠老师学术经验的初步体会.上海中医药杂志,1964,27:1.

[252]余瀛鳌.祖国医学对肾炎的认识与治疗.中医杂志,1959,1:20.

[253]钟念文.中西医结合治疗成人原发性肾小球肾病及慢性肾炎肾病型 134 例临床分析.上海中医药杂志,1981,1:12.

[254]韦文贵.中医治疗视网膜脉络膜炎的简要小结.见[135]第 97 页.

[255]柏仲英.中医药治疗中心性视网膜炎 76 例报道.上海中医药杂志,1965,4:30.

[256]柏超然.老年性白内障的早期治疗.浙江中医杂志,1980,2:66.

[257]柏仲英.中医药治疗球后视神经炎 6 例.上海中医药杂志,1964,9:25.

[258]何任.脾胃学说述略.浙江中医学院学报,1982,5:46.

[259]严肃云.补中益气汤治验四则.广西中医药,1981,2:37.

[260]陈绍宗.记秦伯未先生谈临床上的一些问题.福建中医药,1982,2:47.

[261]李杰.温中益阳法临床应用举隅.江苏中医杂志,1985,4:21.

[262]吴荣祖.陈菊仙医师运用补火生土法治疗消化道溃疡经验.云南中药杂志,1992,3:4.

[263]马哲河.补火生土法临证一得.四川中医,1983,3:39.

[264]周静芳.学习黄文东教授运用痛泻要方的经验.上海中医药杂志,1982,4:9.

[265]李振彬.周仲瑛教授治疗肠易激综合征的经验.新中医,1997,29,8:6-7.

[266]陈丁丁.杜克宪老中医“抑肝扶脾”思想初探.湖北中医杂志,2009,7:22-23.

[267]何焕荣.黄一峰老中医对胃肠疾病的治疗经验.新医药学杂志,1959,5:3.

[268]唐祖宣.甘草干姜汤的新用.浙江中医杂志,1982,1:4.

[269]赵守真.甘草干姜汤“异病同治”的体验.广东中医,1962,9:13.

[270]孟端忠.抢救一例心阳虚衰.江苏中医杂志,1979,1:41.

[271]孙秉华.谈脾与脾病.江苏中医杂志,1980,3:25.

[272]张继有.归脾汤对失眠的治疗.中医杂志,1955,2:30.

[273]吴子茂.失眠的证与治.浙江中医杂志,1980,6:280.

[274]李名德.中西药治疗白细胞减少症71例.湖北中医杂志,1982,6:50.

[275]刘雅蓉.席汉氏病治验.湖北中医杂志,1982,5:35.

[276]彭述宪.遗精证治.辽宁中医杂志,1982,3:35.

[277]彭汉光.舌与心脾相关理论之验证.浙江中医杂志,1982,1:27.

[278]戴玉光.戴玉光医案医话集.北京:学苑出版社,2006:67.

[279]田令群.中药对急性传染性肝炎的防治总结.哈尔滨中医,1961,6:5.

[280]许鑫梅.治疗消化性溃疡213例临床观察.新中医,1983,10:30.

[281]赵养生.治疗晚期血吸虫病性肝硬化的体会.江苏中医杂志,1981,2:21.

[282]钱伯文.原发性肝癌的辨证治疗.辽宁中医杂志,1982,2:19.

[283]何同仁.逍遥散治疗妇科病的体会.浙江中医杂志,1982,4:183.

[284]韦文贵.中医治疗视神经炎的疗效总结.见[135]第96页.

[285]刘怀栋.中药治疗视神经网膜炎24例疗效观察.云南中医杂志,1982,3:15.

[286]沈仲理.脾胃学说的理论及其临床意义.浙江中医学院学报,1982,5:10.

[287]李树毅."慢支"与脾虚.福建中医药,1981,5:7.

[288]范展仁.中医治疗硅肺病.新中医,1981,2:33.

[289]赵淑芬.中医治疗迁延性肺炎22例临床报道.中医药学报,1982,1:35.

[290]邓若文.中西医结合治疗31例肺心病.新中医,1982,5:20.

[291]方鹤松.加味玉屏风散预防体弱儿反复呼吸道感染效果观察.中西医结合杂志,1982,1:37.

[292]杨超强.盗汗不尽属阴虚.山东中医杂志,1962,3:162.

[293]陈向海.医案集锦-蓓瘰.陕西中医,1981,2:30.

[294]张思敏.以温阳固表法治疗过敏性鼻炎的初步观察.见[74]第194页.

[295]黄文东.61例慢性肾炎之初步观察.见[18]第45页.

[296]江有源.熊来苏老中医治内科杂症经验.新中医,1983,9:12.

[297]时振声.慢性肾功能衰竭中医治疗的体会——53例临床分析.中西医结合杂志,1983,2:86.

[298]金惠伯.治疗肾盂肾炎74例的临床疗效分析.江苏中医药杂志,1982,3:14.

[299]闵捷.治遗尿验方.新中医,1983,7:43.

[300]沈楚翘.中药治疗乳糜尿20例临床观察.辽宁中医杂志,1979,6:11.

[301]张近三.乳糜尿一例治验.上海中医药杂志,1964,12:226.

[302]袁申.中西医结合治疗慢性前列腺炎——附360例分析.中西医结合杂志,1983,1:34.

[303]张亭栋.中医中药治疗阵发性睡眠性血红蛋白尿1例报道.黑龙江中医药,1982,4:32.

[304]李良.糖尿病治疗八法.新中医,1983,12:1.

[305]中医研究院广安门医院胃癌研究协作组.Ⅲ期胃癌的远期疗效观察和中药扶正方剂的作用探讨,中医杂志,1982,3:21.

[306]陈树森.中西医结合治疗92例肺癌放疗、化疗反应的临床观察.上海中医药杂

志,1981,1:19.

[307]徐光辉.培补脾肾改变哮喘患者体质的疗效观察.上海中医药杂志,1964,10:5.

[308]伍志航.陈泽芳老中医治疗肺痨咯血的经验.浙江中医杂志,1982,1:29.

[309]吴翰香.用健脾温肾法治疗 25 例再生障碍性贫血.上海中医药杂志,1965,12:12.

[310]梁冰.加味参芪仙补汤为主治疗再生障碍性贫血.新中医,1983,12:16.

[311]李庚和.培补脾肾法治疗重症肌无力症免疫学观察.辽宁中医杂志,1982,1:36.

[312]杨金合.发作性睡病一例治验.湖北中医杂志,1983,6:43.

[313]郑长松.健脾温肾法治月经先期及妊娠尿闭.中医杂志,1982,1:19.

[314]胡舜华.中药周期调理闭经的观察.新中医,1983,1:23.

[315]单健民.安老汤治疗老年经水复行 1 例.中医杂志,1982,2:60.

[316]胡安帮.肿瘤用桂十例.浙江中医杂志,1982,2:60.

[317]上海市立第二妇婴保健院中医科.先兆流产.见[18]第 53 页.

[318]张谷才.论景岳补肾十三法.浙江中医杂志,1982,5:199.

下篇·学会学术研究

中国中西医结合学会消化系统疾病专业委员会，于1989年11月于江西省南昌市成立，由国内著名中西医结合消化病专家、北京市中医院危北海教授担任第一届消化专业委员会的主任委员，副主任委员由同济医科大学协和医院陈泽民教授、江西中医学院附属医院龚琼模教授、北京协和医院中医科张育轩教授、上海纺织第二医院林宗广教授4人担任。陈治水主任于1991年宜昌全国第三次中国中西医结合消化会议增补为第一届消化专业委员会的委员兼秘书。1994年，在深圳召开的第六次全国中西医结合消化学术会议上进行了专业委员会换届，危北海教授继续担任第二届消化委员会的主任委员，陈治水主任担任学会的委员兼秘书。1997年张家界第九次全国中西医结合消化学术会议，他与张万岱教授同时被增补为第二届中国中西医结合消化专业委员会副主任委员，并兼任秘书长工作。2004年大连第十六次全国中西医结合消化学术会议专业委员会进行了换届，他当选为第三届中国中西医结合学会消化专业委员会的主任委员，危北海教授、张万岱教授担任名誉主任委员，北京中医医院陈誩教授、中国中医科学院西苑医院唐旭东教授、广州复大肿瘤医院徐克成教授、上海中医药大学附属曙光医院刘成海教授四人当选为副主任委员。2010年苏州第二十二次全国中西医结合消化学术会议学会进行了换届，成立了中国中西医结合学会第四届消化专业委员会，他再次当选为主任委员，本届专业委员会新增上海瑞金医院消化科吴云林教授和浙江中医药大学附属第一医院吕冰教授担任副主任委员，北京中医药大学附属东方医院的李军祥教授当选为秘书长。在24年的学会工作中，他协助危北海教授组织承办了14次全国中西医结合消化学术会议和八次全国中西医结合消化继续教育学习班。1993年主持起草制定了“溃疡性结肠炎中西医结合诊断、辨证和疗效标准”。2001～2003年，协助危北海教授修订或起草制定了消化性溃疡、慢性胃炎、肝硬化、肠易激综合征、溃疡性结肠炎、功能性消化不良6个疾病中西医结合治疗方案(草案)和胃肠疾病中医评分表。2008～2010年,他组织消化专业委员会全体专家对上述6个疾病的治疗方案和胃肠疾病中医评分表进行再次修订,并相继起草了非酒精性脂肪性肝病、肝硬化腹水、急性上消化道出血、胃食管反流病、胆石症、急性胰腺炎、胃癌等7个疾病中西医结合治疗方案(草案)和慢性胃肠病脾胃湿热证中西医结合诊断和疗效判定试行标准。2010年初,中国中西医结合学会将国家中医药管理局下达的制定常见病中西医结合诊疗指南试点任务分配给消化专业委员会,消化专业委员会领受了起草"溃疡性结肠炎中西医结合诊疗指南"的任务。在2010年8月苏州第二十二次全国消化学术会议上,陈治水主任委员组织专业委员会100余位专家对14个诊治方案、1个诊疗指南和1个中医症候评分表进行了认真讨论。根据与会专家讨论的意见,除了完成溃疡性结肠炎中西医结合诊疗指南以外,其他的诊治方案全部改称为中西医结合诊疗共识。在有关厂家企业的大力支持下,专业委员会于2010年10月在四川西昌组织了20余位专家对溃疡性结肠炎等数个疾病的中西医结合诊疗共识进行了认真讨论和修订。2010～2011年中国中西医结合杂志和中国中西医结合消化杂志相继公布了溃疡性结肠炎中西医结合诊疗指南和诊疗共识,并同期公布了胃肠疾病中医症候评分表和肝硬化、肝硬化腹水、功能性消化不良、胃食管反流病、肠易激综合征、非酒精性脂肪肝病、胆石症、急性胰腺炎8个疾病中西医结合诊疗共识。2011年10月消化专业委员会在天津又组织了由本学会部分专家参加,并且邀请了中华医学会消化分会、世界中医药联合会消化分会、中国中西医结合杂志、中国中西医结合消化杂志和现代消化及介入诊疗杂志的知名专家出席,对溃疡病、慢性胃炎两个疾病的中西医结合诊疗共识进行的再次讨论修订。在历时3年对上述共识和诊疗指南的起草讨论和修订中,陈治水主任既为组织者,又亲自参与了对每个疾病诊疗共识的修订工作,其中溃疡性结肠炎和肠易激综合征为他亲自起草。他自担任第三届和第四届全国中西医结合消化专业委员会的主任委员以来,共组织了8次全国中西医结合消化学术会议,并举办了十次全国继续教育学习班。下篇第一章为陈治水主任在2004年敦煌中国中西医结合学会举办的学科发展高峰论坛上的大会报道。第二和第三章是他为中国科协和中国中西医结合学会编写《中西医结合医学科学发展报道》一书撰写的稿件。第四章是他在第四届中国中西医结合消化专业委员会换届会议上作的工作报道。第五至第九章是他为中国中西医结合学会消化系统疾病专业委员会和中华中医药学会起草的溃疡性结肠炎中西医结合诊疗标准、诊治方案以及溃疡性结肠炎中医诊疗指南。第十至十一章为他起草的肠易激综合征中西医结合诊治方案和诊疗共识意见。第十二至十三章为两届学术会议纪要。本篇内容乃是陈治水主任在20余年中任职中国中西医结合消化专业委员会学会工作的真实写照。

第一章　抓住时代赋予的机遇，再塑中西医结合的辉煌

源于几千年来中国医学的积淀和现代医学与科学技术的升华，得益于孕育古老与现代文明的华夏沃土的滋养，中西医结合医学已经为世人所承认、所瞩目，为国人所依赖、所骄傲。作为我们多年从事中西医结合工作的一员，曾自誉自己从事的事业是人类最伟大的事业，之所以伟大，是因为我们在继承着几千年中国文明的文化；之所以伟大，是因为我们正在用古老文明留下的智慧为聪明的现代人解决着病痛。我们也应该感到庆幸，庆幸的是党和政府从来没有像现在这样关心着中西医结合事业，《中华人民共和国中医药条例》明确指出："国家保护、扶持、发展中医药事业，实行中西医并重方针……"，全面发展我国中医药事业，从而从国家法规建设上强调了中西医结合的主要地位。今年，国家总理温家宝同志又提出了"实行中西医结合，发展传统医药学"的指示，一个催人奋进又有着和谐为之相伴的时代为我们从事中西医结合事业的群体搭建了一个属于我们自己又可以充分展示自己的平台。我们理应抓住机遇，迎接挑战，再塑辉煌。

在中华文明史上，许许多多的传统文化曾创造过辉煌，留给人们以启迪，但生命力之短暂只能为后人感叹和欣赏。中医学则不同，它不但有着辉煌的过去，而且至今长盛不衰，保持着强大的生命力。这就在于中医学有着唯物论和辩证法这一坚实的哲学思想的奠基，同时还有一个至关重要的因素，就是她的内涵、她的责任不断地要求自己适应历史的进步，不断去完善和丰富。而西医的精髓在于微观的不断探索，尽管有许多建立在假设基础上的理论，而现代科技的发展总能为其找到合理的解释。所以，历史走到了20世纪中叶，中医的宏观思想和西医微观手段在不断的碰撞、摩擦中达成了共识，实现了双赢，但这种双赢不可能为整个医学界所共有，赢者只能产生于有着先哲智慧又不故步自封，有着百花齐放又不闭关锁国的现代中国。

从我院科室发展的实际就足以说明中西医结合给我们带来的实实在在的发展。我院中医科创建于1982年，之前只有1名老中医，他有着较深的中医功底和丰富的治疗内科疑难杂症的临床经验。科室的几位医生都是经过中医院校系统学习了中医学知识的年轻医师，毕业后均先后在不同的西医科室工作多年，这种优势互补的组合就为中医科的中西医

结合之路打下了较坚实的临床基础,但如何找到中西医结合的切入点和突破口,科室学科带头人陈治水主任经过10多年坚持不懈地努力工作和探索,于1984年围绕着溃疡性结肠炎的临床治疗和基础研究,展开了中西医结合的尝试和攻关。中医对腹泻、痢疾、便血都有着经典的论述,治疗上也是遵循着辨证论治的原则,众多的证型,众多的药物加减使后来的循证医学无法适从。溃疡性结肠炎是一个极难治愈的疾病,在某种特征上与腹泻、痢疾、便血相似。经过大量文献的检索和临床的观察,我们发现溃疡性结肠炎的发病主要与脾胃虚弱、湿热下注肠道、大肠传导失常有关,其本质是脾虚,标证为湿热,兼杂有气滞或血瘀。我们首先从众多的方药中筛选出新的中药组合成"健脾灵",本方有益气健脾、清肠解毒、涩肠止泻、缓急止痛和养血生肌之效。特点为补而不滞,补中有清,涩中有通,对治疗以脾虚为主要病机的慢性溃疡性结肠炎甚为适宜。经多中心、大样本和随机平衡对照观察420余例,治愈率达67.6%,总有效率达96.7%,健脾灵被广大患者誉为"肠病克星"。我们虽然取得了满意的临床疗效,但从中医学的角度去分析总有一种以偏概全的感觉。如何探索中药的药理机理,如何解释面对的一个个疑问,我们只能从现代医学中寻找答案,通过对患者进行免疫指标的观察,证实了健脾灵片治疗后,患者的总E-玫瑰花试验、淋巴细胞转化率较治疗前明显提高,而异常增高的IgM降至正常。经进一步做T淋巴细胞亚群检查表明溃结患者治疗前B淋巴细胞均显著高于健康组($P<0.01$),CD_3和CD_8均明显低于健康组($P<0.01$),CD_4正常。CD_4/CD_8比值明显上升,经健脾灵治疗后,患者的B淋巴细胞明显下降,CD_3和CD_8明显上升,CD_4/CD_8比值恢复正常。提示溃结患者存在有抑制性T细胞功能降低,B淋巴细胞免疫亢进的免疫紊乱现象,而经健脾灵为主治疗后,可以明显纠正上述免疫功能紊乱现象,此项研究结果也证实了中医"脾主防卫"的理论与现代医学免疫功能密切相关。另外,我们通过小白鼠游泳耐力试验表明,健脾灵组较对照组的游泳耗竭时间明显延长($P<0.01$)。结合临床所见,服用健脾灵后病员消瘦、乏力症状明显改善可以证明健脾灵有显著的强壮作用。D-木糖试验结果表明,健脾灵能改善小肠吸收功能,表现为病员食欲增加,血红细胞计数、血红蛋白和血浆白蛋白含量明显上升等。此外,我们还就健脾灵对兔离体肠管的影响作了实验观察,发现给药后兔空肠和回肠蠕动立即减慢,幅度减小,当药液浓度达1%以上时,肠管呈完全松弛状态;该药对氯乙酰胆碱和氯化钡所致离体肠管痉挛也有非常显著的抑制作用。说明健脾灵的缓急止痛、涩肠止泻功能是通过对抗乙酰胆碱M-受体激动作用及对肠管平滑肌的直接抑制作用来实现的。为了更进一步深入掌握健脾灵对溃疡性结肠炎疗效的形态学依据,我们对健脾灵治疗前后的溃疡性结肠炎黏膜病变进行了扫描电镜和透射电镜的观察,不但佐证了健脾灵的疗效,而且对中医健脾益气方药的进一步阐述有了积极的作用。为了探讨溃疡性结肠炎的免疫发病机理和健脾灵作用机理,我们用免疫法成功复制成大鼠溃疡性结肠炎的动物模型。以上的观察和研究都是借助西医和现代科学技术手段对我们所从事的中医工作进行再认识的过程,从中不但找到了规律性的结论,而且为我们今后的中西医结合工作指明了方向。以此为模版,我们对慢性结肠炎及各种慢性腹泻,对风湿类疾病、周围血管病以及脑囊虫病等都进行了中西医结合的系统研究,提高了疗效,取得了成果。近20年来,我科共获得军内外科技成果奖26项,其中《灭囊灵治疗脑囊虫病临床与实验研究》课题2003年获中华中医药学会科技一等奖。发表学术论文560余篇,主编出版《结肠炎与

大肠癌》《中西医结合消化病学》《实用中西医结合老年病学》《中国舌诊大全》等专著多部。中医科从建科时为医院一个不知名的小科室，逐步发展为综合实力较强大的中西医结合重点专科中心，科室于1988年以来被评为医院和四十分部的尖子科室，1993年通过沈阳军区中医肠胃病专科中心评审，2004年被国家中医药管理局评为中西医结合胃肠病重点专科中心，现为中国中西医结合学会消化系统疾病专业委员会挂靠单位，2005年被评为全军中医药工作先进科室。从我们的成果中可以清晰地看出，如果没有成功的西医及现代技术手段的介入，我们的工作仍然在原地徘徊，我们用中医思维认识医学世界的视野将受到极大的限制。中西医结合为传统医学的发展开阔了视野、扩展了天地。

中西医学这两个发展着的不同系统不是对称互补，而是非对称互补或交叉互补，即本来就有许许多多的交集，现在随着汇合与交融的时空逐渐增多，两种医学正慢慢走到一起来。而当这两种医学模式在一个国度共存时，渗透更是大于摩擦，两者在取长补短中进步，而中西医结合医学正是这种机理的最佳体现。其实许多中西医结合的前辈都是系统学习了西医知识后再研究中医的，从某种意义上讲，这些前辈从中医的思想和经验中汲取了营养，获得了灵感，从而走向成功，这样例子应该是比比皆是。整体观念和辨证论治的思想已为许多成功的西医医生所借鉴，用于指导临床。从而形成了辨病与辨证相结合，宏观辨证与微观辨证相结合，局部治疗与整体治疗、内治与外治以及药物治疗与心理疏导相结合的中西医结合诊疗新模式。另外，我国中药新药的一个个问世，也足以说明中西医结合为现代医药学增添了新的思维、新的助力，并创造了极大的社会效益和经济效益。

我们面对的是共同的物质世界，物质的客观性和世界统一性决定了人们能用同样的方式和方法认识和改变物质世界。中西医结合为中医、西医以同样的方式和方法认识疾病这一物质世界提供了最佳选择。是犹豫徘徊，还是阔步前进，是每一位从事中西医结合事业的人必须考虑的问题，我们必须充满信心，认真学习和落实温家宝总理"实行中西医结合，发展传统医药学"的提词，大力推进中医药现代化和中西医结合事业。在溃疡性结肠炎的研究上，我们将在过去研究的基础上，进一步开展中医药治疗溃疡性结肠炎前后的肠道免疫屏障变化研究和肠道黏膜循环研究，开展中药对肠黏膜炎性介质和细胞因子变化影响的研究。在此基础研究上积极探索中西医发病机理，同时开展溃疡性结肠炎复发因素调查及抗复发措施的研究，积极开展危重溃疡性结肠炎中西医结合治疗方案研究，在溃疡性结肠炎的研究中注重中医辨证的研究，将宏观辨证与微观辨证的量化相结合，探索出易于掌握、容易推广的中西医结合辨证论治细化标准，研制出更为有效的系列中药方剂，以提高临床疗效为目的，面对中西医结合辉煌的未来，创造出更大的成就。

（注：此文为陈治水教授在2004年中国中西医结合学会敦煌工作会议上的报道，2005年登载于《第十七届全国中西医结合消化学术会议论文汇编》）

第二章 “十五”中西医结合消化病学发展概况

中西医结合医学是我国独创的一门新兴学科，中西医结合消化病学是中西医结合医学的一个重要组成部分。新中国成立以来，我国政府制定了继承发展传统中医学，促进中西医团结合作，学术上取长补短，优势互补，实行中西医结合的方针政策。2003 年，国家中医药管理局出台了中西医结合工作指导意见，国务院还颁布了《中华人民共和国中医药条例》，指出了要“推动中医、西医两种医学体系的有机结合”。2005 年 3 月 21 日温家宝总理亲笔指示“实行中西医结合，发展传统医药学”。以上表明，我们党、我们国家历来都非常重视中西医结合事业的发展，在党的英明政策指引下，广大中西医结合工作者经过数十年的努力奋斗，我国的中西医结合事业不断发展壮大，取得一系列的重大成就和成果。值此庆祝中国中西医结合学会成立 25 周年之际，我们消化专业委员会把 2000 年以来本学科专业的发展成就以及 21 世纪中西医结合消化病学发展的展望撰写成文，以庆祝中国中西医结合学会 25 周年华诞。

一、“十五”中西医结合消化病学发展的成就

中国中西医结合学会消化专业委员会自 1988 年南昌第一届全国中西医结合消化学术会议时成立，已走过了 18 年历程。“十五”期间，在总会的领导下，在广大第一代中西医结合工作者的热心支持下，在著名中西医结合专家危北海教授的主持下，消化专业委员会的学科组织建设和学术研究均取得显著的成就，主要成绩体现在如下几个方面：

（一）中西医结合消化学科队伍蓬勃发展

第一届中国中西医结合学会消化系统疾病专业委员会成立时由 31 名委员组成，主任委员由危北海教授担任，设有副主任委员 4 名，委员平均年龄 56.4 岁，委员中正高职称占 2/3，具有硕士学位者仅 1 人，注册会员 500 余人。1994 年第二届专业委员会换届后，危北海教授再次当选为主任委员，专业委员会由 37 名委员组成，调整更新了 1/3 的委员，平均年龄下降至 52.2 岁，委员中正高职占 85%，具有博士学历 2 名，硕士学历 3 名，注册会员 1000 余人。2004 年第三届专业委员会换届，陈治水当选主任委员，设 4 名副主任委员，2005 年深圳会议和 2006 年哈尔滨会议又增补了 28 名委员，现专业委员会由 68 名委员组

成，换届改选后调整更新了 2/3 的委员，充实了一大批年富力强，具有高学历和高素质的学科带头人，平均年龄下降至 45.3 岁。委员中具有博士生导师 29 人，博士后 5 人，博士学历 16 人，硕士学历 21 人。专业委员会目前下属 7 个专业学组，包括幽门螺杆菌相关胃病学组、胃肠动力学组、炎症性肠病学组、肿瘤学组、肝病学组、脾胃病学组和胆胰疾病学组，现有注册会员近 2000 人。以上表明专业委员会的组织建设在“十五”期间实现了跨越式的发展，不仅仅表现在学科队伍迅速发展壮大，更重要的是实现了老、中、青相结合，人才梯队结构更为合理，委员分布面广、代表性强，中、青年委员明显增多，此为“十一五”期间乃至未来十年专业委员会的学术研究奠定了坚实的人才基础。

（二）中西医结合消化学术交流情况

学术交流和学术争鸣是展示一个学术组织学术研究是否繁荣的标志，本专业委员会在学术交流方面主要围绕着全国中西医结合消化学术交流大会、举办全国中西医结合消化继续教育学习班、海峡两岸互访交流和参加国际学术交流等方面进行。

自 2000 年以来，我们举办了第十二届至第十八届共七次全国中西医结合消化系统疾病学术交流大会，总计参会代表达 1300 余人，编写论文集 7 册，收录论文 3000 余篇总共近 420 万字，专家专题报道 72 人次，大会论文报道 380 余人次。每次学术会议都围绕消化病领域中西医结合研究的热点问题进行深入讨论，并先后邀请了中华医学会消化分会王宝恩、萧树东、柯美云、胡伏莲、徐国铭等 20 余位教授到会，就消化病研究的最新进展做专题演讲。在学术交流中，每位专家报道后都进行了提问和答疑，每一学术单元结束都集中一段时间进行讨论，讨论中大家各抒己见，有时为了一个学术观点相互争论得面红耳赤，但通过学术讨论和争鸣，不仅明确了学术观点，也繁荣了学术氛围，并使学术研究达到了更高和更深的境界和层次，使与会专家和代表均有所收获。

7 年来，专业委员会与有关省地方消化专业委员会合作，在成都、舟山、南宁、长沙、福州和哈尔滨共举办了 6 次全国中西医结合消化疾病研究进展继续教育学习班，编写学习班讲稿 160 余万字，共计约 450 余人参加了学习班，通过举办学习班，为国内培养了一批热衷于中西医结合消化事业的学术研究骨干。

海峡两岸中西医结合消化界专家之间学术交流和互访已有十余年历史，至 1995 年在加拿大召开的第三次自然医学与针灸国际会议，本专业委员会就与台中市“中国医药大学附属医院”的王廷辅院长和消化科王煌辉教授等有了学术交往，他们一行五人参加了 2000 年在昆明召开的第 12 届全国中西医结合学术交流大会，此后本专业委员会有数位教授曾先后两次应邀赴台湾地区进行学术访问和讲课。2001 年以来，本专业委员会常委、福建省中西医结合消化专业委员会主任杨春波教授与泉州市中医药学会联合主办了 5 次海峡两岸中医和中西医结合学术研讨会，两岸 100 余位专家参加了学术研讨会，并有 3 人赴台湾进行学术交流。

此外，近 6 年来，本专业委员会共有 70 余人次先后分别赴美国、加拿大、欧洲各国、澳大利亚、日本、泰国、马来西亚等国家和香港、澳门等地区参加国际学术会议交流达 30 余次。

（三）建立了常见疾病的中西医结合诊疗标准

随着中西医结合科研工作的不断深入，建立国家级常见疾病的中西医结合诊疗标准或诊疗方案越显重要。20 世纪 90 年代初，本专业委员会经过 5 年的努力相继建立了溃疡病、慢性胃炎、溃疡性结肠炎和肝硬化的中西医结合诊断、辨证和疗效标准(草案)，这些标准的建立，对“九五”和“十五”期间中西医结合科研工作的开展起到了较大的指导作用。上述标准在近十年来的应用中，许多专家对标准不完善的地方先后提出了一些修改意见，自 2001 年贵阳会议以来，专业委员会由危北海、陈治水、张万岱三位教授牵头，组织数十位专家历时 3 年对以上标准进行了反复的讨论、推敲和修改，并增加了功能性消化不良、肠易激综合征两个疾病的诊治方案和胃肠疾病中医症候评分表，以上 6 个诊治方案和 1 个症候评分表于 2004 年开始陆续在《中国中西医结合杂志》刊出。这些诊治方案与 90 年代制定的诊疗标准相比，内容更加丰富，标准更加科学和严谨，必将对“十一五”中西医结合消化领域学术研究起到更好的指导和推动作用。

(四)论文、著作和科研成果

1.论文、著作

据不完全统计，专业委员会各位委员自 2000 年以来，在国内外各种刊物发表消化学术研究论文 1200 余篇，出版专著 52 部，如徐克成副主任委员主编《消化病现代治疗》，2001 年由上海科技出版社出版，全书 126 万余字。姚希贤教授主编《临床消化病学》，2000 年由天津科学技术出版社出版，全书 248 万字。特别有代表意义的一部集体专著——《中西医结合消化病学》，编写过程组织了全国中西医结合消化界 100 多位著名专家学者历时 3 年余完成，2003 年由人民卫生出版社出版，该书由中国科学院院士陈可冀教授题词，卫生部副部长兼国家中医药管理局局长佘靖教授作序，全书 160 万字，是新中国成立以来第一部系统阐述中西医结合防治消化疾病的理论进展、临床经验及科研成果的学术专著，是全体中西医结合消化界同仁们的学术思想结晶，必将对未来中西医结合消化病学的发展产生巨大影响。

2.科研课题与成果

6 年来，专业委员会各位委员共获得各种基金课题 209 余项，其中包括国家自然科学基金课题 35 项，国家中医药管理局科研基金 33 项，国家教育部基金课题 15 项，军队和各省、直辖市基金课题 124 项，共获得基金资助 1250 万元。获得科研成果 150 余项，其中包括国家科技进步二等奖 5 项，如张万岱教授参与的“HP 与海尔曼螺杆菌感染的流行病学、病理学、致病性及诊治研究”获国家科技进步二等奖，劳绍贤教授参与的“脾虚证辨证论治的系列研究”获 2000 年国家科技进步二等奖，肖冰教授参与的“双歧杆菌及其完整肽聚糖对实验性大肠癌的抑制与临床价值研究”获 2002 年国家科技进步二等奖，“大肠癌发生和转移分子调控及化学干预的基础与临床研究”获 2003 年国家科技进步二等奖，刘成海教授参与的“扶正化瘀法抗肝纤维化的临床和基础研究”获 2003 年国家科技进步二等奖。

(五)中西医结合消化杂志越办越好

1993 年 10 月，由中国中西医结合学会消化系统疾病专业委员会牵头，与中华全国中医内科学会脾胃专业委员会和同济医科大学联合创办了《中国中西医结合脾胃杂志》，由原卫生部部长陈敏章教授题写刊名，创办初为季刊，2000 年改为双月刊，2001 年更名为《中国中西医结合消化杂志》。创刊 14 年来共出版发行 14 卷 73 期，刊登论文总数为 1941 篇，其中论著发表 1168 篇。近 6 年来在编委会和编辑部人员的共同努力下，杂志的办刊质量和水平有了显著提高，2001 年进入中国科技论文统计源期刊，2004 年进入中国科技论文核心期刊，并被 INDXED/ABSTRACTED IN、俄罗斯《文摘杂志》和美国《化学文摘》(CA)等国际检索系统收录。此外，近 6 年刊登国家自然科学基金资助课题论文 47 篇，其他国家基金资助课题论文 55 篇，省部级基金资助课题论文 105 篇。刊登的论文获得国家和省部级科研奖 102 项。

二、"十五"中西医结合消化病学术研究进展概况

(一)胃十二指肠溃疡病研究

20 世纪 70 年代 H_2 受体拮抗剂问世，80 年代质子泵抑制剂的临床应用，使消化性溃疡(PU)的治疗取得了长足的进步。1983 年幽门螺杆菌(HP)的发现，开辟了 PU 治疗的新方法，在理论认识和临床治疗上发生了根本性变革，目前 PU 的近期治愈率可达 90%左右，近期复发率降至 5%以下。近年来，广大中西医结合消化专业工作者已总结出了一套治疗 PU 行之有效的治疗方案：①抑制胃酸、胃蛋白酶和胃泌素，现已发现部分中药有上述药理作用。②控制 HP 感染，目前有标准三联或四联方法，丹参、川连、乌梅等单味中药和复方制剂对 HP 均有较好的杀灭作用。③活血化瘀、改善胃黏膜血液循环。④保护胃黏膜功能。本专业委员会危北海、姚希贤、李家邦等教授做了大量的临床观察和实验研究，他们研制的四黄调胃汤、灭 HP 胶囊、健胃愈疡颗粒等在临床均取得满意疗效。

(二)慢性胃炎研究

慢性胃炎在胃病发病率居第 1 位，包括慢性浅表性胃炎(CSG)和慢性萎缩性胃炎(CAG)，后者可出现腺体萎缩、肠上皮化生或异型增生，因为有一定癌变倾向，所以国内外对此病都很重视。目前，腺体萎缩、肠上皮化生和异型增生的逆转为国内外医学界研究的一个热点，现代医学对胃酸分泌的调节、胆汁反流的控制、胃蛋白酶抑制、HP 的清除和炎细胞浸润的减轻都有较好治疗方法，但对腺体萎缩、肠上皮化生和异型增生的逆转非常困难。近年来，我会专家通过大量临床实践和实验探索，已总结出了一些非常好的治疗方法：①清热解毒、活血凉血药物抑制 HP、促进胃黏膜急性炎症消退或恢复。②健脾益气、理气化瘀解毒促使黏膜萎缩、肠上皮化生和异型增生的逆转。③健脾益气、酸甘化阴或甘寒养阴促进胃酸分泌和增强胃黏膜屏障功能。张万岱教授发明的"三九胃泰"，杨春波教授研制的"荆花胃康胶囊"，张琳教授研制的"胃尔康"，毛水龙教授发明的"胃炎康"等新药在临床广泛应用并产生了巨大的社会效益和经济效益。

(三)幽门螺杆菌研究

HP 发现已有 20 余年历史，虽然传统中医药治疗胃脘痛已有数千年的历史，但是在我国近 10 余年才对 HP 感染引起广泛的重视，近年来的研究已经证实：①HP 是慢性胃炎的一个重要致病因子，感染 HP 后，它可以引起急性胃炎→慢性胃炎→萎缩性胃炎→肠上皮化生→不典型增生→胃癌，根除 HP 感染是减少胃癌发生的一个重要手段。②HP 感染学说导致了消化性溃疡发病机理和治疗策略变化的革命。③HP 是胃癌发生 1 个重要致癌因子。④MALT淋巴瘤的发生与 HP 密切相关。⑤HP 与功能性消化不良发生有一定关系。我会专家研究发现，HP 感染患者初起时热证多于寒证，实证多于虚证，证型演变规律为：脾胃湿热证＞脾胃虚热证＞肝郁脾虚证＞脾胃虚寒证。单纯应用中药，HP 的根除率约为 70%，明

显低于西药新三联疗法，但中药加西药铋剂三联疗法或PPI新三联疗法，则HP根除率可达90%以上。中西医结合的特点之一是进一步提高了疗效，之二为副作用轻微或减少某些抗生素的副作用，之三为溃疡愈合质量较好或活动性炎症消退快。

（四）功能性胃肠疾病的探讨

功能性胃肠病是指一大组有消化道系统症状，而应用生化、影像学和内镜等检查并未发现有器质性病因的疾病。这类疾病常有动力和感觉的异常，其发病和生物-心理-社会等因素有关，特别与脑肠轴调节障碍有关。本组疾病包括常见的功能性消化不良(FD)、胃食管反流病(GERD)、肠易激综合征(IBS)等20多种疾病。目前对这类疾病的研究涉及胃肠生理学、神经生理学、行为医学、心理医学和社会医学等学科，但其病理生理机理还不十分清楚，尚无诊断这类疾病的生物学标准，治疗也是经验性或对症治疗。近年来本会专家也对此类疾病的中西医结合治疗进行了积极的探讨，发现对胃肠功能有影响的中药，可分为三类，包括促进胃肠运动、抑制胃肠运动和双向调节胃肠运动。通过整体实验、离体实验及整体结合离体实验研究显示，活血理气中药具有促胃动力作用，润肠通便和消食导滞中药有促进肠道运动作用，通腑攻下药物有增强胃肠道收缩和蠕动的功能，健脾益气药对胃肠平滑肌活动具有双向调节作用，理气行滞药可降低消化道平滑肌的紧缩性并能解痉止痛，针灸对胃肠运动有明显的双相调节作用。研究表明，中药对胃肠运动的作用机理包括神经调节和脑肠肽调节，胃肠神经调节包括兴奋胆碱能受体和抑制肾上腺素能受体；脑肠肽调节包括对胃动素、血管活性肽、P物质、生长抑素及前列腺素的作用。目前，对六君子汤、半夏泻心汤、旋复代赭石汤、藿香正气散等著名古方作用于胃肠动力机理均进入到分子免疫、胃肠激素和神经网络调节水平。

（五）炎症性肠病研究

炎症性肠病包括溃疡性结肠炎(UC)和克罗恩病(CD)，目前研究比较深入的是UC。近十年来的研究成果表明，UC是易感基因、环境因素和免疫系统之间复杂的交互反应所致，这些交互反应导致非特异性炎症细胞激活，炎性细胞因子及炎性介质产生造成结肠黏膜损伤。西医药治疗首选氨基水杨酸药，其次是皮质激素或配合免疫抑制剂，但临床治疗复发率甚高，本会专家近年来对本病治疗进行了积极的探索，陈治水等提出了“脾胃虚弱、免疫功能失调”是UC主要发病机理的观点，在治疗上提出了“健脾益气”治本，“涩肠止泻、缓急止痛、清肠解毒”治标，标本兼治的法则，临床采用口服与保留灌肠相结合的中西医结合方案，经临床多中心、大样本、平行对照观察，中西医结合治疗的治愈率比单纯西药组提高30%以上，复发率降低了40%以上，并从分子免疫、分子药理水平和病理组织微观变化阐明了中医药治疗UC的部分机理，该项研究2005年获首届中国中西医结合学会科学技术二等奖。王新月教授等观察了溃结饮对UC模型大鼠前炎性细胞因子表达的影响，发现清热利湿、解毒化瘀中药能降低模型大鼠血清肿瘤坏死因子α(TNF-α)和IL-8的含量，也能降低结肠黏膜中TNF-α表达阳性颗粒的密度，进一步从分子免疫水平探讨了中药治疗UC的作用原理。

（六）慢性肝病研究

慢性肝病中最常见为慢性乙型病毒性肝炎，患病毒性肝炎后如果得不到及时合理的治疗，其演变规律是：急性病毒性肝炎→慢性病毒性肝炎→肝纤维化→肝硬化→肝癌。因此，清除肝炎病毒和阻止肝纤维化发生是治疗慢性肝炎两个最主要的环节，清除肝炎病毒目前虽然有 α 干扰素(IFN-α)和核苷酸类似物拉米夫定(LMD)，但两种药物治疗后的复发率或反跳率仍比较高，其原因与 HBV 产生了基因变异有关，为了解决这一治疗难题，广大中西医结合工作者进行了大量的实验与临床治疗探索，发现应用干扰素或 LMD 结合辨证应用中药，可明显降低 HBV-DNA 的滴度、促进肝功能恢复、降低反跳或复发率。在重症肝炎的治疗中，在西医保肝治疗的同时，运用利胆退黄药以改善肝功，利尿除胀药以消退腹水，通便泻热药以苏醒神志，凉血祛瘀药以防止消化道出血，清热解毒药以控制感染，从而明显降低了重症肝炎的死亡率。目前，研究最深入取得成果最大的是中西医结合抗肝纤维化治疗，其治疗策略包括祛除病因，抑制炎症反应，减少细胞外基质(ECM)的增生与促进 ECM 降解以及改善微循环与代谢障碍和减少并发症等环节。在中药抗肝纤维化方面，已明确其作用机理与保护肝脏功能、抑制炎症反应、调节免疫反应、促进肝细胞再生、抑制胶原合成和促进胶原分解等有关。如复方鳖甲软肝片、扶正化瘀胶囊、复方 861 合剂、强肝胶囊等新药在临床均获得广泛应用，并取得了显著疗效。

(七)消化道肿瘤研究

现代医学治疗肿瘤的主要手段包括手术、化疗、放疗和生物治疗等，肿瘤早期发现首选治疗方法是手术，但很多肿瘤发现时已是晚期失去了手术机会，在放化疗过程中出现毒性反应以及治疗过程中出现耐药性仍是一个世界性的难题。而中西医结合方法治疗晚期消化道肿瘤，在降低放化疗的毒副反应，增加抗肿瘤药物的抗癌效应方面发挥了巨大作用。吴孟超院士认为：中医药的积极参与是肝癌综合治疗的一个重要组成部分，中医药可以参与肝癌防治的全过程，中医药的积极参与是提高肝癌综合疗效的主要途径。近年来，许多抗癌中草药已被提纯在临床广泛应用，如从长春花中提取的有效成分长春新碱，从紫杉树皮中提取的紫杉醇，从喜树种子或根皮中提取的喜树碱，斑蝥中提取的斑蝥素，从鸦胆子中提取的鸦胆子静滴乳剂，从薏苡仁中提取的薏苡酯或薏苡仁油，从蟾酥中提取的华蟾素。在中药逆转肿瘤耐药性研究方面发现粉防己碱能显著增强柔红霉素和长春新碱的抗肿瘤作用，川芎嗪(TMP)除对人胃癌低分化腺癌 MKN_{45} 有直接杀伤作用，与化疗药物合用时有明显增效作用，其抑制主要通过与细胞 Pgp 上某些药物受体结合，充当 Pgp 竞争性产物，减少药物外排，增加细胞内抗肿瘤药物积聚，并可抑制 PKC 活性，下调 mdr_1 mRNA 表达水平。补骨脂提取物 R_3 能使 MCF-7/Adr 对 ADR 的敏感性增加 720 倍，并与 VRP 有协同作用，还能增加 Rho-123 在耐药细胞内的浓度，可抑制 Pgp 表达，是一种非常有发展前途的抗肿瘤增效剂。本专业委员会的王冠庭教授应用“扶正抗癌冲剂”与 UFTM 化疗方案结合治疗 249 例Ⅲ～Ⅳ期胃癌，治疗后 1、2、3 年生存率分别为 73.33%、53.33%及 23.33%，中位生存期为 13.44 个月；而单纯化疗组 1、2、3 年生存率仅为 40.6%、23.3%和 3.33%，中位生存期为 6.12 个月，中西医结合组明显提高了患者生活质量，显著延长了生存期。魏品康教授用清痰散结方“金龙蛇口服液”治疗 104 例晚期胃癌失去化疗条件的患者，改善症状有效率为 82.9%，卡氏评分提高率 84.4%，中位生存期 12.25 个月，3 年生存率 22.1%。中西医结合治疗晚期肝癌、大肠癌、食道癌的研究成果亦很多，在此不一一赘述。

(原载：《中国中西医结合消化杂志》，2007，15(1)：67-69)

第三章 “十一五”中西医结合消化病学学科发展展望

众所周知，现代化和技术创新是当今世界发展的一大趋势，现代医学应该适应这一时代要求，当然传统医学也不能例外，只有顺应这一发展方向，才能激发新的生机和活力。在医药学领域内，事实雄辩地证明中西医结合医学是当代我国新医学思想观念的体现之一，它既蕴含和保存着自远古至近代的传统医学的精华，又融汇了现代科学的内涵，在世界医学之林中，具有代表中华民族医学独创的优势和特色，正在不断产生和形成新的多元动态的医学体系。因此，我们不仅要继承它，更重要的是去发扬和创新它，使之随着时代的潮流走向新的里程，这就是中西医结合的目标和历史任务。

创新是学术发展的灵魂，一门科学的发展，归根结底有赖于创新能力和思维观念的不断提高，在新的历史条件下，面向21世纪，中西医结合消化病学的发展方向应该是一个开放性的、多态性的、可持续发展的科学体系。在时代的延续与变迁中，不断进行学术体系重构、蜕变和新生，才能具有充沛的生命力。在当前，我们认为中西医结合消化病学要取得突破性进展，要特别重视抓好以下几个问题。

一、充分运用生命科学的高新技术，创新中西医结合消化病学术研究

当代生命科学的高新技术，可以说是以信息系统和分子生物学为代表方向之一，而两者又是彼此紧密结合和相互联系的。中医药学侧重于从整体宏观上认识人体的生命现象和疾病状态，主张提高和调整人体的自控和潜在的能力以维护健康水平和修复疾病状态，而现代医学则侧重于从微观上揭示生命的真谛，尤其自20世纪50年代开始以DNA双股螺旋结构的发现和X射线衍射蛋白空间结构的测定为代表，奠定了分子生物学的基础。分子生物学全面改变了生物学，包括现代医学的面貌，并涉及生命和疾病的最本质的内涵。因此，我们要实现中医现代化和在深层次上进行中西医结合，就要把中医药学和生命科学中最先进和现代化的分子生物学有机地结合起来，才是最捷径和最有发展前途的研究途径和思维方法。

1.应用分子生物学和生物信息系统理论来探讨消化病症候的发病机理

中医临床治疗理论的核心是辨证论治,而辨证论治首先要从证的研究着手,证的研究可以说是中医迈向现代化的起点或切入点。自20世纪80年代以来,广大的中医和中西医结合人员在这方面做了大量的工作,包括肾虚证、脾虚证、血瘀证以及阴虚和阳虚证的研究,应用现代科学的各种技术方法,从多学科、多途径和多层次着手,已在整体水平、器官水平和细胞水平进行了广泛而深入的探讨;初步复制了模拟中医证型的多种实验动物模型,观察了各种反映机体内在变化的微观的实验指标,验证了一系列证效结合的方药疗效。总的来看,虽取得了一系列的研究成果,但多停留于整体、器官和细胞层次上,真正深入分子、基因和信息系统的发病机理研究为数较少,尚未从根本上阐明证的本质和内涵。

疾病状态也可以说就是机体在不同层次上的生物信息系统功能表现异常。因此纠正信息系统的障碍环节,正是治疗学的靶标,而干预基因的表达,就是针对这个靶标。近年来研究实践说明,现代生命科学的重大进展之一是能够接近并干预基因,为疾病防治带来革命性转折。由此看来,从分子生物学和信息系统着手,来探讨消化病症的发病机理,是研究证实质的突破口。

2.充分利用分子生物学理论和技术来探讨中药疗效的部分机理

中药是靠复方治病的,即使一味单药,也含有多种成分,因此其作用机理是复杂的,是多途径和多层次的,可能作用于器官或细胞水平,也可能作用于分子、蛋白多肽或基因水平。现代药理学认为,后者反映了机体与药物相互关系更深入或直接的层面,为药物治疗学发展带来了新的目标和动力。不少危害人民健康严重,发病率高、死亡率大的疾病如高血压病、心脑血管病、哮喘病、病毒性肝炎和肿瘤病等都属于多基因疾病,在临床上则需要能对功能基因的表达水平进行综合调控的治疗手段。近年来国内不少学者从基因表达水平研究中药治疗原理,也进行了初步的探讨。例如,血府逐瘀汤颗粒冲剂对实验性动脉粥样硬化家兔的主动脉壁的治疗作用,应用斑点印迹杂交和原位杂交技术,可见该药使血管壁血小板衍化生长因子A基因及血管斑块组织C-MYC基因表达水平明显降低,以抑制血管平滑肌细胞增生,从而阻滞动脉粥样硬化形成,表明中药作用于两个功能基因的调控部位,使基因表达下调而达到治疗效果(中国中医研究院,陈可冀院士)。滋阴泻火药与温肾填精药分别灌饲雌性大鼠(相当于青春期),采用反转录-聚合酶链式反应(RT-RCR)方法,分别对大鼠下丘脑、垂体及骨骼软骨的促性腺激素释放激素(GnRH)、FSH、LH及血清降钙素(BGP)的基因表达水平进行测定。结果表明滋阴泻火药可使上述多个功能基因表达水平显著下调,而温肾填精药则使之上调。那么,我们对消化系统疾病中药治疗机理的研究,完全可以借鉴上述两方面经验,充分应用分子生物学技术,从基因调控水平来阐明其作用机理。

二、逐渐融入循证医学理论,使消化系统疾病临床疗效研究取得突破

中医药学有极其丰富的临床经验和深厚的药物资源,的确是一个伟大的宝库。要把中西医结合消化病学的临床经验变成具有确切科学依据的有效疗法,就要在临床上大力推行循证医学,使临床疗效研究取得突破,因此提高临床疗效是当前中西医结合消化病学发展的当务之急。目前,我们消化专业委员会成立有HP相关胃病学组、胃肠动力学组、

炎症性肠病学组、肿瘤学组、肝病学组、胆胰疾病学组和脾胃学组，并建立了六个疾病诊疗方案和一个症候评分表，并将在“十一五”期间对常见消化道疾病建立中西医结合疗效评价体系。在未来5年我们还要做好下面两件事：一是建立中西医结合的症候学，使其尽量客观化、标准化和定量化；二是引用现代医学的生命质量标准。以这两方面为主，亦可制定其他参照指标，共同作为评定中医临床疗效的一个准则，也作为衡量中医整个治疗观念的可靠基石。对中西医结合治疗的各类疾病，作出确切的症候疗效评估，看看中西医结合治疗究竟比单一治疗有哪些优势和特点，在各项评价指标上，有哪些提高。当然，现代科学发展的规律是综合和分析相结合，整体和局部相结合，宏观和微观相结合。一方面我们既要发挥中医整体治疗的优势，另一方面我们也要探求中医药对局部病变和微观指标的效应。两者并进，才能共同推动中西医结合消化病学的全面发展。

三、在难治性消化系统疾病治疗中进一步发挥中西医结合的优势

虽然目前中医或中西医结合治疗慢性萎缩性胃炎有一定疗效，但其确切效果仍需进一步扩大验证，其重点应放在癌前病变防治上。消化性溃疡病的近期愈合，西医的各种抗酸、解痉、抑菌药物（抑制 HP）与 H_2 受体阻滞剂的疗效大致相似，但复发率很高。因此，提高和巩固疗效，防止复发是中西医结合治疗消化性溃疡病的发展方向。对 HP 相关疾病的治疗，应提高中药或中西药结合对 HP 的根除率，并阐明其作用机理。如能总结出一套简便高效的措施，则具有更大的理论意义和实用价值。加强对消化系统癌症、胃肠道的癌前病变、出血性坏死性肠炎以及伪膜性肠炎等难治性疾病的治疗与预防研究，可以作为我们主攻的方向之一。

四、加强对胃肠动力疾病（DGIM）和功能性胃肠病（FGID）的防治

DGIM 和 FGID 是既有联系又相互性质不同的两大类慢性胃肠道疾病，具有消化系统症状，而应用生化影像学和内镜检查等未发现胃肠有器质性病变或结果难以解释其临床症状的疾病称为 FGID；而 DGIM 具有明确的形态学或病理学证据，如神经、平滑肌的变性及退化等，其病因有消化系统本身的疾病或消化道以外的疾病累及消化系统所致。以上两大类疾病临床治疗非常棘手，尤其是功能性胃肠道疾病，不仅临床上发病率很高，症状繁多，反复迁延，给患者带来痛苦，而且一般西药治疗效果并不满意，从中医和中西医结合治疗中可能通过发挥辨证论治的长处，也就是结合患者的社会心理、体质、生物和环境等诸多影响因素，加强“针对性”“个体化”和“综合性”治疗，每每取得突出效果，这正反映了中医辨证论治的优势和特色，是很值得进一步深入研究的课题，也较容易收到明显的效果。我们要千方百计地提高临床疗效，并争取在理论创新上有所突破。

五、创造中西医结合新消化病学

近年来，在现代医学方面随着胃肠内窥镜检查的广泛应用，胃肠道免疫学、胃肠道动力学、胃肠道激素、胃肠道屏障以及胃肠道微循环和血液流变学等理论研究的日益深入，使胃肠道疾病的诊断和治疗提高到了一个新的水平，在祖国医药方面从《内经》至明清历代著名医家对胃肠疾病多有系统而全面的阐述和极其丰富的临床诊治经验，形成了一个

系统的理论联系实践的完整的理论学说——脾胃学说。因此，历史发展到今天，作为现阶段从事消化系统疾病研究防治工作的医务工作人员，应当义不容辞、责无旁贷地把现代医学与祖国医学的理论知识和诊治经验有机地结合起来，各取所长，融会贯通，逐步发展成为中西医结合新消化病学。我们认为，中西医结合新消化病学的主要标志是：①在理论研究中有众多闪光的新结合点，能熔中西医理论于一炉，有新的论点、新的发现，既不同于中医，也不同于西医，又应高于中医或西医。②在临床诊断中，辨病和辨证相结合，宏观和微观相结合，定因、定位、定性和定量相结合，建立一个中西医结合的诊断模式。③在临床疗效上，能取得更高的、更确切的和经得起重复验证的疗效，既高于西医，也高于中医。④在高疗效的基础上，对医、理、药等各个方面进行系统而综合的研究，在整体、细胞、分子、基因等各个不同层次上，阐明其疗效机理，开发出治疗常见多发病和疑难重症的系列方药，立足于国内，面向国际。

总的来看，中西医结合消化病学的发展和形成是一个漫长而复杂的过程，在21世纪我们需要付出艰巨不懈的努力。然而，我们深信，其前途是光明的，因为在我国特定的历史条件下，既然存在着两种医学体系，又都是为了一个共同的目标，观察研究同一种客体，那么，根据科学发展的客观规律，两者必然会互相渗透、互相补充。在临床诊治实践和学术领域里达到融会贯通，这是大势所趋，但也需要经过数十年或上百年的努力奋斗。“世上本无路，路是人走出来的”“千里之行，始于足下”，只要我们为了人民的健康，有一个明确的目标，有雄心壮志和坚强的毅力，有科学的思维方法和严谨的工作态度，中西医结合消化事业就一定会成功，我们的目标就一定会达到。

（原载：《中国中西医结合消化杂志》，2007，15(2)：136-138）

第四章　第三届中西医结合消化专业委员会学科建设的成就既未来5年工作的规划与设想

中国中西医结合学会消化系统疾病专业委员会成立于1989年11月，2004年10月在大连换届成立了第三届中西医结合消化专业委员会。6年来，在总会的正确领导和指导下，在消化专业委员会全体委员的辛勤工作和共同努力下，消化专业委员会在学科建设、学术交流与研究、成果推广与转化、科普宣传与基层卫生工作服务方面均做了大量的工作，并取得了卓越的成效。现将本届专业委员会六年来所做的主要工作总结如下，并对下一届专业委员会5年工作规划提出初步设想。

一、六年来中西医结合消化病学发展的成就

（一）中西医结合消化学科队伍蓬勃发展

第一届专业委员会于1989年11月在南昌成立，由31名委员组成，主任委员由危北海教授担任。1994年12月在深圳第二届专业委员会换届，危北海教授继任主任委员，委员会设有委员33人。2004年10月在大连第三届专业委员会换届，危北海教授和张万岱教授担任名誉主任委员，陈治水教授当选主任委员，陈詰，刘成海，徐克成，唐旭东等4位教授当选为副主任委员，换届时委员会由44人组成，经过05、06和07年3次增补，现有委员69名。专业委员会目前下设7个专业学组：幽门螺杆菌相关胃病学组、胃肠动力学组、炎症性肠病学组、肿瘤学组、肝病学组、脾胃病学组和胆胰疾病学组。2009年7月于南宁成立了青年消化委员会，由陈治水兼任主任委员，李军祥、梁健当选为副主任委员，现有青年委员29人。以上表明专业委员会的组织建设经过近六年来的建设得到了明显加强。

（二）中西医结合消化学术交流情况

学术交流和学术争鸣是展示一个学会学术研究是否繁荣的标志。第三届专业委员会换届以来，我们举办了6次全国中西医结合消化学术大会，并举办了2次全国专题消化病学术研讨会，即2007年和福建省中西医结合消化病分会联合主办的“全国脾胃湿热证学

术研讨会”和2008年与广东省中西医结合消化分会、广州复大肿瘤医院联合主办的“深圳全国消化肿瘤新技术治疗研讨会”。总共参会代表达2600余人，编写论文集8册，收录论文2000余篇近600万字。每届学术会议，除了国内一批著名中西医结合消化病专家作专题学术演讲之外，我们还分别邀请了中华医学会汤剑猷院士、萧树东教授、刘厚钰教授、柯美云教授、胡伏莲教授、欧阳钦教授等数十位著名西医消化病专家就当前消化病研究的一些热点问题和最新进展作专题报道。2009年南宁会议，我们还邀请了十来位著名消化病专家进行内窥镜诊疗新技术电视现场转播演示。每次大会报道和专题演讲，我们都安排一定的时间提问和学术讨论，通过讨论和学术争鸣，大大地活跃了学术气氛。此外，6年来我们还与有关地方消化专业委员会合作，先后举办了8次全国继续教育学习班，编写学习班讲稿160余万字，共计1000余人参加了学习班，通过举办学习班，为国内培养了一批热衷于中西医结合消化事业的学术研究骨干。近2年我们还举行了两届青年学术论坛，青年学术论坛使一些优秀青年学者有了展示他们才华和学术研究成果的平台，通过对优秀论文的适当奖励，大大鼓舞了开展消化病学术研究的热情，也为学会发展和培养后备力量提供了重要的途径。由于本专业委员会能认真举办学术交流活动，2007年受到了中国中西医结合学会总会的表扬并获得中国科协重点学术交流项目的资助。

(三)建立了常见疾病的中西医结合诊疗标准

20世纪90年代初，我们相继建立了“溃疡病、慢性胃炎、溃疡性结肠炎和肝硬化的中西医结合诊断、辨证和疗效标准”(草案)。自贵阳和重庆会议以来，本专业委员组织数十位专家历时3年对以上标准进行了修订，并增加了功能性消化不良、肠易激综合征两个疾病的诊治方案和胃肠疾病中医症候评分表，以上6个诊治方案和1个症候评分表于2004～2005年陆续在《中国中西医结合杂志》刊出。2007年，我会脾胃病学组在福州全国脾胃湿热证学术研讨会上起草了“慢性胃肠病脾胃湿热证中西医结合诊断和疗效判定试行标准”和“溃疡性结肠炎大肠湿热证中西医结合诊断和疗效判断试行标准”，2008年上海第二十届会议又讨论起草了非酒精性脂肪肝、胃食管反流病和肝硬化腹水三个中西医结合诊治方案(草案)。2009年，在南宁第二十一次全国中西医结合消化学术会议又起草了“急性上消化道出血中西医结合诊治方案”和“胃癌中西医结合诊治方案”的初稿。2010年，我会接受总会布置的任务起草“溃疡性结肠炎中西医结合诊疗指南”，半年多以来，众多专家对本指南的初稿第2版修改稿提出了许多修改和充实的意见，经过网上和往来信件的充分讨论，目前已在学会达成了共识并提交总会进行审定。这些诊治方案和诊疗指南必将对今后中西医结合消化领域学术研究起到更好的指导和推动作用。

(四)论文、著作和科研成果

据不完全统计，专业委员会各位委员近6年在国内外各种刊物发表消化病学术研究论文1000余篇，出版专著60余部。此外，专业委员会还参加了中国科协主编的《中西医结合医学学科发展报道》(2006～2007)(2008～2009)两书的编写，部分专家参加了《中医内科常见病诊疗指南》的编写。

6年来，专业委员会各位委员共获得各种基金课题150余项，其中包括国家“十一五”支撑计划课题、国家自然科学基金课题、科技部国际合作课题、国家中医药管理局和国家教育部基金课题，还有军队和各省市基金课题，获科研基金近 4000 余万元。如刘成海教授参与的“基于方证相对原理抗器官纤维化的中药新药发现和评价技术平台”获国家重大新药创制专项基金 1500 万，“扶正化瘀胶囊抗慢性丙型肝炎肝纤维化的美国临床试验”获国家十一五科技支撑计划基金 200 万，“中药复方抗肝纤维化的中美合作研究”获科技部国际合作项目基金 165 万。唐旭东教授的“胃癌前病变早期诊断早期治疗的关键技术研究”获国家十一五支撑计划课题基金 200 万元，“中德合作中医药治疗腹泻型肠易激综合征的临床研究”获科技部合作项目基金 200 万。魏品康教授的“清化胃癌痰污染环境治则与新药研究”获国家科技重大专项基金 200 万。李勇教授的“慢性乙型肝炎中西医结合治疗方案研究”获国家传染病防治重大专项基金 100 万。吕宾教授的“胃癌前病变干预阻断和新药研制”获科技部 836 项目资金 90 万。李军祥教授的“非酒精性脂肪性肝病中医干预方案研究”获国家科技支撑计划基金 55 万。以上重大科研课题基金的获得，代表了中国中西医结合消化病科学研究的前沿科技水平。

6 年来，学会成员还获得各级科研成果奖励近百项，其中包括国家科技进步二等奖项目。值得一提的是中国中西医结合学会科学技术奖越来越受到各位专家的重视。自 2004 年设立此项奖励以来，本专业委员会共向总会推荐了 12 项课题，目前已获得一等奖 1 项，二等奖 1 项，三等奖 4 项，还有 2 项正在评审之中。梁健教授申报的“广西特色方药治疗慢性肝病基础和临床研究”于 2009 年获得中国中西医结合学会科学技术一等奖。

（五）中西医结合消化杂志越办越好

《中国中西医结合消化杂志》虽然是本专业委员会与华中科技大学同济医学院和中华中医药学会脾胃专业委员会三家联办，但我们中西医结合消化专业委员会十多年来一直坚持与有关厂家联系向杂志注入资金。杂志创刊 18 年来共出版发行 18 卷 102 期，刊登论文总数 2000 余篇，其中发表论著 1200 余篇。杂志于 2001 年进入中国科技论文统计源期刊，2004 年进入中国科技论文核心期刊，并被 INDXED/ABSTRACTED IN、俄罗斯《文摘杂志》和美国《化学文摘》(CA)等国际检索系统收录。编辑部的同志们为杂志的创刊、出版和发行付出了辛勤的劳动和努力，从而使杂志的水平和影响力有了明显提高。

我们学会的学术建设和组织建设，得到了消化专业委员会全体委员特别是各位老专家的大力支持和帮助，两位名誉主委危北海教授和张万岱教授，不顾年岁已高和繁忙的临床工作，每届会议都亲临指导，特别是危北海教授不仅为专业委员会尽力筹措经费，每次会议都提前亲临会址进行考察指导。学会几位老教授姚希贤、杨春波、李家邦、劳绍贤、任光荣、李道本等每年都能积极组织稿源并亲自参加会议。几位担任院长、书记或研究所所长的副主委都能克服政务繁忙，到会组织会议。第三届专业委员会换届以来，徐克成副主委承办了 2005 年深圳会议，并于 2008 年举办了深圳全国中西医结合肿瘤新技术治疗研讨会；陈治水主委承办了 2006 年哈尔滨会议；姚希贤教授承办了 2007 年石家庄会议；刘成海副主委承办了 2008 年上海会议，上海会议由吴云林教授和魏品康教授给予大力支持，各自筹集学术经费 5 万元。梁健教授和林寿宁教授承办了 2009 年南宁会议，任光荣院长与吴云林教授承办了今年苏州会议。此外，李家邦教授承办了一届消化年会并举办了一次全国继续教育学习班，杨春波院长不仅承办了一届消化年会，于 1999 年和 2004 年举办了两次全国继续教育学习班，2007 年又与柯晓、劳绍贤、胡玲教授等举办了一次全国脾胃湿热证学术研讨会。危北海教授和张万岱教授主持了2004～2005年7个诊疗标准的起草修改、审定及统稿工作。青年消化委员会成立以来，他们积极活动，努力办好青年消化学术论坛。由于以上众多专家的积极努力和大力支持，我们的学会才越办越好！

二、中西医结合消化病学术研究进展概况

（一）胃十二指肠溃疡病研究

20世纪H_2受体拮抗剂问世和质子泵抑制剂的临床应用，使消化性溃疡（PU）的治疗取得了长足的进步；1983年幽门螺杆菌（HP）的发现，开辟了PU治疗的新方法，在理论认识和临床治疗上发生了根本性变革，目前PU的近期治愈率可达90%左右，近期复发率降至5%以下。近年来，本学会专家已总结出了一套治疗PU行之有效的治疗方案：①抑制胃酸、胃蛋白酶和胃泌素，现已发现部分中药有上述药理作用；②控制HP感染，目前有标准三联或四联方法，丹参、川连、乌梅等单味中药和复方制剂对HP均有较好的杀灭作用；③活血化瘀、改善胃黏膜血液循环；④保护胃黏膜功能。本专业委员会有关专家研制的四黄调胃汤、灭HP胶囊、健胃愈疡颗粒等在临床均取得满意疗效。

（二）慢性胃炎研究

慢性胃炎在胃病发病率居第1位，包括慢性浅表性胃炎和慢性萎缩性胃炎，后者可出现腺体萎缩、肠上皮化生或异型增生。目前，腺体萎缩、肠上皮化生和异型增生的逆转为国内外医学界研究的一个热点，现代医学对胃酸分泌的调节、胆汁反流的控制、胃蛋白酶抑制、HP的清除和炎细胞浸润的减轻都有较好治疗方法，但对腺体萎缩、肠上皮化生和异型增生的逆转非常困难。近年来，我会专家通过大量临床实践和实验探索，已总结出了一些非常好的治疗方法：①清热解毒、活血凉血药物抑制HP、促进胃黏膜急性炎症消退或恢复。②健脾益气、理气化瘀解毒促使黏膜萎缩、肠上皮化生和异型增生的逆转。③健脾益气、酸甘化阴或甘寒养阴促进胃酸分泌和增强胃黏膜屏障功能。张万岱教授发明的“三九胃泰”，杨春波教授研制的“荆花胃康胶囊”，张琳教授研制的“胃尔康”，毛水龙教授发明的“胃炎康”等新药在临床广泛应用并产生了巨大的社会效益和经济效益。

（三）幽门螺杆菌研究

HP发现已有20余年历史，近年来的研究已经证实：①HP是慢性胃炎的一个重要致病因子，感染HP后，它可以引起急性胃炎→慢性胃炎→萎缩性胃炎→肠上皮化生→不典型增生→胃癌，根除HP感染是减少胃癌发生的一个重要手段。②HP感染学说导致了消化性溃疡发病机理和治疗策略变化的革命。③HP是胃癌发生1个重要致癌因子。④MALT淋巴瘤的发生与HP密切相关。⑤HP与功能性消化不良发生有一定关系。我会专家研究发现，HP感染患者初起时热证多于寒证，实证多于虚证，证型演变规律为：脾胃湿热证＞脾胃虚热证＞肝郁脾虚证＞脾胃虚寒证。目前应用中药加西药铋剂三联疗法或PPI新三联疗法，HP的根除率可达90%以上。中西医结合的特点之一是进一步提高了疗效，之二为副作用轻微或减少某些抗生素的副作用，之三为溃疡愈合质量较好或活动性炎症消退快。

(四)功能性胃肠疾病的探讨

功能性胃肠病的发病和生物-心理-社会等因素有关,特别与脑肠轴调节障碍有关。本组疾病包括功能性消化不良、胃食管反流病、肠易激综合征等 20 多种疾病。近年来本会专家对此类疾病的中西医结合治疗进行了积极的探讨,发现对胃肠功能有影响的中药包括促进胃肠运动、抑制胃肠运动和双向调节胃肠运动等三类。通过整体实验、离体实验及整体结合离体实验研究显示,活血理气中药具有促胃动力作用,润肠通便和消食导滞中药有促进肠道运动作用,通腑攻下药物有增强胃肠道收缩和蠕动的功能,健脾益气药对胃肠平滑肌活动具有双向调节作用,理气行滞药可降低消化道平滑肌的紧缩性并能解痉止痛,针灸对胃肠运动有明显的双相调节作用。研究还表明,中药对胃肠运动的作用机理包括神经调节和脑肠肽调节,胃肠神经调节包括兴奋胆碱能受体和抑制肾上腺素能受体;脑肠肽调节包括对胃动素、血管活性肽、P 物质、生长抑素及前列腺素的作用。目前,对六君子汤、半夏泻心汤、旋复代赭石汤、藿香正气散等著名古方作用于胃肠动力机理的研究均已进入分子免疫、胃肠激素和神经网络调节水平。

(五)炎症性肠病研究

炎症性肠病包括溃疡性结肠炎(UC)和克罗恩病(CD)。近十年来的研究成果表明,UC 是易感基因、环境因素和免疫系统之间复杂的交互反应所致,这些交互反应导致非特异性炎症细胞激活,炎性细胞因子及炎性介质产生造成结肠黏膜损伤。中华医学会消化分会 2007 年公布了“中国炎症性肠病诊断治疗规范共识意见”,本专业委员会 2004 年修订了“溃疡性结肠炎中西医结合诊治方案”。在治疗上,本会专家提出了“脾胃虚弱、免疫功能失调”是 UC 主要发病机理的观点,在治疗上创立了“健脾益气”治本,“清肠解毒、涩肠止泻、缓急止痛”治标,标本兼治的法则,临床采用口服与保留灌肠相结合的中西医结合方案。经临床多中心、大样本、平行对照观察,中西医结合治疗的治愈率比单纯西药组提高 30%以上,复发率降低了 40%以上,并从分子免疫、分子药理水平和病理组织微观变化阐明了中医药治疗 UC 的部分机理。

(六)慢性肝病研究

慢性肝病中最常见为慢性乙型病毒性肝炎,患病毒性肝炎后如果得不到及时合理的治疗,其演变规律是:急性病毒性肝炎→慢性病毒性肝炎→肝纤维化→肝硬化→肝癌。因此,清除肝炎病毒和阻止肝纤维化发生是治疗慢性肝炎两个最主要的环节,清除肝炎病毒目前虽然有 α 干扰素(IFN-α)和核苷酸类似物拉米夫定(LMD),但两种药物治疗后的复发率或反跳率仍比较高,其原因与 HBV 产生了基因变异有关,为了解决这一治疗难题,本会专家进行了大量的实验与临床治疗探索,发现应用干扰素或 LMD 结合辨证应用中药,可明显降低 HBV-DNA 的滴度,促进肝功能恢复,降低反跳或复发率。在重症肝炎的治疗中,在西医保肝治疗的同时,运用利胆退黄药以改善肝功,利尿除胀药以消退腹水,通便泻热药以苏醒神志,凉血祛瘀药以防止消化道出血,清热解毒药以控制感染,从而明显降低了重症肝炎的死亡率。目前,研究最深入取得成果最大的是中西医结合抗肝纤维化治疗,其治疗策略包括祛除病因,抑制炎症反应,减少细胞外基质(ECM)的增生,促进 ECM 降解,改善微循环与代谢障碍和减少并发症等环节。在中药抗肝纤维化方面,已明确其作用机理与保护肝脏功能，抑制炎症反应，调节免疫反应，促进肝细胞再生，抑制胶原合成和促进胶原分解等有关。如复方鳖甲软肝片、扶正化瘀胶囊、复方 861 合剂、强肝胶囊等新药在临床均获得广泛应用，并取得了显著疗效。

（七）急性胰腺炎和急性梗阻性化脓性胆管炎研究

急性胰腺炎中医药治疗主要以通下法为主，通里攻下以承气汤原方为主，其他方药有清胰汤、大柴胡汤等。现代药理研究证明，该类方药能改善胰腺微循环，抑制或清除炎症介质，提高机体免疫功能，排泄类毒素，并有增强肠黏膜屏障，及时疏通肠道，防止肠道衰竭等作用。在西医综合性治疗下辨证应用中药，有血瘀者静滴活血化瘀药，伴 ARDS 静滴鱼腥草注射液，伴黄疸者静滴茵栀黄注射液，中后期兼气血亏虚者静滴黄芪、参麦等制剂，中西医结合治疗明显降低了重症胰腺炎的死亡率。急性梗阻性化脓性胆管炎（AOSC），既往多需要开腹手术治疗，本会专家采用内镜下鼻胆管引流术（ENBD）加通腑泄热、清肝利胆中药治疗本病 51 例，对胆管结石患者状况良好者经碎石器碎石后行网篮取石；患者状况不佳者先行 ENBD，再择期取石；良性乳头狭窄者先行胆道口括约肌切开术，再行 ENBD。术后患者禁食水，不禁服中药，并给予补液、抗炎、制酸、抑制胰腺分泌治疗，临床治愈率达 100％。

（八）消化道肿瘤研究

现代医学治疗肿瘤的主要手段包括手术、化疗、放疗和生物治疗等，肿瘤早期发现首选治疗方法是手术，但很多肿瘤发现时已是晚期，失去了手术机会，在放化疗过程中出现毒性反应以及治疗过程中出现耐药性仍是一个世界性的难题。而中西医结合方法治疗晚期消化道肿瘤，在降低放化疗的毒副反应，增加抗肿瘤药物的抗癌效应方面发挥了巨大作用。吴孟超院士认为：中医药的积极参与是肝癌综合治疗的一个重要组成部分，中医药可以参与肝癌防治的全过程，中医药的积极参与是提高肝癌综合疗效的主要途径。近年来，许多抗癌中草药已被提纯在临床广泛应用，如从长春花中提取的有效成分长春新碱，从紫杉树皮中提取的紫杉醇，从喜树种子或根皮中提取的喜树碱，斑蝥中提取的斑蝥素，从鸦胆子中提取的鸦胆子静滴乳剂，从薏苡仁中提取的薏苡酯或薏苡仁油，从蟾酥中提取的华蟾素。在中药逆转肿瘤耐药性研究方面发现粉防己碱能显著增强柔红霉素和长春新碱的抗肿瘤作用；川芎嗪（TMP）除对人胃癌低分化腺癌 MKN_{45} 有直接杀伤作用，与化疗药物合用时有明显增效作用；补骨脂提取物 R3 能使 MCF-7/Adr 对 ADR 的敏感性增加 720 倍。本专业委员会的专家应用“扶正抗癌冲剂”与 UFTM 化疗方案结合治疗 249 例Ⅲ～Ⅳ期胃癌，治疗后 1、2、3 年生存率分别为 73.33％、53.33％及 23.33％，中位生存期为 13.44 个月；而单纯化疗组 1、2、3 年生存率仅为 40.6％、23.3％和 3.33％，中位生存期为 6.12 个月，中西医结合组明显提高了患者生活质量，显著延长了生存期。另一专家用清痰散结方“金龙蛇口服液”治疗 104 例晚期胃癌失去化疗条件的患者，改善症状有效率为 82.9％，卡氏评分提高率 84.4％，中位生存期 12.25 个月，3 年生存率 22.1％。中西医结合治疗晚期肝癌、大肠癌、食道癌的研究成果亦很多，不一一赘述。

三、专业委员会建设工作中存在的一些问题

第三届消化专业委员会的工作在大家的支持和积极参与下，虽然取得了不少成绩，但

也存在一些不足，主要表现在如下几个方面：

1.部分委员对专业委员会的学术建设漠不关心，组织观念淡薄

专业委员会虽然是一个群众学术团体，但它是总会领导下的一个二级全国学术组织，每个委员有义务执行中国中西医结合学会的章程和履行委员的义务，积极参与专业委员会举办的学术活动。但有个别委员除换届时参加一次全国会议以后就再也不出席会议了；还有个别增补的委员，增补为委员后连续 3 年不参加学会的学术活动，也不向学会请假。有的委员只是担任学术职务的荣誉，但不尽委员的义务。

2.对专业委员会的学术活动经费筹集缺乏积极参与

专业委员会成立以来，每年的学术经费筹集，总局限于极少数委员的常年坚持，许多常务委员对此关心和支持还不够。

3.部分委员不能积极组织稿源

除西北部分省、自治区以外，我们每个省都至少有一名委员，在经济发达地区和中医药优势地区以及直辖市，多达 3～4 个委员，但每年学术年会高质量的研究论文还不太多，参加会议的人员分布也很不平衡，反映了我们部分委员在各地的学术带头作用还较欠缺。

4.专业学组的工作开展不平衡

专业委员会近年成立了七个专业协作学组和一个青年委员会，个别学组和青年委员会的工作开展较好，表现在积极组织稿源，起草诊疗标准或诊疗指南，开展专题学术研究方面积极工作，但也有的学组不能积极组织稿源，对承担的诊疗标准或诊疗指南的修订工作进展缓慢。

四、未来 5 年学会建设工作的规划和设想

（一）组织建设

6 年来，经过全体委员的共同努力，第三届消化专业委员会较圆满地完成了它的历史任务，将跨入新的历程。经过一年多的酝酿和筹备，在总会的领导和指导下，我们将换届成立第四届中国中西医结合消化专业委员会。根据总会制定的《中国中西医结合学会章程》《专业委员会管理规定》和《关于规范专业委员会换届工作的意见》等文件精神，部分老专家老教授因年龄问题不能继续担任专业委员会的委员或常委工作，部分德高望重的老专家将担任专业委员会的顾问或名誉委员。学会不仅新增补了两位副主委，还增加了不少的新委员。新鲜血液的注入，将为专业委员会的长远建设增添新生力量。新的一届专业委员会成立，在组织建设上我们应把握以下几点：

1.进一步增进团结，不断加强学会的凝聚力

前三届专业委员会的工作是卓有成效的，我们的工作不仅得到了总会的肯定和表扬，并且得到了中国科协的奖励。学会建设能取得这些成绩，与老一辈中西医结合工作者的尽业奉献，不计报酬，率先垂范作用有关，与第三届委员会的各位领导相互尊重，团结协作有关，也与全体委员的大力支持和历届会议广大代表的积极参与有关。新的一届委员会，必须坚持尊敬老专家，继续发扬团结协作，奉献求实的精神。学会的主委、副主委等几位领导和常委，要做团结的模范、奉献的模范，要做学术研究的带头人，要努力树立为全体委员和参会代表积极服务的思想。只有大家和衷共济，才能进一步增强专业委员会的凝聚

力。只有大家积极参与，才能使我们的学术会议规模越办越大！越办越好！越办越有影响力！

2.认真履行委员的职责和义务，营造人人关心学会建设的良好气氛

我们各位当选委员，都是各省市中西医结合消化工作者中的典型代表或学术带头人。我们每一个委员都要认真学习《中国中西医结合学会章程》，认真履行委员的职责和义务。一是要尽量争取参加一年一度的学术年会和专业委员会的工作会议，另外要积极组织稿源，努力影响和组织更多的代表参加我们的学术研讨会。如因特殊情况不能到会，需向专业委员会请假，但绝不能连续2年不参加学会组织的活动。如无故连续2次不参加学术年会者，我们应劝其退出专业委员会，并由学会另外推荐其他热心学会建设工作的优秀专家进入到学会之中。虽然我们是一个群众性学术团体，但也必须养成良好的组织观念。此外，我们专业委员会的每一个领导和常务委员，都应该积极争取承办学术年会，为学术年会积极筹集学术经费。

3.加强青年消化委员会的建设，为中西医结合消化专业委员会培养后备力量

青年消化学术论坛已进行了两届，青年消化委员会可设委员40人，现仅有委员29人，去年有4位青年委员候选人请假未到会，会议保留了他们委员的资格，今年到会即可当选。今后我们还可以增补部分青年委员，我们要认真考察并推荐青年人才，进一步壮大青年消化委员会的力量。今后消化专业委员会换届增补的委员，应从青年委员中进行推荐候选人，从而形成培养和发现人才的良性发展机理，我们要把青年消化委员会建设成为专业委员会的后备军。

4.加强专业学组的建设

我们的专业学组和中华医学会消化分会的专业学组相比，无论在组织建设、学术研究及学术影响方面都存在较大差别，他们的专业学组举办的专题学术研讨会可达500～600人，其规模有时超过了我们专业委员会举办的学术年会。在国内三支医学队伍中，目前我们中西医结合在人员队伍上还不占优势，但我们要团结和争取更多热爱中西医结合工作的西医和中医药人员加入到我们的队伍中，不断壮大我们的力量。

（二）学术会议

1.坚持每年举办一次全国中西医结合消化学术大会

要坚持中西医结合特色，不断提高学术会议质量。要进一步扩大会议规模，不断提高中西医结合消化学术会议的影响。要不断创新办会形式，充分发挥会议承办方的积极性。要进一步增强与赞助厂家及公司的联系，必须要突出会议的学术气氛，但又要达到双方相互促进，共同发展。要达到此目的，必须要我们每一个委员，包括青年委员的热心和积极参与。

2.坚持每年举办一次全国中西医结合消化继续教育学习班

我们要坚持以中西医结合消化为主，但也要邀请著名的西医消化病专家和中医脾胃病专家为学习班授课，不断提高学习班的教学质量与水平。

3.把青年学术论坛办成一个学术品牌

继续设立青年优秀论文奖，争取每次全国会议用半天的时间办青年消化学术论坛，逐步把青年论坛办成消化学术大会的一个品牌，以鼓励和争取更多的中西医结合优秀青年

消化工作者参加我们的会议。

(三)规范常见消化病中西医结合诊治方案

目前,我会已建立了1个胃肠疾病中医症候评分表,公布了7个疾病中西医结合诊治方案,还有肝硬化等6个疾病诊治方案和2个湿热证诊疗标准在修改之中,并为国家中管局和中西医结合总会起草了“溃疡性结肠炎中西医结合诊疗指南”。在近1～2年,我们必须完成以上方案、标准或指南的更新或修改工作,除完成总会交给的任务以外,其他诊疗方案必须规范一致,以利于临床推广和应用。

(四)学科发展的方向与展望

创新是学术发展的灵魂,一门学科的发展,归根结底有赖于创新能力和思维观念的不断提高,在新的历史条件下,面向未来的21世纪,中西医结合消化病学的发展方向应该是一个开放性的、多态性的、可持续发展的一种科学体系。在时代的延续与变迁中,不断进行学术体系重构、蜕变和新生,才能具有充沛的生命力。

1.充分运用生命科学的高新技术,创新中西医结合消化病学术研究

当代生命科学的高新技术,可以说是以信息系统和分子生物学为代表方向之一,而两者又是彼此紧密结合和相互联系的。中医药学侧重于从整体宏观上认识人体的生命现象和疾病状态,主张提高和调整人体的自控和潜在的能力以维护健康水平和修复疾病状态,而现代医学则侧重于从微观上揭示生命的真谛,尤其自20世纪50年代开始以DNA双股螺旋结构的发现和X射线衍射蛋白空间结构的测定为代表,奠定了分子生物学的基础。分子生物学全面改变了生物学,包括现代医学的面貌,并涉及生命和疾病的最本质的内涵。因此,我们要在深层次上进行中西医结合,就要把中医药学和生命科学中最先进和现代化的分子生物学有机地结合起来,才是最捷径和最有发展前途的研究途径和思维方法。

(1)应用分子生物学和生物信息系统理论来探讨消化病症的发病机理:中医临床治疗理论的核心是辨证论治,而辨证论治首先要从证的研究着手,证的研究可以说是中医迈向现代化的起点或切入点。自20世纪80年代以来,广大的中医和中西医结合人员在这方面做了大量的工作,包括肾虚证、脾虚证、血瘀证以及阴虚和阳虚证的研究,应用现代科学的各种技术方法,从多学科、多途径和多层次着手,已在整体水平、器官水平和细胞水平进行了广泛而深入的探讨;初步复制了模拟中医证型的多种实验动物模型,观察了各种反映机体内在变化的微观的实验指标,验证了一系列证效结合的方药疗效。总的来看,虽取得了一系列的研究成果,但多停留于整体、器官和细胞层次上,真正深入分子、基因和信息系统的发病机理研究为数较少,尚未从根本上阐明证的本质和内涵。

疾病状态也可以说就是机体在不同层次上的生物信息系统功能表现异常。因此纠正信息系统的障碍环节,正是治疗学的靶标,而干预基因的表达,就是针对这个靶标。近年来研究实践说明,现代生命科学的重大进展之一是能够接近并干预基因,为疾病防治带来革命性转折。由此看来,从分子生物学和信息系统着手,来探讨消化病症的发病机理,是研究证实质的突破口。

(2)充分利用分子生物学理论和技术来探讨中药疗效的部分机理:中药是靠复方治病的,即使一味单药,也含有多种成分,因此其作用机理是复杂的,是多途径和多层次的,可

能作用于器官或细胞水平，也可能作用于分子、蛋白多肽或基因水平。现代药理学认为，后者反映了机体与药物相互关系更深入或直接的层面，为药物治疗学发展带来了新的目标和动力。近年来国内不少学者从基因表达水平研究中药治疗原理，例如，血府逐瘀汤颗粒冲剂对实验性动脉粥样硬化家兔的主动脉壁的治疗作用，应用斑点印迹杂交和原位杂交技术，可见该药使血管壁血小板衍化生长因子 A 基因及血管斑块组织 C-MYC 基因表达水平明显降低，以抑制血管平滑肌细胞增生，从而阻滞动脉粥样硬化形成，表明中药作用于两个功能基因的调控部位，使基因表达下调而达到治疗效果（中国中医研究院，陈可冀院士）。滋阴泻火药与温肾填精药分别灌饲雌性大鼠（相当于青春期），采用反转录-聚合酶链式反应（RT-RCR）方法，分别对大鼠下丘脑、垂体及骨骼软骨的促性腺激素释放激素（GnRH）、FSH、LH 及血清降钙素（BGP）的基因表达水平进行测定。结果表明滋阴泻火药可使上述多个功能基因表达水平显著下调，而温肾填精药则使之上调。那么，我们对消化系统疾病中药治疗机理的研究，完全可以借鉴上述两方面经验，充分应用分子生物学技术，从基因调控水平来阐明其作用机理。

2. 逐渐融入循证医学理论，使消化系统疾病临床疗效研究取得突破

中医药学有极其丰富的临床经验和深厚的药物资源，的确是一个伟大的宝库。要把中西医结合消化病学的临床经验变成具有确切科学依据的有效疗法，就要在临床上大力推行循证医学，使临床疗效研究取得突破，因此提高临床疗效是当前中西医结合消化病学发展的当务之急。目前，我们消化专业委员会成立有 7 个研究学组，并建立了 10 个疾病诊疗方案和一个症候评分表，并将在“十一五”期间对常见消化道疾病建立中西医结合疗效评价体系。在未来 5 年我们还要做好下面两件事：一是建立中西医结合的症候学，使其尽量客观化、标准化和定量化；二是引用现代医学的生命质量标准。以这两方面为主，亦可制定其他参照指标，共同作为评定中医临床疗效的一个准则，也作为衡量中医整个治疗观念的可靠基石。对中西医结合治疗的各类疾病，作出确切的症候疗效评估，看看中西医结合治疗究竟比单一治疗有哪些优势和特点，在各项评价指标上，有哪些提高。当然，现代科学发展的规律是综合和分析相结合，整体和局部相结合，宏观和微观相结合。一方面我们要发挥中医整体治疗的优势，另一方面我们也要探求中医药对局部病变和微观指标的效应。两者并进，才能共同推动中西医结合消化病学的全面发展。

3. 在难治性消化系统疾病治疗中进一步发挥中西医结合的优势

虽然目前中医或中西医结合治疗常见消化病有很好的临床疗效，但其确切效果仍需进一步扩大验证。今后我们应该加强对消化系统癌症、胃肠道的癌前病变、出血性坏死性肠炎以及重症溃疡性肠炎等难治性疾病的治疗与预防研究。

4. 加强对胃肠动力疾病（DGIM）和功能性胃肠病（FGID）的防治

DGIM 和 FGID 是既有联系又相互性质不同的两大类慢性胃肠道疾病，此两大类疾病临床治疗非常棘手，尤其是功能性胃肠道疾病，不仅临床上发病率很高，症状繁多，反复迁延，给患者带来痛苦，而且一般西药治疗效果并不满意。我们充分发挥辨证论治的长处，并结合患者的社会心理、体质、生物和环境等诸多影响因素，加强“针对性”“个体化”和“综合性”治疗，每每取得突出效果。这正反映了中医辨证论治的优势和特色，是很值得进一步深入研究的课题，也较容易收到明显的效果。我们要千方百计地提高临床疗效，并争取

在理论创新上有所突破。

5. 加强国际间消化病学术交流与合作

结合医学要在国际上充分得到认可和发展，必须大力开展国际间的学术交流与合作，中国中西医结合学会已经举办了三届世界中西医结合学术交流大会，大大提高了结合医学在世界上的影响。近年来，我们消化专业委员会的专家学者虽然有近百人次出国参加学术会议，也邀请了部分国外专家来我会做学术报道，但是我们还没有举办过一次国际性中西医结合消化学术大会。因此，在未来5年，我们要积极创造条件，争取举办一次消化病专病国际学术会议，来推动中西医结合消化病领域的国际合作与研究。

近年来，随着胃肠内窥镜检查的广泛应用，胃肠道免疫学、胃肠道动力学、胃肠道激素、胃肠道屏障以及胃肠道微循环和血液流变学等理论研究的日益深入，胃肠道疾病的诊断和治疗提高到了一个新的水平。在祖国医药方面从《内经》至明清历代著名医家对胃肠疾病多有系统而全面的阐述和极其丰富的临床诊治经验，形成了较为完整的理论学说——脾胃学说。因此，历史发展到今天，作为现阶段从事消化疾病防治研究工作的医务工作者，应当责无旁贷的把现代医学与祖国医学的理论知识和诊治经验有机地结合起来，各取所长，融会贯通，逐步发展成为中西医结合新消化病学。我们虽然离此目标还有很大距离，但只要我们不断创新，认真研究，经过坚持不懈地努力，我们的目标就一定能实现。

（原载：《第二十二届全国中西医结合消化系统疾病学术会议暨消化疾病诊治进展学习班论文汇编》，苏州，2010：1-8）

第五章　慢性非特异性溃疡性结肠炎中西医结合诊断

一、辨证和疗效标准

中国中西医结合学会消化系统疾病专业委员会，于1992年9月在山西临汾召开的第四届全国学术交流会上，制定了慢性非特异性溃疡性结肠炎(CUC)的诊断、辨证和疗效标准(试行方案)。一年多来，经讨论、修改，现整理发表于下，供临床工作者参考。

二、诊断特点及依据

突出中西医结合特点，除对临床症状进行辨证分型外，必须进行纤维结肠镜、病理活体组织检查、全消化道钡透、大便常规及大便培养等检查。根据1987年杭州全国消化系统疾病学术会议制定的诊断标准，对本病确认应明确临床类型、病情分度(轻、中、重)及分期(活动与静止)、内窥镜分期及病变范围、病理组织学类型。同时对某些较具特征性的病理变化，纳入辨证分型的项目之中。其主要症状及黏膜病变分级如表1所示。

表1　溃疡性结肠炎主要症状及肠黏膜病变轻重分级

主要症状及肠黏膜病变	一级(+)	二级(++)	三级(+++)
腹泻	小于3次/d	3～5次/d	大于6次/d
脓血便	少量脓血	中等量脓血	大量脓血或便新鲜血
腹痛	轻微，隐痛，偶发	中等度，隐痛或胀痛，每日发作数次	重度，剧痛或绞痛，反复发作
肛门下坠	轻，便后消失	中等，便后略减轻	明显，便后不减
充血水肿	轻度	中等度	重度
糜烂	无或轻度	中等度，可伴有出血	重度，触之有明显出血
溃疡	无或散在分布，数量小于3个，周边轻度红肿	散在分布大于3个，周边明显红肿	分布多，表面布满脓苔，周边显著红肿

三、辨证分型

1. 湿热内蕴型

主症：①腹泻黏液脓血便。②里急后重。③舌苔黄腻。④脉滑数或濡数。

次症：①肛门灼热。②身热。③下腹坠痛或灼痛。④口苦，口臭。⑤小便短赤。⑥肠黏膜充血糜烂及出血明显。⑦肠黏膜溃疡周边红肿，表面布满脓性物。

证型确定：具备主症 2 项（第 1 项必备，以下同）、次症 2 项，或主症第 1 项、次症 3 项。

2. 脾胃虚弱型

主症：①腹泻便溏，粪有黏液或少量脓血。②食少纳差。③食后腹胀。④舌质淡、胖或有齿痕，苔薄白。⑤脉细弱或濡缓。

次症：①腹胀肠鸣。②腹部隐痛喜按。③肢体倦怠。④神疲懒言。⑤面色萎黄。⑥肠黏膜水肿较充血明显。⑦肠黏膜溃疡表浅，周边红肿不明显，表面为白色分泌物。⑧肠黏膜粗糙，呈颗粒状。⑨D-木糖排泄率明显下降。

证型确定：具备主症 2 项、次症 2 项，或主症第 1 项、次症 3 项。

3. 脾肾阳虚型

主症：①久泻不愈，大便清稀或有完谷不化。②腰膝酸软。③食少纳差。④舌质淡，胖或有齿痕，苔白润。⑤脉沉细或尺弱。

次症：①五更泄或黎明前泻。②脐周腹痛，喜温喜按。③形寒肢冷。④腹胀肠鸣。⑤少气懒言。⑥面色㿠白。⑦肠黏膜水肿较充血明显。⑧肠黏膜溃疡表浅，周边红肿不明显，表面为白色分泌物。⑨D-木糖排泄率降低。⑩尿-17 羟、尿-17 酮降低。

证型确定：具备主症 2 项、次症 2 项，或主症第 1 项、次症 3 项。

4. 肝郁脾虚型

主症：①腹痛则泻，泻后痛减，大便稀烂或黏液便。②腹泻前有情绪紧张或抑郁恼怒等诱因。③胸胁胀闷。④舌质淡红，苔薄白。⑤脉弦或弦细。

次症：①喜长叹息。②嗳气不爽。③食少腹胀。④矢气较频。⑤结肠镜检查肠黏膜轻度充血，水肿，或有少许黏液。⑥D-木糖排泄率正常或偏低。

证型确定：具备主症 2 项、次症 2 项，或主症第 1 项、次症 3 项。

5. 阴血亏虚型

主症：①大便秘结或粪带少量脓血。②排便困难。③午后低热。④失眠盗汗。⑤舌红少苔。⑥脉细数。

次症：①心烦易怒。②头晕目眩。③腹中隐隐灼痛。④神疲乏力。⑤肠黏膜无光泽，血管显露。⑥肠黏膜粗糙呈细颗粒状。

证型确定：具备主症 2 项、次症 2 项，或主症第 1 项、次症 3 项。

6. 气滞血瘀型

主症：①腹痛泻下脓血，血色紫暗或黑便。②腹痛拒按。③舌紫或有瘀斑。④脉弦涩。

次症：①泻下不爽。②面色灰暗。③嗳气食少。④胸胁胀满。⑤腹内有包块。⑥肠黏膜粗糙呈颗粒状或有息肉。⑦肠腔内有肿物或发现癌肿。⑧D-木糖排泄率正常或偏低。

证型确定：具备主症 2 项、次症 2 项，或主症舌象必备、次症 2～3 项。

诊断说明：①证型确定：以就诊当时的症候为准。具备两个证型者称为复合证型，两个证型同等并存，如脾肾阳虚与气滞血瘀证型，或兼证型（一个证型为主，另一个证型为辅，前者称主型，后者称兼型，如脾胃虚弱兼湿热型）。本标准未纳入的证型，在诊断时要求列出全部症候。②肠镜及 X 线钡灌肠检查：以治疗前及停止治疗后 10 天以内的检查为准，肠镜检查必须同时做活体组织学检查。治疗后复查肠镜进行活检时尽可能在原病变处取活体组织。③必做检查：血常规、尿常规、便常规及便潜血，便培养痢疾杆菌必须连续 3 次。④选择性检查项目：抗大肠抗体、尿-17 羟、尿-17 酮、D-木糖排泄率检查。

四、疗效评定标准

1. 临床治愈

①临床主要症状消失，次症消失或基本消失，舌、脉基本恢复正常。②肠镜复查黏膜病变恢复正常，或溃疡病灶已形成瘢痕。③便常规镜检 3 次正常。

2. 显效

①临床主要症状基本消失，次症改善程度达二级以上（＋＋＋→＋）；舌脉基本复常。②肠镜复查黏膜病变恢复程度达二级以上（＋＋＋→＋）。③大便常规检查红、白细胞数每高倍镜视野在 3 个以下。

3. 好转

①临床主要症状改善达一级以上（＋＋＋→＋＋或＋＋→＋）。②肠镜复查黏膜病变恢复程度达一级以上。③便常规镜检红、白细胞数在 5 个左右。

4. 无效

达不到有效标准的病例，而未恶化者。

5. 恶化

有下列指标之一：①主要和次要症状明显加重。②肠镜检查黏膜病变加重。

注意事项：①严格掌握诊断和疗效标准，开拓科研思路，提高医疗和科研设计水平。②尽可能设立各项必需的对比组。③总结疗效时要将慢性非特异性溃疡性结肠炎分证型总结设计，并要求对症候，肠镜、病理组织学、X 线钡剂灌肠等检查，进行单独总结，并进行统计学处理。

（原载：《中国中西医结合杂志》，1994，14(4)：239-240）

第六章　溃疡性结肠炎中西医结合诊治方案(草案)

溃疡性结肠炎中西医结合诊断、辨证和疗效标准试行方案已执行10年，近年来本病的诊断和治疗有了很大的进展，经过本专业委员会数十位专家的反复讨论，现修改重订如下。

一、概　念

溃疡性结肠炎(ulcerative colitis，UC)又称慢性非特异性溃疡性结肠炎，系原因不明的大肠黏膜的慢性炎症和溃疡性病变，临床以腹泻、黏液脓血便、腹痛为特征。中医属"泄泻""痢疾""便血"范畴。

二、类　型

(一)西医分类

(1)初发型：指无既往史而首次发作者。

(2)慢性复发型：临床最为多见，症状较轻，治疗后常有长短不一的缓解期，与一般历时3～4周的发作期交替发生。

(3)慢性持续型：首次发作后肠道症状持续数月或数年，可伴有肠外症状，其间可有急性发作，与慢性复发型相比，此型结肠受累较广泛，病变倾向于进行性。

(4)急性暴发型：症状严重，伴全身中毒症状，可伴中毒性巨结肠、肠穿孔、脓毒血症等并发症。

注：除暴发型外，以上各型可相互转化。

(二)中医证型

1. 大肠湿热证

(1)主要症候：①腹泻黏液脓血便；②里急后重；③舌苔黄腻；④脉滑数或濡数。

(2)次要症候：①肛门灼热；②身热；③下腹坠痛或灼痛；④口苦，口臭；⑤小便短赤。

(3)证型确定:具备主症2项(第1项必备,以下同)加次症2项,或主症第1项加次症3项。

2.脾胃气虚证

(1)主要症候:①腹泻便溏,有黏液或少量脓血;②食少纳差;③食后腹胀;④舌质淡胖或有齿痕,苔薄白;⑤脉细弱或濡缓。

(2)次要症候:①腹胀肠鸣;②腹部隐痛喜按;③肢体倦怠;④神疲懒言;⑤面色萎黄。

(3)证型确定:具备主症2项加次症2项,或主症第1项加次症3项。

3.脾肾阳虚证

(1)主要症候:①久泻不愈,大便清稀或伴有完谷不化;②腰膝酸软;③形寒肢冷;④食少纳差;⑤舌质淡胖或有齿痕,苔白润;(6)脉沉细或尺脉弱。

(2)次要症候:①五更泄或黎明前泻;②脐周腹痛,喜温喜按;③腹胀肠鸣;④少气懒言;⑤面色㿠白。

(3)证型确定:具备主症2项加次症2项,或主症第1项加次症3项。

4.肝郁脾虚证

(1)主要症候:①腹痛则泻,泻后痛减,大便稀烂或黏液便;②腹泻前有情绪紧张或抑郁恼怒等诱因;③胸胁胀闷;④舌质淡红,苔薄白;⑤脉弦或弦细。

(2)次要症候:①喜长叹息;②嗳气不爽;③食少腹胀;④矢气较频。

(3)证型确定:具备主症2项加次症2项,或主症第1项加次症3项。

5.阴血亏虚证

(1)主要症候:①大便秘结或带少量脓血;②总有便意,但排便困难;③午后低热;④失眠盗汗;⑤舌红少苔。

(2)次要症候:①心烦易怒;②头晕目眩;③腹中隐隐灼痛;④神疲乏力;(5)脉细数。

(3)证型确定:具备主症2项加次症2项,或主症第1项加次症3项。

6.血瘀肠络证

(1)主要症候:①腹痛拒按,痛有定处;②泻下不爽;③下利脓血、血色紫暗或黑便;④舌紫或有瘀点、瘀斑;⑤脉涩或弦。

(2)次要症候:①肠鸣腹胀;②面色晦暗;③腹部有痞块;④胸胁胀痛;⑤肌肤甲错。

(3)证型确定:具备主症2项加次症2项,或主症舌象必备加次症2~3项。

辨证说明:证型确定以就诊当时的症候为准。具备两个证者称为复合证(两个证同等并存,如脾肾阳虚与肝郁脾虚证)或兼证型(一个证为主,另一个证为辅,前者称主证,后者称兼证,如脾胃气虚兼湿热证)。

三、诊断标准(参照中华医学会消化病学分会炎症性肠病诊断标准执行,2000年成都)

1.临床表现

有持续或反复发作的腹泻、黏液脓血便伴腹痛、里急后重和不同程度的全身症状。可有关节、皮肤、眼、口及肝胆等肠外表现。

2.结肠镜检查

病变多从直肠开始,呈连续性、弥漫性分布,表现为:①黏膜血管纹理模糊、紊乱、充血、水肿、易脆、出血及脓性分泌物附着；亦常见黏膜粗糙，呈细颗粒状。②病变明显处可见弥漫性多发糜烂或溃疡。③慢性病变者可见结肠袋囊变浅、变钝或消失，假息肉及桥形黏膜等。

3. 钡剂灌肠检查主要改变

①黏膜粗乱及（或）颗粒样改变。②肠管边缘呈锯齿状或毛刺样，肠壁有多发性小充盈缺损。③肠管短缩，袋囊消失呈铅管样。

4. 黏膜病理学检查

有活动期与缓解期的不同表现。

（1）活动期：①固有膜内弥漫性、慢性炎细胞及中性粒细胞、嗜酸性粒细胞浸润。②隐窝急性炎细胞浸润，尤其上皮细胞及中性粒细胞浸润、隐窝炎，甚至形成隐窝脓肿，可有脓肿溃入固有膜。③隐窝上皮增生，杯状细胞减少。④可见黏膜表层糜烂，溃疡形成，肉芽组织增生。

（2）缓解期：①中性粒细胞消失，慢性炎细胞减少；②隐窝大小形态不规则，排列紊乱；③腺上皮与黏膜肌层间隙增大；④潘氏细胞化生。

5. 手术切除标本病理检查可发现肉眼及组织学上 UC 的上述特点

在排除细菌性痢疾、阿米巴痢疾、慢性血吸虫病、肠结核等感染性结肠炎及结肠 CD、缺血性结肠炎、放射性结肠炎等的基础上，可按下列诊断标准诊断：

（1）根据临床表现和肠镜检查三项中之一项及（或）黏膜活检支持，可诊断本病。

（2）根据临床表现和钡剂灌肠检查三项中之一项，可诊断本病。

（3）临床表现不典型而有典型结肠镜或钡剂灌肠改变者，也可以临床拟诊为本病，并观察发作情况。

（4）临床上有典型症状或典型既往史而目前结肠镜或钡剂灌肠检查并无典型改变者，应列为“疑诊”随访。

（5）初发病例，临床表现和结肠镜改变均不典型者，暂不诊断 UC，可随访 3～6 个月，观察发作情况。

（6）完整的诊断应包括其临床类型、严重程度、病变范围、病情分期及并发症。

①类型：初发型、慢性复发型、慢性持续型、暴发型。

②临床严重程度分级：轻度：患者腹泻每日 4 次以下，便血轻或无，无发热、脉搏加快或贫血，血沉正常。中度：介于轻度和重度之间。重度：腹泻每日 6 次以上，明显黏液血便，体温在 37.5 ℃以上，脉搏在 90 次/分以上，血红蛋白低于 100 g/L，血沉大于 30mm/h。

③病变范围：可为直肠、直乙结肠、左半结肠、全结肠、区域性结肠受累。

④病情分期：活动期、缓解期。

⑤肠外表现及并发症：肠外可有关节、皮肤、眼部、肝胆等系统受累；并发症可有大出血、穿孔、中毒性巨结肠、癌变等。

6. 主要症状及肠黏膜病变轻重分级（见表 1）

表 1 溃疡性结肠炎主要症状及肠黏膜病变轻重分级

主要症状及肠黏膜病变	1 级(+)	2 级(++)	3 级(+++)
腹泻	小于 3 次/d	3～5 次/d	大于 6 次/d
脓血便	少量脓血	中等量脓血	大量脓血或便新鲜血
腹痛	轻微,隐痛,偶发	中等度,隐痛或胀痛,每日发作数次	重度,剧痛或绞痛,反复发作
肛门下坠	轻,便后消失	中等,便后略减轻	重,便后不减
充血水肿	轻度	中等度	重度
糜烂	无或轻度	中等度,可伴有出血	重度,触之有明显出血
溃疡	无或散在分布,数量小于 3 个,周边轻度红肿	散在分布,数量大于 3 个,周边明显红肿	分布多,表面布满脓苔,周边显著红肿

四、疗效评定标准

1. 完全缓解

①临床主要症状消失,次症消失或基本消失,舌、脉基本恢复正常。②肠镜复查黏膜病变恢复正常,或溃疡病灶已形成瘢痕。③便常规镜检 3 次正常。

2. 显效

①临床主要症状基本消失,次症改善程度达 2 级以上(+++→+);舌脉基本复常。②肠镜复查黏膜病变恢复程度达 2 级以上(+++→+或++→)。③便常规检查正常。

3. 好转

①临床主要症状改善达 1 级以上(+++→++或++→+)。②肠镜复查黏膜病变恢复程度达 1 级以上(+++→++或++→+)。③便常规镜检红、白细胞数小于 5 个/HP。

4. 无效

经治疗后临床症状、内镜及病理检查无改善。

五、治　疗

(一)治疗原则

溃疡性结肠炎的治疗目的是缓解症状、消除炎症、愈合溃疡、防止并发症和预防复发。其治疗原则为整体治疗与肠道局部治疗、病因治疗与对症治疗、西医治疗与中医治疗相结合。治疗方案主要根据疾病的严重程度、病变部位及其范围来确定。

(二)治疗要点

1. 轻中度远段结肠炎患者

可采用口服氨基水杨酸类制剂或中医辨证治疗,局部应用氨基水杨酸(5-ASA)制剂或中药保留灌肠治疗;无效时可将中西医内科治疗方法联合应用。个别患者可局部用少量类固醇制剂。

2. 轻中度泛发性结肠炎患者

应口服柳氮磺胺吡啶(SASP)或其他 5-ASA,同时应用中医辨证或中药专方制剂治疗,亦可结合直肠局部给药治疗。无效时可使用泼尼松(40～60 mg/d)口服治疗,仍无效者可选用嘌呤类药物或甲氨蝶呤等免疫抑制剂治疗。

3. 难治性远段结肠炎

宜首选中药锡类散配合类固醇制剂保留灌肠治疗,可局部应用 5-ASA 灌肠剂,并延长直肠给药时间。

4. 重症溃疡性结肠炎患者

对口服泼尼松、氨基水杨酸类药物或局部治疗无效,或出现中毒症状者,应采用静脉输注皮质激素治疗 7～10 天,并配合辨证应用中药。如无效,则应考虑做结肠切除术或进行环孢霉素静脉注射治疗。

5. 控制复发

当急性发作得到控制后,SASP、奥柳氮、马沙拉嗪、艾迪沙等对减少复发均有效,最好应用中药制剂配合 2/3～1/2 剂量的水杨酸类制剂以巩固治疗。患者不宜长期使用类固醇。硫唑嘌呤或 6-MP 可作为类固醇依赖性患者需减少类固醇剂量时的配合用药。

(三)西医西药治疗

1. 活动期的处理

(1)轻度 UC 的处理:可选用 SASP 制剂,0.75～1.0 g/次,每天 3 次口服;或用相当剂量的 5-ASA 制剂。病变分布于远段结肠者可酌用 SASP 栓剂 0.5～1 g/次,每天 2 次;氢化可的松琥珀酸钠盐灌肠液 100～200 mg/次,每晚 1 次,保留灌肠,或用相当剂量的 5-ASA制剂灌肠。

(2)中度 UC 的处理

可用上述制剂量水杨酸类制剂治疗,反应不佳者,适当加量或改口服皮质类固醇激素,常用泼尼松 30～40 mg/d,分次口服。

(3)重度 UC 的处理:一般病变范围较广,病情发展变化较快,作出诊断后应及时处理,给药剂量要足,治疗方法如下:①如患者尚未用过口服类固醇激素,至少可口服泼尼松 40～60 mg/d,观察 7～10 天,亦可直接静脉给药。已使用者应静脉滴注氢化可的松 300 mg/d或甲基泼尼松 48 mg/d,未用过类固醇激素者亦可用促肾上腺皮质激素 120 mg/d,静脉滴注。②肠外应用广谱抗生素控制肠道继发感染,如氨苄青西林、硝基咪唑及喹诺酮类制剂。③嘱患者卧床休息,适当输液、补充电解质,以防水盐平衡紊乱。④便血量大,Hb 90 g/L以下和持续出血不止者应考虑输血。⑤营养不良,病情较重者可用要素饮食,病情严重者应予肠外营养。⑥静脉类固醇激素使用 7～10 天后无效者可考虑环孢霉素静滴每天 2～4 mg/kg。由于药物免疫抑制作用、肾脏毒性及其他不良反应,应严格监测血药浓度。因此,从医院监测条件综合考虑,主张在少数医学中心使用。亦可考虑其他免疫抑制剂,剂量及用法参考药典和教科书。⑦如上述药物治疗疗效不佳,应及时内、外科会诊,确定结肠切除手术的时机与方式。⑧慎用解痉剂及止泻剂,以避免诱发中毒性巨结肠。⑨密切监测患者生命体征及腹部体征变化,及早发现和处理并发症。

2. 缓解期的处理

症状缓解后,应继续维持治疗至少 1 年或长期维持。一般认为类固醇激素无维持治疗效果，在症状缓解后逐渐减量，应尽可能过渡到用SASP维持治疗。SASP的维持治疗剂量一般为口服1～3 g/d，亦可用相当剂量的新型5-ASA类药物。6-硫基嘌呤或硫唑嘌呤等用于对上述药物不能维持或对类固醇激素依赖者。

3. 外科手术治疗

（1）绝对指征：大出血、穿孔、明确的或高度怀疑癌肿以及组织学检查异型增生或肿块损害中出现轻中度异型增生。

（2）相对指征：重度UC伴中毒性巨结肠，静脉用药无效者；内科治疗症状顽固、体能下降、对类固醇激素耐药或依赖者；或UC合并坏疽性脓皮病、溶血性贫血等肠外并发症者。

（四）中医中药治疗

1. 辨证论治

（1）大肠湿热证：①治则：清热化湿，调气行血。②方药：芍药汤（芍药、黄芩、黄连、大黄、槟榔、当归、木香、肉桂）。③加减：大便脓血较多者加紫珠草、地榆；大便白冻黏液较多者加苍术、薏苡仁；腹痛较甚者加延胡索、乌药、枳实理气止痛；身热甚者加葛根。

（2）脾胃气虚证：治则：①健脾益气，除湿升阳。②方药：参苓白术散（人参、茯苓、白术、桔梗、山药、白扁豆、莲子肉、砂仁、薏苡仁、甘草）。③加减：大便夹不消化食物者加神曲、枳实消食导滞；腹痛怕凉喜暖者加炮姜；寒甚者加附子温补脾肾；久泻气陷者加黄芪、升麻、柴胡升阳举陷；久泻不止者加赤石脂、石榴皮、乌梅、柯子涩肠止泻。

（3）脾肾阳虚证：①治则：健脾补肾，温阳化湿。②方药：理中汤合四神丸（人参、干姜、白术、甘草、补骨脂、肉豆蔻、吴茱萸、五味子、生姜、大枣）。③加减：腹痛甚加白芍缓急止痛；小腹胀满加乌药、小茴香、枳实理气除满；大便滑脱不禁加赤石脂、柯子涩肠止泻。

（4）肝郁脾虚证：①治则：疏肝理气，健脾和中。②方药：痛泻要方合四逆散（柴胡、芍药、枳实、陈皮、防风、白术、甘草）。③加减：排便不畅，矢气频繁者加枳实、槟榔理气导滞；腹痛隐隐，大便溏薄，倦怠乏力者加党参、茯苓、炒扁豆健脾化湿；胸胁胀痛者加柴胡、香附疏肝理气；夹有黄白色黏液者加黄连、白花蛇舌草清肠解毒利湿。

（5）阴血亏虚证：①治则：滋阴养血，益气健中。②方药：舟车丸合四君子汤加味（黄连、阿胶、当归、干姜、党参、白术、茯苓、甘草、白芍、乌梅、沙参、五味子）。③加减：虚坐努责者加柯子、石榴皮收涩固脱；五心烦热加银柴胡、鳖甲（先煎）以清虚热；便下赤白黏冻者加白花蛇舌草、秦皮清化湿热。

（6）血瘀肠络证：①治则：活血化瘀，理肠通络。②方药：少腹逐瘀汤加减（当归、赤勺、红花、蒲黄、五灵脂、延胡索、没药、小茴香、乌药、肉桂）。③加减：腹满痞胀甚者加枳实、厚朴；腹有痞块者加山甲珠、皂角刺；腹痛甚者加三七末（冲）、白芍；晨泄明显者加补骨脂。

2. 中药灌肠治疗

中药保留灌肠一般将敛疮生肌、活血化瘀与清热解毒类药物配合应用。敛疮生肌类：珍珠、牛黄、冰片、琥珀、儿茶等；活血化瘀类：蒲黄、丹参、三七；清热解毒类：青黛、黄连、黄柏、白头翁、败酱草等。常用灌肠方有锡类散、溃结清（枯矾、赤石脂、炉甘石、青黛、梅花点舌丹）、溃结1号（牛黄、冰片、珍珠、青黛、儿茶）、青黛散（青黛、黄柏、儿茶、枯矾、珍珠）等。临床可将中药复方煎剂100 mL，加锡类散2支，奴夫卡因20 mL，每晚灌肠1次。

（原载：《中国中西医结合杂志》，2004，24(11)：1052-1055）

第七章 《溃疡性结肠炎中西医结合诊疗指南》制定的有关问题

国家中医药管理局政策法规与监督司于2009年委托中国中西医结合学会组织“中西医结合临床技术标准示范”的研究工作。中国中西医结合学会于2010年元月下[2010]1号通知，委托消化系统疾病等三个专业委员会组织制定三项《临床常见疾病的中西医结合诊疗指南》的示范工作，我会承担了《溃疡性结肠炎中西医结合诊疗指南》的制定工作，并于今年2月初成立了《溃疡性结肠炎(UC)中西医结合诊疗指南》制定课题组，课题组成员主要由本专业委员会炎症性肠病学组成员和部分国内知名消化病专家担任。现将半年来《UC诊疗指南》制定的有关工作进展情况汇报如下。

一、建立常见病中西医结合诊疗指南的重要意义

随着医学科学技术的飞速发展和人民群众对医疗卫生工作要求的不断提高，我国卫生管理部门和广大临床医务工作者，都希望建立起适合时代发展，适合中国国情的临床诊疗指南，来指导和规范临床医务工作者对疾病诊断、治疗和护理的行为。因此，加强学科标准化的建设，将临床医学工作的精髓和实践，以指南、规范与标准的形式固定下来，对于构建和提升我国中医药学和中西医结合工作，加速中医药现代化、国际化的进程，提高参与国际竞争的能力均有着十分重大的现实意义。

我国医学发展至今，现实存在着西医药学、中医药学和中西医结合医学，因此在临床也存在着上述三种医学流派和医学力量。对于《诊疗指南》的建立，中华医学会[1]已于2004年公布了56个专科分会组织数千名专家编写的《临床诊疗指南》，在56个专科分册中，《消化系统疾病分册》中的胃肠道胆胰病部分由萧树东教授和林三仁教授担任主编，肝病部分由庄辉院士和王宝思教授担任主编，我会的姚希贤教授为胃肠道胆胰病部分的编委。2004年10月，国家中医药管理局组织立项，由中华中医药学会组织制定《中医内科常见病诊疗指南》，指南由中华中医药学会内科分会牵头，组织国内数百名专家历时3年完成工作，指南于2008年正式公布[2]。指南的第一分册“中医病症部分”包括了46种病症，第二分册“西医疾病部分”选择了86种疾病。前者采用中医病名，保持中医特色；后者采

用西医病名，提供西医诊断依据，适应病症结合的诊疗模式，本专业委员会有10余位专家参加了此诊疗指南的制定工作，并由唐旭东教授担任脾胃病症和西医消化疾病的统编工作。此外，中华中医脾胃专业委员会2006年还出版了一本《中医消化病诊疗指南》，由李乾构、周学文、单兆伟三位教授任主编[3]。现西医和中医都有了常见病的诊疗指南，而我们中西医结合医学目前只有肝纤维化和慢性前列腺炎2个诊疗指南[4,5]。因此，完成好《UC中西医结合诊疗指南》制定的示范工作，将是推动中西医结合事业的一个重大贡献！

二、诊疗指南与诊治方案的相同点与区别

本人是搞临床工作的，对诊疗指南和诊治方案以及诊疗标准的理解不一定正确。从文字意义上讲，"指南"原义指向南方，引申为指导等含义，比喻辨别方向的依据。"方案"指进行工作的具体计划或对某一问题制定的规划或条例，如教学方案，汉语拼音方案。"标准"是指衡量事物的准则。引申到医学上，诊疗指南也叫临床指南，陈可冀院士等[6]引用国外的定义：临床指南是系统发展起来的说明，以帮助在特定情况下，对合理的卫生保健作出决策。李洁教授[7]在《关于制定中医药临床指南的思考》一文中指出：临床指南是指经过系统研究所生成的、供医务工作者用来为患者制定最恰当医疗卫生服务的有关陈述和建议。《中医内科常见病诊疗指南》[2]认为指南是规范疾病的诊断和治疗，具有一定权威性、约束力及推广应用价值的医疗文件。梁氏[8]则认为：临床治疗指南主要为医护人员开发，是针对特定疾病(或症状)的预防、诊断、治疗、管理等工作而提出的指导意见。笔者认为临床指南是具有权威性的医疗文件，它是由国家卫生部或中医药管理局的政策法规与监督司指导行业学会来制定，并由行业学会来公布，因此指南具有一定法规性。而诊治方案或诊疗标准，它是专科学会组织专家对某一特定疾病的临床诊断、治疗、疗效判定标准而达成的专家共识意见。诊疗指南和诊治方案的相同点是二者对临床医务工作者均有指导性和规范性，但诊疗指南具有一定法规性，临床医务工作者必须规范执行，而诊治方案重点是指导性，引导医护人员在临床医疗工作中执行，可以说前者的权威性要大于后者。

三、中医、中西医结合临床指南制定的现状，存在的问题及对策

中医及中西医结合临床指南制定的现状已在前面进行简述。陈可冀院士等[6]通过电子文献检索2003年1月～2008年9月发表在中国期刊全文数据库和万方数据库中所包括的共识、建议在内的中医和中西医结合临床实践指南，结果共检索到11篇，涉及7个指南，包括中医指南5个，中西医结合指南2个(肝纤维化和慢性前列腺炎)。陈院士等应用国外指南研究与评价的评审(Appraisal of Guidelines Research and Evaluation，AGRE)工具和指南标准化会议(Conference on Guideline Standardization，COGS)确定指南的评定标准对上述11个指南进行了分析，他们发现，目前中医和中西医结合临床指南制定存在的主要问题包括：其一为指南编写人员专业背景比较单一：目前的中医或中西医结合指南大多由临床专家根据自身经验和对相关证据的汇总分析后分工编写而成，缺乏多学科专家的参与，尚未充分考虑卫生经济学家、流行病学家、统计学家和患者等的意见，使得制定的指南具有一定的局限性。认为一些所谓指南实际上是中医或中西医结合有关学科或病种教科书的翻版。其二为缺乏高级别的证据，且未根据证据的论证强度注明推荐意见，制

订中医、中西医结合临床治疗指南最大的问题是缺乏自己的循证医学研究基础。在许多疾病的治疗上，传统医学目前仍然缺乏高级别的临床证据。中医、中西医结合临床指南引用的证据多以古代文献、专家意见、无对照的病例报道、病例系列、设有对照但管理和控制不好的临床试验和单个小样本随机对照试验等低质量的证据为主，高质量的研究证据如系统评价和多中心、大样本、随机对照试验的文献较少。大多数指南没有说明如何搜集证据、证据如何评价、也未根据证据级别注明推荐意见。另外，还存在指南制作不够规范，循证指南和对真正提高临床疗效具有指导作用的指南较少，以及指南修订不及时等问题。

针对上述问题，一些学者提出来许多解决的措施或办法。广州中医药大学的梁伟雄教授[8]认为：首先应建立指南开发小组；其二应抓住临床诊治重要的关键问题；其三为对证据进行分类处理；其四为对临床指南进行分级。而陈院士[6]提出的五点见解特别有指导意义：其一为成立多学科专家组成的指南制定小组，其二应结合中医学自身的特点，严格遵循循证指南制定的原则和流程；其三为注重证据的收集、评价、整合、实时更新；其四要建立符合中医文献自身特点的证据评价与证据分级方法；其五应注重中医指南的运用性与指导性，加强对指南质量的评估。关于制定指南的方法学过程，老氏[9]引用的英国国家健康与临床优化研究所(National Institute for Health and Clinical Excellence，NICE)介绍的流程有很好参考价值。该流程的主要步骤包括：制定指南的准备工作计划；指南指定小组的形成和运作；确定临床问题；识别证据；证据评价和分级；在指南中体现卫生经济学，评价资源冲突；群体决策和达成共识；指南与其他 NICE 指引相连接；制定指南建议；制定临床审核标准；咨询和处理项目人员的注解；更新指南和勘误等。我们目前制定的《UC中西医结合诊疗指南》虽然还达不到上述要求，但我们要积极努力，特别是要注意收集有循证医学证据的资料，并邀请卫生经济学、流行病学以及统计学专家的参与，才能制定出满意的指南。

四、《UC 中西医结合诊疗指南》起草制定的过程

在前言中我们已介绍了《UC 中西医结合诊疗指南》制定的一些背景，现主要介绍半年来我们具体的工作程序。

1. 成立 UC 诊疗指南制定小组

顾问：危北海教授、张万岱教授、杨春波教授、姚希贤教授。组长：陈治水教授；副组长：王新月教授。成员：炎症性肠病学组成员。

2. 诊疗指南编写体例的确定

以 1992 年专业委员会临汾会议[10]制定的《UC 中西医结合诊断、辨证和疗效标准》和 2003 年重庆消化会议[11]公布的《UC 中西医结合诊治方案(草案)》为基础，充分吸收或参照下述指南的体例或格式，即中华医学会消化病分会[12]2007 年济南会议“对我国炎症性肠病诊断治疗规范的共识意见”、中华医学会[1]2005 年公布的《临床诊疗指南・消化系统疾病分册》和中华中医药学会[2]2008 年公布的《中医内科常见病诊疗指南・西医疾病部分》，并且广泛检索了近 5 年国内外有关炎症性肠病的最新文献。最后确定的体例和格式包括：前言(介绍背景)、(疾病)概念、西医诊断、中医辨证、治疗、参考文献。在治疗内容中，其层次又包括治疗原则，中西医结合治疗要点，西医药治疗，中医中药治疗。

3. UC 诊疗指南制定的过程

今年 2 月，起草小组书写出本指南的初稿，于 2 月底将初稿和起草说明发至炎症性肠病学组成员和专业委员会部分常委，于 3 月上旬又发至专业委员会全体委员和青年委员。于 4 月下旬，起草小组针对专家返回来的修改意见进行了整理，形成了第二稿。于 5 月 15 日，又将第二稿和《UC 中西医结合诊疗指南》第二稿修改说明发至专业委员会全体委员和青年委员。目前多数专家同意第二稿的体例和指南有关内容，但也存在一些分歧，主要集中于：

(1)指南之二：西医诊断之诊断说明中，关于附表中 UC 病变活动指数，有的专家认为应列入“里急后重”之表现，而不赞同取消或不同意把“里急后重”与“腹痛”合并为一项来计分。

(2)中医辨证：关于是否在部分证型中把舌诊放在主症的突出位置或放在第 2 序列，现意见不一致。

(3)有专家同意增加“脾寒肠热证”，但不同意删减“血瘀肠络证”，因此本指南是编写 6 个症候或 7 个症候仍有分歧。

(4)有专家建议中西医结合要点应进一步增加内容，特别是有循证医学证据的中西药物在不同期(型、类)的侧重应用。

因此，我们将进一步收集和征求全国各方面专家的修订意见，争取在 6 月下旬形成第三稿，先编入今年苏州会议的论文集，在苏州会议时进行进一步讨论，以求达成专家共识意见。待中国中西医结合学会总会和国家中管局政策法规与监督司批准，再向全国公布本指南。

4.《UC 诊疗指南》制定中存在的问题

本专业委员会虽然已经制定起草了 15 个常见消化病诊治方案，但是按照指南起草的程序和要求，我们还存在有如下问题：

(1)指南起草专家专业背景比较单一。我们参与的起草人员虽然有著名西医、名老中医和中西医结合消化病专家，但多是临床专家或教学专家，缺乏多学科专家的参与，如卫生经济学、临床流行病学、统计学的专家。因此，我们起草的指南一定存在有局限性。

(2)缺乏循证医学的证据。我们起草的指南引用的证据虽然有古代文献、现代文献、临床观察病例，但主要嘱专家共识意见。对某些特殊问题的取舍(如里急后重是否列入病变活动指数计分，血瘀肠络证的取舍，脾寒肠热证的增加以及中成药治疗的取舍等)还缺乏循证医学的依据。

但总体来说，就目前国内中医和中西医结合临床指南制定的现状，我们起草和制定的指南还是有重要的参考价值和重要的指导作用，它是集中了许多国内知名中西医结合消化病专家和名老中医的临床经验和智慧。本指南的前体，即 UC 中西医结合诊断、辨证和疗效标准及 UC 中西医结合诊治方案已在国内执行应用了 10 多年[10,11]。我们本次起草的 UC 中西医结合诊疗指南，可以为中西医结合学会其他专业委员会抛砖引玉，以求在国内中西医结合界制定出更多更好的临床指南，以求为我国的卫生事业的发展和人民群众的卫生保健工作发挥一份力量。

参考文献

[1]中华医学会编著.临床诊疗指南、消化系统疾病分册.北京:人民卫生出版社,2005.

[2]中华中医药学会.中医内科常见病诊疗指南.西医疾病部分.北京:中国中医药出版社,2008.

[3]李乾构,周学文,单兆伟.中医消化病诊疗指南.北京:中国中医药出版社,2006.

[4]中国中西医结合学会肝病专业委员会.肝纤维化中西医结合诊疗指南.中国中西医结合肝病杂志.2006,16(5):316-320.

[5]中国中西医结合学会男科专业委员会.慢性前列腺炎中西医结合诊疗指南(试行版).中国中西医结合杂志,2007,27(11):1052-1056.

[6]陈可冀,蒋跃绒.中医和中西医结合临床指南制定的现状与问题.中西医结合学报,2009,7(4):301-305.

[7]李洁.关于制定中医药临床指南的思考.上海中医药杂志,2006,40(5):4-5.

[8]梁伟雄.中医和中西医结合临床治疗指南存在的问题与对策.中西医结合学报,2008,6(1):1-4.

[9]老膺荣.对中医及中西医结合临床治疗指南制定中几个重要环节的思考.中国中西医结合杂志,2010,30(3):237-240.

[10]陈治水,危北海,陈泽民.慢性非特异性溃疡性结肠炎中西医结合诊断、辨证和疗效标准.中国中西医结合杂志,1994,14(4):239-240.

[11]陈治水,危北海,张万岱.溃疡性结肠炎中西医结合诊治方案(草案).中国中西医结合杂志,2004,24(11):1052-1055.

[12]中华医学会消化病学分会炎症性肠病协作组.对我国炎症性肠病诊治规范的共识意见.中华消化杂志,2007,27(8):545-550.

(原载:《第二十二届全国中西医结合消化系统疾病学术会议暨消化疾病诊治进展学习班论文汇编》,苏州,2010:58-60)

第八章 溃疡性结肠炎中西医结合诊疗指南(草案)

中国中西医结合学会消化系统疾病专业委员会于1992年山西临汾和2003年重庆全国中西医结合消化学术会议上分别制定了《慢性非特异性溃疡性结肠炎中西医结合诊断、辨证和疗效标准》[1]与《溃疡性结肠炎中西医结合诊治方案》[2]。近年来,溃疡性结肠炎在国内外研究已经取得了一些重大进展[3~8],中华医学会消化病分会于2007年济南会议公布了《对我国炎症性肠病诊断和治疗规范的共识意见》[9]。以上标准、方案和规范为我们起草制定我国溃疡性结肠炎中西医结合诊疗指南奠定了基础。两年来,本专业委员会组织国内数十位中西医结合消化病专家共同讨论,达成共识,制定了《溃疡性结肠炎中西医结合诊疗指南(草案)》。

一、概 念

溃疡性结肠炎(ulcerative colitis,UC)是原因不明的大肠黏膜的慢性炎症和溃疡性病变,临床以腹泻、黏液脓血便、腹痛、里急后重为特征。中医属"泄泻""痢疾""肠澼"范畴,其中慢性复发型又属中医"休息痢"范畴,慢性持续型属中医"久痢"范畴。

二、西医诊断

(一)诊断标准[9~11]

1.临床表现

有持续或反复发作的腹泻、黏液脓血便,伴腹痛、里急后重和不同程度的全身症状。病程多在4～6周以上。可有关节、皮肤、眼、口及肝、胆等肠外表现。

2.结肠镜检查

病变多从直肠开始,呈连续性、弥漫性分布。

(1)黏膜血管纹理模糊、紊乱、充血、水肿、脆变、出血及脓性分泌物附着。亦常见黏膜粗糙,呈细颗粒状。

(2)病变明显处可见弥漫性、多发性糜烂或溃疡。

(3)慢性病变者可见结肠袋囊变浅、变钝或消失,假息肉及桥形黏膜等。

3.钡剂灌肠检查

(1)黏膜粗乱和(或)颗粒样改变。

(2)肠管边缘呈锯齿状或毛刺样,肠壁有多发性小充盈缺损。

(3)肠管短缩,袋囊消失呈铅管样。

4.黏膜病理学检查

活动期与缓解期有不同表现。

(1)活动期:①固有膜内有弥漫性、慢性炎性细胞、中性粒细胞、嗜酸性粒细胞浸润。②隐窝有急性炎性细胞浸润,尤其是上皮细胞间有中性粒细胞浸润及隐窝炎,甚至形成隐窝脓肿,脓肿可溃入固有膜。③隐窝上皮增生,杯状细胞减少。④可见黏膜表层糜烂,溃疡形成和肉芽组织增生。

(2)缓解期:①中性粒细胞消失,慢性炎性细胞减少。②隐窝大小、形态不规则,排列紊乱。③腺上皮与黏膜肌层间隙增宽。④潘氏细胞化生。

5.手术切除标本病理检查

肉眼及组织学上可见UC的上述特点。

在排除细菌性痢疾、阿米巴痢疾、慢性血吸虫病、肠结核等感染性结肠炎以及克罗恩病(CD)、缺血性结肠炎、放射性结肠炎等疾病的基础上,可按下列标准诊断:①具有上述典型临床表现者为临床疑诊,安排进一步检查。②同时具备上述第1和2或3项中任何一项,可拟诊为本病。③如再加上第4或5项中病理检查的特征性表现,可以确诊。④初发病例、临床表现和结肠镜改变均不典型者,暂不诊断UC,需随访3～6个月,观察发作情况。⑤结肠镜检查发现的轻度慢性直肠炎、乙状结肠炎不能与UC等同,应观察病情变化,认真寻找病因。

(二)诊断说明[1,9,11]

一个完整的诊断应包括疾病的临床类型、严重程度、病情分期、病变范围和并发症。

1.临床类型

分为初发型、慢性复发型、慢性持续型和暴发型。初发型指无既往史而首次发作;暴发型指症状严重,血便每日10次以上,伴全身中毒症状,可伴中毒性巨结肠、肠穿孔、脓毒血症等并发症。除暴发型外,各型可相互转化。

2.严重程度

分为轻度、中度和重度。轻度:患者腹泻每日4次以下,便血轻或无,无发热、脉搏加快或贫血,红细胞沉降率(ESR)正常;中度:介于轻度和重度之间;重度:腹泻每日6次以上,伴明显黏液血便,体温高于37.5 ℃,脉搏大于90次/分,血红蛋白(Hb)低于100 g/L,ESR大于30 mm/h。

3.病情分期

分为活动期和缓解期:分期标准参见诊断说明附表(病变活动指数)之表注。顽固性(难治性)UC指诱导或维持缓解治疗失败,通常为糖皮质激素抵抗或依赖病例。前者指泼尼松在足量应用4周不缓解,后者为泼尼松在减量至10 mg/d而无法控制发作或停药后3个月内复发者。

4. 病变范围

分为直肠、直乙状结肠、左半结肠（结肠脾曲以下）、广泛结肠（病变扩展至脾曲以上）或全结肠。

5. 肠外表现和并发症

肠外可有关节、皮肤、眼部、肝胆等系统受累；并发症可有大出血、穿孔、中毒性巨结肠和癌变等。

6. 主要症状及肠黏膜病变活动指数（见附表）

附表　　溃疡性结肠炎主要症状及肠黏膜病变活动指数
（Sutherland 疾病活动指数）

项目	评分			
	0	1	2	3
腹泻	无	1～2 次/天	3～4 次/天	5 次/天
脓血便	无	少许	明显	以血为主
黏膜表现	正常	轻度易脆	中度易脆	重度易脆伴渗出
医师病情评估	正常	轻度	中度	重度

注：总分低于 2 分为症状缓解；3～5 分为轻度活动；6～10 分为中度活动；11～12 分为重度活动。

三、中医辨证[1,12,13,14]

1. 大肠湿热证

（1）主症：①腹泻黏液脓血便。②腹痛或里急后重。③肛门灼痛。④舌苔黄厚或腻。

（2）次症：①身热。②口干口苦。③小便短赤。④脉滑数或濡数。

（3）证型确定：具备主症 2 项（第 1 项必备）加次症 2 项，或主症第 1 项加次症 3 项。

2. 脾气虚弱证

（1）主症：①腹泻、便溏，有黏液或少量脓血。②纳差食少。③肢体倦怠。④舌质淡胖或有齿痕，苔薄白。

（2）次症：①腹胀肠鸣。②腹部隐痛喜按。③面色萎黄。④脉细弱或濡缓。

（3）证型确定：具备主症 2 项（第 1 项必备）加次症 2 项，或主症第 1 项加次症 3 项。

3. 脾肾阳虚证

（1）主症：①久痢迁延。②脐腹冷痛，喜温喜按。③腰膝酸软，形寒肢冷。④舌质淡胖，苔白润或有齿痕。

（2）次症：①腹胀肠鸣。②面色㿠白。③少气懒言。④脉沉细或尺脉弱。

（3）证型确定：具备主症 2 项（第 1 项必备）加次症 2 项，或主症第 1 项加次症 3 项。

4. 肝郁脾虚证

（1）主症：①下痢多因情绪紧张而发作。②腹痛欲便，便后痛减。③胸胁胀闷。④脉弦或弦细。

（2）次症：①善太息。②嗳气。③食少腹胀。④矢气频作。⑤舌质淡红，苔薄白。

(3)证型确定:具备主症2项(第1项必备)加次症2项,或主症第1项加次症3项。

5.寒热错杂证

(1)主症:①黏液血便。②腹痛绵绵,喜温喜按。③倦怠怯冷。④舌质红或淡红,苔薄黄。

(2)次症:①便下不爽。②口渴不喜饮或喜热饮。③小便淡黄。④脉细缓或濡软。

(3)证型确定:主症①、②必备,再加1项主症或1～2项次症即可。

6.热毒炽盛证

(1)主症:①发病急骤,暴下脓血或血便。②腹痛拒按。③发热。④舌质红绛,苔黄腻。

(2)次症:①口渴。②腹胀。③小便黄赤。④脉滑数。

(3)证型确定:主症①、②必备,再加1项主症或1～2项次症即可。

辨证说明:除上述6个证型外,尚可见瘀血、阴虚等兼证。

四、疗效评定标准

1.完全缓解

临床症状消失,肠镜复查黏膜病变基本消失或主要症状及肠黏膜病变活动指数总分值降低大于等于95%。

2.显效

临床主要症状明显缓解,肠镜复查黏膜病变明显减轻或主要症状及肠黏膜病变活动指数总分值降低大于等于70%。

3.有效

临床主要症状有所缓解,肠镜复查黏膜病变有所减轻或主要症状及肠黏膜病变活动指数总分值降低大于等于30%。

4.无效

经治疗后临床症状、内镜及病理检查结果均无改善或加重,或主要症状及肠黏膜病变活动指数总分值降低小于30%。

注:疗效评定标准按照尼莫地平法计算公式:疗效指数=[(治疗前病变活动指数积分－治疗后病变活动指数积分)÷治疗前病变活动指数积分]×100%。

五、治　疗

(一)治疗原则

需根据分级、分期、分段的不同而制定。分级指按疾病的严重度,采用不同的药物和不同治疗方法;分期指疾病分为活动期和缓解期,活动期以控制炎症及缓解症状为主要目标,缓解期应继续维持缓解,预防复发;分段治疗指确定病变范围以选择不同给药方法,远段结肠炎可采用局部治疗,广泛性结肠炎或有肠外症状者以系统性治疗为主。其临床治疗方法包括病因治疗与对症治疗、整体治疗与肠道局部治疗、西医药治疗与中医药治疗相结合。

(二)中西医结合治疗要点

1.轻中度患者

可应用中医辨证或中药专方制剂治疗，或口服柳氮磺胺吡啶(SASP)或5-氨基水杨酸(5-ASA)制剂，若无效可中西药物联合应用，对远段结肠炎可结合直肠局部给药治疗。以上治疗无效时可使用泼尼松口服治疗。

2.难治性溃疡性结肠炎(激素依赖或激素抵抗)

宜早期采用中西医结合内科综合治疗方案，必要时选用嘌呤类药物、甲氨蝶呤等免疫抑制剂，或选择英夫利昔静脉滴注。

3.重度溃疡性结肠炎

建议采用中西医结合治疗，患者对口服泼尼松、氨基水杨酸类药物或局部治疗无效，或出现高热、脉细数等全身中毒症状者，应采用糖皮质激素静脉输注治疗7～10天。如无效，则应考虑环孢霉素或英夫利昔静脉滴注治疗，必要时转外科手术治疗。

4.维持治疗

当急性发作得到控制后，宜选用中药维持治疗，亦可配合小剂量的氨基水杨酸类制剂。

(三)西医药治疗[3～6,9,15～17]

1.活动期的处理

(1)轻度UC的处理：可选用SASP，每次0.75～1 g，每天3～4次，口服(应同时补充叶酸)；或用相当剂量的5-ASA制剂。病变分布于远段结肠者可酌用SASP或5-ASA栓剂每次0.5～1 g，每天2次；也可用5-ASA灌肠液1～2 g，或氢化可的松琥珀酸钠盐灌肠液100～200 mg，保留灌肠，每晚1次。必要时用布地奈德2 mg，保留灌肠，每晚1次。

(2)中度UC的处理：可用上述剂量水杨酸类制剂治疗，反应不佳者，适当加量或改口服糖皮质激素，常用泼尼松30～40 mg/d，分次口服。

(3)重度UC的处理：重度溃疡性结肠炎一般病变范围较广，病情发展变化较快，作出诊断后应及时处理，给药剂量要足，治疗方法如下：

①如患者未曾使用过口服糖皮质激素，可口服泼尼松龙40～60 mg/d，观察7～10天，亦可直接静脉给药。已使用者，应静脉滴注氢化可的松300 mg/d或甲基泼尼松龙48 mg/d。

②肠外应用广谱抗生素控制肠道继发感染，如硝基咪唑及喹诺酮类制剂、氨苄西林或头孢类抗生素等。

③应使患者卧床休息，适当输液，补充电解质，以防水盐平衡紊乱。

④便血量大，Hb 90 g/L以下和持续出血不止者应考虑输血。

⑤营养不良，病情较重者可用要素饮食，病情严重者应予肠外营养。

⑥静脉糖皮质激素使用7～10天后无效者可考虑环孢素2～4 mg/(kg·d)静脉滴注7～10天。由于药物免疫抑制作用、肾脏毒性及其他不良反应，应严格监测血药浓度。因此，从医院监测条件综合考虑，主张在少数医学中心使用。亦可考虑其他免疫抑制剂，如他克莫司(FK506)，剂量及用法参考药典和教科书。

⑦如上述药物治疗疗效不佳，应及时内、外科会诊，确定结肠切除手术的时机与方式。

⑧慎用解痉剂及止泻剂，以避免诱发中毒性巨结肠。

⑨密切监测患者生命体征及腹部体征变化，及早发现和处理并发症。

(4)其他治疗方法[4,17~19]

①白细胞洗脱疗法：适合于重度UC患者，有条件单位可以开展。

②益生素或益生菌治疗：适合于有菌群失调的UC患者，也可用于活动期UC的辅助治疗。

③新型生物制剂治疗：如抗肿瘤坏死因子-α(TNF-α)单克隆抗体，适用于重症和顽固性(难治性)UC的治疗，目前国内使用的制剂如英夫利昔(infliximab)，5 mg/kg于0、2、6周静脉滴注诱导缓解，以后每8周维持治疗，可降低中-重度UC患者的手术率，减少糖皮质激素用量。用药前需严格评估病情，排除潜在的活动性结核及各种感染，应用中应严密观察，注意各种不良反应。

2. 缓解期的处理

症状缓解后，应继续应用SASP或5-ASA类药物进行维持治疗，时间至少1年或长期维持。SASP的维持治疗剂量一般为口服2～3 g/d，亦可用相当剂量的5-ASA类药物。糖皮质激素不宜用于维持治疗。6-硫基嘌呤或硫唑嘌呤等用于对上述药物不能维持或对糖皮质激素依赖者。

3. 外科手术治疗

(1)绝对指征：大出血、穿孔、明确或高度怀疑癌变者以及组织学检查发现重度异型增生。

(2)相对指征：重度UC伴中毒性巨结肠，静脉用药无效者；内科治疗症状顽固、体能下降、对糖皮质激素抵抗或依赖，替换治疗无效者；UC合并坏疽性脓皮病、溶血性贫血等肠外并发症者。

4. 癌变的监测

对病程8～10年以上的广泛性结肠炎、全结肠炎和病程30～40年以上的左半结肠炎、直乙状结肠炎患者，UC合并原发性硬化性胆管炎者，应行监测性结肠镜检查，至少2年一次，并做多部位活检。对组织学检查发现有异型增生者，更应密切随访，如为重度异型增生，一经确认即行手术治疗。

(四)中医中药治疗[1,12,13,20,21]

1. 辨证论治

(1)大肠湿热证：

①治法：清热燥湿，调气行血。

②方药：芍药汤(芍药、黄芩、黄连、大黄、槟榔、当归、木香、肉桂、甘草)加减。

③加减：大便脓血较多者，加白头翁、紫珠、地榆凉血止痢；大便白冻、黏液较多者，加苍术、苡仁健脾燥湿；腹痛较甚者，加延胡索、乌药、枳实理气止痛；身热甚者，加葛根、金银花、连翘解毒退热。

(2)脾气虚弱证：

①治法：健脾益气，化湿止泻。

②方药：参苓白术散（人参、茯苓、白术、桔梗、山药、白扁豆、砂仁、薏苡仁、莲子肉、甘草）加减。

③加减：便中伴有脓血者，加败酱草、黄连、广木香；大便夹不消化食物者，加神曲、枳实消食导滞；腹痛畏寒喜暖者，加炮姜，寒甚者加附子温补脾肾；久泻气陷者，加黄芪、升麻、柴胡升阳举陷。

（3）脾肾阳虚证：

①治法：温阳祛寒，健脾补肾。

②方药：附子理中汤（附子、人参、干姜、白术、甘草）加减。

③加减：阳虚明显者，加补骨脂、肉豆蔻温补脾肾；腹痛甚者，加白芍缓急止痛；小腹胀满者，加乌药、小茴香、枳实理气除满；大便滑脱不禁者，加赤石脂、诃子涩肠止泻。

（4）肝郁脾虚证：

①治法：疏肝理气，补脾健运。

②方药：痛泻要方（陈皮、白术、芍药、防风）加减。

③加减：排便不畅、矢气频繁者，加枳实、槟榔理气导滞；腹痛隐隐、大便溏薄、倦怠乏力者，加党参、茯苓、炒扁豆健脾化湿；胸胁胀痛者，加青皮、香附疏肝理气；夹有黄白色黏液者，加黄连、木香清肠燥湿。

（5）寒热错杂证：

①治法：温阳健脾，清热燥湿。

②方药：乌梅丸（乌梅肉、黄连、黄柏、人参、当归、附子、桂枝、川椒、干姜、细辛）加减。

③加减：大便伴脓血者，去川椒、细辛，加秦皮、生地榆；腹痛甚者，加徐长卿、元胡。

（6）热毒炽盛证：

①治法：清热解毒，凉血止痢。

②方药：白头翁汤（白头翁、黄连、黄柏、秦皮）加减。

③加减：便下鲜血、舌质红绛者，加紫草、生地榆、生地；高热者，加水牛角粉、栀子、金银花；汗出肢冷，脉微细者，静脉滴注参附注射液或生脉注射液。

2. 中成药治疗

（1）香连丸，每次 3～6 g，每日 2～3 次，适合于大肠湿热证。

（2）参苓白术颗粒，每次 3～6 g，每日 3 次，适合于脾气虚弱证。

（3）补脾益肠丸，每次 6 g，每日 3 次，适合于脾气虚弱或脾肾阳虚证。

（4）四神丸，每次 9 g，每日 2 次，适合于脾肾阳虚证。

（5）乌梅丸，每次 2 丸，每日 2～3 次，适合于寒热错杂证。

3. 中药灌肠治疗

（1）锡类散 1.5 g 加 100 mL 生理盐水，保留灌肠，每日 1 次。

（2）康复新液 50 mL 加 50 mL 生理盐水，保留灌肠，每日 1 次（本品也可口服，每次 10 mL，每日 3 次）。

（3）结肠宁灌肠剂，取药膏 5 g，溶于 50～80 mL 温开水中，保留灌肠，每日 1 次。

（4）中药复方保留灌肠，可辨证选用敛疮生肌（冰片、儿茶、珍珠粉等）、活血化瘀（三七粉、生蒲黄等）、清热解毒燥湿（青黛、苦参、黄柏等）类药物。

4.栓剂治疗

针对溃疡性直肠炎，或直肠乙状结肠炎，病变位置偏下，脓血便、里急后重明显者，可给予肛门栓剂治疗。药物选择与灌肠药类似，清热解毒中成药如野菊花栓，用法：1粒，纳肛，每日1～2次。

项目负责人：陈治水

指南起草小组顾问：危北海、张万岱、杨春波、劳绍贤、姚希贤、欧阳钦、郑家驹

指南起草执笔者：陈治水、王新月

指南制定专家委员会成员（按姓氏笔画排列）：毛小龙、王长洪*、王新月*、甘淳、冯五金、吕宾、危北海*、任光荣、刘成海、肖冰、沈洪*、张万岱*、吴云林*、李岩*、李天望*、李军祥*、李茁然、李保双*、李静怀*、李道本*、李春雷、陈詰、陈治水*、劳绍贤*、何晓辉、林寿宁、欧阳钦、杨强、杨胜兰、杨春波*、柯晓、胡玲、赵文霞、姚希贤、姚树坤*、姜春萌、郑家驹、唐旭东、唐志鹏、徐克成、龚梅、梁健、琚坚、黄国美、谢晶日、雷正荣、潘阳、魏品康*、穆大伟*等106位专家。（注：*符号者为西昌会议定稿专家）

参考文献

[1]作者慢性非特异性溃疡性结肠炎中西医结合诊断、辨证和疗效标准(试行方案).中国中西医结合杂志,1994,14(4):239-240.

[2]陈治水,危北海,张万岱.溃疡性结肠炎中西医结合诊治方案(草案).中国中西医结合杂志,2004,24(11):1052-1055.

[3]Carter M J, Lobo A J, Travis S P. IBD section, british society of gastroenterology. Guidelines for the management of inflammatory bowel disease in adults. Gut, 2004, 53 (35): V1-V16.

[4]The American Gastroenterological Assocition (AGA): American gastrotnterological association consensus development conference on the use of biologics in the treatment of inflammatory bowel disease. Gastroenterology, 2007, 133 (1):312-339.

[5]Kornbluth A, Sachar D B. MACG and The practice parameters committee of the american college of gastroenterology. Ulcerative colitis practice guidelines in adults: American college of gastroenterology, practic parameters committee. Am J Gastroenterol, 2010, 105 (3):501-523.

[6]Ng S C, Karmm M A. Therapeutic strategies for the mamagement of ulcerative colitis. Inflamm Bowel Dis, 2009, 15(6):935-950.

[7]胡仁伟,欧阳钦,陈日曦,等.近15年我国炎症性肠病文献分析.胃肠病学,2007,12(2):74-77.

[8]Ooi C J, Fock K M, Makharia G K, et al. The Asia-Pacific consensus on ulcerative colitis. Gastroenterol Hepatol, 2010,25:453-468.

[9]中华医学会消化病学分会炎症性肠病协作组.对我国炎症性肠病诊治规范的共识

意见. 中华消化杂志,2007,27(8):545-550.

[10]中华医学会编著. 临床诊疗指南·消化系统疾病分册. 北京:人民卫生出版社,2005:45-47.

[11]欧阳钦,苗新普. 炎症性肠病评估指标的临床应用. 中华消化杂志,2009,29(3):209-212.

[12]郑筱萸主编. 中药新药临床研究指导原则. 北京:中国医药科技出版社,2002:129-134.

[13]中华中医药学会编著. 中医内科常见病诊疗指南·西医疾病部分. 北京:中国中医药出版社,2008:107-110.

[14]国家中医药管理局编著. 中医病症诊断疗效标准. 南京:南京大学出版社,1994:9-10.

[15]欧阳钦. 顽固性炎症性肠病的治疗进展. 中华消化杂志,2009,29(11):783-786.

[16]郑家驹,庞智. 氨基水杨酸制剂治疗溃疡性结肠炎的临床应用. 现代消化及介入诊疗,2008,13(3):231-234.

[17]郑家驹. 生物学药物对炎症性肠病治疗的安全性. 中华消化杂志,2007,27(9):644-645.

[18]Paul R,William J S,Brian G F,et al. Infliximab for induction and maintenance therapy for ulcerative colitis. N Engl J Med, 2005,353:2462-2476.

[19]李世荣. 溃疡性结肠炎的治疗现状与进展. 现代消化及介入诊疗,2008,13(2):144-149.

[20]陈治水,盖东海,王立春. 慢性非特异性溃疡性结肠炎. 见:危北海,张万岱,陈治水,主编. 中西医结合消化病学. 北京:人民卫生出版社,2003:742-766.

[21]宋民宪,郭维加主编. 新编国家中成药. 北京:人民卫生出版社,2002:61,382,781,852,884.

(原载:《中国中西医结合消化杂志》,2011,19(1):61-65)

第九章　溃疡性结肠炎中医诊疗指南

溃疡性结肠炎(ulcerative colitis,UC)又称慢性非特异性溃疡性结肠炎,属非特异性炎症性肠病,病变主要局限于大肠黏膜与黏膜下层。临床以腹痛腹泻、黏液脓血便、里急后重为主要表现。本病的病因目前尚未完全明确,一般认为与遗传、免疫、感染和精神心理因素等有关。本病属于中医学的“痢疾”“泄泻”“腹痛”等范畴。

一、诊断依据

(一)临床表现

1.症状

起病多缓慢,少数急骤,偶有呈暴发性者。病程多迁延,呈发作与缓解期交替,少数可持续并逐渐加重。

(1)消化系统表现:腹泻、便血和腹痛为最主要症状,直肠受累明显者可有里急后重。重者可见腹胀、纳差、恶心呕吐。

(2)全身表现:可有发热、贫血、消瘦和低蛋白血症等。

(3)肠外表现:可有关节炎、结节性红斑、坏疽性脓皮病、口腔黏膜溃疡以及眼部、肝胆等系统受累。

2.体征

部分患者有腹部压痛,轻者除下腹稍有压痛外,多无其他体征。重型和暴发型病例可见腹胀、腹部压痛、反跳痛及肌紧张。部分患者左下腹可触及条索状物。

(二)理化检查

1.结肠镜检查

为确定诊断的最可靠方法,可见病变呈连续性、弥漫性分布,黏膜充血、水肿、脆性增加,易出血及脓性分泌物附着等炎症表现。重者有多发性糜烂或溃疡,慢性者结肠袋囊变浅或消失,可有假息肉或桥形黏膜等。

2.黏膜病理学检查

有活动期与缓解期的不同表现:

(1)活动期:固有膜内弥漫性、慢性炎细胞及中性粒细胞、嗜酸性粒细胞浸润;隐窝急性炎细胞浸润,尤其上皮细胞及中性粒细胞浸润、隐窝炎,甚至形成隐窝脓肿,可有脓肿溃入固有膜;隐窝上皮增生,杯状细胞减少;黏膜表层糜烂,溃疡形成,肉芽组织增生。

(2)缓解期:中性粒细胞消失,慢性炎细胞减少;隐窝大小形态不规则,排列紊乱;腺上皮与黏膜肌层间隙增大;潘氏细胞化生。

3.钡剂灌肠检查

可见黏膜粗乱及(或)颗粒样改变;肠管边缘呈锯齿状或毛刺样,肠壁有多发性小充盈缺损;肠管短缩,袋形消失呈铅管样。

4.实验室检查

(1)粪便常规检查:活动期有脓血。镜检有大量红、白细胞和黏液,在急性发作期粪便涂片中常见有大量多核的巨噬细胞。溶组织阿米巴滋养体、包囊、血吸虫卵及大便孵化,细菌培养(沙门氏菌、痢疾杆菌、空肠弯曲杆菌、需氧及厌氧菌)及真菌培养阴性。

(2)血常规:急性活动期白细胞可以增多,伴有发热者多见。重症患者可高达 $30\times10^9/L$,中性粒细胞可左移并有中毒颗粒,偶见嗜酸细胞增多。50%～60%的患者可有不同程度的低色素性贫血。

(3)血沉:轻度或中度增快,多见于较重病例。在病情演变中,常把红细胞沉降率作为观察指标。

(三)诊断要点

诊断本病需先排除细菌性痢疾、阿米巴性结肠炎、血吸虫病、肠结核、Crohn 病、放射性肠炎等原因明确的结肠炎症;具有典型的临床表现,并至少有内镜或钡剂灌肠的特征性改变中的一项可以确诊;临床症状不典型,但有典型肠镜或钡剂灌肠表现或病理活检证实亦可确诊。临床上有典型症状或典型既往史,而目前结肠镜或钡灌肠检查并无典型改变者,应列为疑诊随访。

一个完整的诊断应包括临床类型、病变范围、严重程度、病情分期及并发症。

1.类型

慢性复发型、慢性持续型、暴发型、初发型。初发型指无既往史而首次发作;暴发型症状严重伴全身中毒性症状,可伴中毒性巨结肠、肠穿孔、脓毒血症等并发症。除暴发型外,各型可相互转化。

2.临床严重程度分级

轻度:患者腹泻每日 4 次以下,便血轻或无,无发热、脉搏加快或贫血,血沉正常。中度:介于轻度和重度之间。重度:腹泻每日 6 次以上,明显黏液血便,体温在 37.5 ℃以上,脉搏在 90 次/分以上,血红蛋白低于 100 g/L,血沉大于 30mm/h。

3.病变范围

可为直肠、直乙结肠、左半结肠、全结肠、区域性结肠受累。

4.病情分期

活动期、缓解期。

5.肠外表现及并发症

如前所述。

二、辨证论治

本病多因素体脾胃虚弱，感受外邪、饮食不节或忧思恼怒致使脾胃损伤，湿热内生，病邪滞留于肠腑，导致大肠气血壅滞、传导失司、通降不利而发病。其病位在大肠，与肝、脾、胃、肾等功能失调亦有关。急性发作期以湿热化湿为主，缓解期以健脾益气为本。由于本病有病程长、缠绵难愈的特点，多属本虚标实，并有寒热错杂之证。所以健脾与化湿、温中与清热、调气与行血等法多相兼而用。

1. 大肠湿热证

(1)症候：腹痛、腹泻黏膜脓血便，里急后重，肛门灼热，口苦，小便短赤，舌质红，苔黄腻，脉滑数或濡数。

(2)治法：清热化湿，调气行血。

(3)方药：芍药汤加减。白芍 15 g，黄芩 9 g，黄连 6 g，大黄 9 g，槟榔 9 g，当归 9 g，木香 9 g，肉桂 6 g。

(4)加减：大便脓血较多可加槐花 15 g，地榆 15 g 清热凉血止血；大便白冻黏液较多者加苍术 9 g，薏苡仁 18 g 化湿燥湿；腹痛较甚，加乌药 15 g，元胡 15 g，枳实 9 g。

(5)中成药：①香连丸，每次 3～6 g，每日 2～3 次；②香连止泻片，口服，每次 4 片，每日 2～3次。

2. 脾胃气虚证

(1)症候：腹泻便溏，有黏液或少量脓血，食少纳差，食后腹胀，腹部隐痛喜按，肢倦乏力，面色萎黄，舌质淡或体胖有齿痕，苔薄白，脉细弱或濡缓。

(2)治法：健脾益气，除湿升阳。

(3)方药：参苓白术散加减。党参 15 g，茯苓 12 g，白术 12 g，桔梗 9 g，山药 15 g，白扁豆 12 g，莲子肉 9 g，砂仁(后下)6 g，薏苡仁 18 g，甘草 6 g。

(4)加减：大便夹不消化食物，加神曲 15 g，炒山楂 15 g；腹痛怕凉喜暖，加炮姜 9 g，肉桂 6 g；久泻气陷，加黄芪 30 g，炙升麻 9 g；久泻不止，加赤石脂 15 g，石榴皮 15 g，炒乌梅9 g。

(5)中成药：①补脾益肠丸，口服，每次 6 g，每日 3 次。②香砂六君子丸，口服，每次 6～9 g，每日 2～3 次。

3. 脾肾阳虚证

(1)症候：久泻不愈，大便清稀或伴有完谷不化，或黎明前泻，脐周腹痛，喜温喜按，腰膝酸软，形寒肢冷，食少神疲，面色㿠白，舌质淡，舌体胖有齿痕，苔白润，脉沉细或尺脉弱。

(2)治法：健脾补肾，温阳化湿。

(3)方药：理中汤合四神丸加减。党参 15 g，干姜 9 g，白术 12 g，补骨脂 12 g，肉豆蔻 9 g，吴茱萸 6 g，五味子 9 g，生姜 5 片，大枣 6 g，甘草 6 g 等。

(4)加减：腹痛甚，加白芍 30 g；小腹胀满，加乌药 15 g，小茴香 6 g，枳实 12 g；大便滑脱不禁，加赤石脂 15 g，诃子 6 g。

(5)中成药：四神丸，口服，每次 9 g，每日 2 次。

4. 肝郁脾虚证

(1)症候；腹痛则泻，泻后痛减，腹泻发作常与情志因素有关，黏液便，胸胁胀闷，喜长叹息，纳差腹胀，矢气较频，舌质淡红，苔薄白，脉弦或弦细。

(2)治法：疏肝理气，健脾和中。

(3)方药：痛泻要方合四逆散加减。柴胡15 g，芍药30 g，枳壳12 g，陈皮9 g，防风9 g，白术12 g，甘草6 g等。

(4)加减：腹满痞胀甚，加枳实12 g，厚朴12 g；腹痛甚，加延胡索12 g。

(5)中成药：①香砂枳术丸，口服，每次10 g，每日2次；②香砂六君子丸(浓缩)，口服，每次12丸，每日3次。

5. 阴虚肠燥证

(1)症候：大便秘结或带少量脓血，虚坐努责，腹痛绵绵，心烦易怒，午后低热，形瘦乏力，口燥咽干，舌质红，苔燥少津，脉细数。

(2)治法：滋阴养血，益气健中。

(3)方药：驻车丸合四君子汤加减。黄连6 g，阿胶(烊化)15 g，当归9 g，炮姜6 g，党参15 g，山药15 g，茯苓15 g，白芍18 g，乌梅9 g，甘草6 g等。

(4)加减：便秘，加生白术30 g，生地30 g，黑芝麻12 g；虚坐努责，加诃子6 g，石榴皮12 g；便下赤白黏冻，加白花蛇舌草15 g，秦皮12 g；心烦低热加银柴胡15 g，鳖甲(先煎)24 g。

(5)中成药：①麻仁丸，口服，每次6～9 g，每日2次；②麻仁润肠丸，口服，每次6 g，每日3次。

6. 血瘀肠络证

(1)症候：泻下不爽，下利脓血或黑便，腹痛拒按，痛有定处，腹部或有痞块，面色晦暗，舌质紫暗或有瘀点、瘀斑，脉沉涩。

(2)治法：活血化瘀，理肠通络。

(3)方药：少腹逐瘀汤加减。当归12 g，赤芍15 g，川芎15 g，小茴香9 g，干姜9 g，延胡索12 g，没药12 g，肉桂9 g，蒲黄(包煎)15 g，五灵脂12 g。

(4)加减：滞下不爽，加制大黄9 g，槟榔片15 g，木香9 g；腹痛甚，加白芍30 g，三七末(冲服)3 g；腹满痞胀，加枳实12 g，厚朴12 g；腹部痞块，加穿山甲(先煎)15 g，三棱12 g，炒莪术12 g。

(5)中成药：①云南白药，口服，每次0.25 g～0.5 g，每日3次；②失笑散，口服，每次6～9 g，每日1～2次。

三、其他治法

1. 单方验方

(1)儿茶粉：0.5～2 g，每日服3次，并以5～10 g加温生理盐水40～100 mL保留灌肠，每晚1次。

(2)蒲黄浸膏液：以25%蒲黄浸膏液15 mL，日服2次，同时以5%的稀释液100～150 mL保留灌肠，每日1次。

2. 针灸

主穴合谷、天枢、上巨虚。湿热重加曲池、内庭；寒湿者，加中脘、气海；脾气虚者，加脾俞、胃俞、关元；脾肾阳虚者，加脾俞、肾俞；阴虚者，加照海、太溪；血瘀者，加血海、膈俞。虚证用补法，实证用泻法，偏寒者加灸。

3. 灸法

取穴中脘、天枢、关元、脾俞、胃俞、大肠俞，虚寒明显者加神阙。用艾条或艾栓，每次灸30分钟。每日1～2次，腹部俞穴与背部俞穴交替灸。

4. 灌肠

结肠宁(灌肠剂)，每次取药5 g，溶于50～80 mL温开水中，37 ℃保留灌肠，每晚1次。或锡类散1～2支，1％普鲁卡因10 mL，温盐水50 mL，保留灌肠每晚1次。

(原载：《中医内科常见病诊疗指南·西医疾病部分》，北京：中国中医药出版社，2008：107)

第十章　肠易激综合征中西医结合诊治方案

肠易激综合征(irritable bowel syndrom,IBS)是一种以长期或反复发作的腹痛、腹胀，伴排便习惯和大便性状异常而目前尚缺乏形态学、细菌学和生化学指标异常的肠功能障碍性综合征。

一、临床表现

1.腹痛或腹部不适感

疼痛性质多样、程度各异，多见于左下腹部，可伴腹胀，进餐后出现，排便后缓解。

2.排便异常

排便次数大于每天3次或小于每周3次。性状为稀便、水样便或干硬便，可带黏液，排便费力或不尽感，也可表现为秘泻交替。

3.肠外症状

可有上消化道症状如烧心、早饱、恶心、呕吐等，也可有其他系统症状如疲乏、背痛、心悸、呼吸不畅感、尿频、尿急、性功能障碍等。

4.症状特点

起病缓慢，间歇性发作，不具特异性，症状的出现或加重常与精神心理因素或应激状态有关，白天明显，夜间睡眠后减轻。

二、临床类型

(一)西医分类

1.腹泻为主型

2.便秘为主型

3.混合型

腹泻便秘无规则交替发作为主

(二)中医证型

1. 肝郁气滞证

(1)主要症候:①便秘,欲便不畅,便下艰难。②胸胁或少腹胀满窜痛。③烦躁易怒。④脉弦。

(2)次要症候:①肠鸣矢气。②嗳气呃逆,食少纳差。③后重窘迫。④失眠多梦。⑤口苦咽干、或咽部如有物梗阻感。

(3)证型确定:具备主症 2 项加次症 2 项,或主症第 1 项加次症 3 项。

2. 肝气乘脾证

(1)主要症候:①腹痛即泻,泻后痛缓(常因恼怒或精神紧张而发作或加重)。②少腹拘急。③胸胁胀满窜痛。④脉弦或弦细。

(2)次要症候:①肠鸣矢气。②便下黏液。③情志抑郁,善太息。④急躁易怒。⑤纳呆腹胀。

(3)证型确定:具备主症 2 项加次症 2 项,或主症第 1 项加次症 3 项。

3. 脾胃虚弱证

(1)主要症候:①经常餐后即泻,大便时溏时泻,夹有黏液。②食少纳差。③食后腹胀,脘闷不舒。④舌质淡,舌体胖有齿痕,苔白;⑤脉细弱。

(2)次要症候:①腹部隐痛喜按。②腹胀肠鸣。③神疲懒言,肢倦乏力。④面色萎黄。

(3)证型确定:具备主症 2 项加次症 2 项,或主症第 1 项加次症 3 项。

4. 寒热夹杂证

(1)主要症候:①腹泻便秘交替发作。②便下黏冻或夹泡沫。③便前腹痛,得便即宽而停停发作。④舌暗红,苔白腻。⑤脉弦细或弦滑。

(2)次要症候:①腹胀肠鸣。②口苦。③肛门下坠。④排便不爽。

(3)证型确定:主症 2 项加次症 2 项,或主症 3 项可确诊。

5. 大肠燥热症

(1)主要症候:①大便秘积,数日 1 行。②粪如羊屎,外裹黏液。③少腹结块,按之胀痛。④舌质红,苔黄少津或黄燥苔。⑤脉细数。

(2)次要症候:①头晕头胀。②形体消瘦。③口干或口臭。④失眠、焦虑。

(3)证型确定:主症 2 项加次症 2 项。

三、诊断标准

1. 症状指标

过去 1 年中至少 12 周连续或间断的腹部不适或疼痛,并符合以下其中两点可诊断为 IBS:①排便后缓解。②发作时伴大便次数改变(大于每天 3 次或小于每周 3 次)。③发作时伴大便性状改变。

此外辅助指标有:①大便小于每周 3 次。②大便大于每天 3 次。③羊粪样或块状便。④糊样便或水样便。⑤排便费力。⑥排便紧迫感。⑦排便不尽感。⑧大便中有黏液。⑨腹部胀满、胀气。⑩全身神经官能症状。

(1)腹泻为主型:符合第②④⑥项中的 1 项或多项而不伴①③⑤项。

(2)便秘为主型:符合第①③⑤项中的1项或多项而不伴②④⑥项。

(3)混合型:上述两型症状混杂者。

2.检查指标(用于排除器质性病变)

(1)一般情况良好,系统检查仅发现腹部压痛。

(2)血、尿、便常规及培养(至少3次)正常,便潜血阴性。

(3)肝、胆、胰腺功能及B超正常。

(4)甲状腺功能测定正常。

(5)X线钡餐灌肠检查无阳性发现或结肠有激惹征象。

(6)肠镜检查示部分患者肠运动亢进,无明显黏膜异常,组织学检查基本正常。

3.注意事项

既应避免轻率的诊断,又应避免盲目的检查,一般可按症状指标诊断并给予试验治疗,但对下列情况应注意排除器质性病变:①年龄在45岁以上者;②症状在夜间重或影响睡眠者;③伴发热、贫血、便血、体重减轻明显、有肠梗阻症状者;④随访中有任何症状体征变异者,均应认真检查以排除器质性疾病,特别应注意排除乳糖酶缺乏症、甲状腺功能亢进症等疾病。

四、疗效判定标准

1.治愈

症状全部消失,肠道功能正常,舌脉正常,随诊复查无异常。

2.好转

症状好转,大便次数减少,粪便性状接近正常或便秘减轻。

3.无效

症状无减轻,大便次数、大便性状及排便过程异常无改善。

五、治疗

(一)心理治疗

首先告诉患者通过检查分析已排除器质性疾病,而确诊为IBS,科学准确说明疾病的性质和预后,是一种良性的功能性疾病,经过治疗调理是完全可以治愈的,纠正患者曲解的认知,达到正确认知自己的病情,树立胜病信心。

通过与患者的交流,分析暴露其与IBS发病有关的心理机理,阻断心理因素与临床症状之间的恶性循环,调整患者的情绪和行为,建立合理规律的生活方式,以改善患者的临床症状和生活质量。

(二)饮食治疗

由于个体对进餐所产生的复杂反应存在差异,患者大脑皮质对食物的色、香、味等都能诱发胃肠道反应,因此,应建议患者对饮食种类进行认真评估,尽量避免能使自己产生胃肠不适的食物。一般应避免过量的脂肪及刺激性食物如咖啡、浓茶、酒精等的摄取,对某些食物不耐受明显者,必须禁食该食物。关于饮食中纤维素含量问题,应根据病情需要和个体反应情况来确定。

(三)西药治疗

1. 解痉剂

(1)钙离子通道阻滞剂:适用于治疗腹泻为主型或痉挛性便秘的 IBS 患者,常用的有匹维溴胺,50 mg,每天 3 次,饭后口服;还有奥替溴胺,40 mg,每天 2~3 次,口服。

(2)多离子通道调节剂:此类药物可直接作用于细胞膜多离子通道,对平滑肌运动具有双向调节作用,故适用于混合型 IBS 患者,马来酸曲美布汀(商品名援生力维、诺为等),100 mg,每天 3 次,口服。

(3)抗胆碱能药:选择性毒蕈碱受体拮抗剂,常用的有颠茄片,10 mg;溴丙胺太林片,15~30 mg;阿托品片,0.3~0.6 mg,每天 3 次,口服。毒蕈碱 M_1 受体拮抗剂哌仑西平(pirezepine),50 mg,每天 2 次,口服,M_3 受体拮抗剂扎非那新已试用于临床。

2. 促动力剂

适用于腹胀、胀气和慢通过型便秘的 IBS 患者。常用有西沙必利和莫沙必利,均 5~10 mg,每天 3 次,口服;最近推荐的新药有普卡必利、泰佳赛洛(tegaserod),均能促进结肠运动,治疗便秘。

3. 通便剂

对便秘为主型者可试用容积性泻剂,如纤维素、康肠尔等。慎用刺激性泻剂和高渗性泻剂。

4. 止泻剂

可用于腹泻为主型 IBS 患者。洛哌丁胺,2 mg,每天 3~4 次,口服;复方地芬诺酯,2.5~5.0 mg,每天 3~4 次,口服。

5. 抗抑郁药

对伴有精神症状或反复发作者,可试用小剂量抗抑郁药,以三环类较为常用,阿米替林,10~25 mg,每天 2~4 次,口服;氟西汀(百忧解),20 mg,每天 2~4 次,口服。

6. 内脏止痛剂

以下各药均有降低内脏敏感性的作用。

(1)生长抑素及其类似物如奥曲肽,100μg,皮下注射。

(2)5-HT_4 受体阻滞剂:恩丹司琼(ondansetron)和格尼司琼(granisetron)。

(3)5-HT_3 受体阻滞剂:阿洛司琼,1 mg,每天 2 次,口服。

(4)阿片样受体拮抗剂:非多托泰。

7. 胃肠微生态制剂

适用于伴有肠道菌群失调的 IBS 患者。常用药物有双岐三联活菌、普乐拜尔、金双歧、丽珠肠乐、整肠生、肠泰口服液、谷参肠安等。

(四)中医药治疗

1. 辨证论治

(1)肝郁气滞证:①治则:疏肝理气。②方药:六磨汤加味[沉香(后下)、广木香(后下)、槟榔片、乌药、枳实、生大黄(后下)、郁金、厚朴]。③加减:腹痛明显者加延胡索、白芍;肝郁化热见口苦咽干者加黄芩、菊花、夏枯草;大便硬结者加火麻仁、杏仁。

(2)肝气乘脾证:①治则:抑肝扶脾。②方药:痛泻要方加味(炒白术、生白芍、防风、炒陈皮、柴胡、煨木香、炒枳壳、制香附、生甘草)。③加减:腹痛甚者加延胡索、川楝子;嗳气频繁者加沉香、白蔻仁;泄泻者加党参、乌梅、木瓜;腹胀明显者加槟榔片、枳实、大腹皮;烦躁易怒者加丹皮、栀子;夜寐差者加炒枣仁、夜交藤。

(3)脾胃虚弱证:①治则:健脾益气。②方药:参苓白术散加减(党参、炒白术、茯苓、白芍、山药、炒扁豆、莲子、薏苡仁、砂仁、炒陈皮、木香、甘草)。③加减:久泄不止、中气不足者加升麻、柴胡、黄芪;脾虚及肾、清晨腹泻者加补骨脂、肉豆蔻;腹痛喜按、怯寒便溏者加干姜、肉桂;脾虚湿盛者加苍术、厚朴、藿香、泽泻。

(4)寒热夹杂证:①治则:平调寒热,益气温中。②方药:乌梅丸加减(乌梅、黄连、黄柏、川椒、炙附片、炮姜、党参、白术、茯苓、当归、白芍、甘草)。③加减:少腹冷痛者去黄连,加小茴香、荔枝核;胃脘灼热、口苦者去川椒、炮姜、附子,加栀子、吴茱萸;大便黏腻不爽、里急后重者加槟榔片、厚朴、山楂炭。

(5)大肠燥热证:①治则:泄热清肠,润肠通便。②方药:麻子仁丸加减[生大黄(后下)、火麻仁、杏仁、白芍、枳实、白蜜(冲服)、北沙参、麦冬、当归]。③加减:便秘重者加玄参、生地、生首乌;腹痛明显者加延胡索。

2.中成药治疗

(1)补脾益肠丸:每次6～9 g,每天3次,适于脾肾两虚所致的慢性泄泻。

(2)麻仁丸:每次6～9 g,每天2次,适于肠胃燥热,便秘之实证。

(3)麻仁润肠丸:每次6 g,每天3次,适用于虚证便秘。

(4)四神丸:每次9 g,每天1～2次,适用于脾肾虚寒之久泻、五更泄泻。

(5)便秘通:每次1支,每天2次,适用于虚人便秘。

(6)肠胃适:每次4～6粒,每天4次,适用于以湿热型腹泻为主者。

(7)谷参肠安:每次2～4粒,每天3次,适用于以脾虚腹泻为主者。

(8)六味安消或六味能消胶囊:每次2粒,每天2～3次,适用于便秘为主型。

3.针灸治疗

泄泻取足三里、天枢、三阴交,实证用泻法,虚证用补法。脾胃虚弱加脾俞、章门;脾肾阳虚加肾俞、命门、关元,也可用灸法;脘痞加公孙;肝郁加肝俞、行间。便秘取背俞穴和腹部募穴及下合穴为主,一般取大肠俞、天枢、支沟、丰隆,实证宜泻,虚证宜补,寒证加灸。热秘加合谷、曲池;气滞加中脘、行间,用泻法;阳虚加灸神阙。

(原载:《世界华人消化杂志》,2004,12(11):2704-2706)

第十一章 肠易激综合征中西医结合诊疗共识意见

肠易激综合征(irritable bowel syndrom,IBS)是临床常见的功能性肠病,2003 年重庆第十五次全国中西医结合消化学术大会公布了《肠易激综合征中西医结合诊疗方案(草案)》[1]。近年来,IBS 的研究取得很多进展,2006 年罗马委员会公布了《IBS 罗马Ⅲ诊断标准》[2],英国胃肠疾病临床服务协会于 2007 年公布了《成人肠易激综合征诊治新指南》[3],中华医学会消化病学分会胃肠动力学组于 2007 年公布了《肠易激综合征诊断和诊治的长沙共识意见》[4],中华中医药学会也于 2008 年公布了《肠易激综合征中医诊疗指南》[5]。我会专家近 2 年来对 IBS 的中西医结合诊治方案进行了反复多次修改,于 2010 年 8 月全国中西医结合消化学术会议达成了专家共识意见,现将共识意见公布如下:

一、概念

肠易激综合征是一种以腹痛或腹部不适伴排便习惯改变为特征的功能性肠病,该病缺乏可解释症状的形态学和生化学异常。其发病可能与肠动力及内脏感知异常有关。

二、临床表现[6]

1. 腹痛或腹部不适感

疼痛性质多样、程度各异,多见于左下腹部,可伴腹胀,进餐后出现,排便后缓解。

2. 排便异常

排便次数小于每周 3 次,或小于每天 3 次。性状为稀便、水样便或干硬便,可带黏液,排便费力或不尽感,也可表现为秘泻交替。

3. 肠外症状

可有上消化道症状如烧心、早饱、恶心、呕吐等,也可有其他系统症状如疲乏、背痛、心悸、呼吸不畅感、尿频、尿急、性功能障碍等。

4. 症状特点

起病缓慢,间歇性发作,不具特异性,症状的出现或加重常与精神因素或应激状态有关,白天明显,夜间睡眠后减轻。

三、临床类型

(一)西医分类[2]

1. 腹泻型(IBS-D)

至少25%的排便为糊状粪或水样粪,且硬粪或干球粪小于25%的排便。

2. 便秘型(IBS-C)

至少25%的排便为硬粪或干球粪,且糊状粪或水样粪小于25%的排便。

3. 混合型(IBS-M)

至少25%的排便为硬粪或干球粪,且至少25%的排便为糊状粪或水样粪。

4. 不定型(IBS-U)

粪便性状不符合以上各型标准。

(二)中医证型[1,5,7,8]

1. 肝郁气滞证

(1)主要症候:①便秘,欲便不畅,便下艰难;②胸胁或少腹胀满窜痛;③烦躁易怒;④脉弦。

(2)次要症候:①肠鸣矢气;②嗳气呃逆,食少纳差;③后重窘迫。④失眠多梦。⑤口苦咽干或咽部如有物梗阻感。

(3)证型确定:具备主症2项加次症2项,或主症第1项加次症3项。

2. 肝气乘脾证

(1)主要症候:①腹痛即泻,泻后痛缓(常因恼怒或精神紧张而发作或加重);②少腹拘急;③胸胁胀满窜痛;④脉弦或弦细。

(2)次要症候:①肠鸣矢气;②便下黏液;③情志抑郁,善太息;④急躁易怒;⑤纳呆腹胀。

(3)证型确定:具备主症2项加次症2项,或主症第1项加次症3项。

3. 脾胃虚弱证

(1)主要症候:①经常餐后即泻,大便时溏时泻,夹有黏液;②食少纳差;③食后腹胀,脘闷不舒。④舌质淡,舌体胖有齿痕,苔白。⑤脉细弱。

(2)次要症候:①腹部隐痛喜按;②腹胀肠鸣;③神疲懒言,肢倦乏力;④面色萎黄。

(3)证型确定:具备主症2项加次症2项,或主症第1项加次症3项。

4. 寒热夹杂证

(1)主要症候:①腹泻便秘交作;②便下黏冻,或夹泡沫;③便前腹痛,得便即宽而停停发作;④舌暗红,苔白腻;⑤脉弦细或弦滑

(2)次要症候:①腹胀肠鸣;②口苦;③肛门下坠;④排便不爽。

(3)证型确定:具备主症2项加次症2项,或主症第1项加次症3项。

5. 大肠燥热证

(1)主要症候:①大便秘积,数日一行;②粪如羊屎,外裹黏液;③少腹结块,按之胀痛;④舌质红,苔黄少津;⑤脉细数。

(2)次要症候:①头晕头胀;②形体消瘦;③口干或口臭;④失眠、焦虑。

(3)证型确定:具备主症 2 项加次症 2 项,或主症第 1 项加次症 3 项。

四、诊断标准[2,4]

1. 临床诊断

最近 3 个月内,每月至少 3 天出现反复发作的腹痛或腹部不适,并具有下述各项中的 2 项或 2 项以上:①排便后症状改善;②发作时伴排便频率的改变;③发作时伴粪便性状的改变。(注:诊断前症状出现至少 6 个月;腹部不适是指不舒服的感觉,而非疼痛。)

以下症状可支持诊断:①每周小于 3 次排便,或每天大于 3 次排便;②粪便为块状/硬便或糊状/稀水样;③排便费力;④排便急迫感或不尽感;⑤排黏液;⑥腹胀。

2. 检查指标(用于排除器质性病变)

(1)一般情况良好,系统检查仅发现腹部压痛。

(2)血、尿、便常规及细菌培养,便潜血阴性。

(3)肝、胆、胰腺、肾功能、血糖及 B 超正常。

(4)甲状腺功能测定正常。

(5)X 线钡餐灌肠及肠镜检查无阳性发现或结肠有激惹征象。

3. 注意事项

既应避免轻率的诊断,又应避免盲目的检查,一般可按症状指标诊断并给予试验治疗,但对下列情况应注意排除器质性病变:①年龄在 45 岁以上者;②症状在夜间重或影响睡眠者;③伴发热、贫血、便血、体重减轻明显、有肠梗阻症状者;④随访中有任何症状体征变异者,均应认真检查以排除器质性疾病,特别应注意排除乳糖酶缺乏症、甲状腺功能亢进症等疾病。

五、疗效判定标准

1. 治愈

症状全部消失,肠道功能正常,随诊复查无异常。

2. 好转

症状好转,大便次数减少,粪便性状接近正常或便秘减轻。

3. 无效

症状无减轻,大便次数、大便性状及排便过程异常无改善。

六、治疗

(一)心理治疗[1,3,4]

建立良好的医患关系,告知患者 IBS 是一种良性的功能性疾病,纠正其恐惧心理。部分伴有抑郁、焦虑等心理因素的患者,可通过心理测评给予评估,阻断心理因素与临床症状之间的恶性循环,调整患者的情绪和行为,建立合理规律的生活方式,以改善患者的临床症状和生活质量。

(二)饮食治疗[1,3,4]

健康平衡的饮食有助于减轻患者胃肠功能紊乱的症状。建议患者对既往饮食种类进行认真回顾及评估,尽量避免产生胃肠不适的食物。一般应避免过量的脂肪及刺激性食物如咖啡、浓茶、酒精等及产气食物如豆制品、大豆等的摄取,对某些食物不耐受明显者,必须禁食该食物。关于饮食中纤维素含量问题,应根据病情需要和个体反应情况来确定。

(三)西药治疗[3,4,6,9,10,11]

1. 解痉剂

(1)钙离子通道阻滞剂:适用于治疗腹泻型或痉挛性便秘的 IBS 患者,常用:匹维溴胺,每次 50 mg,每天 3 次,口服;奥替溴胺,每次 40 mg,每天 2～3 次,口服。

(2)多离子通道调节剂:此类药物可直接作用于细胞膜多离子通道,对平滑肌运动具有双向调节作用,故适用于各型、特别是混合型和不定型 IBS 患者,马来酸曲美布汀(商品名瑞健、援生力维、诺为等),每次 100 mg,每天 3 次,口服。

(3)抗胆碱能药:选择性毒蕈碱受体拮抗剂,适用于腹痛和肠鸣的患者。常用:山莨菪碱,每次 5～10 mg,每天 3 次,口服;东莨菪碱每次 10～20 mg,每天 3 次,口服。毒蕈碱 M_1 受体拮抗剂哌仑西平(pirezepine),每次 50 mg,每天 2 次,口服。

2. 促动力剂

适用于腹胀、胀气和便秘型 IBS。常用:西沙必利或莫沙必利,均每次5～10 mg,每天 3 次,口服;伊托必利每次 50 mg,每天 3 次,口服。

3. 通便剂

对便秘型 IBS 可试用容积性泻剂:如聚卡波非钙,每次 1 g,每天 3 次;甲基纤维素、欧车前制剂亦可选用。渗透性轻泻剂:如聚乙二醇、乳果糖等。刺激性泻剂应慎用。

4. 止泻剂

可用于腹泻型 IBS,如洛哌丁胺,每次 2 mg,每天 3～4 次,口服;复方地芬诺酯,每次 1～2片,每天 2～3,口服;十六角蒙脱石,每次 3～6 g,每天 3 次。

5. 抗抑郁药

对伴有抑郁等心理因素者,可试用抗抑郁药,现多用选择性 5-HT 再摄取抑制剂(SS-RIs)。

6. 内脏止痛剂

以下各药均有降低内脏敏感性的作用。

(1)生长抑素及其类似物如奥曲肽,每次 100 μg,皮下注射。

(2)5-HT_4 受体阻滞剂:替加色罗,具有促动力和降低内脏感觉敏感性的双重作用,但应注意可引起心血管不良反应。

(3)5-HT_3 受体阻滞剂:阿洛司琼,每次 1 mg,每天 2 次,口服,应注意本品有引起缺血性结肠炎的副作用。

7. 胃肠微生态制剂

适用于伴有肠道菌群失调的 IBS 患者。常用药物有思连康、双歧三联活菌、金双歧、丽珠肠乐、整肠生等。

(四)中医药治疗

1. 辨证论治[1,7,8,12]

(1)肝郁气滞证:

①治则:疏肝理气。

②方药:六磨汤加味[沉香(后下)、广木香(后下)、槟榔片、乌药、枳实、生大黄(后下)、郁金、厚朴]。

③加减:腹痛明显者加延胡索、白芍;肝郁化热见口苦咽干者加黄芩、菊花、夏枯草;大便硬结者加麻仁、杏仁、桃仁。

(2)肝气乘脾证:

①治则:抑肝扶脾。

②方药:痛泻要方加味[炒白术、生白芍、防风、炒陈皮、柴胡、煨木香、炒枳壳、制香附、生甘草]。

③加减:腹痛甚者加延胡索、川楝子;嗳气频繁者加沉香、白蔻仁;泄泻者加党参、乌梅、木瓜;腹胀明显者加槟榔片、枳实、大腹皮;烦躁易怒者加丹皮、栀子;夜寐差者加炒枣仁、夜交藤。

(3)脾胃虚弱证:

①治则:健脾益气。

②方药:参苓白术散加减[党参、炒白术、茯苓、白芍、山药、炒扁豆、莲子、薏苡仁、砂仁、炒陈皮、木香、甘草]。

③加减:久泄不止、中气不足者加升麻、柴胡、黄芪;脾虚及肾、清晨腹泻者加补骨脂、肉豆蔻;腹痛喜按、怯寒便溏者加干姜、肉桂;脾虚湿盛者加苍术、厚朴、藿香、泽泻。

(4)寒热夹杂证:

①治则:平调寒热,益气温中。

②方药:乌梅丸加减[乌梅、黄连、黄柏、川椒、炙附片、炮姜、党参、白术、茯苓、当归、白芍、甘草]。

③加减:少腹冷痛者去黄连,加小茴香、荔枝核;胃脘灼热、口苦者去川椒、炮姜、附子,加栀子、吴茱萸;大便黏腻不爽、里急后重者加槟榔片、厚朴、山楂炭。

(5)大肠燥热证:

①治则:泄热清肠,润肠通便。

②方药:麻子仁丸加减[生大黄(后下)、火麻仁、杏仁、白芍、枳实、白蜜(冲服)、北沙参、麦冬、当归]。

③加减:便秘重者加玄参、生地、生首乌;腹痛明显者加延胡索,原方重用白芍。

2. 中成药治疗[13]

(1)参苓白术颗粒:每次 3～6 g,每天 3 次,适于 IBS-D,脾胃虚弱泄泻。

(2)补脾益肠丸:每次 6 g,每天 3 次,适于 IBS-D,脾虚或脾肾两虚型泄泻。

(3)四神丸:每次 9 g,每天 3 次,适于 IBS-D,脾肾虚寒型泄泻。

(4)麻仁润肠丸:每次 6 g,每天 3 次,适于 IBS-C,阴虚肠胃燥热型便秘。

(5)便秘通:每次 1 支,每天 2 次,适用于 IBS-C,脾肾虚弱型便秘。

(6)六味能消胶囊:每次2粒,每天2~3次,适用于IBS-C,气滞肠燥型便秘。

(7)乌梅丸:每次2丸,每天2~3,适用于IBS-M,寒热夹杂,腹泻便秘交替型。

3.针灸治疗[1,7,8]

泄泻取足三里、天枢、三阴交,实证用泻法,虚证用补法。脾胃虚弱加脾俞、章门;脾肾阳虚加肾俞、命门、关元,也可用灸法;脘痞加公孙;肝郁加肝俞、行间。便秘取背俞穴和腹部募穴及下合穴为主,一般取大肠俞、天枢、支沟、丰隆,实证宜泻,虚证宜补,寒证加灸。热秘加合谷、曲池;气滞加中脘、行间,用泻法;阳虚加灸神阙。

共识意见起草执笔者:陈治水,李岩,张万岱,危北海

共识意见讨论专家委员会成员(按姓氏笔画排序):王长洪、王新月、王立春、王晓素、甘淳、毛水龙、冯五金、吕宾、吕冠华、危北海、任光荣、刘成海、刘凤斌、林寿宁、孙玉凤、肖冰、沈洪、张万岱、吴云林、李岩、李勇、李春雷、李道本、李家邦、李军昌、李军祥、李天望、李茁然、何晓辉、陈詰、陈治水、劳绍贤、时昭红、杨强、杨春波、杨胜兰、柯晓、胡玲、赵文霞、高月球、姚希贤、姚树坤、姚永莉、姜春萌、唐旭东、唐志鹏、唐文富、徐克成、龚梅、梁健、琚坚、黄国美、谢晶日、雷正荣、潘阳、魏品康等106位专家。

参考文献

[1]陈治水,张万岱,危北海.肠易激综合征中西医结合诊治方案(草案).中国中西医结合杂志,2005,25(3):282-284.

[2]Drossman D A. The functional gastrointestinal disorders and the Rome Ⅲ process. Gastroenterology, 2006,130:1377-1390.

[3]British Clinical Services Association of Gastroenterology. Guidelines for the diagnosis and treatment of irritable bowel syndrome in adult. Modern Digestion & Intervention,2007,12(2):141.

[4]中华医学会消化病学分会胃肠动力学组.肠易激综合征诊断和治疗的共识意见(2007,长沙).中华消化杂志,2008,28(1):38-40.

[5]中华中医药学会主编.中医内科常见病诊疗指南-西医疾病部分.北京:中国中医药出版社,2008:103-106.

[6]刘谦民,令狐恩强,刘运祥,等主编.功能性胃肠病学.北京:人民军医出版社,2003:269-309.

[7]危北海,张万岱,陈治水主编.中西医结合消化病学.北京:人民卫生出版社,2003:790-804.

[8]罗云坚,余绍源主编.消化科专病中医临床诊治.北京:人民卫生出版社,2000:186-211.

[9]聚卡波非钙协作组,聚卡波非钙治疗便秘型肠易激综合征的随抗,双育,安慰剂对照组中心临床试验.中华消化杂志,2007,27(10):685-688.

[10]黄宣,吕宾.肠易激综合征诊治进展和面临的挑战.世界华人消化杂志,2010,18

(21):2234-2239.

[11]刘新光.肠易激综合征的药物治疗.现代消化及介入诊疗,2007,12(2):102-105.

[12]李德锋,周晓虹,徐陆周.肠易激综合征中医治疗近况.辽宁中医药大学学报,2010,12(12):216-218.

[13]宋民宪,郭维加主编.新编国家中成药.北京:人民卫生出版社,2002:55,61,491,508,704,781,858.

(原载:《中国中西医结合杂志》,2011,31(5):587-590)

第十二章 中国中西医结合学会第四届消化系统疾病学术会议纪要

中国中西医结合学会第四届消化系统疾病学术会议于1992年8月28～31日在山西临汾市召开。现将这次会议的主要学术内容概述如下。

一、胃病方面

胃黏膜的重度非典型增生和肠化被认为是胃的癌前病变，为本次会议讨论的主要内容。同济医科大学陈泽民等对40例病情复杂、治疗棘手的慢性萎缩性胃炎（CAG）伴肠化或异型增生患者，以调理脾胃为基本原则。临床分为脾胃虚寒、脾虚胃热、肝胃不和、脾胃阴虚、浊邪中阻等5型，分别用香砂六君子汤合当归补血汤、健脾清胃汤、舒肝养胃汤、养阴清胃汤和霍朴夏苓汤加减治疗。症状显效率为75%，总有效率为95%；病理组织学显效率为50%，总有效率达77.5%。北京中医学院董建华等认为，CAG属于中医的“胃痞”，将临床诊断为“虚痞”的154例CAG分为气阴两虚、虚火灼胃和脾胃虚弱三型，分别用甘平养胃方、酸甘益胃方和甘温健胃方治疗，治疗3～6个月，临床症状改善率达98.7%，主症痊愈率为65.45%，癌前病变征象改善率为95.76%，消失率为52.12%。临床总有效率为96.15%。兰州医学院许自成辨证治疗CAG44例，分为脾胃虚寒、脾虚气滞、胃寒气滞、胃阴不足、肝胃不和、胃络瘀阻等7型，在汤药治疗基础上，脾胃虚寒和脾胃气滞型结合胃康胶囊治疗。服药6个月至1年，异型增生和肠上皮化生消失率61.2%，减轻22.58%，加重12.9%，癌变3.32%。

CAG伴肠化和非典型增生的治疗，目前多在取得临床经验的基础上固定专方治疗，浙江省中医院钦丹萍等用健脾为主方剂（太子参、白术、茯苓、菝葜、红藤等）治疗胃黏膜不典型增生患者23例，治疗3个月，13例轻度不典型增生中，11例消失，2例无变化；10例中度不典型增生中，8例消失，2例转为轻度。疗效明显优于西药对照组（$P<0.05$）。用半自动图像分析系统测定细胞异型参数（N/C），证明中药能明显防治不典型增生的发生和发展，上海瑞金医院王冠庭等将45例部分伴肠化、异型增生的CAG患者随机分为两组，分别以胃炎Ⅰ号方（党参、白术、蛇舌草、蒲公草、石见穿、淡条芩、马勃、射干、炙枳壳、炙甘草）和三钾双枸橼酸铋加呋喃唑酮治疗，连续治疗3个月。两组胃部症状改善或消失的总有效

率均为100%，CAG逆转为浅表性胃炎者分别为85.70%和74.99%，肠化逆转率分别为100%与90%，幽门螺旋杆菌(HP)清除率分别为85.71%与95.83%。结果提示中药对CAG肠化及异型增生的逆转、防止癌变、降低胃癌发病率具有重要意义。黑龙江中医研究院张琳等用活胃Ⅱ号制剂及清热化瘀汤(黄连、大黄、白花蛇舌草、汉三七、丹参、厚朴、葛根、内金、白芍、乌梅、党参、黄芪、桂枝)治疗胃热型CAG 70例，连续治疗6个月，临床总有效率为97.2%，胃镜总有效率为87.5%，病理有效率为80%，与三九胃泰组比较差异显著。上海市第一人民医院严佩贞等用萎胃安冲剂(太子参、柴胡、炒黄芩、丹参、制香附、徐长卿、蛇舌草等)治疗CAG 113例，其中90例伴肠腺化生，25例伴非典型增生，经3～6个月治疗，病理有效率为78.76%，肠腺化生有效率为76.67%，非典型增生有效率为88%；对照组30例用维酶素治疗，病理有效率仅46.67%，二组差异显著($P<0.01$)。辽宁朝阳市二院张志明等用中药营胃片(黄芪、公英、黄连、石斛、内金、珍珠粉、香菇、白木耳、三七粉)治疗慢性胃炎30例，对照组口服硫糖铝和多潘立酮，治疗2个月总有效率分别为96.7%和73.3%。胃镜有效率分别为36.7%和20%，HP抑杀有效率分别为60%和23.07%。山东省医学科学院蔡生业等用开宝正胃冲剂(山药、白术、云苓、党参、当归、赤芍等)治疗CAG 117例，治疗3个月总有效率为93.2%，胃镜复查转为浅表者46.2%，病理复查萎缩好转Ⅰ度以上为53%，萎缩转为浅表者37%，肠化好转Ⅰ°以上68.6%，肠化消失率为45.7%，模拟胃液条件下阻断亚硝胺合成率为47.1%。

胃癌的中医药治疗和早期诊断也取得了可喜的进步，河南医科大学左中孔等用“复方胃瘤平”治疗晚期胃癌118例，治疗12～16周完全缓解者4例，部分缓解19例，微效者16例，稳定者64例，进展者15例，近期缓解率19.5%，总有效率87.2%。研究表明本方有明显的抑癌作用。上海中医学院叶其明等用图像分析仪测定胃黏膜异型腺管的图形，计算出核腺周径比值K，单纯肠化K值为0.775 ± 0.046。轻、中、重度异型增生和癌变的K值分别为0.728 ± 0.054、0.684 ± 0.064、0.615 ± 0.09和0.153 ± 0.14。结果表明从正常到癌变是随着病变加重而K值递减，本研究为胃癌的早期诊断提供了形态定量指标。在癌症的生化诊断方面，北京中医研究所金敬善等从唾液酸、激素及其受体与胃癌的关系，微量元素以及氧自由基等方面进行了探讨。

关于消化性溃疡和上消化道出血的治疗，沈阳军区总医院王长洪等用益气健脾、清热解毒法治疗溃疡病、糜烂性胃炎274例，基本方：黄芪、甘草、公英、地丁、白芍、丹参、百合、乌药等，对溃疡和糜烂的4周治愈率分别为81%和80%，对糜烂的疗效优于西咪替丁($P<0.01$)。研究表明，该方对应激性、幽门结扎、利舍平、吲哚美辛及醋酸等5种大鼠实验性胃溃疡均有明显保护作用。湖南中医学院附院用止血愈疡汤(党参、白术、茯苓、当归、白芍、丹参、三七、黄连、地榆、陈皮、白芨、甘草)等，治疗消化性溃疡并出血68例，止血临床治愈率72.0%，显效以上89.6%；溃疡痊愈率70.59%，显效以上89.7%。江西中医学院龚琼模等用温摄止血冲剂治疗急性上消化道出血126例，5日内大便潜血转阴率82.5%。静脉滴注甲氢咪呱对照组转阴率为71.4%($P<0.05$)。湘乡市中医院李力强等用复方炉甘石液(炉甘石、五倍子、白芨、海螵蛸、大黄、血竭)口服治疗急性上消化道出血26例，大便潜血转阴平均(87.7 ± 22.5)小时，胃镜下喷洒治疗上消化道出血和活检出血29例，平均止血时间为(2.1 ± 0.8)分，去甲肾上腺组为(5.0 ± 1.8)分($P<0.01$)。动物实

验表明本方对大鼠急性胃黏膜损伤有明显保护作用，对应激性溃疡的止血作用优于西咪替丁。

二、肠道疾病

肠道疾病以慢性溃疡性结肠炎(CUC)的文章较多。

CUC 和慢性结肠炎均属于非特异性炎症性肠病。北京市中医研究所王立等对 312 例慢性结肠炎辨证分型，脾胃虚弱型占 62.18%，寒湿困脾型占 14.10%，脾肾阳虚型占 12.82%，大肠湿热型占 10.90%，肠镜见结肠黏膜充血最多(76.6%)，病理以轻中度炎症最多(87.1%)。第一军医大学方国存等对 156 例慢性腹泻进行研究，慢性回肠结肠炎以脾虚肝乘型较多(55.6%)，溃疡性结肠炎以脾虚湿热型占优势(61.11%)，病变位于降结肠以上或全大肠者脾虚肝乘型多(55.6%)，直肠及乙状结肠病变以脾虚湿热型多(43.6%)。

结肠炎的治疗方法有口服药物、保留灌肠或二者结合应用。哈尔滨李英新等用健脾益气、化湿清肠法治疗 CUC 40 例。口服基本方：党参、木香、白术、白芍、防风、陈皮、砂仁、扁豆、焦山楂、秦皮。灌肠方：白头翁、苦参、地榆、海螵蛸、秦皮、大黄、白芨、蒲黄、三七粉等。平均治疗 75 天，基本治愈 31 例，好转 8 例，无效 1 例，解放军 211 医院么秋香等用苦参槐花合剂(苦参 30 g，槐花 30 g，水煎 150 mL，加锡类散 2 支)直肠点滴治疗慢性直肠炎 220 例，对照组 100 例用普通灌肠方法治疗(药物相同)，结果直肠点滴组治愈率 73.2%，总有效率 92.7%，肠黏膜充血水肿消失率 75.8%，糜烂、溃疡消失率 85%，对照组治愈率为 52.0%，总有效率 81%，肠黏膜充血水肿消失率 54%，糜烂、溃疡消失率为 65%。组间病理组织学改善率亦以直肠点滴组为佳($P<0.001$)，证明改进给药方法有助于提高疗效。

对结肠癌前疾病的研究起步较晚，其研究的深度及广度都不及胃癌前病变。解放军 211 医院陈治水等对 156 例大肠息肉的组织学类型与中医学分型的关系进行了研究，炎症性息肉以脾胃虚型为主(44.9%)，腺瘤性息肉以脾虚湿热型为主(65.7%)，增生性息肉以肝郁脾虚型为主(61.5%)。39 例息肉伴不典型增生和 5 例息肉癌变病例均以脾虚湿热型和脾胃虚弱型为多，结果提示脾虚与不典型增生和息肉癌变有密切关系。对大肠息肉的中医药治疗提出了应以健脾益气为主，配合化湿解毒和活血软坚。

三、肝胆胰疾病

辽阳市传染病院冯义坤用草虫丸(川军、水牛角、乳香、没药、茵陈、板蓝根、冬虫夏草、砂仁、土虫、柴胡、当归、五味子等)治疗 30 例慢性肝炎，3 个月显效率 67%，总有效率 93.3%，HBsAg、HBcAg、抗-HBc、DNA-P 阴转率分别为 58.3%、92.4%、77.7%和 81.3%，上海市中医院朱琳等用中西医结合方法治疗肝硬化腹水 1186 例，交叉服用扶正活血方与祛邪利水方，结合西药短程(5～7 天)、联合、间歇利尿法。重症患者结合血浆制品、抗感染、抗昏迷和止血等措施，显效率 84%，总有效率 91.2%，随访 1 年、5 年和 10 年以上病情稳定者分别为 78.7%、51.6%和 32.3%。河南省中医研究院赵玉瑶等用辨证施治方法治疗肝硬化腹水 42 例，配合低盐、间断用白蛋白冻干血浆和利尿剂，总有效率 85.7%。宜昌市传染病院杜德兵静脉滴注垂体后叶素，舌下含硝苯地平，口服云南白药和雷尼替丁治疗肝硬化门脉高压大出血 12 例，24 小时内止血 8 例(66.7%)，总有效率 83.3%，疗效明显优于单纯西药组。

肝纤维化是慢性肝病进展至肝硬化的关键过程。同济医科大学肝病研究所宋家武等用 CCl_4 复制成 SD 大鼠肝硬化模型，观察血府逐瘀汤分解方的作用。病理组织学显示该方具有极好的抗纤维化作用和显著抗门脉高压的作用，其腹水形成率及 AST、SLT 活性均明显低于秋水仙碱组。

肝的癌前期病变早期在血清中可出现低浓度的胎甲球蛋白(AFP)。上海市纺织局第二医院林宗广对国内 AFP 持续阳性资料进行分析，认为影响 AFP 低浓度转癌的因素有男性、大于 30 岁、有肝癌家族史、HB-VM(＋)、AFP 血凝法大于 1∶80。第一军医大学南方医院李福山对 80 例慢性活动性肝炎(CAH)进行调查，30 例(37.5%)AFP 呈不同程度升值。作者自拟抗 AFP Ⅰ号(蒲黄、五灵脂、川楝子、丹参、红花、桃仁等)及抗 AFP Ⅱ号(荷莲豆草、土茯苓、野菊花、茵陈、败酱草)，交替服用 6～21 周，使 3 例 CAH 持续 AFP 高值转阴，认为活血化瘀与清热解毒药配合，可能有抗病毒抗癌变作用。

山西省肿瘤医院章汴生等用鸦乳配合优福定治疗晚期肝癌 23 例，胃癌 11 例，其他消化癌 6 例，近期症状好转率为 72.5%，治疗有效率(PR＋MR)为 50%，明显提高了生存质量。

胆胰疾病的治疗多以柴胡、大黄为主要药物，黑龙江中医学院谢晶日等用通胆灵治疗慢性胆囊炎、胆石症 84 例，基本方：醋柴胡、生大黄(泡茶饮)、乌梅肉、绵茵陈、制川朴、夏枯草、琥珀面等。治疗 6 周总有效率 97.67%，总排石率为 82.42%。聂志伟等用清胰逐瘀汤(柴胡、大黄、当归、桃仁、生蒲英、郁金、元胡、金银花、板蓝根、白芍、云苓、甘草等)加减治疗慢性胰腺炎 58 例。服药 1 个月，总有效率 89.6%。

四、基础与实验研究

基础研究论文涉及胃肠疾病动物模型和脾胃消化疾病的理论与实验研究内容，北京市肿瘤防治研究所李少侠等用 MNNG 诱发大鼠胃腺癌模型，将 400 μg/mL 的 MNNG 生理盐水给 3 日龄的 Wistar 新生大鼠灌胃，58 周后取下胃脏做病理检查。结果：慢性萎缩性胃炎、不典型增生、胃黏膜肠上皮化生、腺癌的发生率分别为 100%、83.3%、50%和 33.3%，本模型为研究 CAG 和胃癌提供了较为理想的实验手段。浙江中医药研究所许继平用 DMH(二甲肼)诱发小鼠大肠癌模型，每公斤体重给药量 20 mg，每周 1 次，连续 18 周，其大肠癌发病率为 57.1%，兰州军区乌鲁木齐总院李春越等用 ^{60}钴 γ 射线分次照射 Wistar 大鼠的左上腹部复制大鼠 CAG 模型。造型后将成活的 35 只动物随机分为 4 组，分别用抗萎胃 1 号、2 号和甲氧氯普胺等治疗，30 天后复查，抗萎胃 1 号组 CAG 全部消失，2 号组有 1 只未恢复。甲氧氯普胺组和空白对照组 CAG 分别有 40%和 75%未恢复，提示中药对大鼠实验性 CAG 有较好疗效。北京医科大学卫金歧等用冷束缚应激法和吲哚美辛法造成大鼠胃黏膜损伤和溃疡模型，用自制胃宁冲剂(柴胡、黄芩、半夏、藿香、元胡、砂仁、大枣、生姜、甘草)进行复健治疗，提示中药有增强胃黏膜屏障，防止胃黏膜损伤作用。

安徽傅关孺等对胃癌前病变与胃液内环境的关系进行了探讨。通过测定 46 例慢性胃病患者胃液中的 cAMP、cGMP、PGE_2、PGF_1 和钾、钠浓度，发现胃癌前期病变患者胃液中 cAMP、钾浓度明显高于对照组（$P<0.05$），PGE_2 和钠也有相似变化，认为胃癌前期病变时，胃黏膜细胞代谢有类似胃癌的改变。广州中医学院陈蔚文等观察了加味左金丸抑制大鼠基础及胃泌素诱导泌酸的作用，提示该方治疗消化性溃疡与抑制胃酸分泌作用有关。北京中医学院王平等用氢气清除法观察了丹参、延胡索对大鼠黏膜血流量的影响，结果表明活血化瘀药能明显改善胃黏膜的血流量。浙江省中医院钦丹平等的研究结果证明，健脾为主方剂能防治胃黏膜不典型增生的发生、发展，并能阻碍致变剂对胃黏膜的攻击。

近年脾虚证的研究也有了新的进展。第一军医大学张万岱等从胃的运动功能、免疫机能及胃肠内分泌等方面对脾虚证患者进行了较系统地研究，认为脾虚证患者均存在程度和性质不同的胃肌电和机械活动异常，脾气（阳）虚型患者胃窦黏膜胃泌素（Gsa）含量降低，而脾胃阴虚型则升高，脾气（阳）虚和脾胃阴虚型的胃窦黏膜生长抑素（SST）、神经降压素（NT）和 β-内啡肽（β-EP）等均明显低于正常人。北京中医研究所马丽红等对 164 例慢性胃病患者的血浆和胃黏膜血氧自由基相关物质等进行了检测，结果表明，脾虚证患者的血浆及胃黏膜组织 LPO 含量显著高于非脾虚患者，胃黏膜 SOD、GSH 含量显著低于非脾虚患者。提示不同的证与其胃黏膜及血中自由基相关物质的活性及含量表现不同的变化，以上研究把脾虚本质的探讨推向了一个新的层次。

在理论研究方面，北京市中医研究所危北海提出了“脾虚综合征”新的病症概念，认为“脾虚综合征”是一个根据四诊所见，具有脾气（阳）虚证的症候的一种综合征，且应用健脾益气法可以获得良好的疗效。文中对“脾虚综合征”的发病机理、病理生理基础、临床表现、诊断标准和临床应用等方面进行了详细的论述。

会议还讨论了慢性非特异性溃疡性结肠炎中西医结合诊断、辨证和疗效标准，制定了“八五”全国中西医结合胃癌前病变防治研究方案。这对消化系疾病，特别是癌前病变的防治将起到明显的指导作用。

（原载：《中国中西医结合杂志》，1993，13(4)：248-250）

第十三章　中国中西医结合学会第十届消化系统疾病学术会议纪要

中国中西医结合学会第十届消化系统疾病学术会议于1998年10月14～19日在江苏无锡市召开。这次会议共收到学术论文571篇，其中幽门螺旋杆菌(HP)与胃病166篇，胃肠动力紊乱58篇，肠道疾病57篇，肝、胆、胰疾病82篇，基础与实验研究102篇，其他内容106篇，展示了近年来该领域的进展。

1. HP与胃病

会议制定了全国抗HP中西医结合疗法的协作方案，南方医院就HP感染与相关性胃病及有关治疗和检查方法作了介绍，认为采用0.5～1 μCi对于治疗后的患者，UBT的准确性高于病理及其他方法。中山医科大学提出了通过免疫途径预防HP感染的假说，并在动物实验取得了理想的保护效果。

上海萧树东等认为以三联疗法HP根除率较高，指出理想的根除HP方案应包括：①按治疗方案分析的HP根除率大于等于90%，意图治疗分析根除率大于等于80%。②治疗方法简单，不良反应和依从性好。③价格适当。湖北认为HP感染与疾病种类有一定的相关性。上海对中药复方愈胃灵进行了研究，证实对HP的清除率为65.22%。河南观察到清幽丸治疗HP相关性胃炎总有效率为88.28%，他们还发现病理镜下HP阴转率与尿素霉试验的阴转率不完全一致的情况。河北的研究表明，对于HP相关性消化性溃疡，除庆大霉素、阿莫西林等已用药物外，一些抑菌范围较强的可供联合选用的药物有诺氟沙星、氧氟沙星、头孢呋辛、头孢曲松、头孢噻甲羧肟等，用灭HP煎剂与低剂量STT疗法联用的疗效达97.6%。HP感染与胃癌的关系，已成为当前研究的热点。上海报道CAG和早期胃癌病灶中均可检出HP，在肠性胃癌检出率为61.7%，黏膜有萎缩性病变的占90.3%，而弥漫性胃癌HP检出率为54.5%，有黏膜萎缩改变占63.6%。提出HP感染与癌基因的表达和突变可能为致癌的新观点。并经实验证明扶正抗癌冲剂具有明显提高机体细胞免疫功能，增强全身免疫抗癌能力的作用，与化疗相结合治疗中晚期胃癌取得满意疗效。

HP感染还可增加上消化道出血的机会。上海刘厚珏介绍了上消化道出血中最常见的胃出血的药物治疗情况，提出了雷尼替丁和奥美拉唑的推荐剂量，指出治疗消化性溃疡出血，须抑制胃酸，维持 pH 在 5.4 以上。并指出用奥美拉唑治疗上消化道出血初期宜大剂量静脉注射，避免首过清除，以饱和代谢酶和升高血药浓度。

近年来不少学者已注意到中医脾胃与胃黏膜局部的防御能力有关。北京观察了消痞灵冲剂对实验性 CAG 大鼠治疗前后胃黏膜病理形态学和超微结构的变化，认为消痞灵对胃黏膜萎缩上皮起到营养和改善代谢的作用，对肠化和不典型增生等癌前病变起到较好的阻断和逆转作用。广州用胃黏膜保护方可减轻强酸、强碱所致的胃黏膜损伤，能预防水浸法造成的大鼠应激性胃溃疡和治疗乙酸所致的穿透性胃溃疡。北京有人从多角度多层次观察了中药复方调胃煎Ⅰ、Ⅱ浓缩煎剂对大鼠实验性 CAG 的治疗作用，肯定了调胃煎对胃黏膜浅表炎症和肠化、不典型增生也具有良好的效果，说明调气活血法及活血化瘀散结法在 CAG 治疗具有重要作用。

2.胃肠动力紊乱性疾病与微生态研究

(1)胃肠动力紊乱性疾病(FGD)是消化系统发病率非常高的一类疾病，广州介绍了罗马诊断标准，把 FGD 分为六大类 21 种疾病，其中最为常见的疾病有非溃疡性消化不良(NUD)和肠道易激综合征(IBS)，NUD 又称功能性消化不良(FD)，其发病率占总人群的 20%～30%，心理异常和社会压力两因素为最主要的发病原因。福州对 2118 例 FD 进行了分析，胃食管反流型占 22.3%，胃运动障碍型占 29.6%，类溃疡型占 24.7%，吞气证型占 8.1%，特发型占 15.3%。沈阳对 FD 的中医发病机理和中药治疗进行了系统介绍，认为本病发病与胃、肝、脾三脏有关，其病机以脾虚为本，邪实(肝气郁滞、肝胃气机紊乱、升降失常)为标。江西用四君子汤提取物加活性双歧杆菌制成的肠泰口服液治疗了 FD、慢性胃炎、慢性腹泻、习惯性便秘四种老年脾虚证，对 FD 的有效率达 98%。

(2)反流性食管炎(CERD)是另一类动力障碍性疾病，天津用抗反流Ⅰ号方和Ⅱ号方为主，配合西药对症治疗 96 例，1 周内缓解率达 85%，1～3 年复发率仅 34%，而西药对照组复发率达 78%。陕西用消噎汤加减治疗本病 38 例，愈显率达 71.0%。

(3)肠易激综合征(IBS)的发病率在欧美发达国家多达 20%～30%，广州报道我国人群患病率为 15%。武汉用谷参肠安胶囊加西沙比利治疗 30 例 IBS，总有效率达 83%。陕西用抑肝扶脾汤治疗 92 例，治愈率达 79.3%。广州用疏肝润肠汤加减治疗 46 例，显效率 41.3%，总有效率 87%。

(4)假性肠梗阻是较少见的 FGD，黑龙江用复方大陷胸汤治疗 28 例，平均服药 6～15 剂症状解除。

肠道微生态研究与生态疗法是近年消化领域和制药工业研究的热门课题。第一军医大学对肠道微生态与抗生素相关性腹泻，微生态制剂的临床应用进行了专题论述，对促菌生、整肠生、丽珠肠乐、双歧三联活菌等制剂的药用机理和临床药用特点作了详尽的介绍。

3.肠道疾病

(1)哈尔滨对慢性溃疡性结肠炎(CUC)的中西药物治疗进展作了专题报道，并对目前国内的常用治疗方法和给药途径的优缺点给予了中肯评价。北京重点介绍了 CUC 急性发作期的治疗和对肠出血、肠穿孔、中毒性肠扩张等并发症的处理。天津用中药辨证内服加协定方(黄柏、生地榆、败酱草、石榴皮、炮姜、锡类散)保留灌肠治疗 58 例 CUC，治愈率 43.10%，有效率 94.8%。湖北应用复方肠乐片加甲硝唑、地塞米松等保留灌肠治疗 CUC

184 例,6 周治愈率为 54.3%,总有效率 92.8%。有人用欣洛通灌肠液(胸腺蛋白提取液)25 mL,保留灌肠治疗 CUC 48 例,临床治愈率 70.8%,总有效率91.6%。还有人对胃肠激素与 CUC 的关系进行了探讨,发现血清 SS 水平略低于健康成人组,空腹唾液中表皮生长因子(EGF)浓度和排出量均明显低于健康成人组,认为 CUC 的发病与人体神经肽类物质的紊乱有关。

(2)大肠癌、直肠癌是严重危害人民健康的疾病。有人对 61 例直肠癌误诊病例进行了分析。误诊为菌痢、痔疮、慢性结肠炎、CUC、肛裂、直肠息肉和肠功能紊乱等疾病。误诊原因为:过分重视年龄因素,对直肠癌认识不足,忽视直肠指检,过分信赖首次病理报道。

(3)大肠息肉恶变是大肠癌发病的主要病因,广州对 259 例老年人大肠息肉进行了病理组织学检查,恶变率 20.5%。有人对大肠癌的早期诊断途径提出了如下检查方法:粪潜血试验、直肠黏液半乳糖氧化酶试验、粪隐蛋白试验、粪便生化标记、血清有关抗原检测、血清酶学标记、粪便灌洗液脱落细胞检查、粪便基因筛检、活检标本端粒酶检测、微小卫星 DNA 不稳定性(MI)检测。

4.肝、胆、胰疾病

(1)北京对 125 例慢性肝炎患者研究后发现肝郁脾虚型一般属于慢性迁延性肝炎(CPH),其病理改变较轻,多数患者 HBV 复制活跃;肝肾阴虚型,一般属于慢性活动性肝炎(CAH),其病理改变较重,HBV 复制最为活跃;气滞血瘀型一般多属 CAH 加 ESC,病理改变较重,HBV 复制活跃程度与肝郁脾虚型相近。深圳分析了近年来慢性乙型肝炎抗病毒治疗的情况,对干扰素和抗病毒药物的临床疗效进行了评价,并对未来 10 年的策略提出了自己的意见。成都观察了口含干扰素联合中药九九口服液治疗慢性乙型肝炎肝郁脾虚证 61 例,总有效率为 70.96%,认为联合应用九九口服液疗效优于单用干扰素。

(2)山西介绍了中西医结合治疗脂肪肝的研究近况,认为脂肪肝属于中医的痰浊脂凝,治疗以醒脾化痰为主,辅以活血化瘀,同时注意补虚,并加用降脂药物。河北对施他宁治疗肝硬化食管静脉曲张破裂大出血进行了临床研究,认为施他宁较垂体后叶素临床疗效好。上海应用扶正软坚法为主治疗中晚期肝癌 44 例,以化瘀软坚方为主,其症状有效率为 70.5%~90.9%,1、3、5 年生存率分别为 59.0%、15.9%、6.8%,最长存活 15 年余。汕头对 163 例急性水肿型胰腺炎评估后认为,生长抑素治疗能缩短病程,对大于 55 岁者入院后应尽早使用以改善预后。

5.基础与实验研究

(1)无锡对 188 例脾虚证患者的胃黏膜进行了检查,认为脾虚证既可发生在胃黏膜器质性病变的基础上,也可发生在胃黏膜无器质性病变的基础上,广州用利舍平造成大鼠脾虚证模型,发现胃窦、十二指肠黏膜和下丘脑中胃泌素(Gas)、生长抑素(SST)水平紊乱是导致脾失健运的主要原因,认为健脾益气方四君子汤对脾虚证有防治作用。

(2)广东研究了胃癌细胞凋亡指数与细胞分化程度密切相关,高分化腺癌凋亡指数显著高于低-未分化腺癌,肠型胃癌电位指数显著高于弥漫型,并呈 Bcl-2 蛋白低表达和 P53 蛋白高表达。有人报道了放线菌酮和 TNF-α 协同诱导人大肠癌 Lovo 细胞凋亡的实验结果,认为临床应用 TNF 治疗肿瘤,如果合用小剂量蛋白合成抑制剂,则可提高 TNF 的抗肿瘤作用。

(3)武汉研究了消溃灵对胃溃疡大鼠热休克蛋白(HSP)表达的影响,认为消溃灵对溃疡的愈合作用与提高了血清和胃黏膜组织中的HSP有关。

本次会议交流的论文表明,近年来中西医结合研究在消化领域里已取得了很大的进展,为创建中西医结合新消化病学已奠定了理论基础,积累了较丰富的临床经验。

(原载:《中国中西医结合杂志》,1999,19(8):509-510)

附录一 陈治水教授学习、工作简历

1952 年 9 月 1 日(农历壬辰年 7 月 13 日) 出生于四川省广汉县万福乡广福村
1958 年 8 月～1964 年 7 月 四川省广汉县万福乡中心小学
1964 年 8 月～1968 年 12 月 四川省广汉县三水中学(后改为广汉二中)
1969 年 2 月 12 日 应征入伍
1969 年 3 月 1 日～3 月 19 日 黑龙江省军区 3391 部队新兵集训队(北安)
1969 年 3 月 20 日～1970 年 6 月 黑龙江省军区第 211 医院战士
1970 年 6 月～1972 年 4 月 解放军第 211 医院药局、制药厂调剂员
1970 年 10 月 26 日 被批准加入中国共产党
1971 年 5 月 提干,任第 211 医院制药厂调剂员(排级)
1972 年 5 月～1975 年 10 月 黑龙江中医学院中医系学生
1975 年 10 月～1982 年 8 月 解放军第 211 医院传染科军医
1982 年 9 月～1984 年 7 月 广州第一军医大学中医系学员
1984 年 8 月～1987 年 4 月 解放军第 211 医院中医科医师
1987 年 5 月 解放军第 211 医院中医科主治医师
1988 年 7 月 解放军第 211 医院中医科副主任
1989 年 5 月 晋副主任医师
1992 年 4 月 荣立二等军功章
1993 年 5 月 沈阳军区中医肠胃病专科中心主任
1995 年 4 月 解放军第 211 医院中医科主任
1995 年 6 月 荣获首届中国百名杰出青年中医银奖
1995 年 12 月 晋主任医师
1996 年 4 月 获沈阳军区中青年科技人才基金奖
1999 年 9 月 聘为第二军医大学中西医结合临床博士生导师
2004 年 10 月 军队系统国家中医药管理局中西医结合胃肠病重点专科中心主任
2005 年 5 月 聘为全军中医师承制硕士生导师
2005 年 7 月 获全军中医药工作先进个人表彰

2007 年 3 月　荣获国务院政府特殊津贴
2007 年 7 月　聘为河北医科大学客座教授
2007 年 12 月　聘为全军中医师承制博士生导师
2007 年 12 月　晋升文职二级
2009 年 3 月　免去科主任行政职务，任第 211 医院医学专家组组长
2009 年 12 月　晋升专业技术三级
2011 年 10 月　聘为中央军委保健委员会第二届会诊专家
2011 年 12 月　聘为沈阳军区医学专家组成员

附录二　陈治水教授主要学术任职

1991 年 8 月　聘为第二届全军中医学会理事

1991 年 11 月　增补为中国中西医结合学会第一届消化系统疾病专业委员会委员

1994 年 12 月　聘为中国中西医结合学会第二届消化系统疾病专业委员会委员兼秘书

1997 年 10 月　增补为中国中西医结合学会第二届消化系统疾病专业委员会副主任委员兼秘书长

2003 年 9 月　聘为中华中医药学会第四届理事会理事

2004 年 3 月　增补为全军中医药学会第四届理事会常务理事

2004 年 10 月　当选中国中西医结合学会第三届消化系统疾病专业委员会主任委员

2006 年 7 月　聘为全军中医药学会第五届理事会常务理事兼内科专业委员会副主任

2008 年 4 月　聘为中国中西医结合学会第六届理事会理事

2009 年 6 月　聘为中华中医药学会第五届理事会理事

2009 年 7 月　当选第三届全国消化系统疾病青年委员会主任委员

2010 年 8 月　当选中国中西医结合学会第四届消化系统疾病专业委员会主任委员

2012 年 12 月　当选黑龙江省中西医结合学会副会长

2014 年 8 月　聘为中国中西医结合学会第五届消化系统疾病专业委员会名誉主任委员

跋

余幼读《淄川县志》，记忆之深者，乃县尹蜀人萧龙友治世之法。少长，追周凤梧老治医，乃知萧氏弃官专医，首创中医院校，提出“医药为救人而设，本无中西医之分，研此道者，不可为古人愚，不可谓今人欺，或道或术，当求其本以定，一是不可舍己芸人，亦不可非人是我。”每读此，深感先生之大度，倡导中西医结合，拳拳之心，跃然纸上。

天府之国，名医辈出，东汉郭玉、清代唐容川名噪后世。新中国成立之初，冉雪峰、蒲辅周等皆负盛名以北上，贡献卓著，成绩斐然。邓邵先、黄济川等又无不身怀绝技，各持精传，建树卓越名噪巴蜀而造福桑梓。

然国之西南，蜀中广汉，承舜斋主治水陈公者，生于 1952 年，肖龙。幼家贫，性聪慧。17 岁参军，乃扎根东北，立足冰城。1972 年学医，继先贤遗志，醉心学术，慎思明辨，深屋红灯，孜孜汲汲，不暇晨昏，秉烛伏案，游弋医籍，苦读不辍，悉心揣摩，力悟岐黄真谛，结合现在医学，渐自出新解，丛生颇多创新，几经寒暑而终有所成。先生理论深湛，辨证明晰，精于胃肠，长于肝胆。与消化之外，旁通各科疑杂，且经验宏富，立案多有奇效，辨证论病，灵活用药屡起沉疴。临床主张顾护胃气，恪六腑以通为顺之古训，善用下法。反对故弄玄虚、立意矜奇，慎用呆滞。

先生行伍出身，处事及刚正而不阿，尘世名利，躬勤病家，珍持苍生大医之德，深博医界内外所敬仰。医、教、研之余，执中国中西医结合消化系统专业委员会之牛耳十阅春秋，诱掖胜揽英才，力挽中西医结合乏人乏术之窘境，鞠躬尽瘁，竭其才智，倾其砥石之力，堪称一代楷模。

古之圣贤莫不以著书立说为本，广求传播，洒学术与后世，乃历代医家传承术业之旨要，是集乃先生从医 40 年学术成就之大成，遴选各期论文 90 余篇，及临证经验之感悟，整顿齐理，荟萃成册。综观大著，深入浅出，博览兼收，治学严谨。理论实践，相映成辉，中西会通，病证结合，洋洒近 70 万言，不吝秘术，公诸世人,嘉惠后学。卷中光彩斑斓处,乃先生高远理论建树之所在。

余自结识先生,读其宏著,聆其教诲,每每受益良多,意窃拜以为师,以结师生之谊。蒙先生提挈,悉我论医妄言,藉以主编之命命之,鑫不敏,未敢自信,不敢受,亦不当不受。今受命虽幸,但觉于先生之学术掌握不深,恐有纰漏。所惧者,先生之珠玑,恐经我辈之手,被作瓦缶遗失耳,深渊薄冰,揣虑再三,惴惴之不可终日。所憾者,吾辈愚昧,对先生之奥旨,不能一一表而出之,所幸者,先生不顾病体,亲力把关,逐项审定,差谬之处随可纠偏,不致贻误后人。如此四年,大著乃成,付梓之际,每思至此,顿感欣慰。今论人评书,唯避后学恭敬之词,慎陈旁观冷眼所见,翼幸言有一是。

充其跋。

时公元2015年岁在乙未初夏

后学齐鲁步云马鑫谨识